S. Frey

Pädiatrisches Dysphagiemanagement

Dieses Buch ist Georgina, Konstantin, Justus und Karolina gewidmet, ganz besonderen Kindern.

Sophie Frey (Hrsg.)

Pädiatrisches Dysphagiemanagement

Eine multidisziplinäre Herausforderung

Mit Beiträgen von: Joan Arvedson, Chetana Aswathanarayana, Judith Bledau-Greiffendorf, Ulrike Brandner, Juan J. Brondo, Annette Damag, Barbara Elferich, Nina T. Förster, Sophie Frey, Edgar Hinkelthein, Angela Hoffmann-Keining, Barbara Hopf-Janner, Martina Jotzo, Anita M. Kittel, Johannes G. Limbrock, Ricki Nusser-Müller-Busch, Heidi Orth, Traudl Pörnbacher, Mario Prosiegel, Rainer O. Seidl, Christiane Türk, Markus Wilken

Mit einem Geleitwort von: Priv. Doz. Dr. B. Lettgen

ELSEVIER

Zuschriften und Kritik an:
Elsevier GmbH, Urban & Fischer Verlag, Hackerbrücke 6, 80335 München

Herausgeberin
Sophie Frey, Ergotherapeutin, Dysphagietherapeutin
Darmstädter Kinderkliniken Prinzessin Margaret
Pädiatrisches Dysphagiezentrum
Dieburger Str. 31
64287 Darmstadt

Bibliografische Information der Deutschen Nationalbibliothek
Die Deutsche Nationalbibliothek verzeichnet diese Publikation in der Deutschen Nationalbibliografie; detaillierte bibliografische Daten sind im Internet über http://www.d-nb.de/ abrufbar.

23 24 25 26 7 6 5 4

Um den Textfluss nicht zu stören, wurde bei Patienten und Berufsbezeichnungen die grammatikalisch maskuline Form gewählt. Selbstverständlich sind in diesen Fällen immer Frauen und Männer gemeint.

Planung und Lektorat: Anne Wiehage, Fröndenberg; Christiane Tietze, München
Herstellung: Kerstin Wilk, Leipzig; Gabriele Reuter, München
Satz: abavo GmbH, Buchloe/Deutschland; TnQ, Chennai/Indien
Druck und Bindung: Rodona Industria Gráfica, S.L., Pamplona, Spanien
Umschlaggestaltung: SpieszDesign, Neu-Ulm
Titelfotografie: © COLOURBOX

ISBN 978-3-437-48750-7

Aktuelle Informationen finden Sie im Internet unter **www.elsevier.de** und **www.elsevier.com**

Geleitwort

Diagnostik und Therapie der neurogenen Dysphagie im Erwachsenenalter sind mittlerweile etabliert. Im Kindes- und Jugendalter besteht hingegen noch ein erheblicher Nachholbedarf. Durch die moderne Medizin überleben immer mehr Frühgeborene, Schädel-Hirn-Verletzte, Kinder mit Behinderung und angeborenen Fehlbildungen haben bessere Lebenserwartungen. Gerade für diese Kinder mit einem medizinischen Handicap als auch für ihre Betreuer ist die Schluckstörung eine erhebliche zusätzliche Belastung. Das Wiedererreichen eines normalen Schluckaktes – Essen, Trinken und Schmecken – stellt einen wesentlichen Teil ihrer eingeschränkten Lebensqualität dar.

Die Ursachen der Dysphagie können sehr unterschiedlich sein. Schluckstörungen, frühkindliche Fütterstörungen und einige gastrointestinale Probleme (ösophageale Dysphagien) werden oft nicht differenziert betrachtet. Dadurch kommt es zu falschen, ineffektiven und frustranen Therapieversuchen. Klinische Erscheinungsbilder von oropharyngealen und ösophagealen Dysphagien sowie von frühkindlichen Fütterstörungen sind sich ähnlich und müssen genau differenziert werden. Bei einigen Kindern bestehen zusätzlich organische Probleme wie ein gastro-ösophagealer Reflux und/oder eine Zwerchfellhernie. Manche Patienten haben mehrere Probleme, die in einer medizinisch sinnvollen Reihenfolge therapiert werden müssen. Dazu sind eine differenzierte Diagnostik und das Wissen über die Pathophysiologie entscheidend.

Ziel der multidisziplinären Diagnostik ist eine ganzheitliche Betrachtung, um neben der medizinischen Symptomatik auch die statomotorische Entwicklung des Patienten sowie das soziale Umfeld in die Beurteilung mit einzubeziehen.

Die Herausgeberin dieses Buches zeigt die diagnostischen Möglichkeiten inklusive apparativer Diagnostik (Videoendoskopie sowie Videofluoroskopie) auf, um zwischen oropharyngealer und ösophagealer Dysphagie sowie frühkindlichen Fütterstörungen zu differenzieren und leitet entsprechende Therapieansätze daraus ab.

Das Buch bringt den Leser dazu, Dysphagien als interdisziplinäre Aufgabenstellung zu betrachten und unterstützt Teams aus Ärzten, Therapeuten und Krankenschwestern dabei, eine gemeinsame Herangehensweise zu finden, in der jeder die Tätigkeitsbereiche der jeweils anderen kennt und versteht.

Das Buch präsentiert Ärzten, Therapeuten und Pflegenden die Vielzahl der differenzierten Behandlungsmöglichkeiten für Kinder mit Ess- und Schluckstörungen.

Durch die Mitarbeit von vielen namhaften Autoren ist ein Lehrbuch mit vielen praktischen Tipps für alle Berufsgruppen entstanden, in das viel praktische Erfahrung aus vielen Jahren Arbeit in der ambulanten und stationären Versorgung von Kindern mit Ess- und Schluckstörungen eingegangen ist.

Allen, die in ihrem Arbeitsalltag Kinder und Jugendliche mit einer Dysphagie betreuen, sei dieses Buch sowohl als Nachschlagewerk als auch als praktischer Ratgeber für ihre klinische Arbeit empfohlen.

Darmstadt, im Juli 2011

PD Dr. B. Lettgen
Kinder- und Jugendarzt; Chefarzt der Darmstädter Kliniken Prinzessin Margaret

Vorwort

Obwohl das Essen für das Überleben trivial erscheint, ist es keinesfalls ein einfacher Vorgang. Nahrung muss gefunden, in den Mund genommen, geschluckt und schließlich verdaut werden. Wird dieser Prozess an irgendeinem Punkt gestört, kann dies bei einem Kind zu Fehlernährung, Gedeihstörung, Entwicklungsverzögerung, verminderter akademischer Leistungsfähigkeit, psychologischen Problemen und einem Verlust von allgemein guter Gesundheit sowie des Wohlbefindens führen.

(Arvedson JC, Brodsky L. Pediatric swallowing and feeding: assessment and management. 2nd ed. Albany, NY: Singular/Thomson Learning, 2002)

Das vorliegende Buch vermittelt pädiatrisch arbeitenden Dysphagiologen Arbeitsgrundlagen und stellt gleichzeitig ein Nachschlagewerk für speziell kindliche Fragestellungen dar. Die Therapietechniken zu beherrschen ist zwar eine wichtige Voraussetzung, sie aber bei Kindern erfolgreich anzuwenden, bedarf eines hohen Maßes an Kreativität und Einfühlungsvermögen.

Deutschsprachige Werke über Schluckstörungen sind vielfach erhältlich; ein Buch, das sich jedoch gezielt und ganzheitlich mit der Problematik kindlicher Ess- und Schluckstörungen beschäftigt, wurde bisher nicht angeboten. Dabei müssen im pädiatrischen Dysphagiemanagement neben der oropharyngealen Dysphagiediagnostik und -therapie gastroenterologische wie psychosoziale Aspekte gleichwertig Berücksichtigung finden. In diesem Buch steht das oropharyngeale Dysphagiemanagement im Mittelpunkt, zusätzlich werden angrenzende Bereiche aufgegriffen.

Der Begriff „Schlucktherapeut" oder „Dysphagiologe" wäre die passende Bezeichnung für die Therapeuten, die in diesem noch jungen Fachbereich – unabhängig von ihrer Grundausbildung – arbeiten. Die Herausgeberin hat es den einzelnen Autoren überlassen, den Begriff Sprachtherapeut, Schlucktherapeut oder Logopäde zu verwenden. Innerhalb eines multidisziplinären Teams sollte es jedoch lediglich eine Frage der Qualifikation sein, wer die Rolle des Schlucktherapeuten übernimmt (➤ Kapitel 9.2).

Vielen herzlichen Dank

… an die vielen ganz besonderen Kinder und ihre Mütter, die mich auf ihre eigene Art und Weise immer wieder „genötigt" haben, weiterzusuchen und kreative Überlegungen anzustellen, um ihnen zu helfen. Ohne deren Beharrlichkeit hätte ich mich vielleicht nie so intensiv mit dieser Materie auseinander gesetzt?

… an Rainer, der mir immer wieder den Rücken frei gehalten hat, dass ich nicht nur die Zeit hatte, dieses Buch herauszugeben, sondern es mir auch noch möglich war, einen Teil selbst zu schreiben. Der außerdem unzählige Wochenenden damit verbracht hat, Texte – als Fachfremder – zu überarbeiten.

… an Renate, die mich regelmäßig und unermüdlich durch ihre Funktion als Oma unterstützt hat.

… an die zwei Lektorinnen Frau Wiehage und Frau Tietze: Frau Wiehage, die mich überredet hat, dieses spannende Projekt in die Tat umzusetzen und mich bei der Planung unterstützt hat; Frau Tietze, die dann übernommen hat und in der Endphase unglaubliche Geduld und Verständnis für „rezidivierende" Terminverschiebungen aufgrund meiner Kinder hatte.

… an alle Autoren diese Buches, die kontinuierlich motiviert und konstruktiv zum Gelingen dieses Buches beigetragen haben.

Es ist mir ein Bedürfnis darauf hinzuweisen, dass trotz all der guten Vorsätze, der ausführlichen Planungen und vielen Nachkorrekturen es auch in diesem Buch Aspekte geben wird, die dem einen oder anderen Leser nicht ganz klar werden oder noch immer nicht ausführlich genug geschildert sind. Über eben solche Hinweise, aber auch über jede konstruktive Kritik freue ich mich: paedy-sfrey@web.de. Es ist im Interesse aller, dieses Buch sowohl wissenschaftlich als auch kundenorientiert weiterzuentwickeln.

Ich wünsche Ihnen viel Freude und neue Erkenntnisse beim Lesen!

Frankfurt am Main, im Juli 2011
Sophie Frey

Adressen

Dr. Joan Arvedson, PhD, CCC-SLP, BC-NCD, BRS-S
Children's Hospital of Wisconsin, Milwaukee
PO Box 1997, MS 785
Milwaukee, WI 53201-1997
USA

Chetana Aswathanarayana, MA
PÄDY Pädiatrisches Zentrum
Dysphagie – Fütterstörungen – Sondenentwöhnung
Darmstädter Kinderkliniken
Dieburger Str. 31
64287 Darmstadt

Judith Bledau-Greiffendorf
Logopädin
Kinderklinik Schömberg
Römerweg 7
75328 Schömberg

Ulrike Brandner
Dipl. Logopädin at Lehrlogopädin
Bobath-Lehrlogopädin
Castillo Morales-Lehrtherapeutin
Feldkirchenerstr. 2
85055 Ingolstadt

Dr. med. Juan José Brondo
Centro de Neurorehabilitation
Paraguay 67PB
RA 5000 Cordoba

Dr. Annette Damag
Universität Koblenz-Landau, Campus Landau
Institut für Sonderpädagogik
Pädagogik bei Sprach- und Kommunikationsstörungen
Xylanderstr. 1
76829 Landau

Barbara Elferich
Ergotherapeutin
F.O.T.T. Senior Instruktorin
Am Schwarzenberg 14
97078 Würzburg

Nina Förster (Inh.)
Praxis für Logopädie A. Kittel
Nürtinger Straße 5
72555 Metzingen

Sophie Frey
PÄDY – Pädiatrisches Dysphagiezentrum
Darmstädter Kinderkliniken
Dieburger Str. 31
64287 Darmstadt

Dr. med. Edgar Hinkelthein
FA für Orthopädie, Naturheilverfahren, Sportmedizin
Satower Weg 29
24357 Fleckeby
Leiter der Akademie für Osteopathie und Naturheilverfahren (AON) gGmbH
Dozent für Osteopathie bei der AON Kiel, DAOM Münster, Heilen im Dialog Celle, TAO Hattersheim

Angela Hoffmann-Keining
Castillo Morales®-Lehrtherapeutin
Praxis für Logopädie
Ludwigstraße 24–26
63110 Rodgau

Barbara Hopf-Janner
Logopädin IBCLC
Praxis für integrative Entwicklungsbegleitung
Am Kreuzbach 12
87509 Immenstadt

Dr. Martina Jotzo
PÄDY Pädiatrisches Zentrum
Dysphagie – Fütterstörungen – Sondenentwöhnung
Darmstädter Kinderkliniken
Dieburger Str. 31
64287 Darmstadt

Anita Kittel
Praxis für Logopädie
Karlstraße 16
72764 Reutlingen

Dr. med. Johannes G. Limbrock
Kinderarzt am Kinderzentrum München
Heiglhofstr. 63
81377 München

Verwaltungsprof. Dr. phil. Christiane Lücking
(geb. Borr)
Verwaltungsprofessorin für angewandte Sprach- und Kommunikationswissenschaften
Klinische Linguistin M.A. (BKL)
Hochschule Emden/Leer
Constantiaplatz 4
26723 Emden

Ricki Nusser-Müller-Busch, MSc
(Neurorehabilitation)
Logopädin
Unfallkrankenhaus Berlin
Warener Str. 7
12683 Berlin

Heidi Orth
Physiotherapeutin
Vojtalehrtherapeutin, Mitgl. der Intern. Vojta-Gesellschaft
Dozentin für Angewandte Musikphysiologie
Im Trentsaal 5
23562 Lübeck

Traudl Pörnbacher
Pörnbacher Lehrinstitut
Karl-Hänel-Str. 41
80999 München

Dr. med. Marion Prosiegel
Chefarzt Abt. Neurologie/Neuropsychologie
Fachklinik Bad Heilbrunn
Wörnerweg 30
83670 Bad Heilbrunn

Priv. Doz. Dr. med. Rainer O. Seidl
Stellvertr. HNO-Klinikdirektor
Unfallkrankenhaus Berlin
Warener Str. 7
12683 Berlin

Christiane Türk
Castillo Morales®-Lehrtherapeutin
Oestricher Weg 9
60529 Frankfurt am Main

Dr. rer.nat. Markus Wilken, Developmental Psychologist (PhD)
Ernststr. 25
53721 Siegburg

Benutzerhinweise

√

Definitionen wichtiger Begriffe

!

Wichtige Informationen zum Merken und Beachten

Beispiel

Beispiele untermauern den Inhalt

Übungen

Wiederholen das Thema und wenden es an

EXKURS

Ausflug zu tangierenden Themen

Abbildungsnachweis

Abb. 1.1	Moore, Persaud und Viebahn. Embryologie. München: Elsevier, 2007
Abb. 1.3	With kind permission from Springer Science+Business Media: Boenninghaus und Lenarz. Hals-Nasen-Ohren-Heilkunde. Berlin: Springer, 2007, Abb. 9.3
Abb. 1.5, 1.9	Bartolome und Schröter-Morasch (Hrsg.). Schluckstörungen. 4. Auflage. München: Elsevier, 2010
Abb. 1.6	Sobotta. Atlas der Anatomie des Menschen. Bd.1, 22. Auflage. München: Elsevier, 2006
Abb. 2.3	Henriette Rintelen, Velbert. In: Gröne. Schlucken und Schluckstörungen. München: Elsevier, 2009
Abb. 3.2	Penfield u. Rasmussen 1950; gemeinfrei: http://upload.wikimedia.org/wikipedia/commons/5/51/Homunculus-de.svg
Abb. 1.2, 1.4, 1.7, 1.8, 1.10, 2.1, 2.2, 3.3, 10.1a, 10.3a, 13.2a–c, 15.1, 15.13, 15.14a+b, 15.16 bis 15.20a–c, 15.21a, 15.23, 15.25, 17.2a–c, 17.3, 17.9	Zeichner Stefan Dangl, München
Abb. 3.6, 3.7	Verband der Still- und Laktationsberaterinnen Österreich, VSLÖ
Abb. 3.8, 17.5	Copyright by medela switzerland
Abb. 9.1	Qualitätskriterien und Standards für die Diagnostik und Therapie von Patienten mit neurologischen Schluckstörungen. Neurogene Dysphagien – Leitlinien 2003 der DGNKN. www.dgnkn.de/dokumente/dgnkn_leitlinie_neurologische_schluckstoerung.pdf
Abb. 9.2	Arvedson and Brodsky 2002. Pediatric swallowing and feeding. Albany, NY: Singular /Thomson Learning, 2002; deutsche Übersetzung von Sophie Frey
Abb. 10.6	Unfallkrankhaus, Berlin. ROS +RNMB 1999, 2009, kostenloser Download auf www.schlucksprechstunde.de
Abb. 15.4	Anita Laage-Gaupp, entnommen aus: Gisela Stemme, Doris von Eickstedt: Die frühkindliche Bewegungsentwicklung. Vielfalt und Besonderheiten. Düsseldorf: verlag selbstbestimmtes leben. Aktualisierte Neuauflage 2007, S. 64
Abb. 17.6	Fa. Nuby – New Valmar b.v.b.a., Evergem, Belgien. http://nuby.com

Inhaltsverzeichnis

KAPITEL

1 Anatomie und Entwicklung der schluckrelevanten Strukturen

Judith Bledau-Greiffendorf

Die Entwicklung der schluckrelevanten Strukturen und Funktionen beginnt bereits im Mutterleib und setzt sich nach der Geburt fort. ➤ Kapitel 1.1 beschreibt das Wachstum und die Entwicklung dieser anatomischen Strukturen vor der Geburt. Darauf aufbauend stellt ➤ Kapitel 1.2 deren weitere Ausbildung dar, um ein umfassendes Bild der Entwicklung der Strukturen und der daraus resultierenden Funktionsmöglichkeiten hinsichtlich der Ess- und Trinkfähigkeit von Kindern verschiedener Altersstufen zu zeichnen.

Die Entwicklung des Kindes im Mutterleib ist an genetische Faktoren und Umweltfaktoren gekoppelt. Kenntnisse über die embryonale Entwicklung sind wichtig, um physiologische Veränderungen zu begreifen, die beim gesunden Neugeborenen auftreten, und um gefährdeten Säuglingen helfen zu können.

Der medizinische Fortschritt ermöglicht das Überleben sehr kleiner Frühgeborener. Die Berufsgruppen, die sich mit dem Füttern und Schluckfähigkeiten von früh oder reif geborenen Kindern beschäftigen, benötigen detailliertes Wissen über die normale embryonale Entwicklung der anatomischen Strukturen und ihrer Bedeutung für die Schluckfähigkeiten. Denn Kinder beginnen bereits im Mutterleib zu schlucken und bereiten sich so auf die Ernährung nach der Geburt vor.

Es reicht nicht aus, dass ein Kind nach der Geburt gut schlucken kann. Vielmehr spielen andere Faktoren mit hinein, die eine orale Ernährung sicherstellen: So ist es von großer Bedeutung, dass das Kind ausreichend atmen, saugen und schlucken kann und dies auch koordiniert tut. Ein Kind vollzieht in den ersten Lebensmonaten und -jahren vielfältige anatomische Veränderungen, die einen unmittelbaren Einfluss auf die Schluckphysiologie haben.

EXKURS

Entwicklungsphasen

Die Entwicklung des Menschen ist ein kontinuierlicher Prozess, der in verschiedene Entwicklungsphasen eingeteilt werden kann. Man unterscheidet die pränatale (vorgeburtliche) Entwicklung mit der Embryonal- und Fetalperiode von den postnatalen Perioden des Säuglingsalters, der Kindheit, Jugend und des frühen Erwachsenenalters.

Pränatalperiode

Die Pränatalperiode umfasst die Zeit von der Befruchtung bis zur Geburt und dauert ca. 280 Tage oder 40 Schwangerschaftswochen (SSW):

- **Embryonalperiode:** SSW 1–8, alle wesentlichen Strukturen und Organe sind bereits vorhanden; der sich entwickelnde Mensch wird Embryo genannt.
- **Fetalperiode (SSW 9 bis Geburt):** Die in der embryonalen Periode entwickelten Gewebe und Organe wachsen heran und differenzieren sich weiter; der sich entwickelnde Mensch wird Fetus genannt.

Postnatalperiode

- **Säuglingsalter:** Umfasst das 1. Lebensjahr nach der Geburt. Bis zum Alter von 1 Monat bezeichnet man ein Kind als Neugeborenes. Während der Säuglingsphase wächst der Körper besonders schnell, die Gesamtlänge nimmt etwa um die Hälfte zu und das Gewicht verdreifacht sich.
- **Kindheit:** Zeitabschnitt zwischen 13. Lebensmonat und Pubertät.
- **Pubertät:** Beginnt bei Mädchen mit 11–12 Jahren, bei Jungen mit 13–14 Jahren.
- **Jugend:** Altersabschnitt zwischen 10–20 Jahren, hier vollzieht sich eine schnelle körperliche Reifung.
- **Erwachsenenalter:** Das Wachstum ist beendet, die volle Reifung des Körpers ist mit ca. 21–25 Jahren abgeschlossen.

1.1 Pränatale Entwicklung des Schluckens (Struktur und Funktion)

Im Folgenden werden die wichtigsten Ereignisse der menschlichen Entwicklung im Mutterleib im Hinblick auf die schluckrelevanten Strukturen beschrieben. Hierbei wird eine Einteilung in Wochen vorgenommen, ohne Anspruch auf exakte Genauigkeit, da sich die Entwicklungen dynamisch vollziehen.

1.1.1 Embryonalperiode

Woche 3

In der 3. Woche beginnt die Formentwicklung des embryonalen Körpers. Aus dem sog. Primitivstreifen entstehen erste Ansätze von Kopf und Hals. Ein primitiver Mund wird sichtbar.

Das Zentralnervensystem (ZNS) entwickelt sich, das Neuralrohr entsteht und bildet die Hemisphären des Großhirns, das Mittelhirn und Hirnstammstrukturen aus.

Das kardiovaskuläre System ist das erste funktionierende System des Kindes, ab Woche 3 beginnt Blut zu zirkulieren, ein Herzschlag ist ab 21./22. Tag festzustellen.

Woche 4–8

!

Da sich in der 4.–8. Woche die Anlagen der meisten wesentlichen inneren und äußeren Strukturen ausbilden, stellt diese Zeit die **kritischste Phase der gesamten Entwicklung** dar. Wird die Entwicklung in dieser Phase gestört, können schwere angeborene Fehlbildungen die Folge sein.

Alle wichtigen inneren und äußeren Organsysteme werden ausgebildet. Die Gesichtsentwicklung beginnt in der 4. Woche und ist in der 8. Woche so weit fortgeschritten, dass das Gesicht zweifelsfrei menschliche Züge aufweist. Ohren, Nase, Augen und Extremitäten entstehen. Sie üben jedoch erst in sehr geringem Ausmaß ihre adulte Funktion aus. Kopf und Hals entwickeln sich weiter.

!

- 6 **Schlundbögen** bilden die anatomischen Strukturen fürs Schlucken aus. Sie tragen wesentlich zur Bildung von Gesicht, Nasenhöhle, Mund, Hals, Larynx und Pharynx bei.
- Der grundlegende Teil der Gesichtsentwicklung ist innerhalb von 3 Wochen, gegen Ende der 6. Woche, abgeschlossen.
- In der 8. Woche besitzt der Embryo bereits eindeutig menschliches Aussehen.

Die Schlundbögen beteiligen sich je nach ihrer primären Differenzierung z. B. als Blutgefäß, Knorpel, Muskel oder Nerv an der Entwicklung der entsprechenden Strukturen:

- Aus dem 1. Schlundbogenknorpel entstehen ein Unterkieferfortsatz, der den Unterkiefer bildet, und ein Oberkieferfortsatz, der das Anlagematerial des Oberkiefers liefert.
- Der 2. Schlundbogenknorpel trägt zur Bildung des Hyoids (Zungenbeins) bei und bildet gemeinsam mit dem 3., 4. und 6. Schlundbogenknorpel das Stützgewebe für die lateralen Wände des primitiven Pharynx. Die Knorpel der jeweiligen Schlundbögen bilden Kehlkopf, Mittelohr und Kiefer. Aus sog. Muskelblastemen der Schlundbögen differenzieren sich verschiedene Muskeln an Kopf und Hals.

Gegen Ende der 4. Woche entwickelt sich eine sog. Lungenknospe, die erste Anlage der späteren Lunge. Am primitiven Mundboden bilden sich Zungenwülste, welche die Zunge auszubilden beginnen. Speicheldrüsen entstehen während der 6. und 7. Woche. Die Augen bewegen sich medial, die Ohren werden gebildet, der Gaumen entsteht, Mund- und Nasenhöhle sowie Zunge bilden sich aus. Es sind bereits 12 kraniale oder Hirnnerven präsent, spontane Bewegungen und Hirnströme sind nun messbar. Larynx, Trachea und Lunge sowie dorsaler Ösophagus und Verdauungstrakt werden geformt. Der vagal innervierte Ösophagus erreicht seine finale relative Länge.

1.1.2 Fetalperiode

Woche 9–12

Alle wesentlichen Organe sind angelegt. Der Kopf macht ungefähr die Hälfte der Länge des Fetus aus, das Kopfwachstum verlangsamt sich. Danach beschleunigt sich das Längenwachstum. Harter und weicher Gaumen fusionieren. Die Zunge bildet Geschmacksknospen aus. Hände mit Fingern und Füße mit Zehen sind ausgebildet, die Glottis öffnet sich, pharyngeale Bewegungen werden sichtbar.

Woche 13–16

!

Pharyngeales Schlucken beginnt

Der Fetus schluckt Fruchtwasser. Mund, Pharynx und Ösophagus sind nun 3 eigene Bereiche, die separat funktionieren können und beim Schlucken interagieren. Das Schlucken ist wichtig für

- die Ausbildung des gastrointestinalen Traktes,
- die Regulierung der Fruchtwassermenge und -zusammensetzung,
- die Zirkulation gelöster Substanzen aus dem fetalen Umfeld.

Mit 15 Wochen sind per Ultraschall **nichtnährende Saug- und Schluckbewegungen** zu beobachten. Der Fetus absorbiert Fruchtwasser, nachdem er es geschluckt hat.

In diesen Wochen erfolgt ein schnelles Wachstum, der Kopf ist in der 16. Woche proportional schon deutlich größer als in der 12. Woche.

Ab der 14. Woche sind koordinierte Bewegungen von Armen und Beinen beobachtbar. Die Augen und Ohren bewegen sich weiter in die Richtung ihrer finalen Positionen.

Woche 17–20

Die Körpergröße verdoppelt sich, es erfolgt ein schnelles Wachstum. Die Extremitäten erhalten ihre endgültigen Proportionen. Der pharyngeale Schluck wird kräftiger, der Fetus schluckt und verdaut nun etwa bis zu 50 % des Fruchtwassers. Aus fünf Schlundtaschen, die die Schlundbögen voneinander trennen, entstehen weitere Teile des Pharynx, Larynx und der Schilddrüse, sowie Elemente des Innenohrs. (➤ Abb. 1.1) Vor dem Schluck finden **Saugbewegungen** statt:

- Die Zurückbewegung der Zunge ist dabei stärker ausgeprägt als die Vorbewegung.
- Die Zungenprotrusion erfolgt bis zu den Lippen.

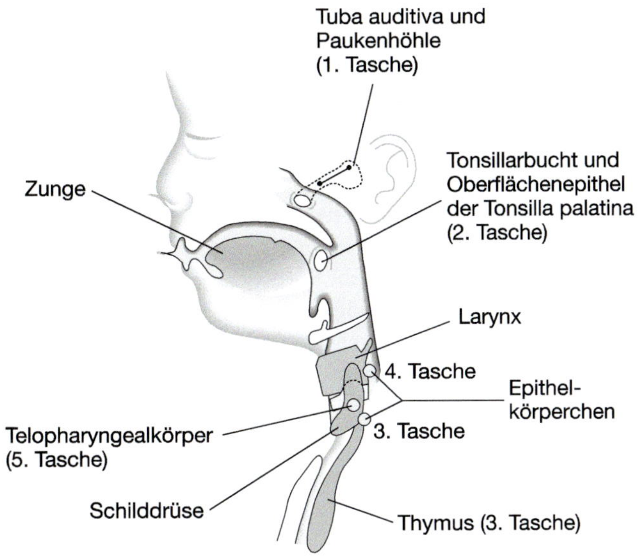

Abb. 1.1 Kopf, Hals und Brustbereich eines 20 Wochen alten Fetus

- Die Saugbewegungen werden mit zunehmendem fetalem Alter frequenter.

Woche 21–25

Eine substanzielle Gewichtszunahme findet statt, die Körperproportionen werden harmonischer. Obere und untere Luftwege und die Alveolen der Lunge bilden sich aus, eine erste oberflächliche Aktivität der Alveolen entsteht. **Surfactant** wird gebildet, ein Gemisch aus Fetten und Eiweißen, das die Atmung nach der Geburt unterstützt. Indem es die Oberflächenspannung der Alveolen verringert, verhindert das Surfactant, dass die Alveolen bei der Ein- und Ausatmung kollabieren.

Der Fetus stimuliert sich im und am Mund und reagiert mit Saugen darauf. Stetiges Schlucken lässt sich mit 22–24 Wochen beobachten (Miller et al. 2003), täglich werden 450–850 ml Fruchtwasser geschluckt. In der 21. Woche zeigt der Fetus einen Zungenstoß. Die Saugfrequenz kann durch Geschmack beeinflusst werden.

Woche 26–29

In diesem Alter überleben viele Feten eine Frühgeburt, wenn sie intensivmedizinisch versorgt werden, denn ihre Lungen sind nun zur Luftatmung bereit. Lungengewebe und Gefäße sind ausreichend entwickelt, um einen Gasaustausch zu bewerkstelligen. Auch das ZNS ist so weit gereift, dass es Atembewegung und Körpertemperatur steuern kann. Primitive Reflexe treten auf (phasisches Beißen, Würgen), die Augen sind geöffnet.

Der Fetus bildet eine Zungenschüssel und stimuliert seinen Mund häufiger, indem er seine Hand in den Mund schiebt. Das ZNS kontrolliert die Körpertemperatur und rhythmisches Atmen. Auf bitter schmeckende Substanzen im Fruchtwasser können Feten mit Aktivität der mimischen Muskulatur reagieren.

Woche 30–34

Die Haut wird dicker. Frühe Atemmuster setzen sich fort. Der Fetus schluckt mit zunehmendem fetalem Alter mehr Fruchtwasser, ca. 500–1.000 ml pro Tag, und scheidet diese Mengen auch wieder aus.

!

Feten, die 32 Wochen oder älter sind, haben eine gute Überlebenschance, wenn sie zu früh geboren werden.

Ein Frühgeborenes könnte nun Saugen, Schlucken und Atmen koordinieren; die Koordination muss aber noch nicht vollständig ausgebildet sein. Je nach Reife des Neugeborenen könnten also Brust- oder Flaschenernährung gelingen.

Woche 35–38

In der 35. Woche können Feten bereits fest zugreifen und zeigen eine spontane Orientierung hin zum Licht. In der 36. Woche sind Kopf- und Bauchumfang ungefähr gleich, danach kann der Bauchumfang den Kopfumfang übertreffen.

Etwa 38 Wochen nach der Befruchtung erfolgt die Geburt: Der Fetus ist nun ca. 3.500 g schwer und Mund und Pharynx sowie die Koordination der Strukturen sind soweit entwickelt, dass sich das Kind durch Saugen ernähren kann.

1.1.3 Zusammenfassung: Embryonale Schluckentwicklung

- Ab der 5. Woche sind die Aryknorpel ausgebildet.
- Ab der 7. Woche ist der Ösophagus vorhanden.
- Ab der 10. Woche ist die Glottis geöffnet.
- Ab der 10.–11. Woche sind im Pharynx motorische Aktivitäten nachweisbar.
- Ab 12,5 Wochen sind pharyngeales Schlucken, Saugen, Lippenbewegungen sichtbar.
- Ab der 18.–24. Woche sind Saugmuster der 1. Phase sichtbar; täglich werden 450–850 ml Fruchtwasser intrauterin geschluckt.
- Ab der 34. Woche können Neugeborene so gut saugen und schlucken, dass orale Ernährung möglich ist (ab 32. Woche nur selten möglich).

1.2 Anatomie der schluckrelevanten Strukturen

Am Schluckvorgang sind die anatomischen Strukturen der Mundhöhle, des Rachens und Kehlkopfs, der Speiseröhre und des Magens beteiligt. Diese Strukturen sind zugleich Teil des **oberen Atmungs-, Phonations- und Verdauungstraktes**. Sie werden also nicht nur zum Schlucken benötigt, sondern auch für die Atmung und das Sprechen. Sie gehören deshalb zu den komplexesten Bereichen im Körper.

!

- Erst das präzise Zusammenspiel aller genannten anatomischen Strukturen ermöglicht Atmen, Sprechen und Schlucken.
- Der obere Atmungs-, Phonations- und Verdauungstrakt des Neugeborenen und der des Erwachsenen unterscheiden sich anatomisch erheblich.
- Die dynamische Entwicklung dieser Strukturen beeinflusst und bestimmt die funktionellen Fähigkeiten des heranwachsenden Kindes.

Ein Neugeborenes ist nicht in der Lage, feste oder breiige Kost zu schlucken. Dies liegt nicht ausschließlich an einer mangelnden Fähigkeit, vielmehr lassen die anatomischen Verhältnisse dies noch nicht zu. Im Folgenden werden Strukturen des oberen Atmungs-, Phonations- und Verdauungstrakts und ihre Entwicklung nach der Geburt beschrieben.

Zwecks besserer Übersicht werden diese Strukturen isoliert beschrieben, wohl wissend, dass sie sich gerade im 1. Lebensjahr stark entwickeln und dabei proportionalen Veränderungen unterliegen, ständig korrespondieren und nicht isoliert funktionieren können. Im Hinblick auf die Entwicklung der schluckrelevanten Strukturen werden nur die wichtigsten muskulären Grundlagen und Verknüpfungen beschrieben. Zeitangaben dienen dem besseren Verständnis und sind nicht als Fixum zu betrachten, zu denen Entwicklungen vollzogen sein müssen. Denn jedes Kind entwickelt sich individuell, auch hinsichtlich des Tempos.

Die entsprechenden neurophysiologischen Grundlagen werden in ➤ Kapitel 4 ausführlich dargestellt.

1.2.1 Kopf

Der Schädel wächst insgesamt langsamer als das restliche Skelett. Seine Größe verdreifacht sich bis zum Kleinkindalter (➤ Abb. 1.2). Mit 7 Jahren vollzieht sich das Wachstum langsamer, mit 10 Jahren hat das Gehirn bereits 90 % seiner Größe erreicht. Zwischen der Geburt und dem 16. Lebensjahr verdreifacht es sein Gewicht. Das Gesicht wächst ab dem 1. Lebensjahr wesentlich schneller.

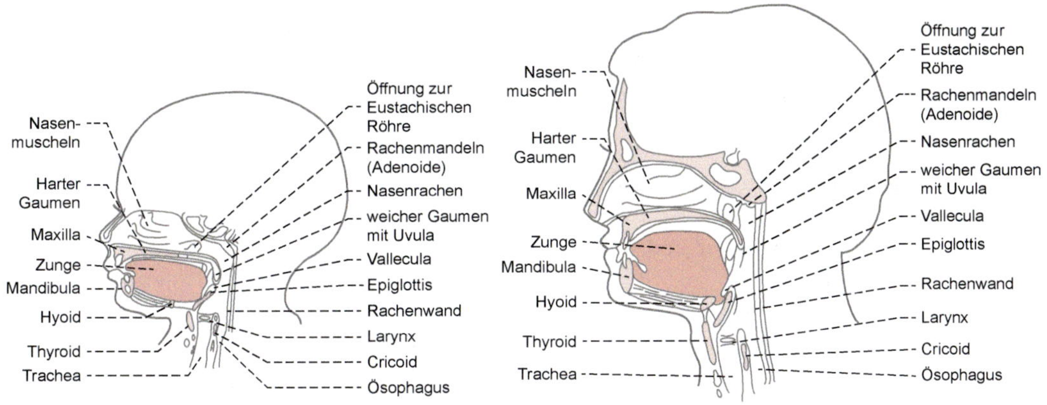

Abb. 1.2 Anatomischer Vergleich des Kopfes beim Kind und beim Erwachsenen

1

1.2.2 Nase

Die Nase ist ein Atmungsorgan. In den ersten 6 Lebensmonaten atmen wir bevorzugt durch die Nase.

> **!** Die Nasenatmung ist für den Säugling von besonderer Bedeutung, weil er während des Trinkens nur durch die Nase atmen kann.

Funktion der Nase ist das Wärmen, Reinigen, Riechen und Anfeuchten der eingeatmeten Luft, zudem dient sie als Resonator beim Sprechen. Beim Schlucken ist die Nase nicht direkt beteiligt, da das Gaumensegel den Nasopharynx verschließt. Vieles, was man zu schmecken glaubt, wird in Wahrheit gerochen. Über den Geschmackssinn nehmen wird nur die Qualitäten süß, sauer, bitter und salzig wahr, alle anderen „Geschmackswahrnehmungen" riechen wir. Die Riechfasern (Regio olfactoria) befinden sich im oberen Nasengang und bestehen aus einem spezialisierten Sinnesepithel der Riechschleimhaut.

Anatomie

Die äußere Nase besteht aus knöchernen und knorpeligen Strukturen.

Die innere Nase besteht aus dem Nasenvorhof, ausgekleidet mit Talgdrüsen und Haaren, und den paarigen **Nasenhaupthöhlen**, die sich nach dorsal zu den Choanen (Nasenmuscheln) öffnen und den Übergang in den Rachenraum (Nasopharynx) bilden. Die Nasenmuscheln unterteilen die Nasenhaupthöhle in die drei Nasengänge: oberer Nasengang (Meatus nasi superior), mittlerer Nasengang (Meatus nasi medius) und unterer Nasengang (Meatus nasi inferior).

Die paarigen **Nasennebenhöhlen** sind Keilbeinhöhle, Kieferhöhle, Siebbeinzellen und Stirnhöhle. Ihre Funktion ist unklar. Sie sind mit dünnem Flimmerepithel ausgekleidet. Alle Nasennebenhöhlen außer der Kieferhöhle grenzen mit ihren knöchernen Wänden an den intrazerebralen Raum.

Entwicklung der Struktur

Die meisten Nasennebenhöhlen sind bei der Geburt noch rudimentär oder fehlen ganz:

- Die Kieferhöhlen sind bei der Geburt sehr klein (ca. 3–4 mm Durchmesser), Stirn- und Keilbeinhöhlen existieren noch nicht.
- Auch die Siebbeinzellen sind bis zum 2. Lebensjahr noch sehr klein und beginnen erst ab dem 6.–8. Lebensjahr schneller zu wachsen.
- Ab dem 7. Lebensjahr sind die Stirnhöhlen röntgenologisch darstellbar.
- Die Keilbeinhöhlen wachsen ab dem 2. Lebensjahr.

Die Nasennebenhöhlen bestimmen die Größe und Form des kindlichen Gesichts wesentlich mit.

1.2.3 Mund

> **√** Der Mund ist ein Atmungsorgan und dient zudem beim Schluckvorgang zur Vorbereitung der Nahrung, zum Transport in den Pharynx sowie beim Sprechen als Artikulator.

Die Strukturen des Mundes sind wichtig für die orale Präparation (Bolusformation) und die orale Phase des Schluckens. Beispielsweise ist die Stabilität des Unterkiefers für die Bolusformation, das Schlucken und die sprechmotorische Kontrolle bedeutsam.

Wenn wir vom „Mund" sprechen, so ist dies eine sehr unspezifische Bezeichnung für eine Struktur oder mehrere Strukturen. Daher wird im Folgenden auf einzelne Strukturen eingegangen, die zur Struktur „Mund" gehören.

Anatomie

Strukturen des Mundes sind Lippen, Mundhöhle mit Mundvorhof, Mundboden, Zunge, Zähnen, Unterkiefer, Oberkiefer, Wangen, hartem und weichem Gaumen und den hinteren Rachenmandeln. Jeweils zwischen Ober- und Unterkiefer und den Wangen befinden sich die Wangentaschen.

1.2.4 Lippen

✓

Die Lippen sind in der oralen Vorbereitungsphase und in der oralen Phase wichtig. Sie bilden die Öffnung in den Mundvorhof. Zur Nahrungsaufnahme öffnen und verschließen sie den Mund, damit Speichel, Nahrung und der schluckfertige Bolus nicht verloren werden. Beim Saugen umschließen sie den Sauger, damit ein Unterdruck entstehen kann. Sie sind außerdem ein wichtiges Artikulationsorgan.

Anatomie

Die Lippen bestehen aus Ober- und Unterlippe, die miteinander verbunden sind. Beide werden hauptsächlich durch einen Ringmuskel, den M. orbicularis oris, bewegt. Die weitere mimische Muskulatur ermöglicht feinere Bewegungen. Der M. orbicularis oris und die Mm. buccinatores (siehe unten) bilden die muskuläre Grundlage der Lippen für das Saugen und das Kauen. ➤ Tabelle 1.1 enthält die wichtigsten Informationen zur Lippenmuskulatur.

Entwicklung der Struktur

- Die Lippen werden nach der Geburt durch Bewegungen des Unterkiefers mitbewegt, isolierte Bewegungen sind nur ansatzweise möglich. Sie umschließen beim Trinken den Sauger und unterstützen den Druckaufbau beim Saugen.
- Die Lippenbewegungen werden im 1. Lebensjahr feiner und separieren sich ab dem 2. Lebensmonat von den Bewegungen des Unterkiefers, sodass sich die Strukturen zunehmend unabhängig voneinander bewegen können. Zunächst werden die Lippen aber meist mit anderen mimischen Muskeln mitbewegt. Mit 3–5 Lebensmonaten schreitet die Bewegungsseparation weiter fort. Mit 6–9 Lebensmonaten beginnt die Unterlippe eine Stabilisierungsfunktion zu übernehmen, die Lippenmuskulatur wird stärker eingesetzt.
- Ab dem 13. Lebensmonat beginnt das Kind die Lippen besser zu kontrollieren: Der Lippendruck und die Lippenbewegungen können separat und wohldosiert eingestellt werden, während sich Zunge und Kiefer bewegen. Ab 2 Jahren ist der Lippenschluss beim Essen und Trinken konstant vorhanden, auch nach dem Trinken aus einem Becher.

1.2.5 Wange

✓

Die Wange wirkt in der oralen Phase beim Saugen und Schlucken unterstützend und ist bei allen Schluckvorgängen beteiligt.

Anatomie

Die Wangen sind aus Fett und Muskulatur (➤ Tab. 1.2) geformt. Sie bilden die äußere Begrenzung des Mundraumes zu den Seiten und befinden sich vor

Tab. 1.1 Lippenmuskulatur

Muskel	Verlauf	Aufgabe	Hirnnerv
M. orbicularis oris	Ringmuskel	Lippen öffnen und schließen	VII (N. facialis)
M. zygomaticus	Jochbein bis Mundwinkel	Mundwinkel aufwärts und seitwärts ziehen	VII
M. depressor anguli oris	Basis des Unterkiefers bis Mundwinkel	Mundwinkel abwärts ziehen	VII
M. levator labii superioris	vom Oberkiefer, Infraorbitalrand und Jochbein bis Oberlippe und Nasenflügel	Nasenflügels und Oberlippe hochziehen	VII
M. depressor labii inferioris	Unterkieferbasis bis Unterlippe	Unterlippe abwärts und seitwärts bewegen	VII

dem Ober- und dem Unterkiefer. Zwischen Zähnen und Wange befinden sich die **Wangentaschen**. Nach außen sichtbar ist die von Haut überzogene Wange.

Bei Neugeborenen sind die Wangen sehr wichtig fürs Saugen, sie besitzen die sog. **Saugpolster**. Diese bestehen aus Fetteinlagerungen in der Wange und geben dem Neugeborenen das typische pausbäckige Aussehen. Die Fettpolster im M. buccinator sowie in Teilen des M. masseter und M. zygomaticus major und minor füllen die Wangentasche aus und reduzieren damit die Größe der Mundhöhle, sodass ein negativer Druck beim Saugen leichter aufgebaut werden kann. Die Saugpolster helfen auch zu verhindern, dass die Wangen beim Saugen leichter zwischen die Gaumenbögen eingezogen werden.

Der **M. buccinator** (Wangenmuskel) bildet die muskuläre Grundlage der Wange. Die Muskulatur bildet sich erst aus, wenn sich die Saugpolster in den Wangen in den ersten Lebensmonaten zurückbilden. Später ermöglicht der M. buccinator das Andrücken von Lippe und Wange gegen die Zähne. Bei Anspannung können Nahrungsreste aus der Wangentasche wieder zwischen die Zähne gebracht werden. Durch den Wangenmuskel wird der Mund beim Lachen und Weinen verbreitert. Die Wange bietet Stabilität beim Kauen, um den Bolus zwischen den Molaren zu halten. Ein Teil der Wangenmuskulatur wird durch den M. masseter gebildet.

Entwicklung der Struktur

!

Die Saugpolster in den lateralen Wagen bieten dem Neugeborenen zunächst Stabilität beim Saugen, bis sich seine Wangenmuskulatur so weit entwickelt hat, dass sie entsprechende Funktionen übernehmen kann.

Die Saugpolster werden im 1. Lebensjahr langsam absorbiert und die Mundhöhle verlängert sich in vertikaler Richtung. Ab 3–5 Lebensmonaten ist eine vermehrte Aktivität der Wange zu beobachten, da sich Muskulatur ausgebildet hat, nachdem die Saugpolster bereits etwas zurückgegangen sind. Mit 6–9 Monaten kann das Kind Nahrung bereits mit Aktivität der Wange in der Wangentasche halten.

1.2.6 Mundhöhle

✓

Die Mundhöhle ist Dreh- und Angelpunkt der oralen Phase: In ihr befinden sich Zunge und Gaumen, sie ist nach hinten zum Pharynx offen und stellt eine Pforte in den und aus dem Körper dar, sie ist Verbindungsraum für Atmung, Schlucken und Sprechen.

Anatomie

Das Dach der Mundhöhle wird vom harten und weichen Gaumen gebildet und geht in Höhe der vorderen Gaumenbögen in den Oropharynx oder Mundrachen über. In der Mundhöhle (➤ Abb. 1.3) liegen Zunge, Zähne, Gaumen und Speicheldrüsen. Der **Mundboden** wird vom M. mylohyoideus geformt. Im Mundboden verlaufen noch andere Muskeln, die eng mit dem Hyoid verbunden sind und Strukturen in der oralen und pharyngealen Phase des Schluckens bewegen.

Der **Mundvorhof** bildet die vordere Begrenzung und bezeichnet den inneren Raum zwischen Zähnen und Lippen. Hinter den Zähnen liegt die Zunge bei geschlossenem Mund dem Gaumen an. Die Mundhöhle ist mit Schleimhaut ausgekleidet.

Speicheldrüsen: 90 % des Speichels wird von 3 paarig angeordneten großen Speicheldrüsen produziert:

- Die **Ohrspeicheldrüsen** (Glandula parotis) liegen beidseits vor dem Ohr.

Tab. 1.2 Wangenmuskulatur

Muskel	Verlauf	Aufgabe	Hirnnerv
M. buccinator	Ober- und Unterkiefer, bis Mundwinkel	stützt die Wangenwand beim Saugen	VII
M. masseter	Jochbogen bis Unterkiefer	Kiefermahl- und -lateralbewegung beim Kauen, Teil der Wangenmuskulatur	V

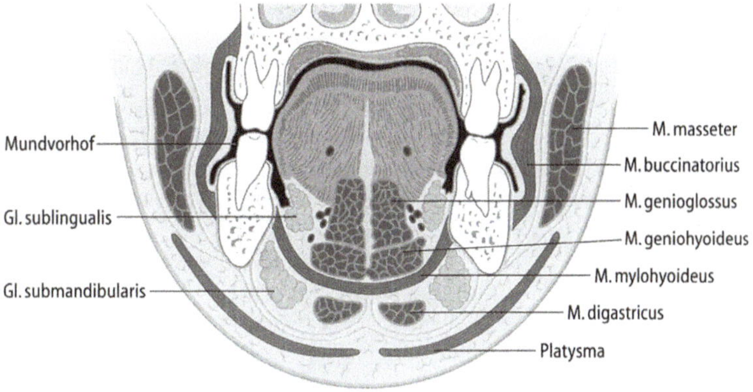

Abb. 1.3 Schnitt durch Mundhöhle, Zunge und Mundboden inklusive Speicheldrüsen

- Die **Unterzungendrüsen** (Glandula sublingualis) befinden sich im Mundboden unter der Zunge.
- Die **Unterkieferdrüsen** (Glandula submandibularis) befinden sich hinten an der Innenseite des Unterkiefers. Ihre Ausführgänge münden an verschiedenen Stellen in den Mundraum.

Darüber hinaus besitzt der Mensch noch viele kleine Speicheldrüsen, beispielsweise in der Wangenschleimhaut, im Rachen und an den Lippen.

Der **Speichel** hat in unserem Organismus viele Funktionen. Zunächst einmal verflüssigt er die von den Zähnen zerkleinerte Nahrung, was den Transport zur Speiseröhre und das Schlucken erleichtert. Die im Speichel enthaltenen Enzyme tragen außerdem einen nicht unerheblichen Teil zur Nahrungsverdauung bei. Immunglobuline, ebenfalls ein Bestandteil des Speichels, dienen der Abwehr von Krankheitserregern im Mund- und Rachenraum. Außerdem enthält das flüssig-schleimige Sekret verschiedene Elektrolyte wie Natrium und Kalzium.

Speichel ist wichtig für Kauen und Schlucken, aber auch für den Magen-Darm-Trakt: Er schützt vor oralen Infektionen, bildet ein Schutzschild für die Zähne und ermöglicht, schnell zu artikulieren. Die Speichelproduktion wird zentral gesteuert.

Insgesamt bildet ein Erwachsener jeden Tag etwa 1,5–2 Liter Speichel, wobei die Produktion im Tagesverlauf stark schwankt: Nachts ist sie sehr gering, beim Essen steigt sie stark an. Solange die Nahrung aus Milch besteht, bildet der Körper nur so viel Speichel, dass der Mund feucht ist. Beginnt ein Kind auch Breikost zu essen, bildet der Körper mehr Speichel.

Entwicklung der Struktur

Die Mundhöhle eines Neugeborenen (➤ Abb. 1.4) ist proportional zum Schädel kleiner als beim Erwachsenen. Beim Neugeborenen füllt die Zunge die Mundhöhle aus, berührt lateral die Gaumenbögen und oben den Gaumen.

Ältere Kinder besitzen Zähne zum Kauen. Die ersten Zähne (Milchzähne) wachsen ab dem 6. bis ca. zum 12. Lebensmonat.

1.2.7 Kiefer

!

- Für die Mahlbewegungen beim Kauen sind seitliche Drehungen des Unterkiefers wichtig. Beim Sprechen werden nur vertikale Bewegungen ausgeführt.
- Ein stabiler Kiefer bildet die Grundlage für Bewegungen anderer Strukturen im und am Mund.

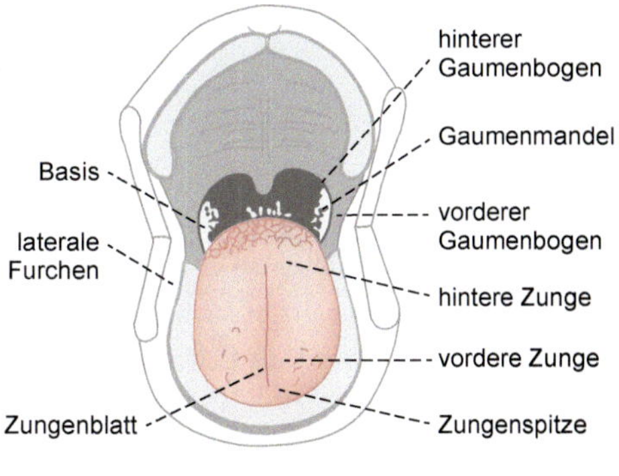

Abb. 1.4 Mundhöhle eines Säuglings

1

Anatomie

Ober- und Unterkiefer bestehen aus Knochen. Der **Oberkiefer** (die Maxilla) ist fest mit dem Gesichtsschädel verwachsen. Der **Unterkiefer** (die Mandibula) ist über das Kiefergelenk mit dem Gesicht verbunden. Das **Kiefergelenk** (Articulatio temporomandibularis) ist die bewegliche Verbindung zwischen Unterkiefer und übrigem Schädel, es bildet gemeinsam mit der Muskulatur (➤ Tab. 1.3) die Voraussetzung für Bewegungen des Unterkiefers. Der Unterkiefer wird gesenkt durch sein Eigengewicht, den vorderen Teil des M. digastricus, den M. mylohyoideus und den M. geniohyoideus.

Entwicklung der Struktur

Nach der Geburt sind die beiden Unterkieferhälften noch nicht vollständig fusioniert. Der Unterkiefer wächst in den ersten Lebensjahren nach unten und vorn. Beim Neugeborenen sind Mandibula und damit auch Mundhöhle noch sehr klein und die Kieferbewegungen rudimentär. Diese Tätigkeit wird durch einen kurzen Hals des Säuglings unterstützt. Einfache Bewegungen (vor–zurück, nach oben – nach unten) reichen zunächst aus, um ein effektives Saugen zu ermöglichen.

In den ersten Lebensmonaten fördern die **Unterkieferbewegungen** auch die Bewegung der Zunge beim Saugen/Kauen. Sie beeinflussen zudem die Lippenposition. Ab 4–5 Lebensmonaten nimmt die Kieferkontrolle zu, die Bewegungen werden langsam feiner und kleiner. Laterale und leichte diagonale Bewegungen des Unterkiefers erfolgen dann mit 6–9 Lebensmonaten.

!

- Die Entwicklung der Kieferstabilität sowie das willkürliche Öffnen und Schließen des Kiefers bilden die Grundlage für das weitere Erlernen differenzierter Zungen- und Lippenbewegungen – sowohl für das Schlucken als auch für Sprechbewegungen.
- Ein Kind, das Brei mit einem Löffel zu sich nimmt, ist meistens auch in der Lage, unterschiedliche Laute zu produzieren.

Mit 10–12 Lebensmonaten kann das Kind auf etwas beißen. Laterale und rotatorische Bewegungen bilden sich erst aus, wenn das Kind feste Kost zu kauen lernt. Ab 12 Lebensmonaten sind zirkuläre und rotierende Bewegungen sichtbar.

In Ober- und Unterkiefer wachsen die Zähne: Das Zahnen beginnt an den oberen und unteren Frontzähnen, das Wachstum setzt sich nach hinten fort (Mandibula vor Maxilla). Die Schneidezähne entstehen vom 4.–8. Lebensmonat, Eckzähne zwischen 16 und 20 Lebensmonaten und die Molaren im Alter von 12–24 Lebensmonaten. Das vollständige Milchgebiss besteht aus 20 Zähnen.

Bleibende Zähne wachsen ab 6–7 Jahren, mit 10–13 Jahren ist das Zahnwachstum überwiegend abgeschlossen. Weisheitszähne entstehen mit 17–21 Jahren. Das voll ausgebildete Gebiss des Erwachsenen besteht aus 32 Zähnen.

1.2.8 Zunge

√

Die Zunge ist ein mit Schleimhaut überzogener Muskelkörper, der wichtige Funktionen beim Kauen, Sprechen, Saugen und Bewegen der Speisen im Mund übernimmt. Zudem dient sie der Geschmacks- und Tastempfindung. Durch fein abgestimmte und präzise, schnelle Zungenbewegungen trägt sie wesentlich zur Lautbildung (Artikulation) bei.

Tab. 1.3 Wichtige Kiefermuskeln

Muskel	Verlauf	Aufgabe	Hirnnerv
M. temporalis	Schläfe bis Unterkiefer	hebt den Unterkiefer und zieht ihn zurück	V
M. masseter	Jochbogen bis Unterkiefer	hebt den Unterkiefer	V
M. pterygoideus medialis	Keilbein bis Unterkiefer	hebt den Unterkiefer	V
M. pterygoideus lateralis	Keilbein bis Kiefergelenk/Unterkiefer	öffnet den Mund, zieht den Unterkiefer nach vorn	V

Anatomie

Die Zunge füllt bei geschlossenem Mund den Mund fast aus und liegt dem Gaumen an. Sie besteht aus Zungenspitze, -körper und -grund (-basis). Das **Zungenbändchen** (Frenulum linguale) zieht vom Mundboden zur Unterseite der Zunge. Am Zungengrund liegt die **Zungenmandel** (Tonsilla lingualis).

An der Oberfläche der Zunge liegen Schmeckknospen, die entweder süß, salzig, sauer oder bitter wahrnehmen. Die Zunge besitzt Mechanorezeptoren für Bolusgröße und -beschaffenheit.

Die Zunge verfügt über intrinsische und extrinsische Muskulatur (➤ Tab. 1.4): Die extrinsische Muskulatur bewegt die Zunge von der Stelle, die intrinsische ist eher für ihre Formgebung (Abflachung, Verkürzung und Streckung) zuständig.

Entwicklung der Struktur

Beim Neugeborenen füllt die Zunge die Mundhöhle fast vollständig aus. Der sensorische Input der Zunge kommt durch die Mundhöhle. Alle Bewegungen werden durch Mitbewegung des Kiefers möglich. Das anfängliche Bewegungsmuster der Zunge (vor/zurück) wird erst durch anatomische Veränderungen in ein hoch/runter verändert. Das Größenverhältnis Mundhöhle zu Zunge verändert sich, die Zunge erhält mehr Raum. Erst dadurch kann sie ihre Bewegungsrichtung und das Bewegungsausmaß verändern. Mit ca. 3–5 Lebensmonaten kommt es zum Zungenstoß beim Schlucken, die Zunge tritt zwischen den Lippen hervor.

Der **Würgereflex** ist bei Neugeborenen sehr früh auszulösen, häufig bereits auf der Zungenspitze. Er bildet sich bis ca. zum 6. Lebensmonat zurück und ist dann erst an der Zungenbasis auslösbar.

Mit 8–9 Lebensmonaten kann das Kind die Zunge lateralisieren, im ca. 10.–12. Monat werden die Bewegungen präziser. Mit 13–24 Monaten hat die Zunge beim Schlucken Kontakt mit dem oberen Alveolarkamm, der Zungenstoß unterbleibt. Die Zunge kann den Mundraum säubern, da Bewegungen in alle Richtungen möglich sind.

!

> Mit ca. 24 Monaten sind die Zungenbewegungen unabhängig von den Kieferbewegungen.

Zwischen dem 2. und 4. Lebensjahr senkt sich das hintere Zungendrittel in den Pharynx ab, das Wachstum ist mit dem 9. Lebensjahr abgeschlossen. Eine

Tab. 1.4 Zungenmuskulatur

Muskel	Verlauf	Aufgabe	Hirnnerv
Extrinsische Muskulatur			
M. genioglossus	Unterkiefer bis Zungenbein und Epiglottis	Vor- und Zurückziehen der Zunge	XII
M. hyoglossus	strahlt vom Unterkiefer fächerförmig in die Zunge ein	zieht die Zunge nach hinten, senkt den Zungengrund	XII
M. styloglossus	Processus styloideus des Schläfenbeins bis in die Zunge	zieht die Zunge nach hinten und oben	XII
M. palatoglossus	weicher Gaumen bis hintere, obere Zungenpartie	verengt den Isthmus faucium	IX
M. chondroglossus	Hyoid bis Zungenkörper	zieht die Zunge nach hinten unten	XII
Intrinsische Muskulatur			
M. longitudinalis	Basis der Zungenunterfläche	Zunge verkürzen und verbreitern, Zungenspitze heben	XII
M. transversus linguae	Zungenmitte bis Seitenränder	Zunge verlängern und verschmälern, Spitze herausstrecken	XII
M. verticalis	Zungenoberfläche bis Unterzungenschleimhaut	Zunge verlängern und verschmälern, Spitze herausstrecken	XII

verbesserte Kontrolle von Kiefer und Wange bilden dann die stabile Grundlage für Tätigkeiten der Zunge.

1.2.9 Gaumen

Der Gaumen besteht aus harten und weichen Gaumen mit Gaumensegel und Uvula („Zäpfchen"):

- Der **harte Gaumen** bietet eine feste Begrenzung, an der die Zunge den Bolus vom Mund in den Rachen transportieren kann.
- Der **weiche Gaumen** verschließt durch Kontraktion und Anhebung die Nasenwege beim Schlucken. Das Gaumensegel dient auch als Artikulationsorgan.

Die Temperatursensitivität ist im Mund anterior am höchsten; in den Kontaktregionen von Zunge und Gaumen ist sie höher als in den Seitenbereichen. Außerdem nimmt der Gaumen vorn die Geschmacksqualitäten salzig/süß (schwach) und hinten sauer/bitter (stark) wahr.

Anatomie

Der Gaumen begrenzt die Mundhöhle nach oben zur Nase. Der harte Gaumen ist eine knöcherne Struktur, die sich vom Oberkiefer aus bis in die Mundhöhle und ohne sichtbare Grenze in den weichen Gaumen fortsetzt. Anstelle der Knochenplatte befindet sich im weichen Gaumen eine Bindegewebeplatte, in welche die Muskeln des Gaumensegels einstrahlen. Seitlich vom Zäpfchen gehen bogenförmig 2 hintereinanderliegende Falten zur Seitenwand – vorderer und hinterer **Gaumenbogen**: Der vordere Gaumenbogen zieht zum seitlichen Zungengrund, der hintere Gaumenbogen verläuft zur Seitenwand des Rachens.

Vordere und hintere Gaumenbögen und Zäpfchen bilden die **Rachenenge** (Isthmus faucium). Zwischen den Gaumenbögen liegen die **Gaumenmandeln** (Tonsillae palatinae), sie dienen wie alle Tonsillen der Abwehr von Krankheitserregern. Das **Gaumensegel** wird durch eine Vielzahl von Muskeln bewegt (➤ Tab. 1.5). ➤ Abbildung 1.5 zeigt, wie es beim Schlucken zum Abschluss des Gaumensegels kommt.

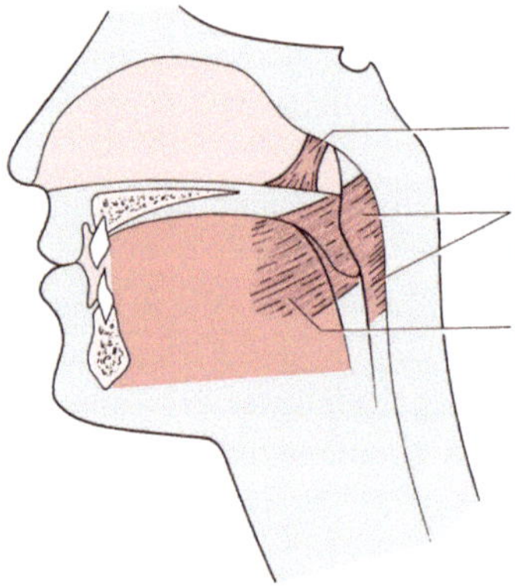

Abb. 1.5 Gaumensegelabschluss beim Schlucken

Tab. 1.5 Gaumenmuskulatur

Muskel	Verlauf	Aufgabe	Hirnnerv
M. levator veli palatini (Gaumensegelheber)	Felsenbein bis Gaumensegel	hebt das Gaumensegel beim Schlucken, öffnet die Tube beim Schlucken	X, IX
M. tensor veli palatini (Gaumensegelspanner)	Keilbein bis Gaumensegel	spannt das Gaumensegel	V
M. uvulae	hinterer weicher Gaumenteil	hebt und verkürzt das Gaumensegel	IX, X
M. salpingopharyngeus	Eustachi-Röhre bis Rachenwand/Schildknorpel	Tubenöffnung, Nachobenziehen der Rachenmuskulatur, Vorwölbung der seitlichen Rachenhinterwand, Pharynxverengung	X
M. palatoglossus	weicher Gaumen bis Zunge	zieht je nach Fixation den Gaumen abwärts oder den Zungengrund aufwärts, verengt den Rachen	IX
M. palatopharyngeus	weicher Gaumen bis Schildknorpel/Rachenwand	nähert die hinteren Gaumenbögen einander an, zieht den Gaumen abwärts	IX

Entwicklung der Struktur

Bei der Geburt ist der harte Gaumen ca. 2–3 cm lang und noch wenig gebogen. Am Gaumen befinden sich Falten, die beim Saugen das Halten und Fixieren des Saugers unterstützen. Mit 18–24 Monaten beginnt der weiche Gaumen in Länge und Dichte zu wachsen, ab 4–5 Jahren vollzieht sich das Längenwachstum langsamer. Die endgültige Länge ist mit ca. 14–16 Jahren erreicht.

Die Gaumenbögen bilden die erste und womöglich auch wichtigste Region, um einen Schluck auszulösen. Dahinter liegen die Gaumenmandeln. Beim Schlucken ist die Zunge in ständigen Kontakt mit dem Gaumen und hat somit einen wesentlichen Einfluss auf die Formung des Gaumens. Die Zunge und ihre Funktion bestimmen zudem die Form der Zahnbögen – die Anordnung der Zähne folgt dem Platzangebot im Ober- und Unterkiefer.

!

Wenn sich weicher Gaumen und Epiglottis wachstumsbedingt voneinander entfernen, verliert das Kind in der oralen Phase einen wichtigen passiven Schutzmechanismus gegen Aspiration, der ein zu frühes Einlaufen von Material in den Pharynx verhindert (siehe unten).

1.2.10 Rachen

✓

Der Rachen (Pharynx) ist ein bindegewebiger muskulöser Schlauch. Er verbindet als Nahrungsweg die Mundhöhle mit der Speiseröhre, als Luftweg Nase und Mund mit den Atmungsorganen.

Anatomie

Der Pharynx wird in 3 anatomische Ebenen eingeteilt (➤ Abb. 1.6):

- Nasopharynx (Nasenrachen)
- Oropharynx (Mundrachen)
- Hypopharynx (Kehlkopfrachen)

In den Rachenwänden befinden sich 3 paarige Konstriktionsmuskeln (➤ Tab. 1.6). Sie bilden die Hinterwand und teilweise auch die Seitenwand des Pharynx.

In den ersten Lebensmonaten vermag das Kind direkt durch Naso- und Hypopharynx zu atmen. Dies ermöglicht ihm, koordiniert zu atmen, zu schlucken und zu saugen. Der Oropharynx entsteht erst, wenn sich der Hypopharynx in den ersten 6 Lebensmonaten absenkt.

Nasopharynx

✓

Der Nasopharynx ist das Bindeglied zwischen Nasenhaupthöhle und Oropharynx. Bei der Atmung verbindet er Mundhöhle, Nase und Mittelohr und beim Sprechen ermöglicht er Resonanz.

Der Nasopharynx wird nach oben von einem Teil der Schädelbasis begrenzt, nach unten von der Rückseite des weichen Gaumens. Nach vorn ist er über die Choanen zur Nase hin geöffnet. Seitlich befinden sich rechts und links die Tubenöffnungen, die eine Verbindung zum Mittelohr herstellen. Bei Säuglingen verläuft diese **Eustachi-Röhre** horizontal vom Nasopharynx zum Mittelohr, bei älteren Kindern und Erwachsenen verläuft sie vertikal. Kleine Kinder haben häufiger Ohrinfektionen, weil die horizontale Position das Eindringen von Keimen begünstigt.

Am Rachendach und an der hinteren oberen Pharynxwand sitzt bei Kindern die **Rachenmandel** (Tonsilla pharyngea). Sie wächst zunächst in den ersten Lebensjahren, ab dem ca. 8. Lebensjahr bildet sie sich bis zur Pubertät zurück. Die Rachenmandeln sind ein Teil des körpereigenen Abwehrsystems.

Der Nasopharynx ist beim Schlucken nicht direkt beteiligt, da das Gaumensegel diesen Bereich durch den **Passavant-Wulst** verschließt.

Oropharynx

Der Oropharynx ist die hintere Ausdehnung des Mundraumes in den Rachen.

Er reicht von der Höhe der Uvula bis zum Rand der Epiglottis. Über die Gaumenbögen öffnet er sich zur Mundhöhle. In ihm liegt zwischen den Gaumenbögen die Gaumenmandel. Hinten und seitlich befindet sich die Rachenhinterwand. Am Zungengrund

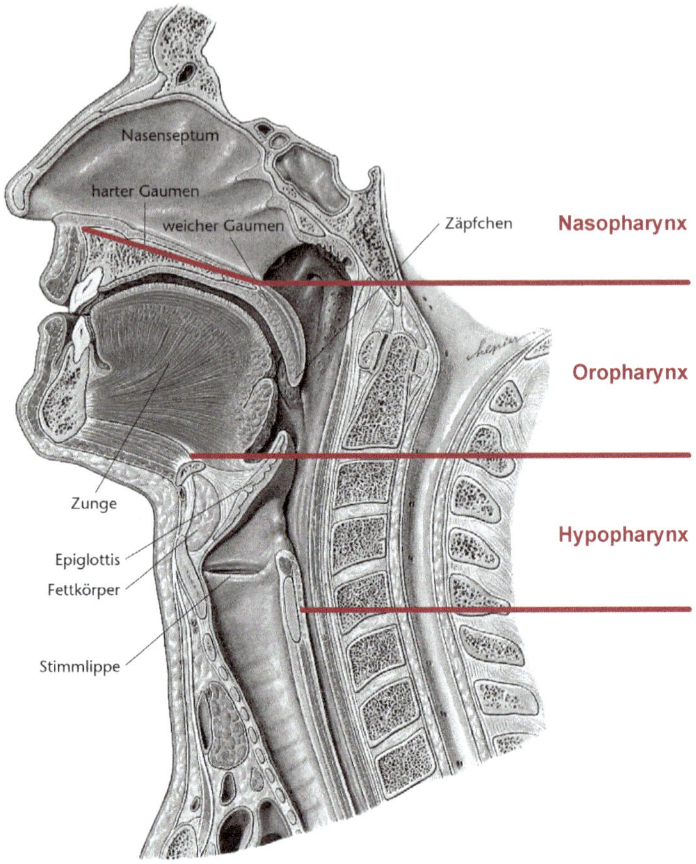

Abb. 1.6 Pharynxetagen

Tab. 1.6 Pharynxmuskulatur

Muskel	Verlauf	Aufgabe	Hirnnerv
M. constrictor pharyngis superior	Rachenhinterwand bis Keilbein	Kontraktion verengt oberen Rachenraum halbringförmig und bildet Passavant-Wulst, zeitgleiches Anheben des Gaumensegels bewirkt velopharyngealen Verschluss	X, IX (Plexus pharyngeus)
M. constrictor pharyngis medius	Rachenhinterwand bis Hyoid	Kontraktion verengt den Oropharynx, Bolus wird Richtung Speiseröhre geschoben	X, IX (Plexus pharyngeus)
M. constrictor pharyngis inferior	Rachenhinterwand bis Schild- und Ringknorpel	unterster Schlundschürer des Pharynx, unterstützt Kehlkopfrückverlagerung/-absenkung	X, IX (Plexus pharyngeus)

liegen die Zungenmandeln. Zwischen Zungengrund und Epiglottis befinden sich die Valleculae. Das Hyoid (Zungenbein) ist in Gewebestrukturen unter der Zungenbasis lokalisiert und muskulär mit dieser verbunden (vgl. ➤ Kap. 1.2.12, ➤ Abb. 1.4 und ➤ Abb. 1.9).

Hypopharynx

Der Hypopharynx umfasst den Raum von der Epiglottis bis hinab zum Eingang der Speiseröhre (M. cricopharyngeus). Er steht mit dem Kehlkopfeingang in offener Verbindung und ist durch den davor liegenden Kehlkopf nur spaltförmig ausgebildet. Zwei seitliche Schleimhautausbuchtungen bilden oberhalb der Speiseröhre die **Sinus piriformis**. Sie liegen seitlich der aryepiglottischen Falten (siehe unten). Es handelt sich um Taschen, in denen sich Nahrungsreste sammeln können.

Entwicklung der Struktur

Der Pharynx eines Neugeborenen ist ca. 4 cm lang, der eines Erwachsenen ca. 13 cm. Durch Wachstum und Entwicklung kommt es zu wichtigen anatomischen Veränderungen (➢ Abb. 1.7):

- Der Pharynx verlängert sich bis zum 5. Lebensjahr, sodass der Oropharynx entsteht; Zungenbasis und Larynx trennen sich anatomisch.
- Der Nasopharynx wächst bis zum 5. Lebensjahr in der Länge, es entsteht ein 90°-Winkel zur Schädelbasis.
- Der Hypopharynx senkt sich ab: von der Höhe C3 beim Säugling bis in Höhe C7/C8 beim Erwachsenen.

1.2.11 Kehlkopf

√

Der Kehlkopf (Larynx) ist eine komplexe Struktur bestehend aus Muskeln, Bändern und Knorpeln. Intrinsische Muskeln formen die Stimmlippen. Die 3 wichtigen Aufgaben des Larynx sind **Schutz der Atemwege, Atmung und Phonation**.

Anatomie

Oberhalb des Kehlkopfes liegt der Hypopharynx, nach unten setzt sich der Kehlkopf in die Luftröhre (Trachea) fort. Hinter ihm liegt die Speiseröhre.

Das **knorpelige Kehlkopfgerüst** besteht aus (➢ Abb. 1.8):

- Kehldeckel (Epiglottis)
- Schildknorpel (Cartilago thyroidea)
- Ringknorpel (Cartilago cricoidea)
- Stell- oder Aryknorpel (Cartilago arytaenoidea)

Der **Kehldeckel**, der oberste Knorpel des Kehlkopfes, ist mit dem Schildknorpel verbunden. Der **Schildknorpel** bildet die vordere Wand des Kehlkopfes und ist vor allem an seiner Oberkante von außen zu sehen und zu tasten. Darunter liegt der waagrechte **Ringknorpel**, dem die Knorpelspangen der Luftröhre folgen. Die **Stellknorpel** sitzen dem Ringknorpel hinten gelenkig auf.

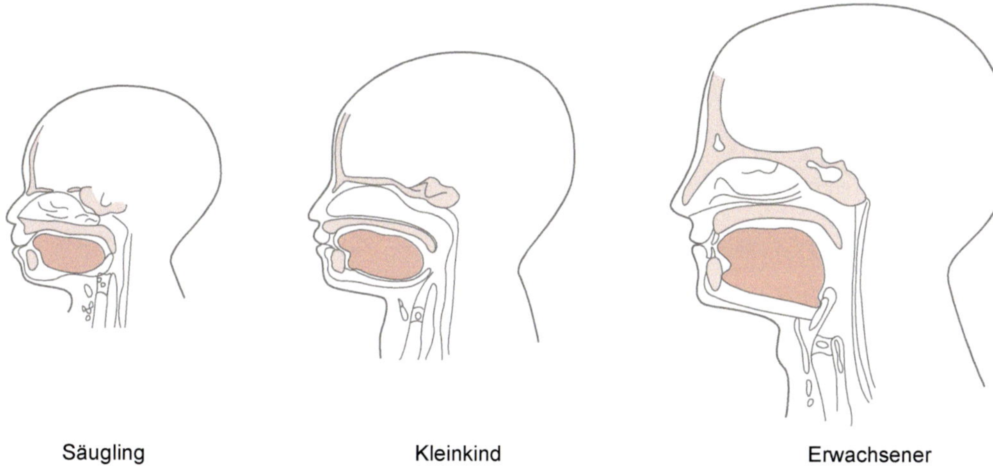

Abb. 1.7 Wachstum anatomischer Strukturen im Bereich Kopf–Hals–Pharynx: Zustand beim Säugling, Kind und Erwachsenen

Die Knorpel werden von verschiedenen Bändern zusammengehalten. Der Kehlkopf ist oben durch eine Membran am Zungenbein aufgehängt, die untere Begrenzung bildet die Trachea. Die **Stimmlippen** (Lig. vocalis) sind zwischen den Stellknorpeln und der Hinterwand des Schildknorpels gespannt. Der Kehlkopf ist mit Schleimhaut ausgekleidet. Die Schleimhaut des Kehlkopfs ist mit Ausnahme des Kehldeckels und der Stimmlippen wie die der oberen und unteren Atemwege mit Flimmerhärchen besetzt. Diese dienen der Reinigung.

!

Die Epiglottis verschließt den Larynx beim Schlucken. Die aryepiglottischen Falten und die Stimmlippen verschließen sich ebenfalls beim Schlucken und bieten so einen zusätzlichen Schutz vor Aspiration. Epiglottis, Taschenfalten und Stimmlippen bilden einen **3-fachen Aspirationsschutz**.

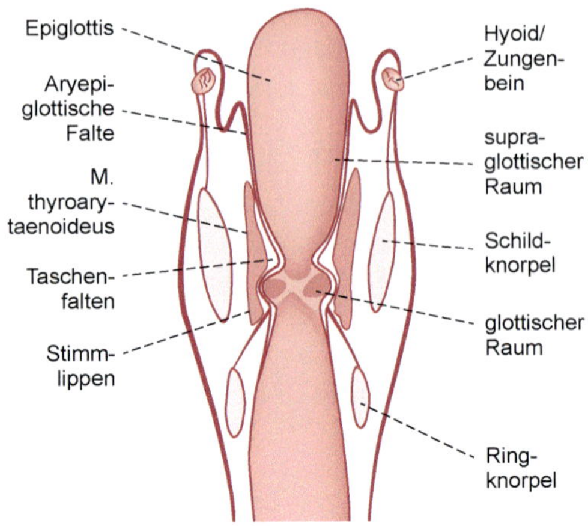

Abb. 1.8 Anatomie des Larynx

Primär dient der Larynx als Ventil, um Eintritt von Nahrung in die Luftröhre zu verhindern. Die Stimmlippen können aspiriertes Material aufhalten, das durch Husten aus dem Larynx entfernt werden kann.

Die aryepiglottischen Falten zwischen Epiglottis und den Stellknorpeln beinhalten den aryepiglottischen Muskel (M. aryepiglotticus), der die Epiglottis zum Larynxverschluss abzusenken hilft.

Beim Schlucken wird der „hyolaryngeale" Komplex angehoben, unter anderem durch die Muskulatur des Mundbodens, aber auch durch Muskeln, die direkt am Kehlkopf ansetzen, darunter M. thyrohyoideus und M. mylohyoideus.

Das Kehlkopfinnere wird horizontal in 3 Ebenen unterteilt (➤ Abb. 1.8):

- Der **supraglottische Raum** (Vestibulum laryngis) reicht vom Kehlkopfeingang bis zu den Stimmlippen.
- Der **glottische Raum** liegt zwischen den Stimmlippen.
- Der **subglottische Raum** beginnt unterhalb der Stimmlippen und reicht bis zum unteren Rand des Ringknorpels.

In Ruhe ist der Kehlkopf geöffnet, das heißt, er befindet sich in **Atemposition**. Die Atemwege sind in dieser Position nicht vor dem Eindringen von Fremdkörpern geschützt. Je nach Einstellung der Stimmlippen sind Stimmgebung und Husten möglich. ➤ Tabelle 1.7 gibt eine Übersicht über die an der Steuerung der Stimmlippen beteiligten Muskeln.

Entwicklung der Struktur

Bei der Geburt ist der Larynx ca. 2 cm lang, ein erwachsener Kehlkopf ist ca. 3-mal so groß. In den ersten 6 Lebensmonaten ist die Epiglottis bei Säuglingen verhältnismäßig groß, sodass ihre Spitze Kontakt zum weichen Gaumen hat. Die Sinus piriformis kleiner Kinder sind kleiner und liegen höher als bei Erwachsenen. Bei Säuglingen liegen Hyoid und Schildknorpel noch sehr nah beieinander. Larynx und Hyoid sind beim trinkenden Neugeborenen eleviert, um die Nasenatmung zu unterstützen.

Mit 2–4 Jahren senkt sich der Larynx, wie auch die Zunge, vom Niveau C3/C4 hinab bis C6 (Crelin 1987). Die Nahrung kann nun nicht mehr seitlich an der Epiglottis vorbeifließen, sie wird direkt über die Epiglottis geleitet. Ab 5 Jahren bis zum Erwachsenenalter senkt sich der Kehlkopf bis zum Niveau C7. Das nachgeburtliche Wachstum von Kehlkopf und Epiglottis erfolgt in den ersten 3 Lebensjahren sehr schnell. In dieser Zeit erlangt die Epiglottis ihre endgültige Form.

Tab. 1.7 Kehlkopfmuskeln, welche die Stimmbänder verschließen

Muskel	Verlauf	Aufgabe	Innervation
M. cricoarytaenoideus lateralis	Ring- bis Stellknorpel	Stimmbänder adduzieren (verschließen)	N. laryngeus inferior
M. thyroarytaenoideus	Schild- bis Stellknorpel	Stimmritzenschluss unterstützen	N. laryngeus inferior „recurrens"
M. arytaenoideus transversus	Stellknorpel bis Knorpel auf der Gegenseite	Stimmritze schließen	N. laryngeus inferior
M. thyroepiglotticus	Ary- bis Schildknorpel	Kehlkopfeingang verengen	N. laryngeus inferior
M. arytaenoideus obliquus	Spitze bis Processus muscularis des Aryknorpels	Stimmritze verschließen	N. laryngeus inferior
M. cricothyroideus	Ring- bis Schildknorpel	Stimmbänder spannen	N. laryngeus superior
M. aryepiglotticus	Stellknorpel bis Epiglottis	Kehlkopfeingang verengen	N. laryngeus inferior
M. vocalis	Schild- bis Stellknorpel	Stimmritze schließen, Feinspannung der Stimmbänder	N. laryngeus inferior

Nachdem sich der Larynx zurückverlagert hat, verlieren Kinder einen wesentlichen frühen Schutz vor Aspiration.

1.2.12 Zungenbein

√

Das Hyoid (Os hyoideum), ein hufeisenförmiger Knochen am Mundboden in Höhe ca. C3 ohne direkte knöcherne oder gelenkige Verbindungen zu Nachbarstrukturen, ist ein Bindeglied zwischen den Strukturen und Funktionen. Gemeinsam mit dem Kehlkopf verlagert es sich beim Schlucken.

Anatomie

Das Hyoid ist ein frei schwingender Knochen, der von Muskeln gehalten wird. Am Zungenbein sind Muskeln, Bänder und Knorpel der Zunge, des Rachens, des Kehlkopfes, des Unterkiefers, des Hinterhauptes, der Halswirbelsäule, des Brustbeins und der Schulterblätter befestigt. Die am Hyoid ansetzende Muskulatur lässt sich in suprahyoidale und infrahyoidale Muskeln einteilen (➤ Tab. 1.8; ➤ Abb. 1.9):

- Als **suprahyoidale Muskulatur** bezeichnet man Skelettmuskeln, die von kranial kommend am Hyoid ansetzen, sich also oberhalb des Zungenbeins befinden. Sie bilden die muskuläre Grundlage für den Mundboden. Die suprahyoidale Muskulatur unterstützt die Kieferöffnung und das Schlucken. Sie fixiert bzw. hebt das Zungenbein und zieht es nach vorn.
- Die **infrahyoidale Muskulatur** liegt unterhalb des Zungenbeins, zieht das Zungenbein nach unten bzw. fixiert es.

!

Das Zungenbein ist der Ansatzpunkt des Kehlkopfes und der Zunge.

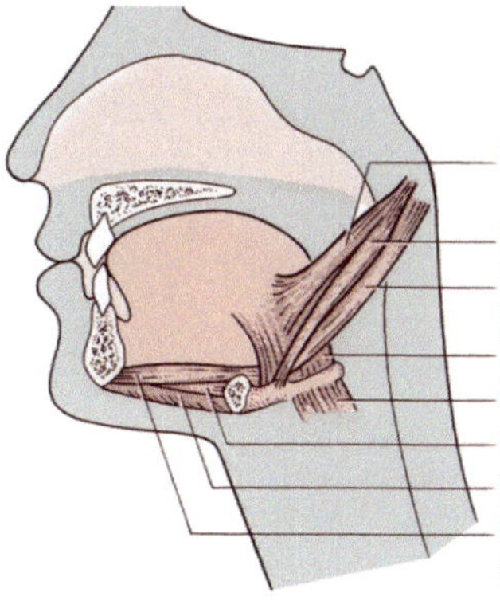

Abb. 1.9 Muskulatur des Hyoids, des Larynx und des Zungengrunds

1

Tab. 1.8 Zungenbeinmuskulatur

Muskel	Verlauf	Aufgabe	Innervation
Suprahyoidale Muskulatur			
M. digastricus	Schläfe/Unterkiefer bis Hyoid	Anheben des Hyoids, Auf- und Abbewegen des Kehlkopfes, Absenken des Unterkiefers	VII, V
M. mylohyoideus	Unterkieferinnenseite bis Hyoid	Heben des Hyoids beim Schlucken durch Heben des Mundbodens, Andrücken der Zunge an den harten Gaumen	V
M. geniohyoideus	Unterkiefer und Zungenkörper bis Hyoid	Zug des Hyoids nach vorn oben, Herabziehen des Kiefers	C1, C2, XII
M. stylohyoideus	Schläfenbein bis Hyoid	Anheben des Hyoids nach oben hinten	V
Infrahyoidale Muskulatur			
M. omohyoideus	Schulterblatt bis Hyoid	Fixierung des Hyoids	C1–3
M. sternohyoideus	Sternum und Klavikula bis Hyoid	Herabziehen des Hyoids	C1–3
M. sternothyroideus	Schultern bis Hyoid	Zug des Kehlkopfes nach unten	C1–3
M. thyrohyoideus	Schildknorpel bis Hyoid	bei fixiertem Hyoid Anheben des Kehlkopfes	C1–3

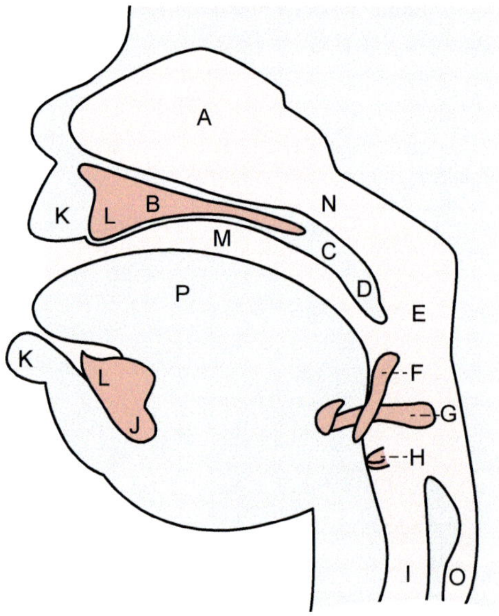

Abb. 1.10 Schluckorgane in Atemposition beim Säugling
A Nasenhöhle, B Oberkiefer, C weicher Gaumen, D Uvula, E Pharynx, F Epiglottis, G Hyoid, H Glottis, I Trachea, J Unterkiefer, K Lippen, L Zahnleiste, M harter Gaumen, N Epipharynx, O Ösophagus, P Zunge

Entwicklung der Struktur

Hyoid und Larynx senken sich im Verlauf der Entwicklung ab, Epiglottis und Larynx entfernen sich voneinander und vom Hyoid. ➤ Abbildung 1.10 zeigt die Schluckorgane des Säuglings in der Atemposition.

1.2.13 Trachea

✓ Die Trachea ist ein Atmungsorgan und leitet die ein- und ausgeatmete Luft weiter. Beim Schlucken ist sie physiologischerweise nicht aktiv beteiligt. Jegliche Fremdkörper sind in der Luftröhre fehl am Platz und erfordern effektive Mechanismen zum Entfernen.

Anatomie

Vom Ringknorpel des Kehlkopfes bis zur Bifurkation der Trachea befinden sich 16 hufeisenförmige, nach hinten offene Knorpelspangen, die durch elastisches Bindegewebe verbunden sind. Die Hinterwand der Trachea ist membranös und liegt auf dem Ösophagus. Die Schleimhaut trägt Flimmerepithel. Sie verbindet den Kehlkopf und die Bronchien miteinander.

Entwicklung der Struktur

Bei Säuglingen ist die Trachea ca. 4 cm lang. Bei Kindern sind die Knorpel sehr elastisch und liegen relativ eng beieinander.

1.2.14 Lunge

Anatomie

Lunge, Brustfell (Pleura), Brustkorb (Thorax) und Diaphragma (Zwerchfell) bilden mechanisch ein verbundenes, zusammenwirkendes System. Die Lungen sind die Kontaktstelle zwischen Luft und Blut. Beim Ausatmen wird das aus der inneren Atmung anfallende CO_2 abgegeben und mit jedem Atemzug das verbrauchte O_2 wieder ersetzt.

Von der Trachea gehen der rechte und linke Hauptbronchus ab. Der Winkel, den Trachea und rechter Hauptbronchus einschließen, ist größer als jener zwischen Trachea und linkem Hauptbronchus.

!

Aspiriertes Material gelangt infolge der asymmetrischen Bronchusabzweigung meistens in den rechten Hauptbronchus.

Versehentlich in die Lunge eingedrungene Nahrung wird durch mukoziliäre und lymphatische Reinigung entfernt. **Mukoziliäre Reinigung** geschieht durch Zilien, kleine, haarförmige Strukturen, die dem Epithel aufliegen. Diese sind umgeben von einer dünn- und einer dickflüssigen Schleimschicht: Auf der dickflüssigen Schleimschicht bleiben Fremdpartikel haften. Innerhalb der dünnflüssigen Schleimschicht führen die Zilien koordiniert Bewegungen in Richtung Pharynx aus. Dadurch wird die dickflüssige Schleimschicht mitsamt Fremdkörpern in Richtung Mund abtransportiert, wo sie geschluckt, abgehustet oder ausgespuckt wird.

Entwicklung der Struktur

!

Die Lungenentwicklung und -reifung ist mit der Geburt nicht abgeschlossen: Etwa 85 % der Lungenalveolen des Erwachsenen werden erst nach der Geburt gebildet, vorwiegend in den beiden ersten Lebensjahren (Thurlbeck 1988).

Bis zum 8. Lebensjahr entstehen ständig neue Alveolen, dann ist die endgültige Zahl (ca. 300 Millionen) erreicht. Das Lungenwachstum erfolgt nun noch durch Größenzunahme der Alveolen. Von der Geburt bis zum 5. Lebensmonat atmet das Neugeborene abdominell, danach thorakal. Die Lunge eines Neugeborenen ist proportional länger im Vergleich zur Größe des Thorax.

1.2.15 Speiseröhre

✓

Der Ösophagus ist ein reines Transportorgan und verbindet den Magen mit dem Pharynx.

Anatomie

Die Speiseröhre ist ein ca. 23–26 cm langer, flexibler Muskelschlauch, ausgekleidet mit Plattenepithel. Sie liegt zwischen Luftröhre und Wirbelsäule, am oberen und unteren Ende befindet sich jeweils ein Schließmuskel oder Sphinkter:

- Obere Begrenzung ist der **obere Ösophagussphinkter** in Höhe des Ringknorpels; an ihm beteiligt sich der M. cricopharyngeus, unterstützt von unteren Anteilen des M. constrictor pharyngis inferior.
- Im Bereich der Kardia befindet sich der **untere Ösophagussphinkter**. Er bildet die Pforte zwischen Ösophagus und Magen und verhindert durch Tonisierung in Ruhe den Rückfluss von Mageninhalt in die Speiseröhre.

Die Schließmuskeln sind in Ruhe – also außer beim Schlucken – tonisch kontrahiert. Die ösophageale Muskulatur ist nicht willkürlich steuerbar.

Eine Boluspassage im Ösophagus dauert etwa 5–10 s. Beim Schlucken weitet sich die Speiseröhre auf ca. 3 cm Durchmesser. Sie besteht aus einer Kombination aus glatter und quer gestreifter Muskulatur, die peristaltische Wellen erzeugen, welche die Nahrung in den Magen befördern. Zwischen den Schlucken ist der Ösophagus leer.

Entwicklung der Struktur

Beim Neugeborenen beginnt der Ösophagus in Höhe C4–C6 und endet in Höhe C9, bei Erwachsenen sind Beginn und Ende des Ösophagus ca. 1–2 Wirbel tiefer.

Bei der Geburt ist die Speiseröhre ca. 8–10 cm lang, beim Erwachsenen über 20 cm.

1.2.16 Magen

√

Im Magen werden die über den Ösophagus angelieferten Nahrungsboli weiter zerkleinert, gespeichert, desinfiziert, chemisch auf die Darmverdauung vorbereitet. Schließlich wird der Mageninhalt portionsweise an den Zwölffingerdarm (Duodenum) weitergegeben.

Anatomie

Der Magen ist ein muskuläres, sackförmiges Hohlorgan, ausgekleidet mit Schleimhaut. In der Magenwand befindet sich die 3-schichtige Magenmuskulatur. Eingang ist der untere Ringmuskel der Speiseröhre. In der Schleimhaut sitzen Drüsen, die Enzyme, Schleim und Salzsäure produzieren.

Entwicklung der Struktur

Bei der Geburt fasst der Magen ca. 30–35 ml, Ende des 1. Lebensmonats bereits 100 ml (Crelin 1973) und beim Erwachsenen schließlich ca. 1.600–2.400 ml. Der Magen des Neugeborenen ist noch nicht bereit, feste Nahrung zu verdauen; dies ist erst nach einigen Lebensmonaten der Fall.

1.2.17 Zusammenfassung

Ein Säugling ist keine anatomische Miniaturausgabe eines Erwachsenen. ➤ Tabelle 1.9 fasst die anatomischen Unterschiede zwischen Säugling und älterem Kind zusammen.

Tab. 1.9 Anatomische Unterschiede zwischen Säugling und älterem Kind

Säugling	Älteres Kind
Mund	
Zunge füllt den Mund aus	Mund größer, Zunge liegt dem Mundboden auf
keine Zähne	Zähne vorhanden
Zunge zwischen den Lippen, liegt dem Gaumen an	Zunge hinter den Zähnen, liegt dem Gaumen nicht an
Saugpolster in den Wangen (M. buccinator)	M. buccinator nur mit Kaufunktion
relativ kleiner Unterkiefer	Verhältnis Ober-/Unterkiefer harmonisch
Wangentasche wegen der Saugpolster fast nicht vorhanden	Wangentasche bietet kaum funktionelle Unterstützung
Pharynx	
kein definierter Oropharynx	Oropharynx ausgebildet
stumpfer Winkel zur Schädelbasis	90° zur Schädelbasis
Larynx	
Größe nur ⅓ der des Erwachsenenlarynx	
Stimmlippen etwa halb so groß wie die Knorpel	Verhältnis Stimmlippen zu Knorpel < ⅓
schmale, stehende, vertikale Epiglottis	flache Epiglottis
Ösophagus	
beginnt beim Neugeborenen auf Höhe C4–C6 und endet in Höhe C9	verlagert sich beginnend im Kindesalter bis ins Erwachsenenalter um ca. 1–2 Wirbel nach unten
bei Geburt ca. 8–10 cm lang	beim Erwachsenen > 20 cm lang
Magen	
fasst bei Geburt ca. 30–35 ml, Ende des 1. Lebensmonats 100 ml	Fassungsvermögen wächst stetig bis auf ca. 1,6–2,4 l beim Erwachsenen

!

Proportionale Unterschiede Neugeborenes – Säugling – Kleinkind – Kind – Erwachsener

- Die Mundhöhle ist beim Neugeborenen klein und die Zunge füllt diese voll aus, da der Unterkiefer klein und zurückgezogen ist.
- Das Neugeborene besitzt Saugpolster in den Wangen, die beim Saugen Stabilität bieten.
- Weicher Gaumen und Epiglottis sind in Ruhe physisch in Kontakt, dies stellt ein zusätzliches Ventil am Übergang Mundhöhle – Pharynx dar.
- Larynxknorpel und Hyoid sitzen höher und näher zur Epiglottis und schützen die Luftwege vor Fremdkörpern.
- Die Eustachi-Röhre des Kindes verläuft horizontal vom Mittelohr in den Nasopharynx, bei älteren Kindern und Erwachsenen dagegen vertikal.
- Verglichen mit einem älteren Kind sind orale und pharyngeale Räume des Säuglings kleiner.
- Der Kehldeckel des Säuglings steht höher als der Zungengrund, sodass die Nahrung seitlich an der Epiglottis vorbei in die Sinus piriformis und von dort in die Speiseröhre gelangt – folglich können Säuglinge (noch) gleichzeitig atmen und saugen.

LITERATUR

Arvedson JC, Brodsky L. Pediatric swallowing and feeding: assessment and management. Albany, NY: Singular Thomson Learning, 2002.

Arvedson JC. Swallowing and feeding in infants and young children. GI Motility online 2006; May 16. doi:10.1038/gimo17.

Bartolome G, Schröter-Morasch H. Schluckstörungen. Diagnostik und Rehabilitation. 3. A. München: Elsevier, 2006.

Boenninghaus H-G, Lenarz T. Hals-Nasen-Ohren-Heilkunde. 13. A. Berlin: Springer, 2007.

Brandstätter M, Roos-Liegmann B. Künstliche Ernährung bei Kindern. München: Elsevier, Urban & Fischer, 2005, S. 10–15.

Crelin ES. The human vocal tract: anatomy, function, development, and evolution. New York: Vantage, 1987.

Crelin ES. Functional anatomy of the newborn. New Haven, NJ: Yale University Press, 1973.

Crelin ES. The human vocal tract. Anatomy, function, development, and evolution. New York: Vantage, 1987.

Dailey Hall K. Pediatric dysphagia resource guide. San Diego, CA: Singular/Thomson Learning, 2001.

Ferlinz R, Adolph J. Pneumologie in Praxis und Klinik. Stuttgart: Thieme, 1994.

Gröne B. Schlucken und Schluckstörungen. München: Elsevier, Urban & Fischer, 2009.

Martin-Harris B, Coordination of respiration and swallowing. GI Motility online 2006; May 16. doi:10.1038/gimo10.

Miller JL, Sonies BC, Macedonia C. Emergence of oropharyngeal, laryngeal, and swallowing activity in the developing fetal upper aerodigestive tract: an ultrasound evaluation. Early Hum Dev 2003; 71: 61–87.

Moore KL, Persaud TVN, Viebahn C. Embryologie. Entwicklungsstadien – Frühentwicklung – Organogenese – Klinik 5. A. München: Elsevier, Urban & Fischer, 2007.

Morris SE, Klein MD. Mund- und Esstherapie bei Kindern. Entwicklung, Störungen und Behandlung orofazialer Fähigkeiten. 2. A. München: Urban & Fischer, 2001.

Thurlbeck WM. Lung growth, pathology of the lung. Stuttgart: Thieme, 1998.

KAPITEL

2 Physiologie des Schluckens und der Essfähigkeiten

Judith Bledau-Greiffendorf

!

> Die Fähigkeit, alle Konsistenzen selbstständig zu essen und zu trinken, besteht noch nicht bei der Geburt, sondern ist das Resultat zahlreicher anatomischer, neurologischer und sozialer Entwicklungen, die sich von der Geburt bis ins Kindesalter ziehen.

Die orale Ernährung ist beim Neugeborenen reflektorisch, das Kind saugt, schluckt und atmet. Die meisten Reflexe bilden sich im 1. Lebensjahr zurück und es entstehen willkürliche Bewegungen, die helfen, selbstständiges Essen und Trinken zu erlernen. Dazu sind viele Entwicklungsschritte auf unterschiedlichen Ebenen notwendig: Neben dem anatomischen Wachstum und der neurologischen Reifung sind soziale, emotionale und motorische Entwicklungen, die eng miteinander korrespondieren und voneinander abhängen, wichtig, um zu der Fähigkeit zu gelangen, alle Konsistenzen sicher und mit Genuss schlucken zu können und sich somit eigenständig zu ernähren.

Die Mundhöhle beim Neugeborenen ist durch einen zurückverlagerten Unterkiefer und die Saugpolster klein, sie wird fast vollständig von der Zunge ausgefüllt. Die Bewegungsmöglichkeiten der Zunge sind daher sehr begrenzt. Der Säugling hat Saugpolster, die ein Erwachsener nicht mehr hat. Im 1. Lebensjahr lernt der Säugling erst, unterschiedliche Konsistenzen und Geschmäcker zu tolerieren und im Mund zum Schlucken vorzubereiten.

Die Entwicklung der Schluckfähigkeiten eines Kindes darf nicht isoliert betrachtet werden. Vielmehr ist die Entwicklung des Schluckens und der Essfähigkeiten von vielen Faktoren abhängig: Atmung, Funktion des gastrointestinalen Traktes und die motorische Entwicklung üben Einfluss auf diese Entwicklung aus. In ➤ Kapitel 1 wurde die anatomische Entwicklung beschrieben, in diesem Kapitel werden die daraus resultierenden funktionellen Möglichkeiten erläutert.

√

> **Schlucken** bezeichnet den Transport von Speichel, Nahrung und/oder Flüssigkeit vom Mundraum bis in den Magen. Schlucken ist sowohl ernährend als auch ein Schutz der Atemwege.

Schlucken ist ein komplexer physiologischer Prozess mit willkürlichen und unwillkürlichen Anteilen. Viele verschiedene Muskelgruppen und Hirnnerven müssen sehr gut aufeinander abgestimmt arbeiten. In einer Sekunde muss sich der Rachen von einem Atemkanal in einen Schluckkanal verwandeln, Speise oder Flüssigkeit transportieren und sich dann wieder zurück in einen Atemkanal verwandeln.

!

> Die Atmung muss sich dem Schlucken anpassen: Während des Schluckens ist keine Atmung möglich.

Säuglinge können zwar gleichzeitig saugen und atmen, jedoch nicht zeitgleich schlucken und atmen. Der Mund des Säuglings ist zunächst nicht nur fürs Saugen und Schlucken da, sondern auch dazu, sich und seine Umwelt zu erforschen.

Der Fetus übt Saugen und Schlucken bereits im Mutterleib (➤ Kap. 1.1). Nach der Geburt wendet das Neugeborene das Erlernte an, um sich zu ernähren. Später werden die Bewegungen zunehmend willkürlich und das Kind lernt, sich selbstständig zu ernähren.

Normale Ernährungsfertigkeiten helfen dem Kind auch in der physischen, emotionalen, sprachlichen und kognitiven Entwicklung.

2.1 Saugen – Schlucken – Atmen

Nach der Geburt muss das Neugeborene sich an eine völlig neue Umgebung anpassen. Zuerst muss es effektiv atmen, dann muss es ernährt werden. Denn die kontinuierliche Sauerstoff- und Nährstoffversorgung über die Nabelschnur findet nicht mehr statt, das Kind erlebt Hunger und muss diesen durch Nahrungsaufnahme stillen.

Ein reifes, gesundes Neugeborenes wird komplett über den Mund ernährt. Das Schlucken basiert auf einem höchst komplexen sensomotorischen System, da verschiedene anatomische Strukturen, willkürliche und unwillkürliche Komponenten zusammenspielen und die Atmung während des Schluckens unterbrochen werden muss. Fein abgestimmte Koordination von Saugen, Schlucken und Atmen ist daher überlebenswichtig. Diese Fähigkeiten werden in den ersten Lebenswochen zunehmend besser koordiniert.

!

- Ein Neugeborenes saugt ca. 2- bis 3-mal, bevor es schluckt und atmet.
- Nach einigen Tagen saugt und schluckt der Säugling im Verhältnis 1 : 1
- Mit 12 Monaten kann das Kind mindestens 30 ml Flüssigkeit in einer Serie von koordiniertem Saugen, Schlucken und Atmen trinken (Morris und Klein 2001).

In ➤ Kapitel 2.1.1 wird beschrieben, wie Saugen, Schlucken und die Atmung beim Säugling und beim älteren Kind funktioniert; zunächst steht das Saugen im Mittelpunkt, das dem Schlucken beim Säugling vorausgeht. Für Kinder, die feste Kost essen können, ist das Saugen nicht mehr überlebenswichtig; vielmehr ist ein physiologisches Schlucken dann die Voraussetzung für die Ernährung über den Mund. Die Saug-Schluck-Atem-Sequenz ist also nicht mehr von Bedeutung. In ➤ Kapitel 2.1.2 werden die Schluckphasen des Säuglings wie auch die des älteren Kindes beschrieben und Unterschiede aufgezeigt.

2.1.1 Saugen

Das Saugen an der Brust wird in ➤ Kapitel 3 ausführlich behandelt, sodass wir uns hier vor allem mit dem Saugen an der Flasche bzw. am Schnuller beschäftigen.

Saugen ist eine Fähigkeit, die ein Neugeborenes bereits bei der Geburt besitzt. Das Saugen kann reflexartig eingesetzt werden, um Flüssigkeit zu trinken/aufzunehmen.

!

Es gibt zwei verschieden Arten zu saugen: nährendes und nichtnährendes Saugen.

Mit dem **nährenden Saugen** nimmt das Kind Nahrung auf. Es saugt etwa 1×/s. Mit seinem Mund umschließt es den Sauger oder die Brustwarze, indem es ihn zwischen Zunge und Gaumen platziert und zusammenpresst. Rillen am Gaumen helfen, den Sauger in Position zu halten. Durch eine Aufbewegung des Unterkiefers wird der Sauger an den Alveolarrand gedrückt, Milch strömt aus, die Zunge bewegt sich vor und zurück. Während die Vorderzunge angehoben ist, ist die Hinterzunge relativ flach und bildet eine Rinne. Durch diese Grube kann die Milch in den hinteren Mundbereich fließen. Während die Hinterzunge flach ist, kommt es zu einer Bewegung der Wangen (Saugpolster und Bukzinatormuskel) nach innen und außen. Durch Unterdruck wird Flüssigkeit in die Mundhöhle gesaugt. Diese Bewegungen wiederholen sich immer wieder schnell hintereinander. Im Mund wird der Schluckreflex durch die Rückbewegung der Zunge getriggert.

!

Die **Saug-Schluck-Sequenz** bei Säuglingen, die gestillt werden, ist identisch wie bei „Flaschenkindern".

Beim nährenden Saugen lassen sich unterschiedliche Saugphasen beobachten:

- Die 1. Saugphase ist die **kontinuierliche Saugphase**, in der 2 min gesaugt und geschluckt wird, wobei die meisten Saugbewegungen an Schluckbewegungen gekoppelt sind. Es entstehen Serien

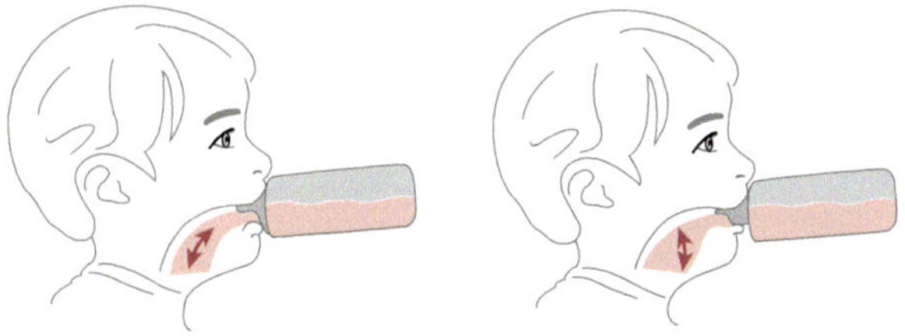

Abb. 2.1 Erstes und zweites Saugmuster

von 10–30 Saug-Schluck-Bewegungen, dann entsteht eine Pause, in der das Kind atmet. Das Kind atmet während des Saugens und in den Pausen.

- Nach 2 min folgt die **intermittierende Saugphase**, in der eine Serie von Saugbewegungen, durch die Milch in den Mundraum gebracht wird, begleitet wird von Phasen, in denen nicht gesaugt wird.

Ein Drittel der Saugbewegungen sind an das Schlucken gekoppelt. Das Saugen bzw. die Frequenz des Saugens ist stark abhängig vom Hunger des Kindes.

Das Kind saugt, auch wenn keine Milch angeboten wird, z. B. an einem Schnuller. Dieses Saugen bezeichnet man als **nichtnährendes Saugen** (NNS). Das Kind kann nichtnährend doppelt so schnell saugen wie nährend: pro s 2×. Während des nichtnährenden Saugens atmet es kontinuierlich. Nach ca. 6–8 nichtnährenden Saugbewegungen schluckt es.

In der Entwicklung des Säuglings beobachtet man zwei unterschiedliche **Saugmuster** (➤ Abb. 2.1), die sich zwischen 6–9 Lebensmonaten häufig vermischen:

- Das 1. Saugmuster, das „Suckling", tritt bis ca. zum Alter von 6 Monaten auf.
- Danach entwickelt sich das 2. Saugmuster, das „Sucking".

Zunächst ist das 1. Saugmuster reflektorisch und verändert sich im 1. Lebensjahr hin zu einem willkürlichen Muster.

1. Saugmuster: Suckling

Der Lippenschluss um den Sauger ist eher lose, die Zunge umschließt den Sauger und drückt ihn an den Gaumen. Die Zunge füllt den Mund aus und hat Kontakt zum Gaumen, der Unterkiefer ist etwas zurückverlagert. Flüssigkeit wird über Vor-und-zurück-Bewegungen der Zunge in den Mund geholt, zusammen mit Auf- und Abbewegungen des Kiefers. Die Rückwärtsbewegung der Zunge dauert länger als die Vorwärtsbewegung bei einer großen mandibulären Exkursion. Dieses Muster findet sich von der Geburt an bis zum 6.–9. Monat. Der Reflex lässt sich durch das Platzieren eines Saugers im Mund auslösten oder durch Streichen über die Zunge oder den harten Gaumen.

SUCKLING

Reaktion: Zungenbewegung nach vorn und hinten, Kieferbewegung nach oben und unten
Hirnnerven: V, VII, IX, XII
Zeitfenster: Zwischen der 18. SSW und 6.–12. Lebensmonat
Bedeutung: Orale Ernährung ist möglich

2. Saugmuster: Sucking

Sucking ist ab ca. 6–9 Monaten zu beobachten. Das Gesicht des Kindes ist gewachsen, Flexionsmuster, Rumpf- und Kopfkontrolle haben sich bereits verbessert, die Mundhöhle ist größer und die Bewegungsmöglichkeiten der Zunge haben sich dadurch erweitert. Die Zunge wird kräftiger, länger und ist unabhängiger von den Bewegungen des Unterkiefers, der sich beim Saugen nun schwächer in vertikaler Richtung bewegt. Ein vollständiger und fester Lippenschluss um den Sauger erzeugt mit Auf- und Abbewegungen der Zunge einen Unterdruck. Dieser Mechanismus ermöglicht es, Flüssigkeiten und weiches Essen in den Mund aufzunehmen.

In der Entwicklung des Kindes beobachtet man zeitweise Zwischenformen aus Sucking und Suckling. ➤ Tabelle 2.1 fasst die Bewegungsmerkmale der Zunge beim Saugen zusammen.

2

SUCKING

Reaktion: Zungenbewegung nach oben und unten, kleinere vertikale Kieferbewegung, Kiefer bewegt sich unabhängiger
Hirnnerven: V, VII, IX, XII
Zeitfenster: Zwischen dem 6.–9. und 24. Lebensmonat, evtl. länger
Bedeutung: Schritt in Richtung Präparieren festerer Konsistenzen (z. B. Brei- und Löffelfütterung)

Tab. 2.1 Bewegungscharakteristika der Zunge beim Saugen

	1. Saugmuster (Suckling)	2. Saugmuster (Sucking)
Form	flach, dünn, schüsselförmig	flach, dünn, leichte Schüsselform
Bewegungsrichtung	horizontal; vor und zurück	auf und ab, vertikal
Bewegungsumfang	Extension oder Protrusion, nicht weiter als bis zur Lippenmitte	vom Unterkiefer bis zum vorderen harten Gaumen
Bewegungsstärke	wenig kraftvoll; flüssige, starke Vorwärtsbewegung	wenig kraftvoll; flüssige Aufwärtsbewegung
Bewegungsgeschwindigkeit	normales Tempo: pro s ca. 1 Extensions-Retraktions-Bewegung	normales Tempo: pro s ca. 1 Auf-und-ab-Bewegung
Bewegungsrhythmus oder Timing	rhythmische Bewegung, zeitliche Einteilung für Extension und Retraktion der Zunge gleich oder leichte Betonung der Retraktion bzw. Einwärtsbewegung	rhythmische Bewegung, zeitliche Einteilung für Auf- und Abbewegung gleich oder leichte Betonung der Abwärtsphase, in der die Flüssigkeit in den Mund gesogen wird

2.1.2 Schlucken

Ziel des Schluckvorgangs ist nicht nur der Transport des Nahrungsbolus in den Magen, sondern auch der Reinigung der Speiseröhre, insbesondere die Beseitigung von in die Speiseröhre gelangter Magensäure. Die Bolusgröße variiert stark und ist von der Art der Nahrung abhängig. Die Dauer eines Schluckvorgangs hängt davon ab, wie gut der Bissen gekaut und mit Speichel vermischt wurde.

Durchschnittlich kommt es beim Erwachsenen täglich zu 1.000–3.000 Schluckvorgängen (in der Nacht wesentlich seltener als tagsüber). Während den Mahlzeiten wird logischerweise wesentlich häufiger geschluckt als in den Pausen dazwischen.

Ein Säugling im wachen Zustand schluckt in Ruhe ca. 6×/min, wenn er schläft 6×/h.

Um die Vorgänge beim Schlucken detaillierter beschreiben zu können, hat sich eine Einteilung in 4 Phasen bewährt: Der Schluckakt im engeren Sinn besteht aus 3 Transportphasen; ebenso wichtig ist jedoch die Vorbereitung – besonders bei Aufnahme fester Nahrung. Folgende Einteilung hat sich etabliert (➤ Abb. 2.2, ➤ Abb. 2.3):

!

Phaseneinteilung des Schluckaktes

1. Orale Präparations- oder Vorbereitungsphase
2. Orale Phase (Mundphase)
3. Pharyngeale Phase (Rachenphase)
4. Ösophageale Phase (Speiseröhrenphase)

Diese Schluckphasen gehen fließend ineinander über und können nicht isoliert betrachtet werden. Eine Einteilung ist jedoch zum besseren Verständnis hilfreich.

Die **Steuerung** der Phasen des Schluckaktes ist unterschiedlich:

- Orale Präparationsphase und orale Phase werden willkürlich gesteuert.
- Pharyngeale und ösophageale Phase sind reflektorisch.

Koordiniert wird das Zusammenwirken der beteiligten 26 Muskelpaare durch das Schluckzentrum im Hirnstamm und höhere suprabulbäre und kortikale Zentren (➤ Kap. 4).

!

Die **präorale Phase** umfasst, was den eigentlichen Schluckphasen vorausgeht: Sehen, Riechen, Betasten und Erkennen der Nahrung oder damit assoziierter Gegenstände, das individuelle Hunger- und Durstgefühl, die Motivation zu essen oder zu trinken sowie das Einnehmen einer aufrechten Sitzposition.

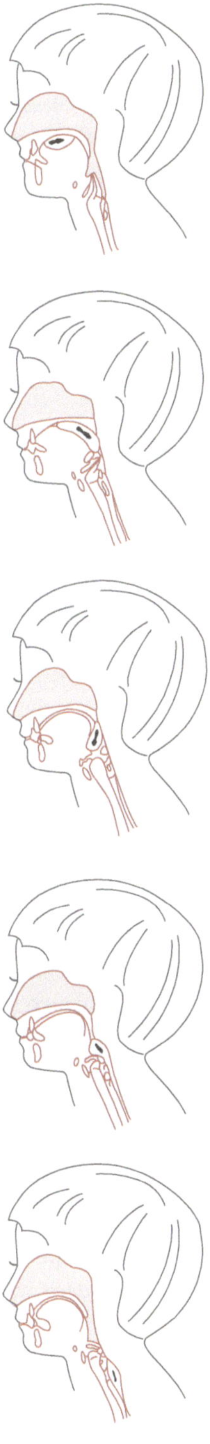

1. Der Schluckakt wird durch eine Rückwärtsbewegung der Zunge willentlich eingeleitet. Zunge und weicher Gaumen verhindern, dass die Flüssigkeit in den Rachen kommt, bevor der Schluckreflex ausgelöst ist.
2. Der Schluckreflex wird ausgelöst. Während sich die Zunge nach hinten bewegt, treibt sie den Bolus (gesammeltes Schluckgut) in den Rachen. Durch das Anheben des weichen Gaumens wird die Verbindung zwischen Nasenhöhle und Rachen verschlossen.
3. Der Bolus passiert den Rachen durch peristaltische Kontraktionen der Rachenspanner. Die Epiglottis legt sich nach hinten, um die Öffnung der Luftröhre zu bedecken. Der Larynx hebt sich an, und die Stimmlippen und Taschenfalten spannen sich und bilden so einen zusätzlichen Schutz der Luftröhre.
4. Der Bolus umgeht die Luftröhre und wird durch den oberen Ösophagussphinkter in die Speiseröhre befördert. Der Sphinkter schließt sich sofort danach, um einen Rückfluss (Reflux) in den Rachenraum zu verhindern.
5. Peristaltische Bewegungen der Speiseröhre befördern den Bolus in den Magen. Ein „Dehnverschluss" am unteren Ende des Ösophagus verhindert den Reflux von Mageninhalt.

Abb. 2.2 Schluckphasen eines Kindes

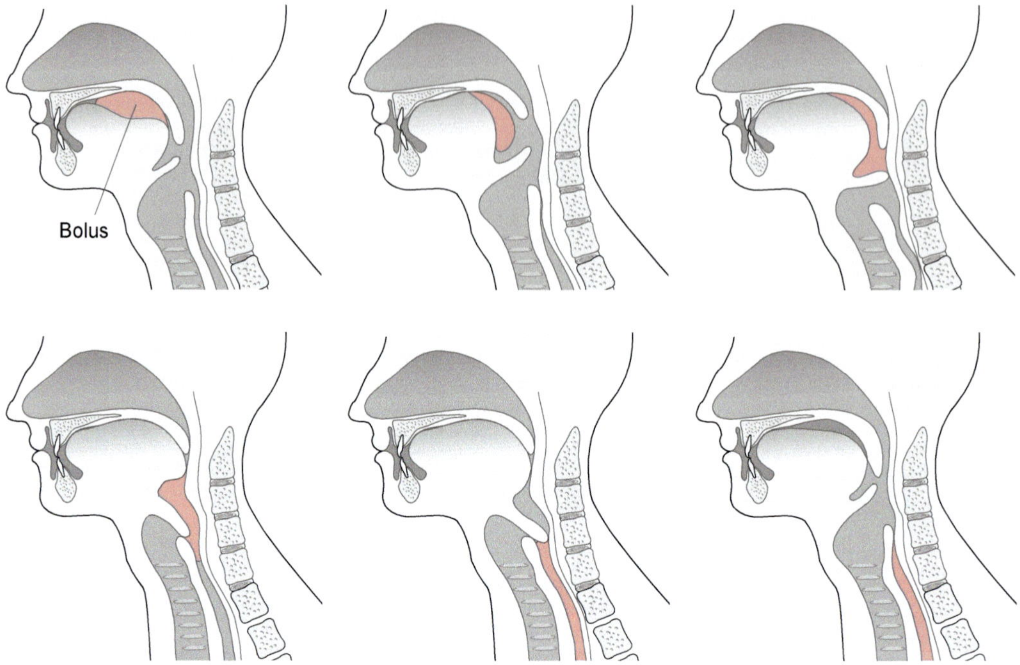

Abb. 2.3 Schluckphasen beim älteren Kind/Erwachsenen

Die qualitative und quantitative Auswahl der Mahlzeit nach den eigenen Vorlieben beeinflusst beispielsweise die innere Einstellung und Erwartungshaltung, aber auch die Speichelproduktion. Nahrung, Besteck und andere Utensilien anzufassen, festzuhalten und zu betrachten sind Aktivitäten, die bereits das spätere Schlucken beeinflussen.

1. Orale Vorbereitungsphase

!

Die orale Vorbereitungsphase beinhaltet die Nahrungsaufnahme in den Mund und die Bolusvorbereitung. Sie ist willkürlich beeinflussbar.

Ist die Nahrung auf dem vorderen Zungendrittel platziert, so wird sie über verschiedene Rezeptoren auf Konsistenz, Geruch, Geschmack, Temperatur und Volumen analysiert. Daraufhin wird die Nahrung vorbereitet, damit sie geschluckt werden kann, z. B. durch Kauen, Einspeicheln und Platzieren des schluckfertigen Bolus auf der Zunge (Morgan und Ward 2001). Die zerkleinerte Nahrung wird mit Speichel durchmischt, gleitfähig gemacht und aus dem vorderen in den hinteren Mundbereich transportiert.

Die **Länge** dieser Phase variiert je nach Konsistenz der Nahrung – je mehr Kauen die Beschaffenheit des Bolus erfordert, desto länger die orale Vorbereitungsphase: Wenn Kinder beginnen, festere Konsistenzen zu essen, dauert diese Phase bis zu einigen Sekunden. Bei Flüssigkeiten dauert sie bis maximal 2 s; dabei variieren die Zungenbewegungen und die Zungenschüsselbildung je nach Konsistenz.

Der Lippenschluss erfolgt, wenn die Nahrung in den Mund genommen wurde. Der Bolus wird zwischen elevierter Zunge und weichem Gaumen in einer Zungenschüssel festgehalten.

Weicher Gaumen und Zungengrund dichten den Mundraum zum Pharynx hin ab, wenn nicht gekaut wird. Diese Position hilft zu verhindern, dass der Bolus unkontrolliert in den Pharynx läuft, besonders bei Flüssigkeiten. Der M. buccinator unterstützt zunächst das Saugen des Säuglings und später beim älteren Kind das Halten der Nahrung zwischen den Zähnen.

Voraussetzung für eine effektive **Bolusformung** ist die ungestörte Funktion unter anderem von Lippen, Zähnen und Kiefer, Kaumuskulatur sowie Zunge und Mundspeicheldrüsen. Die Dauer dieser Phase ist individuell verschieden und von der Konsistenz des Bolus abhängig. Die Atemwege sind in dieser Phase offen, Nasenatmung findet statt, bis der pharyngeale Schluck ausgelöst wird.

Letztlich entsteht beim **Erwachsenen** ein 5–20 ml großer Speisebolus, der auf der Zunge zum Schlucken platziert wird. Danach beginnt die orale Phase.

Bei einem gesunden **Säugling** ist die Bolusvorbereitung nur minimal – nur der entsprechende Sauger muss in den Mund genommen werden. Velum und Epiglottis schließen den Mundraum gegenüber dem Pharynx ab. Die Möglichkeiten zur Bolusvorbereitung sind beim Säugling durch die anatomischen Verhältnisse und damit noch nicht voll entwickelten Bewegungsmöglichkeiten von Lippe und Zunge noch stark eingeschränkt. Durch insuffizienten Lippenschluss kann noch Flüssigkeit aus dem Mund verloren gehen. Beim Säugling verläuft die orale Phase zunächst reflektorisch durch Saugen und setzt voraus, dass das Kind gefüttert wird. Die Phase beginnt bei Gabe des Saugers. Das ältere Kind, das selbstständig essen und trinken kann, steuert dies selbst. Erst mit ca. 24 Lebensmonaten ist ein **Lippenschluss** beim Essen und Trinken konstant vorhanden.

√

Überblick: Orale Vorbereitungsphase

- Kompetente Sphinkterverschlüsse (altersabhängig):
- Lippenschluss
- glossovelopharyngealer Abschluss
- Tonisierung der Wangen
- Kauen
- Bolus schluckgerecht geformt und portioniert

2. Orale Phase

!

Die orale Phase umfasst die Zungenbewegung, die den flüssigen oder festen Bolus manipuliert und durch Elevation und posteriore Bewegung in den Pharynx transportiert. Sie wird willkürlicher gesteuert und beginnt, wenn der Bolus auf der Zunge nach hinten befördert wird, und endet mit dem Auslösen des pharyngealen Schlucks.

Die Zunge bekommt in dieser Bewegung Kontakt zum harten und weichen Gaumen. Die Zungenspitze legt sich hinter die oberen Schneidezähne. Der Zungenkörper und besonders die Zungenränder starten von hier eine wellenförmige Bewegung und legen sich dabei an den Gaumen an. Die Wangen werden tonisiert, die Lippen sind während der Bolusaustreibung geschlossen, sodass ein Sog entsteht. Die Zungenbasis dient als Rutsche, über die der Bolus in den Pharynx gleitet. Das Gaumensegel eleviert und stellt einen Kontakt zur Pharynxhinterwand her, sodass der Bolus nicht in den Nasopharynx eindringen kann.

Die **Dauer** der oralen Phase beträgt bei Säuglingen und Kindern nicht länger als 1 s und ist unabhängig von der Konsistenz des Bolus. Verschiedene **Triggerareale** können durch Reizung einen Schluck auslösen. Diese befinden sich an den hinteren Gaumenbögen, der Zungenbasis, den Valleculae, der Rachenhinterwand und den Sinus piriformis.

Rezeptoren in Zunge, Gaumen und Zähnen geben Informationen über die Beschaffenheit des Bolus. Daraufhin wird der Muskeleinsatz reguliert. Sensorischer Input und Feedback in der oralen Phase beinhalten Berührung, Druck, Form und Lage des Bolus.

Der **Säugling** besitzt einen kleinen Mundraum mit zurückverlagertem Unterkiefer und Saugpolstern. Die Zunge füllt den Mundraum aus, damit das Kind den Sauger gut umschließen kann, um gefüttert zu werden. Säuglinge sammeln die Flüssigkeit im Mund oder lassen sie an der Epiglottis vorbei in den Pharynx fließen. Die pharyngeale Phase wird bei ihnen mit der Rückbewegung der Zunge beim Saugen ausgelöst, später ist eine Schluckauslösung auch mit Protrusion der Zunge möglich. Mit ca. 2 Jahren heben Kinder die Zungenspitze beim Schlucken beständiger hinter die oberen Schneidezähne.

2

Überblick: Orale Phase

- Bolusaufladung auf der Zunge
- Bolustransfer: Zungenspitzenelevation und -rückwärtsbewegung
- Beginn: Einsatz der Zungenspitzenbewegung
- Dauer (orale Transitzeit): höchstens 1 s
- Ende: Auslösung des Schluckreflexes

3. Pharyngeale Phase

Die pharyngeale Phase umfasst die Vorgänge vom Boluseintritt in den Pharynx bis zum Durchtritt durch den oberen Ösophagussphinkter. Sie ist die Fortführung der oralen Transportphase und stellt die kritischste Schluckphase dar, weil hier das Aspirationspotenzial am höchsten ist.

Es ist möglich, dass ein Schluck erst im Pharynx initiiert wird, auch wenn kein Bolus aus dem Mundraum in den Pharynx transportiert wurde, z. B. wenn sich Speichel oder Restnahrung im Pharynx gesammelt haben.

Während der pharyngealen Phase müssen die obere Luftwege, der Mund und die unteren Luftwege verschlossen werden, bis der Bolus in die Speiseröhre eingetreten ist. Dies dauert ca. 1 s (Derkay et al. 1998). Diese Atmungsunterbrechung wird als **Schluckapnoe** bezeichnet. Die Bolusgröße beeinflusst dabei die pharyngeale Transitzeit: Je größer der Bolus, desto länger die Transitzeit.

Die Rückbewegung der Zunge beschleunigt den Bolus. Die Zunge legt sich an den Gaumen an, ermöglicht den Transport in den Pharynx und verhindert zugleich, dass der Bolus während des Schluckens wieder aus dem Mund herausbefördert wird. Das Gaumensegel wird angespannt und angehoben, um ein Eindringen des Bolus in den Nasopharynx zu verhindern. Dies wird durch Kontraktion der Muskulatur des Gaumensegels (M. tensor und levator veli palatini) und der oberen Pharynxkonstriktoren (M. constrictor pharyngis superior) gewährleistet: Sie bilden gemeinsam den **Passavant-Wulst**, an den sich das Gaumensegel anlegt, sodass der Verschluss der oberen Luftwege nun komplett ist und keine Nahrung mehr in die Nase gelangen kann.

Gleichzeitig mit der Zungengrundbewegung heben sich Hyoid und Larynx, die Muskulatur des Mundbodens zieht sich dabei zusammen. Der Larynx hebt sich nach vorn und oben und unterstützt die hyoidale Bewegung. Diese **Larynxelevation** wird durch die Mm. mylohyoideus, digastricus und thyrohyoideus unterstützt.

Die aryepiglottischen Falten bewegen sich in medialer Richtung, um den Larynx zu schützen. Taschenfalten und Glottis nähern sich einander durch Kontraktion der suprahyoidalen Muskulatur an.

Die Epiglottis senkt sich durch das Gewicht des Bolus, die posteriore Bewegung der Zungenbasis und die Kontraktion der aryepiglottischen Muskulatur nach unten. So sind die unteren Luftwege geschützt. Zunge und Rachenhinterwand nähern sich an und unterstützen die Bolusaustreibung in den Rachen. Der Bolus wird über die sich absenkende Epiglottis wie über eine Rampe transportiert. Hyoid- und Larynxverlagerung verlagern den Larynx in eine Position unterhalb der Zungenbasis und aus der Bahn des Bolus durch den Pharynx.

!

Epiglottisverschluss, Taschenfaltenannäherung und Stimmlippenverschluss bilden einen Dreifachschutz vor Aspiration.

Zunächst erweitert sich der Hypopharynx für die Boluspassage. Die Pharynxkonstriktionen beginnen am Passavant-Wulst und bewegen sich rachenabwärts. Pharyngeale Kontraktionen der mittleren und unteren Pharynxkonstriktoren befördern den Bolus durch den Pharynx in den Ösophagus.

Der **obere Ösophagussphinkter** (oÖS) relaxiert und es kommt zur passiven Öffnung der Speiseröhre durch die anteriore hyolaryngeale Bewegung/Larynxelevation. Der Druck, den der Bolus ausübt, hat ebenfalls Einfluss auf die Öffnung des oÖS und der Bolus tritt in die Speiseröhre ein. Je größer der Bolus, umso länger relaxiert der oÖS.

Unterstützt durch die Bewegung des oberen Ösophagussphinkters weitet und verengt sich der Pharynx um 2–2,5 cm. Normalerweise tritt der komplette Bolus in den oÖS ein. Dieser schließt sich, nachdem der Bolus hindurchgetreten ist.

Danach wird das System wieder auf Atmung umgestellt. Nach dem Schlucken ist der Pharynx frei, es wird zunächst ausgeatmet.

Übersicht: Pharyngeale Phase

- Boluspropulsion
- velopharyngealer Verschluss
- glossopharyngealer Verschluss
- pharyngeale Peristaltik
- Verlagerung des hyolaryngealen Komplexes
- Larynxverschluss:
  - Stimmbänder
  - Taschenfalten
  - Epiglottiskippung
- Ende: Öffnung des oberen Ösophagussphinkters
- pharyngeale Transitzeit nach Schluckreflexauslösung: ca. 1 s

4. Ösophageale Phase

Mit Eintritt des Bolus in die Speiseröhre beginnt die ösophageale Phase, die durch den Übertritt des Bolus in den Magen abgeschlossen wird.

Der oÖS relaxiert, um den Bolus zu empfangen. Nach Eintritt des Speisebolus in die Speiseröhre schließt sich der oÖS wieder. Damit ist ein weiterer Verschluss der Atemwege nicht mehr erforderlich bzw. sinnvoll und diese werden wieder geöffnet.

Die Speiseröhre transportiert den Bolus durch automatische peristaltische Wellen in den Magen. Die ösophageale Phase wird pro pharyngealem Schluck ausgelöst. Der Bolus bewegt sich mit ca. 2–4 cm/s durch die Speiseröhre. Die Passagezeit durch die Speiseröhre beträgt bei Erwachsenen etwa 8–20 s. Sie ist beim Erwachsenen abhängig von der Bolusgröße.

Der **untere Ösophagussphinkter** (uÖS) öffnet sich, schließt sich nach Eintritt des Bolus in den Magen wieder und der Schluckakt ist beendet.

Zwischen den Schlucken sind die Muskeln im Pharynx relaxiert, oÖS und uÖS hingegen sind in Ruhe tonisiert.

Übersicht: Ösophageale Phase

- Beginn: Eintritt des Bolus in den Ösophagus
- Rückverlagerung des hyolaryngealen Komplexes in die Ruheposition
- Verschluss des oberen Ösophagussphinkters
- Öffnung des Larynx
- peristaltische Welle im Ösophagus
- Öffnung des unteren Ösophagussphinkters
- Ende: Eintritt des Bolus in den Magen
- Transitzeit: 4–20 s

2.1.3 Atmung

Ein fein koordiniertes Zusammenspiel von Atmen und Schlucken ist wichtig, da sich beide Systeme den Pharynx als Struktur teilen: Normales Schlucken schützt
- den Atemweg bei der Nahrungsaufnahme vor Aspiration
- den gastrointestinalen Trakt bei der Atmung vor dem Eindringen von Luft

Diese Koordination und Regulation von Atmung und Schlucken verfeinert sich in den ersten Wochen nach der Geburt. Beim Schlucken kommt es zur **Schluckapnoe**: Die Atmung wird unterbrochen, bevor der Bolus in den Pharynx kommt und bis der Bolus in den Ösophagus eintritt. Bei gesunden Erwachsenen dauert die Schluckapnoe ca. 1 s, bei Frühgeborenen manchmal länger als 4 s (Hanlon et al. 1997). Die Dauer der Schluckapnoe nimmt mit Alter und Reifung ab. Neugeborene saugen 1–3× vor einem Schluck. Schlucken und Atmen können noch etwas unkoordiniert sein. Der Säugling saugt und schluckt nach einigen Tagen im Verhältnis 1 : 1 (Atmung alle 10–30 Saugzüge). Er toleriert die Schluckapnoe gut.

2.2 Frühkindliche Reflexreaktionen

Das Neugeborene sichert sein Überleben außerhalb des Uterus mit frühkindlichen Reflexen und Reaktionen. Einige dieser Reflexe helfen ihm, Nahrung zu finden und sich sicher oral zu ernähren (Aspirationsschutz). Der Nachweis oder die Abwesenheit von Reflexen gibt Auskunft über die neurologische Stabilität.

Einige Reflexen und Reaktionen stehen in engerer Beziehung zum Schlucken als andere. Saugen und Schlucken sind dem Säugling angeboren, sie sichern sein Überleben. Die Fähigkeit, sich von Geburt an oral zu ernähren, beruht auf Reflexen, mit deren Hilfe das Kind die Nahrungsquelle suchen, Flüssigkeit saugen und schlucken kann. Dies ist notwendig, damit der Säugling genügend Nährstoffe erhält, wachsen, reifen und sich entwickeln kann.

Reflexe bilden die Grundlage für spätere willentliche Bewegungsmuster. Kinder beginnen, diese Muster zu verändern, wenn sie neue Bewegungen lernen. Der Begriff „Reflex" ist nicht ganz korrekt, denn die Reaktionen auf einen Stimulus verändern sich beim Kind. Sie gehen langsam ins Kontrollierbare, Willkürliche über. Häufig wird daher genauer von **frühkindlichen Reaktionen** gesprochen. Die frühkindlichen Reflexe ermöglichen Bewegungen, sind aber auch wichtige Grundlage für die Entwicklung späterer Bewegungsmuster.

2.2.1 Frühkindliche Reflexe mit direktem Einfluss auf das Schlucken

Husten

!

- Husten ist der ursprüngliche Mechanismus der Atemwege, sich gegen das Eindringen von Fremdkörpern zu wehren, also z. B. wenn ein Kind aspiriert hat (Thach 2001).
- Abwesenheit von Husten ist aber kein Indikator dafür, dass keine Aspiration vorliegt.

Stimulus: Stimulation von Rezeptoren im Larynx und subglottisch durch in die Luftwege – Nasopharynx, Larynx, Trachea, Lunge – eingedrungenes Material; die so getriggerten Schutzreflexe dienen dazu, die Fremdkörper (z. B. aspirierte Nahrung) wieder zu entfernen; außer Husten sind dies z. B.: Niesen, Apnoe, Würgen, Verengung der Bronchien und Verlangsamung des Herzschlags
Bedeutung: Schutz der Luftwege
Reaktion: Explosionsartiges Ausstoßen von Luft, die sich unterhalb der Stimmlippen angesammelt hat und durch ein Öffnen der Stimmlippen ausgestoßen wird
Hirnnerv: X
Anwesend: Husten setzt die Reifung des primitiven Atemwegverschlussreflexes voraus, der sich aus dem Übergang vom fetalen Umfeld (Fruchtwasser) zum Atmen von Luft postnatal entwickelt
Bedeutung: Aspirationsschutz, Reinigung der Luftwege

Würgen

Stimulus: Berühren der Zungenbasis oder Rachenhinterwand; bei Säuglingen weit vorn auf der Zunge auslösbar
Reaktion: Mundöffnung, Kopfextension, Mundboden wölbt sich hervor, Zunge, Kopf und Hals bewegen sich nach vorn, pharyngeale Kontraktionen, Gaumenbögen und hinteres Zungendrittel heben sich
Hirnnerven/-regionen: IX, X, Kortex
Anwesend: Ab ca. 26.–27. SSW; gut ausgebildet bei reif geborenen Säuglingen bis ins Erwachsenenalter, mit ca. 6 Monaten nimmt es ab, etwa in der Phase, wenn das Kauen fester Konsistenzen beginnt und Breikost eingeführt wird
Bedeutung: Fremdkörper werden aus dem Mund/Pharynx entfernt; Schutz besonders bei sehr kleinen Kindern davor, Dinge zu schlucken, die nicht verdaubar sind; vermindert sich, wenn Kinder beginnen, alles in den Mund zu stecken; wird beim Saugen gehemmt; kann/muss nicht mit Schluckstörung einhergehen, gesteigertes oder reduziertes Auftreten kann ein neurologisches Problem anzeigen; 13 % aller Erwachsenen zeigen keine Würgereflexauslösung

Phasisches Beißen

Stimulus: Berühren des Zahnfleisches
Reaktion: Rhythmische Auf-und-ab-Bewegung des Unterkiefers
Hirnnerv: V
Anwesend: 28. SSW bis 9–12 Monate
Bedeutung: Anzeichen/Vorbote für Kauen

Transversaler Zungenreflex

Stimulus: Bestreichen der Zungenränder
Reaktion: Zunge bewegt sich zur Seite der Stimulation hin
Hirnnerv: XII
Anwesend: 28. SSW bis 6 Monate
Bedeutung: Voraussetzung für Lateralbewegungen der Zunge, ab 6–8 Monaten wichtig für den Umgang mit festeren Konsistenzen

Zungenprotrusion/Zungenstoß

Stimulus: Berühren der Vorderzunge
Reaktion: Zunge wird aus dem Mund gestreckt
Hirnnerv: XII
Anwesend: 38.–40. SSW bis 4–6 Monate
Bedeutung: Vorbereitung auf das Essen; bildet sich ab 4–6 Monate zurück; Rückbildung notwendig, um das Einführen eines Löffels mit solideren Konsistenzen zu ermöglichen

Suchreflex (Rooting)

Stimulus: Bestreichen von Mund/Wangen
Reaktion: Kind bewegt den Kopf zum Stimulus und öffnet den Mund
Hirnnerven: V, VII, XI, XII
Anwesend: 32. SSW bis 3 Monate
Bedeutung: Hilft dem Kind, die Nahrungsquelle zu finden; bei gestillten Kindern häufig länger vorhanden

2.2.2 Primitive Reflexe in Zusammenhang mit selbstständigem Essen

Greifreflex

Stimulus: Berühren der Handfläche des Kindes, z. B. mit Finger
Reaktion: Kind greift den Finger
Anwesend: Geburt bis 2–6 Monate
Bedeutung: Fingerfütterung und Halten von Becher, Löffel und Flasche

Babkin-Reflex

Stimulus: Daumen drückt in beide Handflächen des Kindes
Reaktion: Kind öffnet den Mund, schließt die Augen und bringt den Kopf nach vorn
Anwesend: Geburt bis 3 Monate
Bedeutung: Hand zum Mund, Nahrung in den Mund aufnehmen

Palmomentaler Reflex

Stimulus: Berühren der Handflächen, Bestreichen des Daumenballens vom Hand- zum Daumengrundgelenk
Reaktion: Kontraktion der Kinnmuskulatur – Kinn runzelt sich
Anwesend: Geburt bis 3 Monate
Bedeutung: Bringt die Hand zum Mund

Asymmetrischer tonischer Nackenreflex

Stimulus: Drehen des Kopfes des Kindes zur Seite
Reaktion: Bein und Arm der gleichen Gesichtsseite verlängern sich, Bein und Arm der Gegenseite beugen sich
Anwesend: Geburt bis 4–6 Monate
Bedeutung: Auch als „Fechterposition“ bekannt; persistiert dieser Reflex, beeinflusst er die Fähigkeit, die Hände in die Mitte zu bringen und Objekte gleichzeitig anzuschauen und zu greifen

2.3 Grobmotorische Entwicklung und Entwicklung orofazialer Fähigkeiten

Ab der Geburt befindet sich der Säugling im ständigen Lernen und Erfahren seiner Umwelt, an die er sich anpassen muss. Dies geschieht auf sehr vielen Ebenen gleichzeitig. Neurologische Reifung, motorische, kognitive soziale und sprachliche Entwicklungen bedingen sich und resultieren wechselseitig. Sie bilden die Grundlage für neue Fähigkeiten des Kindes. Die Entwicklung des Fütterns und Erfahrungen mit dem Essen sind ein wichtiger Aspekt in der Gesamtentwicklung.

Die motorische Entwicklung ist die Basis, auf der Kinder lernen, sich anzupassen, zu interagieren und mit der Umwelt zurechtzukommen. Wegbereiter für Entwicklungen ist eine natürliche Reihenfolge motorischer Vorgänge. Ein Kind bewegt sich zunächst zufällig und erlangt zunehmend Stabilität.

!

- Die motorische Entwicklung vollzieht sich vom Kopf zu den Füßen. Kinder lernen Kopfkontrolle vor dem Sitzen, Krabbeln, Stehen und Laufen.
- Grobmotorische Entwicklungsverläufe sind individuell sehr unterschiedlich.
- Die bedeutendsten und größten Entwicklungen finden im 1. Lebensjahr statt.

Die Entwicklung der Körpermotorik in den ersten Lebensmonaten hat das Ziel, dass das Kind später aufrecht gehen kann. Wie es dahin gelangt, ist sehr unterschiedlich. Es gibt z. B. Kinder, die nicht krabbeln, aber zeitgerecht laufen können. Dies zeigt, dass die kindliche Entwicklung sehr individuell ist.

Die veränderten motorischen Fähigkeiten beeinflussen den orofazialen Bereich. Man spricht von **kritischen Perioden** oder **sensiblen Phasen** (vgl. Exkurs in ➤ Kap. 2.4.1), in denen spezifische Stimuli oder bestimmte Reize eine Entwicklung determinieren. Das 1. Lebensjahr ist für Kinder deshalb kritisch, weil neue Konsistenzen geschluckt werden können und sich große Veränderungen in der Essentwicklung vollziehen. Kinder lernen im 1. Lebensjahr besonders gut, mit festen Konsistenzen und unterschiedlichen Geschmäckern umzugehen. Entsprechend können Kinder, die diese ersten sensiblen Phasen des Essenlernens verpassen, diese nur mit Mühe nach- und aufholen (Illingworth 1964).

Einige Kinder wollen und können sehr früh Brei essen, andere brauchen für die Umstellung viel Zeit. Beides kann Bestandteil einer normalen Entwicklung sein.

Die Weiterentwicklung von Fütterfähigkeiten und Essfähigkeiten folgt einer Reihe von **Meilensteinen**, die eng mit der motorischen Entwicklung verbunden sind und mit dieser interagieren. Die in ➤ Kap. 2.3.1 bis ➤ Kap. 2.3.11 beschriebenen Meilensteine in der Entwicklung bieten Anhaltspunkte, möchten aber nicht Genauigkeit oder Ausschließlichkeit vorgeben. Vielmehr stellen sie einen Rahmenplan für mögliche und typische motorische Entwicklungsverläufe dar. Typischerweise erfolgt die Veränderung und Neuerung der Fähigkeiten also in der beschriebenen Abfolge von Schritten.

2.3.1 Alter 0–1 Monate

Grobmotorische Entwicklung

Beim Neugeborenen besteht ganzkörperlich eher ein Beugetonus/Flexionsmuster. Dieses Flexionsmuster ist physiologisch und hilft den pharyngealen Atemweg freizuhalten. Der Säugling hat einen stark ausgeprägten Greifreflex. Er beginnt langsam, seinen Körper gegen die Schwerkraft zu kontrollieren. In Bauchlage kann er Kopf, Hals und Schultern relativ frei bewegen. Der Kopf kommt verzögert nach, wenn das Kind passiv ins Sitzen gebracht wird. In Rückenlage sind Kopfbewegungen von einer Seite zur anderen möglich. Ab 3–6 Wochen lächelt das Kind, bei Hunger schreit es, wird unruhig, beginnt zu saugen und eine Nahrungsquelle zu suchen (Suchreflex). Das Füttern ist soziale Zeit mit der Mutter, es wird kommuniziert, interagiert und das Kind erlangt Hilfe zur Selbstregulation. Findet keine ausreichende Beschäftigung mit dem Kind statt, kann sich dies aufs Füttern auswirkt (Appetitlosigkeit, Würgen etc.).

Entwicklung Füttern/oral-sensomotorisch

Das Kind ernährt sich über das Saugen an einem Sauger (Brust/Flasche). Dabei ist der Lippenschluss inkomplett. Das Kind ist unfähig, den Sauger wieder herauszugeben.

Es saugt auch an einem Finger oder Schnuller, ohne ernährenden Aspekt. Das Kind zeigt einen Suchreflex. Während des Fütterns werden die Hände am Körper gefaustet.

Es besteht das **1. Saugmuster**: Die **Saug-Schluck-Sequenz** wird pro s einmal ausgelöst, solange Milch präsent ist und das Kind hungrig ist. Unterbrechungen erfolgen ca. alle 8–12 Sequenzen für ein paar Sekunden, um zu atmen. Je nach Hunger führt das Kind mehr Saugbewegungen vor einem Schluck durch.

Wenn es wach ist, wird es normalerweise gefüttert. Neugeborene schlafen meistens beim Füttern ein. Andere saugen oder spielen, wenn sie satt sind, ohne nährenden Aspekt weiter am angebotenen Sauger. Gewöhnlich hat das Kind beim Füttern engen Körperkontakt zur Mutter. Dieser ist in den ersten Tagen wichtig, um dem Kind bei der Regulation seiner eigenen Körpertemperatur zu helfen, und für die sozioemotionale Entwicklung des Kindes.

Kinder sind nach dem Füttern besonders aufmerksam. Dies ist ein guter Moment für erste Vokalisationen und Augenkontakt, die Kommunikationsentwicklung beginnt.

Der Säugling bekommt pro Mahlzeit in 20–30 min meist das, was er braucht.

2.3.2 Alter 2 Monate

Grobmotorische Entwicklung

Der Körpertonus ist weiterhin niedrig. Es kommt zu unorganisierten asymmetrischen Bewegungen des gesamten Körpers. Die Beugehaltung (Flexionsmuster) besteht immer noch, das Kind kommt jedoch schon besser in Streckung. Die Arme liegen angewinkelt neben dem Körper, die Hände sind häufiger geöffnet. Die Kopfkontrolle verbessert sich langsam. Das Kind beginnt, die Umwelt zu explorieren. Es verlagert Gewicht in Richtung Brust und streckt in Bauchlage seine Arme nach vorn. Visuelles Verfolgen beginnt.

Unterstütztes Sitzen mit Festhalten des Kopfes wird möglich (ist aber nur bedingt sinnvoll).

Indem der Säugling die oberen Extremitäten langsam im Raum bewegt, sein Gewicht in Richtung Becken verlagert und die unteren Extremitäten mehr frei bewegt, schafft er die Basis für den späteren motorischen Gebrauch.

Entwicklung Füttern/oral-sensomotorisch

Kieferbewegungen erlangen ein größeres Bewegungsausmaß. Weiterhin besteht das 1. Saugmuster mit anterior-posterioren Bewegungen der Zunge. Das Kind öffnet den Mund, wenn es einen Sauger erwartet. Der Lippenschluss wird kräftiger, die Bewegungen der Lippe beim Saugen werden aktiver. Das Schreien wird differenzierter. Das Kind beginnt die Hände zur Flasche zu führen.

2.3.3 Alter 3 Monate

Grobmotorische Entwicklung

Der Säugling kann symmetrisch auf dem Rücken liegen und sich bald auf beide Seiten drehen. In Rückenlage extendiert und flektiert er den Hals. Die Hände können in die Mittellinie gebracht und betrachtet werden. In Bauchlage wird der Kopf um 90° angehoben, das Becken kann von der Unterlage abgehoben werden. Wird das Kind mit Unterstützung zum Sitzen gebracht, nimmt es den Kopf antizipierend mit.

Entwicklung Füttern/oral-sensomotorisch

Weiter orale Ernährung mit Flüssigkeiten via Sauger. Eine zunehmende Flexion des Nackens erweitert den pharyngealen Atemweg. Orientierung zur Mittellinie beginnt. Das Kind greift Gegenstände (lässt diese aber nur zufällig wieder los), führt sie zum Mund, lutscht und saugt daran. Dank seiner verbesserten Kopfkontrolle kann es in halb sitzender Position gefüttert werden. Die Phonation variiert.

2.3.4 Alter 4 Monate

Grobmotorische Entwicklung

Das Kind erlangt mehr Balance zwischen Flexion und Extension. Arme können in Rückenlage und im unterstützten Sitz freier funktionell bewegt werden. Bessere Kopfkontrolle in Bauchlage und beim unterstützten Sitzen, der Kopf kann dabei in der Mittellinie gehalten werden. Das Kind beginnt Drehbewegungen auf dem Bauch, rollt auch aus der Bauchlage, jedoch eher zufällig. Es kann sich aktiv aus der Rückenlage rollen. Spiel mit Knien in Rückenlage. Taktile Wahrnehmung in den Händen beginnt. Visuelles Interesse an der Umwelt nimmt zu.

Entwicklung Füttern/oral-sensomotorisch

Lippe und Zunge werden zunehmend auch getrennt voneinander bewegt, z. B. werden die Lippen nach vorn gewölbt und Blasen mit dem Speichel hergestellt. Geräusche werden imitiert und die willkürliche Kontrolle des Mundes nimmt zu. Breiige Konsistenzen, die mit einem Löffel gefüttert werden, können oral akzeptiert und geschluckt werden. Das Kind unterbricht die Nahrungsaufnahme, wenn es abgelenkt wird. Es phoniert mehr und produziert viele Laute.

Häufig entwöhnen sich Kinder nun selbst vom Sauger, indem sie weniger Saugen und weniger Interesse daran zeigen. Zuerst Löffelfütterung (ab 4 Monate möglich), ca. 1 Monat später: Trinkversuche aus dem Becher. Physikalische Charakteristiken des Mundes sind in diesem Zeitraum nicht so interessant, daher ist es ein guter Zeitpunkt, um andere Konsistenzen einzuführen!

2.3.5 Alter 5 Monate

Grobmotorische Entwicklung

Kopf- und Rumpfkontrolle entwickeln sich weiter, das Kind kann passiv ins Sitzen gebracht werden. Der Rücken kann dabei kurzzeitig gestreckt werden, es besteht aber noch eine Rumpfinstabilität. Das Kind nimmt aktiv das Kinn zur Brust, um ins Sitzen zu kommen. Das Flexionsmuster dominiert nun nicht mehr, das Kind erlangt die Fähigkeit, den Muskeltonus für bestimmt motorische Fähigkeiten einzustellen. Es kann sich beugen und strecken. Konstante Bewegungen nehmen zu, aktives Rollen vom Bauch auf den Rücken ist möglich. Das Kind führt Schaukelbewegungen auf dem Bauch durch. Die Hände werden geöffnet, auch Spiel mit Händen und Füßen in Rückenlage, die Füße werden zum Mund geführt und die Hände in den Mund genommen. Gegenstände können von einer Hand in die andere gegeben werden.

Entwicklung Füttern/oral-sensomotorisch

Das Kind kann Flüssigkeiten trinken und breiige Konsistenzen essen. Es vermag einen Sauger mit den Lippen stabil und balanciert zu halten. Die Zunge beginnt bei der Nahrungsaufnahme Auf- und Abbewegungen durchzuführen und bewegt sich zurück, wenn der Löffel den Mund verlässt. Nahrung wird aus dem Mund unwillkürlich verloren. Saugmuster werden bei der Löffelfütterung zunächst noch genutzt. Bei neuen Konsistenzen kann der Würgreflex auftreten. Das Kind kann einen Keks mit der Hand zum Mund führen und daran lutschen. Trinken aus einem Becher kann eingeführt werden (4–6 Monate). Beim Trinken werden beide Hände zur Flasche geführt.

2.3.6 Alter 6 Monate

Grobmotorische Entwicklung

Bewegungen in viele Richtungen sind nun möglich, die Rückenlage wird nicht mehr bevorzugt. Auf dem Bauch sind Rückwärtsbewegungen sichtbar, der Kopf kann gut angehoben werden. Dort auch gute Abstützreaktion der Arme, das Gewicht kann auch auf einen Arm verlagert werden, um z. B. etwas zu greifen. Ein Arm stabilisiert den Körper, der andere führt aus. Mit der Stabilität können die Finger zum Greifen geöffnet werden.

Das Kind kann rumpfferne Aktivitäten zunehmend frei und präzise ausführen. Es streckt seine Hand nach Spielzeug aus, transferiert es von einer Hand in die andere und zeigt deutlich visuelles Interesse an kleinen Objekten. Es zieht sich allein an etwas hoch ins Sitzen, dort gute Kopfkontrolle. Durch die Bewegungen des Kindes verlängern sich Muskeln. Zunehmend mehr Bewegungen nach oben gegen die Schwerkraft. Die Kopfkontrolle ist gut, die Rotation verbessert sich. Rückenmobilität und Brustkorb erweitern sich, dies ist notwendig für eine gute Atemkoordination mit dem Schlucken.

Entwicklung Füttern/oral-sensomotorisch

Motorische Bewegungen werden mit größeren Mitbewegungen der Zunge und des Kiefers ausgeführt.

Die Zunge drückt festere Konsistenzen manchmal aus dem Mund heraus, das Zahnen beginnt. Vermehrt orale Exploration von Spielzeug, anderen Objekten und Fingern. Suchreflex und Beißreaktion bestehen nicht mehr, der Würgereflex mindert sich. Ein Lippenschluss ist nun über längere Zeit möglich, die Abnahme des Breis vom Löffel wird mit Lippenrundung um den Löffel besser und effektiver.

2.3.7 Alter 7–9 Monate

Grobmotorische Entwicklung

Das Kind dreht sich aktiv aus der Rückenlage in andere Positionen. In Bauchlage kann es sich in alle Richtungen drehen. Die Rumpfkontrolle ist ausgebildet. Im Sitzen kann das Kind sich erfolgreich mit Gewichtsübernahme nach vorn abstützen. Es kann sich aus der Bauchlage in die Sitzstellung bewegen und versucht zu kriechen und zu robben, um sich fortzubewegen. Das Kind beginnt zu krabbeln, zwischendurch geht es immer wieder ins Sitzen über. Im Sitzen stützt es sich gut koordiniert nach vorn und zur Seite ab bei guter Rotation des Körpers. Es ist allgemein viel stabiler geworden. Das Kind dreht sich viel beim Sitzen. Es sitzt stabil und kann bei Verlust des Gleichgewichts Auffangreaktionen durchführen. Es besitzt die Fähigkeit, im Hochstuhl mit Unterstützung zu sitzen.

Entwicklung der Fütterfähigkeiten

Der Würgereflex wird protektiv, er kann weiterhin beim Füttern auftreten, beispielsweise wenn die Nahrung eine ungewohnt feste oder klebrige Konsistenz hat oder der Löffel zu weit nach hinten kommt. Der Mund wird weiter zur Exploration der Umwelt genutzt. Die Rumpfstabilität erlaubt unabhängige Zungen- und Kieferbewegungen. Koordinierte Lippen-, Zungen- und Kieferbewegungen sind in allen Positionen möglich. Trinken aus einem Becher ist möglich, die Unterlippe kann den Becher stabilisieren (mit ca. 9 Lebensmonaten). Das Kind hält den Becher allein, kann ihn selbst zum Mund führen und wieder vom Mund weg. Es führt laterale Kaubewegungen durch. Zungenlateralbewegungen sind sichtbar. Das Zahnen ist im Gange. Das Kind beginnt mit dem Essen zu spielen, es schiebt sich Kekse in den Mund bzw. knabbert auf diesen herum.

2.3.8 Alter 10–12 Monate

Grobmotorische Entwicklung

Das grobe Bewegungsausmaß der oberen Extremitäten ist voll ausgebildet. Der Pinzettengriff bildet sich aus. Freies Sitzen ist nun ausdauernd mit gutem Gleichgewicht möglich, d. h., das Kind hat die Hände dabei frei zum Spielen und Hantieren.

Dieses Alter ist eine Zwischenstufe vom Horizontalen in die Vertikale. Das Kind bewegt sich mehr in der aufrechten Position. Die unteren Extremitäten werden ohne Hilfe des Oberkörpers bewegt. Das Kind kommt vom Sitzen und Stand in den Vierfüßlerstand und krabbelt schnell mit Rotation. Es kann mit Festhalten stehen und läuft meist seitlich an größeren Gegenständen entlang. Es kann selbstständig zum Sitzen kommen, allein aufstehen oder sich an etwas hochziehen. Das Kind steht allein und lernt zu laufen.

Entwicklung der Fütterfähigkeiten

Das Kind beginnt allein mit den Fingern zu essen. Die Koordination von Kiefer, Zunge und Lippenbewegungen nimmt in allen Positionen zu. Der Sauger wird meist abgewöhnt, um das Trinken aus einem Becher einzuführen. Das Umschließen eines Löffels mit den Lippen und die Abnahme vom Löffel gelingen sehr gut. Das Abbeißen von Keksen und weichen Dingen wird beständiger und kontrollierter. Kauen erfolgt mit Auf- und Abbewegung des Kiefers und diagonal-rotatorischen Bewegungen. Das Kind beginnt Nahrung abzulehnen, die es nicht mag. Sitzen bei den Mahlzeiten, z. B. im Hochstuhl mit Rückenlehne, ist ohne Probleme möglich. Das Kind beginnt zu sprechen.

2.3.9 Alter 13–18 Monate

Grobmotorische Entwicklung

2

Das Kind beginnt allein, ohne Hilfe, zu laufen. Zum Fortbewegen krabbelt das Kind manchmal noch, versucht aber auch häufiger in aufrechter Position fortzukommen. Präzises Greifen und Loslassen eines Objekts mit den Fingern wird immer sicherer.

Entwicklung der Fütterfähigkeiten

Mehr Bewegungen der Lippen, koordiniertes phonieren, schlucken und atmen. Alle Konsistenzen können gegessen werden. Laterale Zungenbewegungen bilden sich weiter aus. Trinken mit einem Strohhalm wird möglich. Selbstständiges Essen mit dem Löffel wird nun häufiger eingefordert.

2.3.10 Alter 19–24 Monate

Grobmotorische Entwicklung

Das Gleichgewicht verbessert sich stetig. Treppensteigen ist durchführbar. Ein Löffel kann selbstständig zum Mund geführt werden, auch wenn noch etwas auf dem Weg dorthin verloren geht.

Entwicklung der Fütterfähigkeiten

Schlucken gelingt nun konstant mit Lippenschluss. Auf- und Abbewegung der Zunge sind sehr präzise geworden. Trinken gelingt bei Festhalten des Bechers mit nur einer Hand. Die Nahrung ist kaubar und das Kind kaut rotierend. Die Nahrungsaufnahme erfolgt immer unabhängiger.

2.3.11 Alter 24–36 Monate

Grobmotorische Entwicklung

Das Kind verfeinert alle bisher erworbenen motorischen Fähigkeiten weiter, lernt zu hüpfen, Rad zu fahren und mit einer Schere umzugehen.

Entwicklung der Fütterfähigkeiten

Zirkulierende, rotierende Kieferbewegungen beim Kauen; auch bei diesen sind die Lippen nun geschlossen. Das Kind kann einen Becher einhändig halten und aus einem Glas ohne Verschütten trinken. Der Löffel wird mit Hilfe der Finger gefüllt, auch eine Gabel wird eingesetzt. Die Kommunikationsmöglichkeiten erweitern sich sehr schnell.

2.4 Nahrungsübergänge

2.4.1 Übergang von Flüssigkeit zu Brei

Mit 4–6 Monaten ist das Verdauungssystem des Kindes so weit entwickelt, dass es feste Nahrung verdauen kann. Stabile Kopf- und Rumpfkontrolle sowie der Fähigkeit, unterstützt zu sitzen, legen den Grundstein für die Entwicklung feiner Mundbewegungen. Ab 4–6 Monaten stecken sich Kinder vermehrt Dinge in den Mund, versuchen selbst, einen Löffel in den Mund zu bringen und einen Becher zum Mund zu führen.

!

Kinder sind mit ca. 4–6 Monaten bereit für festere Konsistenzen in Form von Beikost (Breien), wenn ihre Gesamtentwicklung altersgemäß ist und sie kurzzeitig aufrecht sitzen können.

Die anatomischen Voraussetzungen sind in diesem Alter dafür geschaffen:

- Die Mundhöhle ist größer.
- Der Unterkiefer ist nach vorn gewachsen und größer.
- Die Kieferstabilität ist gereift.
- Der Larynx ist bereits etwas abgesenkt.
- Die Epiglottis und der weiche Gaumen haben keinen Kontakt mehr.
- Die Saugpolster haben sich zurückgebildet, die oralen Strukturen haben damit mehr Bewegungsspielraum.

Mit dem **Übergang vom 1. zum 2. Saugmuster** kann die Zunge nun Bewegungen in eine andere

Richtung durchführen und festere Konsistenzen transportieren und oral vorbereiten. Der Würgereflex bildet sich zurück, sodass ein Löffel im Mund akzeptiert wird. Erste Löffelerfahrungen sind nun wichtig, um den Mundraum zu erfahren: Kinder saugen zunächst den Brei vom Löffel, müssen aber die Bewegungen von Lippe und Zunge verbessern und verfeinern, sodass ein Lippenschluss und eine aktive Abnahme vom Löffel mit den Lippen möglich werden. Die **orale Vorbereitung** des Breies erfordert festere und kräftigere Zungenbewegungen, vermehrte Schüsselbildung und Lateralbewegungen der Zunge und mehr Wangenaktivität, ein Bolus muss geformt werden, um den Brei in den Pharynx zu transportieren.

Ab dem 8. Lebensmonat wird die Nahrung vom Löffel sicher abgenommen. Durch eine Kopfbewegung nach vorn und eine Bewegung von Unter- und Oberlippe wird der Löffel in den Mund gebracht, gesamtkörperlicher Tonus und Positionierung sind nun ausreichend dafür entwickelt.

!

- Die Fähigkeit, ohne Hilfe zu sitzen, ist wichtig für die Fähigkeit, festere Konsistenzen zu schlucken.
- Das Alter um 6 Monate gilt als sensible oder kritische Phase, um festere Konsistenzen und andere Geschmäcker einzuführen (Illingworth et al. 1964).
- Spätestens ab dem 6./7. Lebensmonat sollte man Kindern Brei anbieten.
- Kinder, denen frühzeitig variierende Geschmäcker angeboten werden, akzeptieren diese besser.

EXKURS

„Sensible Phase"

Definition: Spezifische Stimuli müssen in einer definierten Phase („Zeitfenster") einwirken, um eine Entwicklung zu fazilitieren. Nach Schließen dieses Fensters kann die erwünschte Entwicklung nicht mehr oder nicht mehr optimal nachgeholt werden!

Bietet man Kindern festere Konsistenzen erst später an, so haben sie Schwierigkeiten, orale Bewegungen für festere Konsistenzen zu erlernen und diese im Mund zu akzeptieren. Kinder, die erst nach 10 Lebensmonaten festere Konsistenzen angeboten bekommen, sind stark gefährdet, in einem Alter von 15 Monaten sehr wählerisch zu sein und inadäquate Mengen zu sich zu nehmen (Northstone et al. 2001).

2.4.2 Übergang vom Saugen zum Trinken

Wann das Füttern über Brust oder Flasche aufgegeben wird, ist sehr unterschiedlich. Viele Faktoren sind hier entscheidend: Alter, Kultur, und der Wunsch, die enge Bindung durch das Stillen aufzuheben. Ab diesem Moment saugt das Kind nicht mehr, sondern es trinkt. Das Trinken aus dem Becher resultiert aus verbesserter Hand-Mund-Koordination, verfeinerter Feinmotorik, Körperpositionierung und -kontrolle und erweiterten Kommunikationsmöglichkeiten.

Mit ca. 4–6 Monaten wird Säuglingen ein Getränk aus einem Becher angeboten. Zunächst saugt der Säugling die Flüssigkeit genauso ein, wie er es beim Saugen aus der Flasche/Brust getan hat. Dabei muss man den Becher für ihn festhalten. Mit 10 Monaten zeigt sich eine Zungenprotrusion mit Lippenbewegung nach oben und vorn mit dazugehöriger Kieferbewegung beim Trinken. Das Beginnen und Aufhören des Trinkvorgangs fällt noch schwer, viel Flüssigkeit geht verloren.

Schrittweise verbessert sich das Trinken nun in den nächsten Monaten: Mit 12 Lebensmonaten stabilisiert sich der Unterkiefer in geöffneter Position beim Trinken. Mit 15–18 Lebensmonaten gewinnt das Kind Stabilität durch Beißen auf den Becherrand.

!

Mit 24 Lebensmonaten ist eine dauerhafte, aktive Kieferstabilität ausgebildet, die das selbstständige Trinken aus einem Becher, den das Kind selbst hält, problemlos und ohne Verluste ermöglicht.

2.4.3 Übergang von Brei zu fester Nahrung – Kauen

✓

Kauen beinhaltet Abbeißen, Kiefer-, Lippen- und Zungenbewegungen. Zähne vermitteln einen wichtigen sensorischen Input und ermöglichen das Beißen und Mahlen festerer Konsistenzen, sind dafür aber nicht zwingende Voraussetzung.

Kauen entwickelt sich aus dem frühkindlichen **phasischen Beißen** (➤ Kap. 2.2.1): Im Alter von ca. 5 Monaten ist ein stereotypes, vertikales Kaumuster zu beobachten mit Auf- und Abbewegung des Kiefers und limitierten lateralen Zungenbewegungen. Ab ca. 6 Monaten beißt das Kind nicht nur auf Dinge, sondern es beißt und lässt los – phasisches Beißen. Außerdem beginnt das Zahnen, das wichtige anatomische und physiologische Veränderungen im Mund des Kindes bewirkt. Es ist aber auch möglich, ohne Zähne mit dem Alveolarkamm zu kauen. Bei gesunden Kindern sind ca. ab dem 2. Lebensjahr alle Zähne vorhanden.

Mit 6 Lebensmonaten liegt die Zunge flach im Mund und Beißen wird willkürlicher. Parallel zur Entwicklung von gesamtkörperlicher Stabilität und der Fähigkeit, sich über die Mittellinie zu drehen und Dinge zu ergreifen sind die Zungenbewegungen ab ca. 7 Monaten so weit ausgereift, dass sie das Kauen unterstützen können.

Ab dem 9. Lebensmonat sind die Kaubewegungen nicht mehr nur stereotyp, sondern erstmals auch mit diagonal-rotatorischer Komponente. Abbeißen wird nun möglich, denn Kraft und Koordination haben sich verbessert. Lippenschluss beim Kauen ist ab ca. 1 Jahr zu erwarten. Mit 15 Lebensmonaten sind die Kieferbewegungen fließend, gut koordiniert und diagonal. Mit 18–24 Lebensmonaten kann das Kind gleichmäßig abbeißen.

Ab ca. 2 Jahren gelingt kontrolliertes, dosiertes Abbeißen mit Einstellung des Kiefers auf Größe und Beschaffenheit des Bolus. Der Kopf befindet sich dabei in Mittellinie, sodass nun rotierendes Kauen durchführbar ist. Dies erfordert laterale Zungenbewegungen und Kieferstabilität. Ein symmetrisches Kaumuster beginnt sich zu entwickeln. Das rotatorisch-zirkuläre Kaumuster muss mit 2½ Jahren noch nicht entwickelt sein (Wilson et al. 2009). Ein 3-jähriges Kind beherrscht beim Kauen den Nahrungstransport von einer Mundseite in die andere und schließt dabei den Mund ausdauernd. Je älter das Kind wird, desto effektiver und deshalb kürzer kaut es.

Entwicklung des Kaumusters

1. **Stereotypes vertikales Kaumuster:** Phasisches Beißen und Loslassen nach Stimulation von Zähnen/Zahnfleisch
2. **Nichtstereotypes vertikales Kaumuster:** Auf- und Abbewegung in unterschiedlichem Rhythmus
3. **Diagonal-rotatorisches Kaumuster:** Basiert auf Kieferbewegung abwärts seitlich und abwärts zur Mittellinie
4. **Zirkulär-rotatorisches Kaumuster:** Halbkreisförmige Kieferbewegungen; die Zunge bewegt den Bolus von einer Seite zur anderen

2.4.4 Zusammenfassung

Oral-sensomotorische Fähigkeiten entwickeln sich mit der Entwicklung des ZNS, des Muskeltonus und fortschreitender psychosozialer Entwicklung/Differenzierung, sensomotorischer Integration, Integration von Atmung und Schlucken, Auge-Hand-Koordination, regelrechter Bewegungs-, Tonus- und psychosozialer Entwicklung. Eine zunehmende Stabilität des Körpers sowie Bewegungen des Körpers fazilitieren die Entwicklung des oral-motorischen Systems. Kann ein Kind beispielsweise den Körper mittig halten, vermag es die Kopfkontrolle zu erlernen, die eine Kieferöffnung ermöglicht, um den Mund für Sauger/Löffel willkürlich zu öffnen und danach wieder zu schließen.

Zunächst bewegen sich viele Strukturen gemeinsam (Mitbewegung), z. B. Kiefer und Zunge beim Saugen. Erst später erfolgt eine Separation in isolierte Einzelbewegungen. Frühe Reflexe gehen in willkürliche Bewegungen über, orofaziale Fähigkeiten entwickeln sich aus Lernerfahrungen und der Integration von Sinneseindrücken. Mundmotorische Fähigkeiten entwickeln sich aus einer stabilen proximalen Basis: Ein stabiler Rumpf erlaubt einen stabilen Kopf; daraus resultiert ein stabiler Kiefer, der eine stabile Basis für feine Zungenbewegungen bietet. Parallel zur zunehmenden Fähigkeit, verschiedene Konsistenzen zu schlucken, entwickeln sich Sprache, Becken-, Rumpf- und Kopfkontrolle.

!

Grobmotorik und sensomotorische Entwicklung oraler Fähigkeiten – Thesen von Alexander (1987)

- Die Kontrolle des Körpers gegenüber der Schwerkraftwirkung ist wichtig für die Entwicklung der oral-motorischen Fähigkeiten.

- Die Entwicklung abnormer kompensatorischer Muster in der Oralmotorik und abnormer sensomotorischer Muster im gesamten Körper beeinflussen sich gegenseitig.
- Gewohnheitsmäßige Wiederholung abnormer und kompensatorischer Bewegungen fördert die Entwicklung eines abnormen sensomotorischen Feedback-Systems mit dauerhaften negativen funktionellen Konsequenzen.

LITERATUR

Alexander R. Oral-motor treatment for infants and young children with cerebral palsy. Semin Speech Language 1987; 8(1): 87–100.

Bartolome G, Schröter-Morasch H. Schluckstörungen. Diagnostik und Rehabilitation. 3. A. München: Elsevier, 2006.

Brandstätter M, Roos-Liegmann. Künstliche Ernährung bei Kindern. München: Elsevier, 2005.

Crelin ES. The Human vocal tract: anatomy, function, development, and evolution. New York: Vantage, 1987.

Delaney AL, Arvedson JC. Development of swallowing and feeding: prenatal through first year of life. Dev Disabil Res Rev 2008; 14(2): 105–117.

Derkay CS, Schechter GL. Anatomy and physiology of pediatric swallowing disorders. Otolaryngol Clin North Am 1998; 31(3): 397–404.

Ernährungskommission der Schweizerischen Gesellschaft für Pädiatrie. Empfehlungen für die Säuglingsernährung 2008. Swiss Pediatr 2008; 19(1): 19–21.

Gröne B. Schlucken und Schluckstörungen. München: Elsevier, Urban & Fischer, 2009.

Hanlon MB, Tripp JH, Ellis RE, Flack FC, Selley WG, Shoesmith HJ. Deglutition apnoea as indicator of maturation of suckle feeding in bottle-fed preterm infants. Dev Med Child Neurol 1997; 39(8): 534–542.

Leder SB. Gag reflex and dysphagia. Head Neck 1996; 18: 138–141.

Massey BT. Physiology of oral cavity, pharynx and upper esophageal sphincter. GI Motility online 2006, May 16. doi:10.1038/gimo2.

Michaelis R, Niemann G. Entwicklungsneurologie und Neuropädiatrie, 3. A. Stuttgart: Thieme, 2004.

Morgan A, Ward E. Swallowing: neuroanatomical and physiological framework. In: Murdoch BE, Theodoros DG (eds.) Traumatic brain injury: associated speech, language and swallowing disorders. San Diego (CA): Singular/Thomson Learning, 2001, p. 313–329.

Morris SE, Klein MD. Mund- und Esstherapie bei Kindern. Entwicklung, Störungen und Behandlung orofazialer Fähigkeiten. 2. A. München: Urban & Fischer, 2001.

Northstone K, Emmett P, Nethersole F et al. The effect of age of introduction to lumpy solids on food eaten and reported feeding difficulties at 6 and 15 months. J Hum Nutr Diet 2001; 14: 43–54.

Oetter P, Richter EW, Frick SM. M.O.R.E. Ein entwicklungstherapeutisches Konzept. Der Mund als Quelle sensorisch-integrativer Funktionen. 2. A. Dortmund: Modernes Lernen, 2001.

Thach BT. Maturation and transformation of reflexes that protect the laryngeal airway from liquid aspiration from fetal to adult life. Am J Med 2001; 111: 69–77.

KAPITEL

3 Stillen

Barbara Hopf-Janner

3.1 Stillen – wesentlich mehr als nur Ernährung

Grundlagen

Nahrung aufzunehmen ist das größte und wichtigste Grundbedürfnis eines Neugeborenen. Die Natur hat einiges dafür getan, dass es vom Beginn seines Lebens in der Lage ist, sich dieses Bedürfnis zu erfüllen. Es ist immer wieder faszinierend zu beobachten, mit welcher Zielstrebigkeit ein soeben geborener kleiner Mensch im Rahmen der Suchreaktion auf dem Bauch seiner Mutter in Richtung Brust „robbt" und sich dann an der Brustwarze festsaugt, von ihrem Geruch und seinen genetischen Programmen geführt.

Muttermilch ist die beste Grundlage für alle Babys und besonders für Frühgeborene oder kranke Babys. Wenn solche besonderen Kinder außer Nähe, Zärtlichkeit und Zuwendung auch noch die beste Nahrung bekommen, ist ein wichtiger Grundstein für ihre Zukunft gelegt. Muttermilch ist die natürliche Art, Babys zu ernähren und in das Leben zu begleiten.

Weltweit propagieren UNICEF und die Weltgesundheitsorganisation WHO, Säuglinge mindestens die ersten 6 Lebensmonate ausschließlich zu stillen. Es gibt keinen Zweifel: Die Muttermilch ist die optimale Nahrung für Babys und Stillen ist in jeder Beziehung „sinn-voll". Stillen ist mehr als nur Ernährung. Es ist auch eine besondere Art und Weise, sich um ein Baby zu kümmern und es zu trösten.

Milchbildung und Stillverhalten

Für Mütter wird das Stillen nach der Geburt zu einem wichtigen Teil ihrer Beziehung zum Baby. Die Berührung des Babys ruft bei der Mutter einen starken Anstieg des Hormons **Oxytocin** hervor – auch „Liebeshormon" und Milchspendehormon genannt. Oxytocin bewirkt eine hohe Aufmerksamkeit und Feinfühligkeit der Mutter für das Neugeborene und hat einen großen Einfluss auf die Milchbildung. Des Weiteren unterstützt es eine gute und schnelle Rückbildung der Gebärmutter.

Sobald das Baby saugt oder sobald abgepumpt wird, senden die Nervenbahnen der Hypophyse (Hirnanhangdrüse) ein Signal, dass Oxytocin und Milchbildungshormon **Prolaktin** gebraucht werden. Die Prolaktinwerte steigen in der 1. Woche nach der Entbindung und bleiben hoch. Dies sind die optimalen Bedingungen, um die **Milchbildung** zu fördern. In den Nachtstunden wird zudem bis zu 10-mal mehr Prolaktin ausgeschüttet.

!

Milchbildung optimal fördern

- Die Ausschüttung von Prolaktin ist 20–30 Minuten nach Stillbeginn am höchsten. Daher sollte die stillende Mutter das Baby immer lange genug anlegen oder lange genug abpumpen.
- Regelmäßiges Anlegen und/oder Abpumpen auch in den Nachtstunden ist für eine ausreichende Milchbildung elementar.

Babys die gestillt werden, haben beträchtliche **nutritive, immunologische und psychologische Vorteile**. Muttermilch enthält alles, was Babys für ihre Ernährung brauchen, und schützt sie gleichzeitig vor Infektionen und Krankheiten. Muttermilch kommt aus demselben warmen, mütterlichen Körper, der das Baby im Mutterleib ernährt hat, der das Neugeborene in zärtlichen Umarmungen hält und mit ihm eine innige Beziehung eingeht. Die Milch der Mutter ist da – warm, süß und bereit – als Antwort auf die Bedürfnisse des Babys nach Nahrung und Trost. Stillen ist von der Natur vorgesehen, aber dennoch eine Kunst, eine Fertigkeit, die sich wie das Umsorgen des Babys lernen und üben lässt. Mutter und

Baby lernen in den ersten Tagen und Wochen voneinander, weitere Entdeckungen folgen im Laufe der Monate. Das Vertrauen in die mütterliche Intuition und in die Fähigkeiten des Babys ist dabei ausgesprochen hilfreich.

Stillen ist eine intensive **sinnliche Erfahrung** für Baby und Mutter. Das Baby liegt beim Stillen eng an die Mutter geschmiegt, es kann deren warme glatte Haut spüren. Die Brustwarze ist weich und elastisch, sie passt sich dem Mund des Babys an. Das Baby saugt in dem ihm eigenen Tempo. Das Saugen bestimmt, wie schnell die Milch fließt und wie lange die Stillmahlzeit dauert. Die Mutter blickt auf das Baby und spricht mit ihm. Ihr Körper ist aktiv für ihr Baby da. In hautnahem Kontakt erkunden Mutter und Kind die für sie angenehmste Art zu stillen (➤ Abb. 3.1).

Ein Baby zeigt mit kleinen Zeichen, dass es an die Brust möchte. Es fängt an zu schmatzen, führt seine Hände zum Mund oder macht suchende Bewegungen. Ist es nahe bei der Mutter, kann diese gleich darauf reagieren und es in Ruhe anlegen. Wartet sie, bis das Baby weint, ist es viel aufgeregter und das Anlegen kann dadurch schwieriger werden.

Babys teilen ihren Müttern mit, wie sehr sie das Stillen genießen. Sie winden sich vor Vergnügen, lächeln, gurren, spielen und/oder schlafen selig ein. Durch das Stillen steigt das Selbstvertrauen der Mutter – sie spürt, dass sie etwas Besonderes ist. Sie ist stolz auf sich, das Baby mit ihrem Körper nähren zu können. Das Baby zeigt der Mutter, dass es oft gestillt werden möchte, und dies wiederum hilft ihr, das Verhalten ihres Babys zu verstehen und flexibel auf seine Bedürfnisse einzugehen. Oxytocin und Prolaktin, die Hormone, die den Milchspendereflex und die Milchproduktion steuern, erzeugen auch Gefühle der Ruhe, Entspannung und Zuneigung. Das Baby und die Mutter profitieren von den Gefühlen der Nähe und Wärme, die das Stillen auslöst.

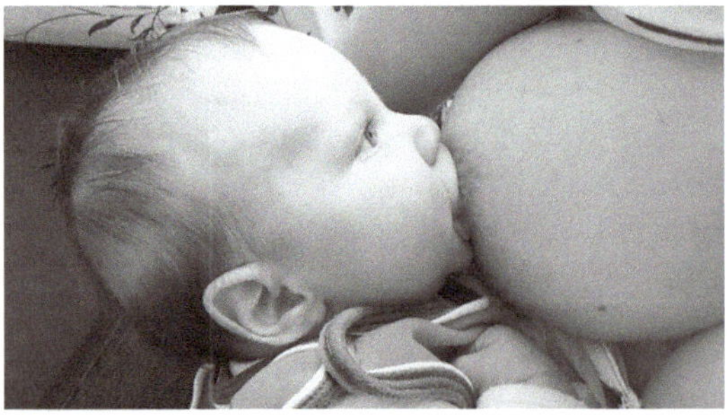

Abb. 3.1 Emma, 6 Wochen alt

Ist das Baby etwas älter, bekommen Stillmütter oft das Gefühl, etwas geleistet zu haben. Sie schauen auf ihre Babys und können sagen: „Ich habe dieses Baby mit meinem Körper ernährt."

Die **Variationsbreite des Stillverhaltens** von Neugeborenen und Babys ist genauso groß wie in anderen Entwicklungsbereichen. Betrachtet man zwei Kinder, beide normal entwickelt und gesund, so lernen sie in unterschiedlichem Alter zu laufen, zu sprechen und bekommen ihre ersten Zähne zu unterschiedlichen Zeiten. Das Stillverhalten kann ebenso variieren. Das eine Baby will jede Stunde gestillt werden, während sich ein anderes bald an einen 3- oder 4-Stunden-Rhythmus gewöhnt und gut gedeiht. Die individuellen Unterschiede gilt es zu berücksichtigen. Niemand kann einer Mutter sagen, wie oft und wie lange sie das Baby stillen soll oder in welchem Alter es „durchschlafen" wird. Das individuelle Stillverhalten eines Babys kann sich auch mit zunehmendem Alter verändern. Eine stillende Mutter, die ihr Kind feinfühlig beobachtet, erkennt, wenn ihr Baby ein gutes Saugverhalten und einen zu ihm passenden Stillrhythmus gefunden hat.

Nährstoffe und Schutzfaktoren der Muttermilch

Die Zusammensetzung der Muttermilch ändert sich, um den wechselnden Bedürfnissen des größer werdenden Säuglings gerecht zu werden:

- Die erste Milch, die **Neugeborenenmilch** oder das **Kolostrum**, enthält viel Eiweiß, wenig Fett und eine hohe Konzentration an Schutzstoffen, die besonders wichtig für die Entwicklung der Magen-Darm-Passage in den ersten Lebenstagen des Babys sind. Sie enthält Enzyme und Antikörper, versorgt das Neugeborene mit Eiweiß und Kalorien und schützt es sowohl vor Unterzuckerung als auch vor Neugeborenen-Hyperbilirubinämie.
- In der **reifen Muttermilch** nimmt die Eiweiß- und Schutzfaktorkonzentration allmählich ab, während der Gehalt an Fett, Milchzucker und Kalorien steigt.

Die Liste der Schutzstoffe in der Muttermilch ist lang und die Wissenschaft beginnt erst, ihre Geheimnisse zu enträtseln. Es ist noch nicht gänzlich erforscht, wie sie das Baby vor Infektionen schützt. Untersuchungen, die gestillte und geflaschte Babys miteinander verglichen, belegen eindeutig, dass gestillte Babys seltener und weniger ernst an Durchfall, Infektionen der Atemwege, Ohrentzündungen und anderen verbreiteten Infektionen erkranken (Oddy 2001). Auch das Risiko, am plötzlichen Kindstod (SIDS, „sudden infant death syndrome") zu sterben, ist bei gestillten Kindern deutlich geringer.

Ein immunologischer Vorteil des Stillens ist der Schutz des Babys vor allen ansteckenden Krankheiten, die in der Umgebung gerade kursieren: Kommt die Mutter mit einem Bakterium oder Virus in Berührung, produziert ihr ausgereiftes Immunsystem schnell spezifische Antikörper, die durch die Milch auf das Baby übergehen. So erhält der Säugling Abwehrkräfte und kann sich gegen die Infektion gezielt zur Wehr setzen.

Muttermilch ist sehr gut an das noch unreife Verdauungssystem des Babys angepasst und lässt sich von ihm gut und schnell verdauen:

- Das **Eiweiß** der Muttermilch besteht aus ca. 60 % Molke und 40 % Kasein und gerinnt zu sehr kleinen, leicht verdaulichen Flocken. Kuhmilch dagegen besteht nur aus ca. 20 % Molke und 80 % Kasein.
- Das **Fett** in der Muttermilch ist durch das Enzym Lipase ebenfalls sehr gut verdaulich, die Fettkügelchen bleiben klein und lassen sich so vollständig verdauen. Fett ist die Hauptenergiequelle für Säuglinge. Daher ist seine leichte Verwertbarkeit bedeutsam für das Wachstum. Die speziellen langkettigen, mehrfach ungesättigten Fettsäuren sowie bestimmte Proteine in der Muttermilch sind maßgeblich an einer optimalen Hirnentwicklung beteiligt.
- **Milchzucker** ist wichtig für das Wachstum des Neugeborenen, die Entwicklung des zentralen Nervensystems und die Kalziumaufnahme.
- Muttermilch enthält so viel **Wasser**, wie der Säugling braucht. Selbst in sehr heißen Regionen brauchen gestillte Babys keine zusätzliche Flüssigkeit.
- Alle **Vitamine, Mineralien und Spurenelemente**, die ein Baby für ein gesundes Wachstum braucht, sind in der Muttermilch nachweisbar. Der Eisengehalt der Muttermilch ist wie bei allen Säugetieren niedrig, aber das Eisen kann sehr viel besser aufgenommen und verwertet werden als die mit Eisen angereicherte künstliche Babynahrung.
- Die Wirkung der verschiedenen **Hormone** und **Enzyme** in der Muttermilch auf die Entwicklung eines Babys ist noch nicht voll erforscht. Einige Bestandteile unterstützen die kindliche Verdauung, andere spielen eine Rolle bei der Zerstörung von Bakterien. Insgesamt tragen die Hormone und Enzyme wohl dazu bei, die physiologischen Reaktionen des Neugeborenen auf die Nahrung zu steuern und das Wachstum sowie die Entwicklung des Verdauungstraktes zu beschleunigen.

3.2 Saugen und Schlucken – Entwicklung des orofazialen Bereichs

3.2.1 Pränatale Entwicklung

Reflexe und Reaktionen

Wenn ein Baby auf die Welt kommt, bringt es eine Menge Wissen in Bezug auf das Saugen und Trinken mit. Babys werden mit Reaktionen oder Reflexen geboren, mit deren Hilfe sie das Saugen an der Brust erlernen. Die Begriffe Reflexe und Reaktionen werden zwar häufig synonym verwendet. Eine Differenzierung macht dennoch Sinn: **Reflexe** bleiben unverändert, **Reaktionen** verändern sich. „Reaktionen sind variabler als Reflexe." (Berta Bobath) ➤ Tabelle 3.1 listet pränatale Reflexmechanismen und Begleitreaktionen auf.

In der pränatalen Entwicklung steht das Wachstum der Zunge in engem Zusammenhang mit den Wachstumsprozessen aller orofazialen Strukturen, wie des Knochens, der lymphatischen Gewebe und des Mundraumes. Der Mundraum ist mit der notwendigen Reife der Sensorien und Reflexe ausgestattet: Der **Schluckreflex** entwickelt sich zwischen der 12. und 16. Schwangerschaftswoche

Tab. 3.1 Pränatale Reflexmechanismen der perioralen Region und damit verbundene Reaktionen des 8,5–20 Wochen alten Fetus (Quelle: Humphrey 1970)

Stimulierte Region	Orale Reflexantwort	Begleitreaktionen	Alter (Wochen)
perioral	Mundöffnung	kontralaterale Drehung von Kopf und Rumpf, Extremitätenbewegungen	8,5
perioral	starker Lippenschluss	Streckung von Kopf und Rumpf, meist mit Extremitätenbewegung	11
Lippen	Lippenschluss	ipsilaterale Kopfbeugung und leichte Streckung	13
Lippen und Schlucken	Mundöffnung, Mundschluss	erst Kopfstreckung, dann ventrale Flexion	13
Palmarregion der Hand	weite Mundöffnung, Anhebung der Zunge und Mundschluss	Fingerschluss, Unterarmflexion und ipsilaterale Streckung der Hand	14
Unterlippe von lateral nach medial	Unterlippe wird gesenkt und protruiert, Zunge wird sichtbar	keine	15,5
Nasenflügel und Unterlippe	leichte Lippenprotrusion und Absenken des Unterkiefers	Streckung der Finger an der ipsilateralen Hand bei der Unterkieferbewegung	16
intraoral	Würgereflex	keine	18,5
Unterlippe und Mundschluss	Fältelung der Oberlippe, Lippenprotrusion	keine	20

(SSW, ➤ Kap. 4). Der Fetus beginnt in diesem Zeitraum, Fruchtwasser zu trinken. Der **Saugreflex** entwickelt sich zwischen der 18. und 24. SSW. Manche Feten beginnen dann, an ihrem Daumen oder ihren Fingern zu saugen. Die Atemkoordination gelingt dem Fetus etwa ab der 30. SSW.

Pränatal vorhandene Reflexe wie Niesen, Schlucken, Schluckauf, Gähnen und Blinzeln bleiben ein Leben lang erhalten. Die Saug- und Suchreaktion des Neugeborenen erlischt in der 2. Hälfte des 1. Lebensjahres und wird vom Kauen abgelöst. Der pränatale Entwicklungsverlauf ist vorrangig vom Erbgut bestimmt, wird aber in zunehmendem Maß von äußeren Bedingungen mit beeinflusst. Einige der Störungen – erbbedingt und/oder aufgrund einer Störung in der sensiblen embryonalen Entwicklungsphase während der Verschmelzung der Gesichtsstrukturen – schlagen sich im Mundraum nieder, wie z. B. Lippen-Kiefer-Gaumen-Spalten (➤ Kap. 3.3.4, Abschnitt „Babys mit Spaltfehlbildungen im Mundbereich").

Die Frühanlage der Sinnesorgane in der Mundhöhle und das frühe fetale Schlucken bedingen die Entwicklung und Reifung entsprechender kortikaler Gebiete. Das Kind übt intrauterin die Bewegungsmuster ein, die bei der Geburt auf Anhieb funktionieren müssen, wie Atmen, Saugen und Schlucken. Die hohe Dichte der Sinnesorgane in der Zunge und in der übrigen Mundschleimhaut ermöglicht starke intraorale Empfindungen. Der **Homunkulus** macht die **überproportionale Repräsentation** von Lippen, Zunge und Mundraum auf dem sensorischen und motorischen Kortex des menschlichen Großhirns deutlich (➤ Abb. 3.2, vgl. ➤ Kap. 4.2.1).

Sonderstellung der Zunge

Tillmann und Mansell (1980) sprechen von der „artikulatorischen Retina" auf der sensorischen Großhirnrinde. Die Zunge gilt als „taktile Vergrößerungslupe" für alles, was sie erreichen und berühren kann. Die analoge topische Gliederung im thalamischen Bereich zeigt die Verzerrung noch ausgeprägter. Der Umfang des Zellgebiets im Rindenfeld entspricht weniger der Größe als vielmehr der funktionellen Bedeutung des entsprechenden Körperteils: So stehen für die besonders feinsensiblen und feinmotorischen Körperabschnitte wie Mund und/oder Hand relativ große Rindenareale zur Verfügung. Füße und Extremitäten sind im Vergleich zum Körperstamm,

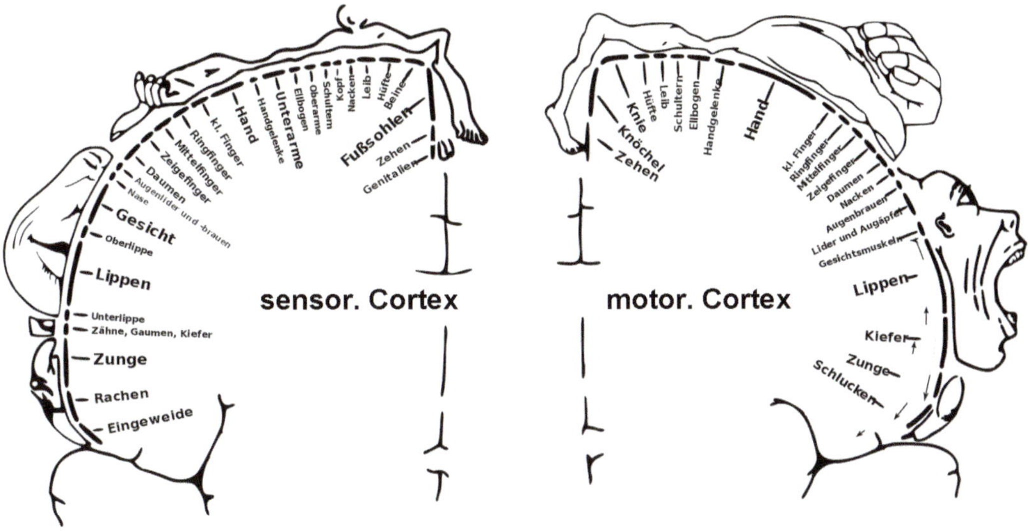

Abb. 3.2 Motorischer und sensorischer Homunkulus

vor allem aber zum Gesichtsbereich und Mund unterrepräsentiert.

Damit wird deutlich, welche Funktion die Zunge als vergrößerndes Organ hat. Sensorik und Motorik greifen eng ineinander: Wahrnehmung und Reaktion auf die Zunge fließen ständig ineinander. Die geringste Empfindung wird im Mundbereich sofort von der Zunge in einem Maß vergrößert wahrgenommen, dass sie motorisch reagieren muss. Hier liegen die Gründe für eventuelle „Saugverwirrungen" des Neugeborenen.

√

Saugverwirrung

Saugverwirrungen sind Schwierigkeiten, die ein Neugeborenes haben kann, wenn es sein untrainiertes Saugverhalten an die unterschiedlichen Saugmuster bei der Fütterung an der Brust und mit der Flasche anpassen muss.

3.2.2 Bedeutung der oralen Reflexe und Reaktionen

!

Die Grundlage für das Saugen und Schlucken bilden die oralen Reflexe und Reaktionen, wie Suchreaktion („rooting"), Saugreflex, Schluckreflex, Beißreaktion und Würgereflex (➤ Kap. 2).

- Die **Suchreaktion** dient dem Säugling dazu, die Nahrungsquelle ausfindig zu machen und bereitet ihn auf die eigentliche Nahrungsaufnahme vor.
- Die Berührung der Lippen löst den **Saug- und Schluckreflex** aus. Gesunde Neugeborene haben ein rhythmisches Saugmuster, jeder hat ein eigenes Tempo beim Saugen. Auch die Saugkraft ist individuell. Sie ist abhängig vom Muskeltonus und der damit verbundenen Wangen- und Kieferstabilität. Weiter besteht bei jedem Säugling ein individuelles Verhältnis von Saugen und Saugpausen.
- Die **Beißreaktion** beeinflusst die Kieferkontrolle beim Saugen durch ein rhythmisches Öffnen und Schließen des Kiefers.
- Der **Würgereflex** stellt einen Schutzmechanismus dar. Diese umgekehrte peristaltische Bewegung schützt den Säugling vor dem Verschlucken. Der Würgereflex bleibt das ganze Leben erhalten, nur die Auslöseschwelle wird bis zum Erwachsenenalter weiter nach hinten verlagert.

!

Reaktionen und Reflexe sind die Bausteine zur Entwicklung kontrollierbarer Bewegungsabläufe.

Obwohl Altersangaben für die Dauer von Reaktionen und Reflexen bestehen, ist es schwierig, sie eindeutig altersbezogen festzulegen. Um den 6. Le-

3

bensmonat herum sind die meisten Reaktionen und Reflexe nicht mehr obligatorisch und werden durch die neurologische Reifung in willentlich steuerbare Bewegungen umgebaut und vollständig in die Motorik integriert. Das Persistieren dieser Reflexe über einen längeren Zeitraum beeinträchtigt die physiologische Entwicklung der orofazialen Bewegungen.

3.2.3 Postnatale Entwicklung und taktil-kinästhetische Wahrnehmung

!

- Der **Mundraum** erschließt dem Neugeborenen den Kontakt mit der Außenwelt und entwickelt sich zu einem Instrument der Kommunikation.
- Die **Zunge** ist das am weitesten entwickelte Organ, lebenserhaltend für Atmen, Schlucken und Saugen.

Der Säugling lernt im Saugakt das Tasten und das Einspielen der Muskulatur sowie das Abstufen der Druckkräfte im Mund. Er lernt Schmecken, Fühlen, Empfinden und Behagen. Dieser Saugakt entfaltet seinen vollen Sinn aber nur in der Interaktion mit der mütterlichen Brust.

Zwei Muskelsysteme sind beim Saugen aktiv. Das erste ist der Bukzinatormechanismus. Er wird aus den zirkulären Muskeln gebildet (➤ Abb. 3.3): dem Lippenschließmuskel (M. orbicularis oris), dem Bukzinatormuskel (M. buccinator) sowie dem oberen Schlundschnürer (M. constrictor pharyngis superior). Das zweite ist das radiäre Muskelsystem der perioralen Muskulatur. Alle Muskeln sind durch den Modiolus verbunden und strahlen wie die Speichen eines Rades dorthin. Sie bilden eine Aktionsgemeinschaft und greifen ineinander. Zwischen dem M. buccinator und der Kaumuskulatur liegt der Wangenfettpfropf, der beim Säugling besonders

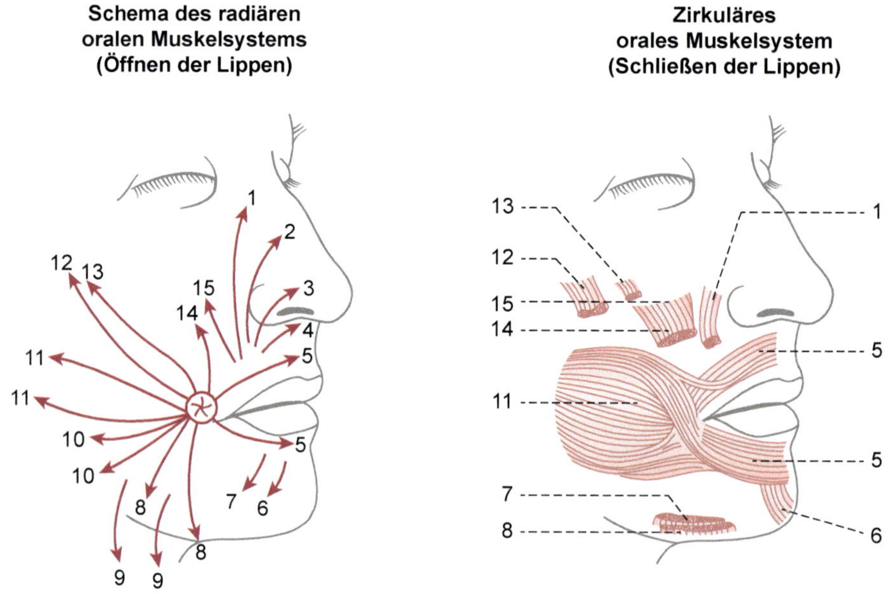

1 M. levator labii superioris alaeque nasi
M. nasalis [2 Pars transversa
3 Pars alaris
4 M. depressor septi
5 M. orbicularis oris
6 M. mentalis
7 M. depressor labii inferioris
8 M. depressor anguli oris
9 Platysma
10 M. risorius
11 M. buccinator
12 M. zygomaticus major
13 M. zygomaticus minor
14 M. levator anguli oris
15 M. levator labii superioris

Abb. 3.3 Radiäres und zirkuläres orales Muskelsystems

ausgeprägt ist und die Wangen beim Saugen stabilisiert.

Beim Saugen müssen sich die Fasern des M. buccinator der Brust anpassen, ihre Spannung erhöht sich. Dadurch nähern sich die Wangen der Mittellinie des Mundraumes an und der intraorale Druck nimmt zu.

Saugen an der Brust

Die Lippen liegen maximal geöffnet an der Brust und saugen sich an, alle Muskeln arbeiten zusammen. Die Kaumuskeln öffnen und schließen den Kiefer beim Saugen. Maximale Kieferöffnung und Annäherung des Ober- und Unterkiefers beanspruchen Muskulatur und Kiefergelenk intensiv. Der zurückliegende Unterkiefer wird nach vorne geschoben, in optimale Position zum Oberkiefer. Der Kinnmuskel ist dabei nicht aktiv! Die Zunge liegt über der Kieferleiste und umfasst Brustwarze und Warzenhof. Die Druckwelle wandert von der Zungenspitze nach hinten und leitet dort das Schlucken ein. Dabei bewegt die Zunge sich nicht von ihrer eingenommenen Stelle weg und übt nur Druck nach oben und hinten aus, nicht nach vorne. Der durch das Saugen aufgebaute Unterdruck spielt die Hauptrolle bei der Milchentleerung der Brust.

Saugen an der Flasche

Der Gebrauch der Muskulatur ist eher unphysiologisch. Ist der Sauger günstig – mit großer Lippenauflage, weichem Saugzapfen und kleinem Loch – können manche Kinder mit guter Anpassung ähnlich wie an der Brust saugen. Andere bringen das trotz günstigem Sauger nicht zustande. Meist ist jedoch der Sauger ungünstig, die Lippen liegen passiv um eine zu kleine Auflagefläche und bleiben inaktiv, die Kaumuskulatur wird kaum gebraucht, die Zunge liegt zu weit hinten und wird nach vorne gegen die Kieferleiste gedrückt. Der Kinnmuskel wirkt kompensierend und ist unphysiologisch aktiv. Somit fehlen die physiologischen Wachstumskräfte für den Mundraum, die formende Kraft fehlt. Das meist zu große Saugerloch führt zudem noch zu einer Schluckfehlfunktion.

Training des orofazialen Systems als Grundlage des Spracherwerbs

!

Saugen, Schlucken und Kauen bereiten die artikulatorische Koordination vor und sind die Grundlage der Entwicklung von Sprechbewegungen.

Das Baby führt mit seinen Sprechorganen dieselben Bewegungen aus wie bei der Nahrungsaufnahme, also anfangs im Wesentlichen Saugbewegungen. Saugen an der Brust bewirkt ein Positionieren der Brustwarze in der Mundhöhle, ist ein „Melken“ und Schlucken in einer perfekt koordinierten Bewegung von Kiefer und Zunge unter Beibehaltung des Vakuums.

Die Saugmuskulatur des Säuglings erstaunt – im Vergleich zur sonstigen Muskulatur – durch ihre Kraft, mit der sie die Kiefer bewegt. Das orofaziale System ist eine funktionelle sensomotorische Einheit, die des Trainings bedarf. Der „Melkdruck“ der Zunge beim Saugen ist beispielsweise ein Wachstumsstimulans für den Gaumen.

Beim Flaschen mit einem Sauger mit zu großem Loch wird – wie auch durch habituellen Schnullergebrauch – das orofaziale System nicht ausreichend trainiert. Das Beibehalten eines untrainierten Schluckmusters mit Vorschieben der Zunge verhindert wirkungsvolle Kaubewegungen und begünstigt die Hypotonie sowie die Entwicklung orofazialer Dysfunktionen mit negativen Auswirkungen für Schlucken und Sprechen. Die Bewegungsempfindung ist für die Artikulation von Lauten von großer Bedeutung. Die fehlerfreie Ausführung sprechmotorischer Bewegungen setzt kinästhetische Rückmeldungen voraus.

Die motorische Grundlage für die Entwicklung der Sprechbewegungen ist der angeborene Saug-, Schluck- und Atemreflex. Der motorisch-kinästhetische Muskelsinn entwickelt sich und wird von Tastempfindungen an den Sprechorganen und von Hörwahrnehmungen gesteuert.

Frühe Sprachentwicklung

In der **Lallperiode** produziert das Kind Laute, die es lustvoll immer wiederholt. Diese sog. ideomotorische Entwicklung ist eine notwendige Vorbedingung für die Sprachentwicklung. Der Lauterwerb steht mit der gesamten Sprachentwicklung in wechselseitigem Bezug. Zufällig entstehen gurgelnde, schnalzende, schlürfende und schmatzende Urlaute.

Lallen ist ein funktionsbetontes Spielen mit den Respirations-, Phonations- und Artikulationsorganen. Die Lautäußerungen bedingen das Einüben der motorischen Feinkoordination des Sprechapparates, sind aber auch eine motivierte Ausdrucksbewegung von Befindlichkeiten.

Das Kind ahmt Laute seiner Umgebung nach, die Lautbildung wird reichhaltiger und kombinierter. Akustische, optische und taktile Eindrücke werden lautlich wiedergegeben. Bestimmte Laute rufen bei den Erwachsenen Reaktionen hervor – die Befriedigung der kindlichen Bedürfnisse. Umgekehrt koordiniert das Kind Äußerungen des Erwachsenen mit eigenen Reaktionen. Es dekodiert Zusammenhänge zwischen bestimmten Lautfolgen und bestimmten Situationen, zwischen sozialer Handlung und sprachlicher Äußerung.

Vorstufen des Sprachverständnisses liegen lange vor dem ersten gesprochenen Wort. Im Sprechakt fließen viele motorische Funktionen zusammen: solche der Zunge, der Lippen, des Kehlkopfes und der Atmung. All das läuft ab, ohne dass das Bewusstsein steuernd eingreift. Während wir sprechen, kommt es nur darauf an, was wir sprechen, während das Wie untergeordnet ist.

Gebissentwicklung und Mundmotorik

Der **Zahndurchbruch** ist ein sichtbarer Entwicklungsschub für die physiologischen Vorgänge. Zum Saugen kommt Kauen und Beißen hinzu. Das Erscheinen der Milchzähne verändert die sensorische Wahrnehmung im Mundraum. Der Kontakt der Zunge mit den Wangen wird unterbrochen und die Kiefer nähern sich gegenseitig an. Lippen und Kiefer kontrahieren nur noch wenig, um das Vorwärts- und Seitwärtsspreizen der Zunge aufzufangen.

Der okklusale Kontakt scheint einen **neuromuskulären Wechsel im Schluckmuster** zu bedingen. Sowohl der Durchbruch der Milchzähne als auch der Übergang zu fester Nahrung – anfänglich die Beikost – initiieren den Reifungsvorgang beim Schlucken und die willentlichen Kaubewegungen. Dieser Wechsel kann jedoch über Jahre verzögert werden, wenn Kinder unphysiologische Saugmuster im Zusammenhang von Flasche, Schnuller oder Daumen beibehalten oder aufgrund falscher Ernährungsgewohnheiten nicht zum Kauen ermuntert werden.

Eine pathologische Mundmotorik kann einen großen Einfluss auf die Entwicklung der verschiedenen Lallperioden haben. Im Rahmen des kindlichen Hirnreifungsprozesses unterliegt auch die **Zungenmotilität** einer Entwicklung. Das Auftreten kindlicher Artikulationsstörungen kann mit einer eingeschränkten Zungenmotilität in direkter Beziehung stehen.

Fazit

Die Entwicklung des oralen Bereichs ist für das Kleinkind von herausragender Bedeutung. Der Mundbereich ist der erste wichtige Erlebnisbereich des Babys. Die primär prägenden Funktionen sind hierbei Atmen, Saugen, Schlucken, Kauen und Beißen. Das gesamte stomatoglossognathe System wird über eine Vielzahl von unbewussten Regelkreisen in einem veränderlichen Gleichgewicht gehalten. Jede Störung durch endogene oder exogene Faktoren hat kompensatorische Anpassungserscheinungen zur Folge. Beispielsweise wechseln Mütter, die ihr Kind stillen, die Brustseite und halten damit ihr Baby einmal rechts, einmal links im Arm. Mütter, die ihr Kind flaschen, wechseln dagegen nicht. Hier kann bereits der frühe Ansatz für Kiefergelenk- und Gesichtsasymmetrien liegen.

Zahlreiche Faktoren vermögen die muskuläre und taktil-kinästhetische Entwicklung im Mundbereich, die Lautbildung und damit die Sprachentwicklung zu beeinflussen. Nur ein reibungsloses Zusammenspiel der einzelnen hochdifferenzierten Abläufe gewährleistet ein optimales Ergebnis.

3.3 Praxis des Stillens

3.3.1 Grundlagen

Schwangerschaft, Geburt und Stillzeit sind Phasen, die nahtlos ineinander übergehen. In jeder Phase kann eine Störung auftreten und die normale Entwicklung beeinträchtigen. Dies ist immer mit Risiken für Mutter und/oder Kind verbunden. Wird ein Kind zu früh oder mit einer Behinderung geboren, so kann die moderne Medizin viel für das Kind tun, dennoch ist es einem erhöhten Gesundheitsrisiko ausgesetzt. Wird ein Kind nicht gestillt, steigt ebenfalls sein Gesundheitsrisiko, auch oder gerade mit der heutigen künstlichen Säuglingsernährung. Die zu frühe Geburt ist als Risikofaktor bewusst und bekannt. Das **Nichtstillen als Risikofaktor** für Mutter und Kind ist weitaus weniger bekannt.

!

Der **Stillerfolg** ist für viele Mutter-Kind-Paare von der Unterstützung und dem praktischen Umgang vor allem in den ersten Tagen und Wochen abhängig. Bei der Geburt bringen Mutter und Kind die biologischen Voraussetzungen für erfolgreiches Stillen mit.

Das gilt für die Milchbildung genauso wie für die zugehörigen Verhaltensweisen wie Bindung und das Zusammenspiel zwischen Mutter und Kind. Eine enge **Bindung** zwischen Mutter und Kind ermöglicht und gewährleistet eine ausreichende Fürsorge und das Stillen. Die Bedingungen rund um die Geburt und die Säuglingszeit sind so zu gestalten, dass Bindung und Stillen gelingen können. Die familiäre Betreuung und die Förderung einer guten Eltern-Kind-Bindung sind zentrale Aspekte. Eltern dürfen vom Gesundheitspersonal eine professionelle Beratung und Unterstützung in der Pflege ihres Neugeborenen erwarten.

Adäquate Begleitung bieten Geburtskliniken und Neonatologische Abteilungen, die nach dem **Konzept „Babyfreundliches Krankenhaus“** bzw. nach dem **NIDCAP-Konzept** (Neonatal Individualized Developmental Care and Assessment Programme) arbeiten. Bei diesen Konzepten stehen im Vordergrund:

- die sanfte, entwicklungsgerechte Pflege
- der Respekt vor der Individualität des Neugeborenen und seiner Familie mit ihren speziellen Bedürfnissen
- die Ausrichtung der Betreuung auf die optimale Entwicklung des Kindes und seiner Familie.

Die Kinder werden nach ihren individuellen Bedürfnissen nach Schlaf und körperlicher Nähe unter Einbeziehung der familiären Bezugspersonen gepflegt. Die neurologische Entwicklung des frühgeborenen und/oder kranken Neugeborenen wird aktiv durch Vermeidung von Stress, Schmerz, Überstimulation oder Deprivation gefördert und unterstützt so die Fähigkeit des Säuglings zu Selbstregulation, Stärke und Eigeninitiative.

3.3.2 Entwicklung der Stillbeziehung

Ein Baby zu gebären und zu betreuen ist eine umfassende Aufgabe. Für eine erfolgreiche Stillbeziehung ist es wichtig, dass sich Mutter und Kind Zeit lassen. Stillen ist eine gemeinsame Sache.

- In den ersten Tagen nach der Geburt ist die Brust noch weich. Innerhalb von 2–4 Tagen wird der **Milchspendereflex** aktiv. Während dieser kurzen Phase kann das Trinken an der Brust für das Neugeborene schwieriger sein. Dies trifft auf alle stillenden Mütter zu. Durch das wiederholte Anlegen des Säuglings in den ersten Tagen wird der Milchspendereflex ausgelöst. Das Abpumpen der Milch kann in dieser Zeit helfen, die Milchmenge zu erhöhen.
- In den ersten Tagen und Wochen dauert das Stillen meistens etwas länger. Die Mutter sollte gut gestützt und bequem sitzen oder liegen, damit das Baby eng an die Brust gehalten werden kann, ohne dass Muskelverspannungen entstehen. Auch will das Neugeborene erst einmal an der Brust ankommen und alles kennenlernen. Es möchte die Brust mit den Lippen und mit der Zunge erkunden, bis es den Mund weit öffnet und die Brustwarze und einen Teil des Warzenhofes umschließt (➤ Abb. 3.4). Das Stillen und alle damit verbundenen Tätigkeiten sollten daher in einer angenehmen und entspannten Wohlfühlatmosphäre erfolgen. Jegliche Art von Druck ist hier kontraindiziert.

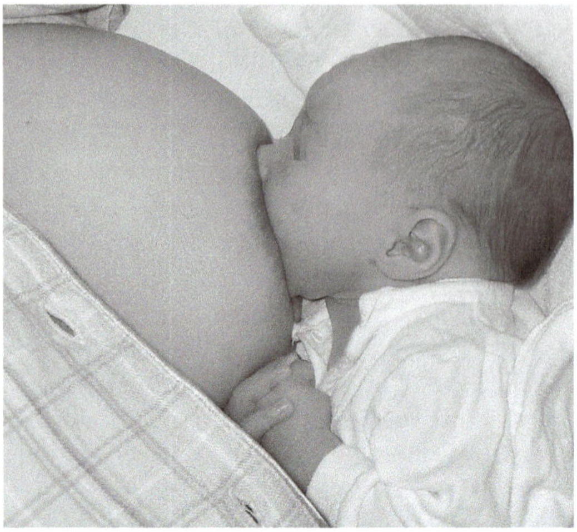

Abb. 3.4 Julian, 8 Stunden alt, erste Stillversuche

Ein Neugeborenes sollte immer gestillt werden, wenn es sich meldet. Es wird erst an der einen Brustseite gestillt. Wenn es noch Hunger hat, erhält es auch die andere Brust. Sonst wird es beim nächsten Stillen an der anderen Seite angelegt. Je öfter gestillt wird, umso mehr Milch wird gebildet. Viele Babys trinken in der Neugeborenenzeit 8- bis 12-mal in 24 Stunden und öfter. Die Abstände zwischen den Mahlzeiten sind ganz individuell und ändern sich im Laufe der Zeit. Wenn sich schwache oder müde Babys nicht von selbst oft genug melden, ist es sinnvoll, sie zu wecken und anzulegen.

3.3.3 Beobachtung des Stillens, gezielte Stimulation

Für eine erfolgreiche frühe Stillbeziehung ist auch von Bedeutung, dass die stillende Mutter Anzeichen für **wirkungsvolles Saugen** und den **Milchtransfer** beobachtet. Sie sieht zwar nicht direkt, wie die Milch in ihr Baby fließt. Es gibt jedoch einige **Anhaltspunkte**, an denen sie erkennen kann, ob das Baby wirkungsvoll saugt oder nicht:

- Das Baby erfasst einen guten „Mundvoll Brust“, sodass die Kiefer die Milchdrüsen hinter der Brustwarze zusammenpressen können. Die Brustwarzenspitze reicht beim Saugen weit in den Mund des Babys hinein bis zur „**Wohlfühlzone**“. Das ist der Bereich zwischen hartem und weichem Gaumen. Das Kinn des Babys liegt an der Brust an, die Nase leicht auf der Brust (➤ Abb. 3.4). Die Lippen des Babys sind nach außen geschürzt.
- Die Zunge des Babys umfasst die Brustwarze von unten. Sie ist zu sehen, wenn man die Unterlippe des Babys leicht nach unten zieht. Die Zunge liegt zwischen Brustwarze und Unterkiefer des Babys.
- Das Baby sollte nicht leicht von der Brust zu lösen sein.

Saugt das Baby gut, regt das anfängliche schnelle Saugen den Milchspendereflex an. Dann wechselt der Saugrhythmus:

!

Saug- und Schluckrhythmus bei erfolgreichem Stillen

- Das Baby schluckt nach je 1- oder 2-maligem Saugen hörbar.
- Bei jeder Mahlzeit sind für 10–20 Minuten das aktive Saugen sichtbar und das Schlucken hörbar.

Haben Neugeborene Probleme bei der Nahrungsaufnahme durch Stillen, ist es unabdingbar, den Mundraum genau zu untersuchen. Eine oft übersehene Ursache ist das **verkürzte Zungenbändchen**. Dieses hindert den Säugling daran, die Zunge über die Unterkieferleiste zu strecken und Brustwarze und Warzenhof voll zu erfassen. Die Behandlung ist unproblematisch: Ein Arzt kann in Sekunden das verkürzte Bändchen mit Skalpell oder Schere lösen. Die Heilung im Mundbereich ist ausgezeichnet. Das Baby kann sofort angelegt werden und ohne Probleme stillen.

Allgemein ist es hilfreich, dem Säugling seinen Mundraum angenehm bewusst zu machen, die zum Saugen notwendige **Muskulatur** zu **aktivieren** und das **Saugen** zu **stimulieren** (vgl. ➤ Abb. 3.7) sowie die Atmung regulieren zu helfen. Bestimmte Stimulationen, abgestimmt auf die Bedürfnisse des Kindes, machen das Zusammenspiel von Mund-, Hand- und Körpermotorik sichtbar und aktivieren das differenzierte, harmonische Miteinander aller Muskelgruppen des Mund-, Rachen- und Gesichtsbereichs. Grundvoraussetzung ist hierbei eine kompetente therapeutische Anleitung durch speziell ausgebildetes Fachpersonal.

3.3.4 Stillpositionen

!

Für ein gutes Gelingen der gemeinsamen Sache Stillen sind die verschiedenen Stillpositionen und besonders deren **Wechsel** unabdingbar. Durch die Wahl einer bestimmten Stillposition lässt sich therapeutisch Einfluss nehmen.

Stillen im Liegen

Die Mutter liegt bequem auf der Seite, Kopf und Rücken sind mit Kissen abgestützt. Die Beine sind leicht angewinkelt. Das Baby liegt auch auf der Seite, mit dem Mund auf Höhe der Brustwarze.

Wiegenhaltung

Das Baby liegt so, dass sein Körper dem Körper der Mutter zugewandt ist. Ohr, Schulter und Hüfte bilden dabei eine Linie. Das Gesicht des Babys liegt gegenüber der Brust, die Nase auf Höhe der Brustwarze. Nun stimuliert man mit der Brustwarze der Lippenbereich des Babys, das daraufhin den Mund öffnet und die Zunge nach vorne schiebt. Dann bringt die Mutter das Baby nahe an ihren Körper. Der Kopf soll die Möglichkeit haben, sich zu bewegen und leicht nach hinten zu neigen. So kann das Kind vom unteren Teil des Warzenhofes, der in seinem Unterkieferbereich liegt, mehr erfassen als vom oberen. Die Nase ist frei. Sobald sie sich in die Brust gräbt, muss die Anlegeposition verbessert werden.

Verschluckt sich ein Baby leicht, würgt es wegen eines starken Milchspendereflexes leicht oder hat es einen schwachen Muskeltonus, kann man es in dieser Position so legen, dass sein Nacken und Hals höher liegen als die Brustwarze der Mutter.

Rückenhaltung/Rückengriff

Diese Position wird auch „Unter-dem-Arm-Haltung" oder „Football-Position" genannt. Sie ist besonders gut für das Stillen nach Kaiserschnitt, bei Mehrlingen, bei flachen Brustwarzen oder großen Brüsten geeignet.

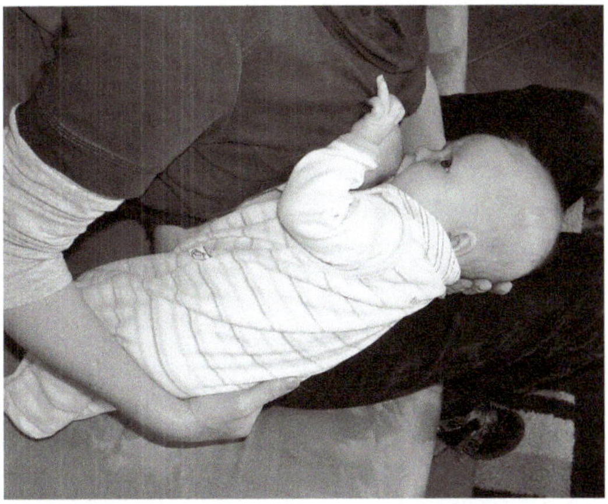

Abb. 3.5 Stillen im Rückengriff

Das Baby liegt auf einem Stillkissen an der Seite neben der Hüfte. Die Beine des Babys zeigen zum Rücken der Mutter. Der Kopf liegt in einer Hand, und wird von dieser zur Brustwarze geführt, die andere Hand stützt bei Bedarf die Brust von unten. Die Nase des Babys liegt in Höhe der Brustwarze (➤ Abb. 3.5). Das Halten des Kopfes erlaubt dem Baby, gut zu saugen. Die Mutter kann das Gesicht und das Saugen gut beobachten. Beim Stillen von Babys mit schwachem Muskeltonus ist es wichtig, ihren Kopf gut zu stützen.

Hoppe-Reiter-Sitz

Das Baby sitzt auf dem Schoß der Mutter, das Gesicht des Babys ist ihr zugewandt. Bei einem kleinen Baby kann es erforderlich sein, es mithilfe eines Kissens auf Brusthöhe zu bringen. Diese **aufrechte Stillposition** erweist sich als hilfreich bei Kindern, die Schwierigkeiten haben, mit dem Milchfluss zurechtzukommen. Für ein Baby mit einer Gaumenspalte kann diese Haltung angenehm sein, weil sie verhütet, dass Milch in seine Nase fließt.

Frühgeborenenhaltung

Das Kind liegt auf dem Arm vor dem Bauch der Mutter, entweder auf der rechten oder der linken Seite. Der mütterliche Unterarm führt Rücken und Nacken des Babys. Der Kopf liegt gestützt in der entsprechen-

3

den Hand und wird von ihr in Position gehalten. Mit der anderen Hand stützt die Mutter die Brust von außen und unten, dabei zeigt nur der Daumen nach oben. Diese Position eignet sich für alle Babys mit schwachem Muskeltonus, einer schwachen Suchreaktion oder einer Saugschwäche. Das zusätzliche Stützen des Kopfes kann ihnen helfen, an der Brust zu bleiben.

DanCer-Griff

Dieser besondere Griff – benannt nach *Dan*ner und *Ce*rutti – hilft dem Baby, die Brustwarze festzuhalten. Daumen und Zeigefinger der Mutter bilden ein „U", in dem das Kinn des Babys ruht. Sie unterstützen die Wangenmuskulatur, die dadurch enger mit dem Brustgewebe in Kontakt kommt, und erleichtern dem Kind das Saugen.

3.3.5 Kinder mit besonderen Bedürfnissen

Frühgeborene

✓

Ein Frühgeborenes ist ein Fetus, der unverhofft seinen Platz verloren hat. Medizinisch gesehen ist es ein Kind, das vor Vollendung der 37. SSW zur Welt kommt.

Bei einer Frühgeburt verliert der Fetus ohne Vorbereitung von einer Sekunde auf die andere seine immer gleich warme und feuchte Höhle, in der er sich nicht um seine Nahrung, Atmung und Verdauung „kümmern" muss. Fetale Säuglinge erwarten ständige sensorische und kinästhetische Stimuli aus dem Fruchtwasser und von der Fruchtblase. Diese sorgen für die adäquate intrauterine Entwicklung des sensomotorischen Systems. Beim Frühgeborenen werden die garantierten sensorischen Erfahrungen abrupt gestoppt. Anstelle des Mutterbauchs übernehmen jetzt, je nach Reife und gesundheitlichem Zustand des Frühgeborenen, Medizin und Technik bestimmte Aufgaben. In der Neonatologie wird vom **Gestationsalter**, von der Anzahl der Schwangerschaftswochen des Neugeborenen, gesprochen. Dieses gibt wichtige Anhaltspunkte über die Reife des Babys.

Die Natur scheint mit „früheren Kindern" zu rechnen: Je unreifer ein Kind zur Welt kommt, desto genauer ist die Zusammensetzung der Muttermilch an die Nährstoffe angepasst, die das Kind über die Plazenta erhalten würde. Die Mutter ist z. B. optimal darauf vorbereitet, Babys **ab der 34. Woche**, die zu diesem Zeitpunkt etwa 2.000 g wiegen, zu versorgen. Die mütterliche Brust kann eine Milch produzieren, die den Bedürfnissen eines 34-wöchigen Babys angepasst ist. Diese Kinder können ihren vorgezogenen Eintritt in das Leben in der Regel ohne größere Auffälligkeiten meistern, vorausgesetzt, sie sind gesund.

Kinder, die **vor der 34. Woche oder mit weniger als 2.000 g** geboren werden, brauchen immer eine besondere Betreuung. Je jünger und je leichter sie bei der Geburt sind, umso intensiver sollte diese sein. Die medizinische Betreuung betrifft hauptsächlich Atmung und Ernährung bzw. Lunge und Magen-Darm-Trakt ein. Diese Organe sind während der Schwangerschaft in Ruheposition. Nach der Geburt muss das Kind aktiv werden. Es muss selbst atmen, die Brust suchen, saugen, schlucken und sich bei der Entleerung des Darmes gelegentlich recht anstrengen.

Für die Entwicklung des Frühgeborenen ist die Ernährung und Verdauung von zentraler Bedeutung. Der Magen-Darm-Trakt muss nach der Geburt aufgeweckt und langsam aktiviert werden. Dies kann nur in kleinen Schritten und am besten mit Muttermilch geschehen.

!

Frühgeborene brauchen Muttermilch

Nur die Muttermilch enthält eine Reihe von Substanzen, die einerseits die Verdauung in Gang bringen und andererseits die **Reifung des Magen-Darm-Traktes** fördern.

Ein Frühgeborenes benötigt täglich eine **Milchmenge**, die ungefähr $\frac{1}{5}$ seines Körpergewichts entspricht. Bei einem 1.000 g schweren Baby sind das etwa 200 ml pro Tag. Diese Tagesmenge Milch wird in 8–12 Portionen von anfangs Fingerhutgröße aufgeteilt. Die verabreichte Milchmenge wird täglich um 10–20 ml/kg gesteigert. Der Magen-Darm-Trakt lässt sich in etwa 2 Wochen so trainieren, dass er die notwendige Milchmenge verdauen kann. Sollte ein zusätzlicher Bedarf an Energie und Aufbaustoffen bestehen, wird das Frühgeborene vorübergehend über eine **Infusion** mit allem Nötigen versorgt. Besonders kleine Frühgeborene, die noch nicht selbst trinken können, erhalten die Milch zu Beginn über eine Sonde direkt in den Magen. Mit der Zeit lernen sie, selbst zu trinken und schließlich zu bestimmen, wann sie trinken möchten (➤ Abb. 3.6).

Eine Frühgeburt kann auch für die Mutter eine traumatische Erfahrung sein. Sie macht einen Trauerprozess durch und ist starken Gefühlsschwankungen unterworfen. Hier ist Bestärkung notwendig, wie sie ihr Baby unterstützen kann oder bereits unterstützt. Sie sollte so viel wie möglich mit ihrem Baby zusammen sein und ihm ihre Milch zur Verfügung stellen. Wenn das Frühgeborene noch nicht alleine an der Brust trinken kann, sollte die Mutter, kompetent begleitet, bald nach der Geburt – möglichst innerhalb der ersten 6 Stunden – mit dem **Abpumpen** der Muttermilch beginnen.

Diese Milch, ihrem Frühgeborenen gefüttert, kann für die Mutter bedeuten, dass sie für ihr Kind eine Art Medizin produziert. Um die Milchbildung gut anzuregen, sollte die Milch tagsüber alle 3 Stunden und möglichst auch einmal nachts abgepumpt werden, vorzugsweise mit einer elektrischen Pumpe. Beim Abpumpen ist besonders sorgfältig und hygienisch vorzugehen. Damit sich die Mutter in ihrer angespannten Situation besser entspannen und die Milch besser zum Fließen kommen kann, ist es hilfreich, sich ein Foto von seinem Kind hinzustellen und die Brust vor dem Abpumpen zu massieren.

Körperkontakt ist hilfreich und tröstlich für das Kind, die Mutter und/oder den Vater und hilft Angst abzubauen. Frühes **Känguruen**, also das Haut-auf-Haut-Liegen, schon beim beatmeten Kind, täglich über einen längeren Zeitraum hinweg, erleichtert den Milchaufbau, die Milchgewinnung und den Stillbeginn erheblich. Der direkte Kontakt zwischen Mutter/Eltern und Kind fördert die Entwicklung des Frühgeborenen. Es zeigt eine bessere Atmung, eine größere Gewichtszunahme und ein stärkere Zufriedenheit. Das Vertrauen der Mutter in sich und zu ihrem Kind wird immens gestärkt.

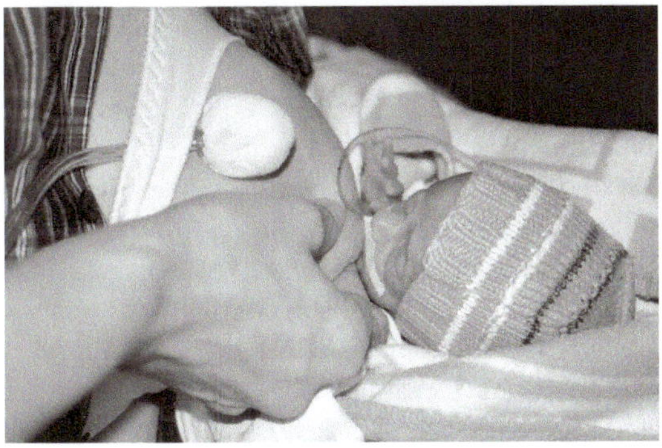

Abb. 3.6 Erstes Anlegen von Laura, frühgeboren in der 24. SSW mit nasogastraler Sonde und Sauerstoff

Das **erste Stillen** findet hier nicht erst bei der regelrechten Nahrungsaufnahme an der Brust statt, sondern schon früher. Denn das Känguruen stimuliert das Baby zum Riechen, Lecken, Schmecken und Saugen. Die Mutter kann dem Baby austretende Milch auf die Lippen streichen, das Saugen stimulieren oder das Frühgeborene kann an der Brustwarze schlecken. Für sie ist es in ihrer speziellen Situation bedeutsam zu erfahren, wie wichtig sie für ihr Baby ist. Die Mutter kann känguruen, d.h. durch ständiges Beisammensein, Zärtlichkeit, Hautkontakt, Küssen, Tragen, sinnliches Erleben, Reagieren auf die kindliche Kommunikation, Eingehen auf und Erfüllen der Bedürfnisse, ihrem Baby Halt geben und es trösten. Sie kann ihre eigene Milch für ihr Baby gewinnen. Mütter lernen so, die Fähigkeiten ihres Babys einzuschätzen.

Altersunabhängig reagieren alle Babys mit Such- und Saugverhalten. Effizientes Suchen sowie das Erfassen von Brustwarze und Mundvoll Brust wurde schon bei Babys nach der 28. SSW beobachtet. Bei jedem Baby wird die **Bereitschaft zum Stillen** individuell bestimmt. Es kann sein, dass es bereits in der Lage ist, an der Brust zu saugen, lange bevor es aus der Flasche trinken kann. Diese Phase erfordert eine kompetente Begleitung. Das Trink- und Saugverhalten des Babys und der Milchtransfer sollten beobachtet werden.

Stillpositionen

Frühe Anlegeversuche und Fütterungen sind ein Lernprozess für Mutter und Kind und verlangen Zeit und Geduld. Für die meisten kleinen Frühchen ist die abgewandelte Wiegenhaltung – die **Frühgeborenenhaltung** (siehe oben, ➤ Kap. 3.3.3) – gut geeignet. Um bequem an der Brust trinken zu können, brauchen die kleinen Frühchen eine Hand zur Unterstützung am Hinterkopf. Auch der **DanCer-Griff**

3

kann angewendet werden, wenn das Baby mehr Unterstützung braucht. Die ersten Saugbemühungen des Babys mögen kurz sein, aber mit zunehmender Übung wird es länger saugen. Bei einem frühgeborenen Baby kann es auch etwas länger dauern, bis der Milchspendereflex ausgelöst und die Milch fließt.

Babys mit Down-Syndrom

!

Babys mit Down-Syndrom brauchen Muttermilch

Stillen fördert ihre Entwicklung optimal und schützt die infektanfälligen Kinder vor Infektionen.

Stillen bietet auch bei Babys mit Down-Syndrom die natürlichen Vorteile für Mutter und Kind. Die immunologischen Schutzfaktoren der Muttermilch gegen Infektionen sind gerade für Babys mit Down-Syndrom immens wichtig, da diese Kinder besonders anfällig für Infekte der Atemwege und des Magen-Darm-Systems sind. Zusätzlich unterstützt der physische Stillvorgang die Entwicklung des Babys. Er sorgt für häufigen und regelmäßigen Hautkontakt zwischen Mutter und Kind, stimuliert alle Sinnesorgane und hilft dem Baby, seine Fähigkeiten besser zu entwickeln. Das Baby lernt, sich zu spüren, seine Bedürfnisse wahrzunehmen und diese auch anzumelden.

Babys mit Down-Syndrom (➤ Abb. 3.7) sind in den ersten Lebenswochen häufig schläfrig. Sie sollten zu **häufigem Stillen** während des 24-Stunden-Tages angehalten werden. Das Baby sollte vollständig wach sein, wenn ihm die Brust angeboten wird, und es sollte ermuntert werden, am Stillen interessiert zu bleiben. Mit dem Baby ist **viel Körperkontakt** zu halten, ein Tragetuch kann das erleichtern.

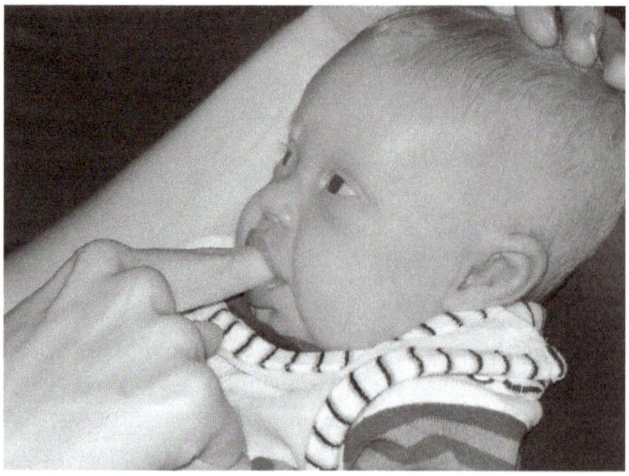

Abb. 3.7 Saugstimulation bei Tim – Baby mit Down-Syndrom

Stillpositionen

Die Wahl einer angemessenen Stillposition ist auch hier von grundlegender Bedeutung. Die individuelle Stillposition stärkt den gesamten Körpertonus und besonders den Tonus der Gesichtsmuskulatur. Dies unterstützt die Koordination der Mund- und Zungenbewegungen. Das Baby muss die Brust gut erfassen. Um die Milch aus der Brust herauszubekommen und die Milchbildung anzuregen, muss das Baby die Brustwarze weit genug in seinen Mund aufnehmen. Eine bequeme Position, mit dem Mund auf einer Höhe mit der Brustwarze und den Körper ganz der Mutter zugewandt, ist eine gute Voraussetzung. Eventuell müssen Kinn und Kiefer gestützt werden, damit das Baby wirkungsvoll saugen kann. Hier kann die Unterstützung mit dem **DanCer-Griff** sehr hilfreich sein.

Babys mit Down-Syndrom können dazu neigen, sich häufiger zu **verschlucken**. Durch ihren schwachen Muskeltonus kann die Luftröhre beim Schlucken ungeschützt bleiben. Tritt dieses Problem auf, ist das Baby beim Trinken so zu lagern, dass sein Nacken und sein Kehlkopf höher als die Brustwarze liegen.

Nicht nur das Baby, sondern auch die Mutter sollte während des Stillens eine bequeme Position einnehmen. Da sie besonders zu Beginn viel Zeit mit dem Stillen verbringt, sollte die Mutter darauf achten, dass sich ihr Rücken und ihre Schultern nicht verspannen. Kissen können Rücken, Schultern und Arme unterstützen, die Füße werden bei aufrechter Sitzhaltung auf einem Hocker abgestellt. **Kontinuität und Ausdauer der Mutter** helfen dem Baby, gut anzusaugen und zu stillen. Babys mit Down-Syndrom brauchen mitunter sehr lange, bis sie einen optimalen Atem-Saug-Schluck-Rhythmus entwickeln. Mit einfühlsamer Geduld können Mütter hier viel erreichen. Wenn das Baby wächst und kräftiger wird und sich sein Muskeltonus verbessert, wird auch das Stillen einfacher.

Babys mit Spaltfehlbildungen im Mundbereich

Eine Lippen- und/oder Gaumenspalte ist eine angeborene Fehlbildung im Gesicht und/oder in der Mundhöhle. Bestimmte Gewebsstrukturen verwachsen während der Entwicklung des Embryos im 2. und 3. Monat der Schwangerschaft nicht miteinander (die 5.–7. Woche betrifft Fehlentwicklungen von Lippen und Kiefer, die 10.–12. Woche jene des Gaumens).

Lippen-Kiefer-Gaumen-Spalten (LKG-Spalten) gehören zu den häufigsten angeborenen Fehlbildungen des Menschen (Inzidenz weltweit 1 : 500). Ungefähr 15 % aller Fehlbildungen betreffen Lippen-Kiefer-Gaumen-Spalten. Dabei sind die **Lippen-Kiefer-Spalten** und die Gaumenspalten getrennte Entwicklungsstörungen – **Gaumenspalten** treten allerdings häufig gemeinsam mit Lippen-Kiefer-Spalten auf.

Die wissenschaftliche Theorie mit der derzeit größten Akzeptanz vermutet eine Kombination aus erblicher Disposition und schädlichen Umwelteinflüssen als **Ursachen**. Dabei sorgt eine erbliche Veränderung mehrerer Gene dafür, dass die Schwelle für Keimschädigungen aus der Umwelt gesenkt wird. Besteht eine solche Disposition, könnten Umweltfaktoren wie Medikamente, Röntgenstrahlen oder Infektionen bis hin zu seelischer Belastung in dieser sensiblen embryonalen Entwicklungsphase zu einer Spaltfehlbildung führen. Die embryonalen Gesichtsstrukturen verschmelzen innerhalb weniger Stunden. Ein durch die angeführten Faktoren bedingter Sauerstoffmangel könnte innerhalb dieses kurzen Zeitraumes die Verwachsungsstörung der Gesichtsstrukturen beim Embryo bewirken (➤ Kap. 5).

Jede verhinderte Infektion ist für das Neugeborene ein Gewinn. Mittelohrentzündungen treten bei Babys mit Spaltfehlbildungen häufiger auf, da die Belüftung ihres Nasen-Rachen-Raumes über die Eustachi-Röhre nicht gewährleistet ist. Stillen gilt hier als beste Prävention.

!

Babys mit Spalten im Mundbereich brauchen Muttermilch

- Die Immunglobuline in der Muttermilch schützen die bei einem Baby mit Spaltbildung besonders strapazierten Schleimhäute von Nase und Mittelohr vor Infektionen.
- Die intensive Nutzung der Mundmuskulatur beim Stillen belüftet das Mittelohr besser und kann dort die Bakterienzahl reduzieren.
- Die Gesichts- und Mundmuskulatur entwickelt sich besser als mit Flaschenfütterung.
- Eine kräftige Segel- und Lippenmuskulatur vermag den operativen Verschluss der Spalte zu erleichtern und das Operationsergebnis zu optimieren.

In der Regel ist ein Neugeborenes mit einer Spaltfehlbildung ansonsten ein „gesundes" Neugeborenes. Ein gesundes, kräftiges Neugeborenes möchte seine Mutter mit allen Sinnen wahrnehmen, es möchte sie spüren, schmecken, riechen und berühren. Dieses Grundbedürfnis des Kindes gilt es als Erstes zu befriedigen. Das Baby ist wach, sucht nach der Brust und der Babymund will die Brustwarze berühren. Es übt an der weichen Brust und wird so von der Mutter mit kleinen Mengen der wertvollen Neugeborenenmilch versorgt.

Bei Vorliegen einer Gaumenspalte kann die Anpassung einer herausnehmbaren **Mund-Nasen-Trennplatte** (MNT-Platte) in den ersten Lebenstagen sinnvoll sein. Damit verfolgt man folgende Ziele:

- Trennung von Nasen- und Mundraum
- Vorverlagerung der Zunge
- Angleichung der Kiefersegmente

Durch Trennung von Mund- und Nasenraum kann sich die Zunge nicht mehr in die Spalte einlagern. Sie wird automatisch nach vorne gedrückt. Manchmal weisen MNT-Platten auf der zungenzugewandten Seite Rillen auf. Das erleichtert der Zunge die Orientierung im Mund. Die Platte bietet dem Baby **mehr Widerstand**, wenn es mit der Zunge die Brustwarze pressen und so die Milch zum Fließen bringen will. Sie ist regelmäßig vom Kieferorthopäden zu kontrollieren.

Mutter und Baby brauchen Zeit und Geduld, bis das Baby seine **individuelle Trinktechnik**, seine „Melkbewegungen", gelernt hat. Das Baby muss Wangen, Kiefer, Zahnfleisch und Zunge nutzen, um die Milch aus der Brust zu drücken. Solange die

Spalte noch nicht verschlossen ist, kann beim Stillen immer etwas Milch aus der Nase fließen. Dies hat außer, dass es zeigt, dass ein Milchtransfer stattfindet, weiter keine Bedeutung.

Babys mit einer Spaltfehlbildung sollen und können gestillt werden, nur der Anfang gestaltet sich meist anders. Jede neue Situation bringt neue Anforderungen. Der beste Motor für das Stillen ist **Motivation, Geduld und Überzeugung**. Diese innere Kraft wird vielleicht einige Wochen gebraucht, denn so lange kann es dauern, bis der erwünschte Erfolg eintritt. Das Stillen kann schwierig sein. Dies sollte die Mutter und ihr Umfeld aber nicht davon abhalten, es zu versuchen, denn Stillen beginnt auch und gerade in dieser Situation im Kopf. Hier kann die Unterstützung einer Stillberaterin, des Pflegepersonals, des Partners und/oder von Freunden äußerst hilfreich sein.

Stillpositionen

- Günstig für erfolgreiches Stillen ist eine halb aufrechte bis sitzende Position des Babys, auch „**Hoppe-Reiter-Sitz**" genannt. In dieser Position ist eine ungestörte Atmung gewährleistet und das Verschlucken besser vermeidbar.
- Der **DanCer-Griff** hilft auch hier dem Baby, die Brustwarze festzuhalten. Mit Daumen und Zeigefinger der Mutter wird ein „U" gebildet, in dem das Kinn des Babys ruht. Dabei wird die Wangenmuskulatur satter an das Brustgewebe gebracht und somit das Trinken erleichtert.

Babys mit neurologischen Beeinträchtigungen

Das Stillen eines Babys mit neurologischen Beeinträchtigungen ist nicht selten eine Herausforderung. Doch auch hier lässt sich mit Geduld der Mutter viel erreichen. Das Nervensystem eines neurologisch beeinträchtigten Babys arbeitet nicht adäquat. Diese Babys lassen sich in 2 Gruppen einteilen: solche mit hypertonem und andere mit hypotonem Muskeltonus. Beide Gruppen sind durch ein unkoordiniertes Saugverhalten gekennzeichnet.

Das Stillen hat auch für diese Babys besondere Vorteile. Die Mund- und Kieferbewegungen, die für ein effektives Trinken an der Brust notwendig sind, helfen dem Baby, die Koordination seiner Muskeln und seines Nervensystems zu entwickeln und zu verbessern. Neugeborenenmilch und Muttermilch sind die optimale Nahrung, die das Baby in einem guten Ernährungszustand hält und ihm Schutz vor Infektionen gibt. Stillen fördert die Beziehung zwischen Mutter und Kind und hilft der Mutter dabei, ihr Kind als einzigartig zu sehen und es so anzunehmen, wie es ist.

!

Babys mit neurologischen Beeinträchtigungen brauchen Muttermilch.

Stillpositionen

Die Mutter sollte darauf achten, ihr Baby oft und lange genug anzulegen. Neurologisch beeinträchtigte Babys ermüden oft schnell und saugen eventuell nicht so lange, wie es erforderlich ist. Ein schwacher Tonus der Mund- und Gesichtsmuskulatur bedingt einen fehlenden oder schwachen Saugreflex: Die Zunge fällt im Mund zurück und kann sich nicht um die Brustwarze schmiegen. Durch gezielte Stimulation des orofazialen Bereichs lässt sich ein effektiveres Saugen des Kindes erreichen. Um koordiniertes Saugen anzubahnen, sind eine gute Stillhaltung und korrektes Ansaugen notwendig. Dafür bieten sich der „**Hoppe-Reiter-Sitz**" und zur Unterstützung der **DanCer-Griff** an.

Wenn das Baby wächst und kräftiger wird, stabilisiert sich sein Muskeltonus meist und das Stillen wird einfacher. In der Zwischenzeit können Mutter und Kind die speziellen Vorteile genießen, die das Stillen zu bieten hat.

3.4 Hilfen zum Stillen

3.4.1 Alternative Fütterungsmethoden

Kann ein Baby nicht direkt an der Brust stillen oder braucht es zusätzlich Nahrung, sind alternative Fütterungsmethoden der Flaschenfütterung vorzuziehen.

!

Nachteile der Flaschenfütterung

Das Baby braucht seinen Mund nicht so weit zu öffnen, es bewegt ihn und seine Zunge anders. Flaschenfütterung kann bei einem jungen Säugling zu einer Saugverwirrung oder bei einem schlecht saugenden Kind zu einer Saugschwäche führen.

Bei einem Baby mit persistierenden Trinkproblemen oder einer Saugschwäche ist auch an eine frühkindliche Dysphagie und damit an die Klärung der Schluckfunktion zu denken.

Eine sehr gute alternative Fütterungsmethode ist die Nahrungsanreichung mit Becher, Pipette, Spritze mit Fingerfeeder, Löffel oder Brusternährungsset – entweder an der Brust oder am Finger eingesetzt. Dies erfordert zwar etwas Übung und Zeit, aber auch das Füttern mit der Flasche müssen Mutter und Baby lernen.

Wie eine Untersuchung an frühgeborenen Babys in England zeigte, ließen sich Babys im frühen Alter von 30 SSW erfolgreich mit dem Becher füttern. Die **Becherfütterung** verbraucht nur wenig Energie, gibt dem Baby mehr Kontrolle über die Aufnahme der Milch als bei Flaschenfütterung und fördert Zungenbewegungen, die für ein erfolgreiches Trinken an der Brust von Bedeutung sind. Herztätigkeit, Atmung und Sauerstoffsättigung blieben während der Becherfütterung der Frühgeborenen zufriedenstellend (Lang, Lawrence und Orme 1994). Zur Becherfütterung eignen sich kleine Becher mit abgerundetem Rand. Das Baby wird dabei in aufrechter Position gehalten und erhält langsam kleine Mengen Milch. Babytrinkbecher gibt es z. B. von Medela und Ameda.

Auch bei der **Löffel-, Pipetten- und Spritzenfütterung** ist das Baby in aufrechter Haltung. Man bietet nur kleine Mengen an und wartet, bis das Baby geschluckt hat.

Damit das Zufüttern das Stillen fördert, lässt sich ein **Brusternährungsset** (➤ Abb. 3.8) einsetzen: Ein dünner Silikonschlauch wird auf der Brust bis zur Basis der Brustwarze angeklebt. Das freie Ende liegt mittig an der Brustwarze. Das Baby erfasst beim Stillen die Brust mit dem Schlauch. Während des Saugens erhält es Milch aus der Brust und zusätzlich durch den Schlauch aus einem Behälter. Auf diese Weise wird die Milchproduktion stimuliert und das

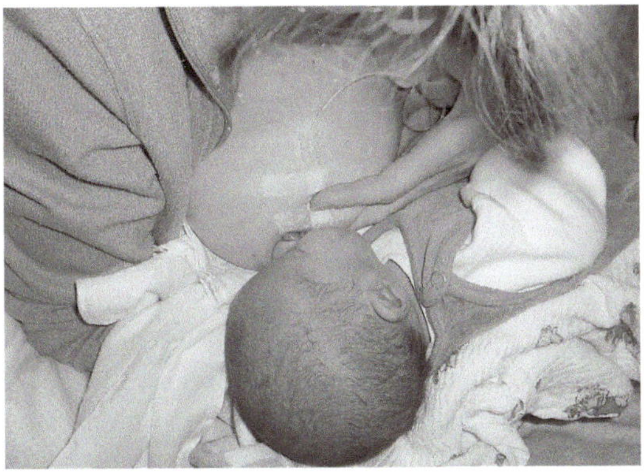

Abb. 3.8 Stillen von Sarah mit Unterstützung des Brusternährungssets – Baby mit LKG-Spalte

Baby zu gutem Saugen angeregt. So ist es möglich, das Baby zu füttern, während es an der Brust trinkt, sodass es die gesamte von der Mutter produzierte Milch aufnimmt. Ob ein Brusternährungsset nur wenige Tage oder Wochen zum Einsatz kommt, hängt vom Baby und seinen Entwicklungsbedingungen ab. Das Brusternährungsset ist bei Medela erhältlich.

3.4.2 Ausstreichen der Milch und Milchpumpen

Mütter von Kindern mit besonderen Bedürfnissen müssen manchmal auf eine Methode zum Pumpen oder Ausstreichen zurückgreifen, weil

- das Stillen sich nach der Geburt verzögert,
- vorübergehend unterbrochen werden muss oder
- sie von ihrem Baby getrennt sind.

Geeignet sind vollautomatische **elektrische Pumpen** mit Doppelpumpset z. B. von Medela oder Ardo. Sie können über den Apothekenfachhandel ausgeliehen werden. Die Handhabung ist einfach und erfordert von der Mutter keine Vorerfahrung.

Die Art, wie Muttermilch abgepumpt oder ausgestrichen wird, ist individuell von Mutter zu Mutter unterschiedlich. Handausstreichen und Handpumpen erfordern Übung, Geschick sowie Kraft- und Fingerkoordination. Welche Methode eine Mutter wählt, bestimmen ihre individuellen Möglichkeiten und Vorlieben.

Wichtig ist, dass es ihr gelingt, den **Milchspendereflex** beim Pumpen oder Ausstreichen auszulösen, damit die Milch zum Fließen kommen kann. Keine Methode wird die Milch aber so gut aus der Brust leeren, wie ein wirkungsvoll saugendes Baby.

3.5 Ausblick

Die Stillbeziehung mit ihrer absoluten Nähe und Verbundenheit hilft Eltern von Kindern mit besonderen Bedürfnissen, Vertrauen in ihr Kind zu entwickeln und es als Persönlichkeit mit Fähigkeiten und Stärken zu sehen und anzunehmen. Durch das Stillen gelingt es, einen besseren Zugang zu dem Baby zu entwickeln. Bei gelegentlicher Frustration oder Niedergeschlagenheit kann die Stillbeziehung immer wieder aufs Neue helfen, einen Weg in ein positives Denken zu finden. Denn während des Stillens erscheint ein **Gefühl des Einsseins** mit dem Baby und die Probleme können an Bedeutung verlieren. Dieses Gefühl des **Angenommenseins** ist für das gesamte Leben eines Kindes und für sein sich später entwickelndes Selbstwertgefühl von größter Bedeutung.

!

Um anfängliche Schwierigkeiten im Zusammenhang mit dem Stillen zu überwinden, ist eine **kompetente fachliche Beratung und Anleitung** unabdingbar. Diese leisten Kinderkrankenschwestern, Hebammen oder Still- und Laktationsberaterinnen IBCLC (International Board Certified Lactation Consultant).

Auch wenn es nicht möglich sein sollte, das Kind von Geburt an zu stillen, so lässt sich die Milchproduktion vorbereiten und durch Abpumpen ins Fließen bringen. Mütter bzw. Eltern können dafür Sorge tragen, nicht zu lange von ihrem Baby getrennt zu werden. Sie können dem Pflegepersonal mitteilen, dass sie ihr Baby stillen wollen.

Nachgeburtliche Zweisamkeit und Kuschelstunden sind eine enorme Motivation für Eltern und Kind. Sie helfen dabei, den Mut nicht zu verlieren, auch wenn es vielleicht etwas länger dauert, bis die Mutter ihr Kind selbst ernähren kann.

Für Kinder mit „besonderen Bedürfnissen" ist dasselbe gut, was für das Gedeihen aller Kinder nützlich ist. Dazu gehören die emotionale Stabilität und Wärme des familiären Lebens, die organisatorische Verlässlichkeit und Regelmäßigkeit der alltäglichen Abläufe und Einfühlsamkeit für das bestmögliche Verhältnis von pflegerischer Aufmerksamkeit, Zuwendung und Autonomie.

LITERATUR

Aly M. Mein Kind im ersten Lebensjahr – frühgeboren, entwicklungsverzögert, behindert? Oder einfach anders? Antworten für Eltern. Berlin u.a.: Springer, 2002.

Bigenzahn W. Orofaziale Dysfunktionen im Kindesalter. Grundlagen, Klinik, Ätiologie, Diagnostik und Therapie. 2. A. Stuttgart: Thieme, 2003.

Bowlby J. Bindung als sichere Basis. Grundlagen und Anwendung der Bindungstheorie. München, Basel: Reinhardt, 2008.

Brisch KH, Hellbrügge T (Hrsg.). Der Säugling – Bindung, Neurobiologie und Gene. Stuttgart: Klett-Cotta, 2008.

Bundeszentrale für gesundheitliche Aufklärung (Hrsg.). Stillen und Muttermilchernährung. Gesundheitsförderung Konkret. Bd. 3. Köln: BZgA, 2001 (Kostenloser Download unter: http://www.bzga.de/botmed_60643000.html; Stand: 21.9.2010).

Caspers K. Das andere Lächeln. Babys mit Lippen-Kiefer-Gaumenspalte; ein Buch (nicht nur) für Eltern. München: Zuckschwerdt, 2008.

Castillo Morales R. Die orofaziale Regulationstherapie. München: Pflaum, 1991.

Flehmig I. Normale Entwicklung des Säuglings und ihre Abweichungen. Früherkennung und Frühbehandlung. 7. A. Stuttgart: Thieme, 2007.

Furtenbach M. Das Zungenbändchen; die interdisziplinäre Lösung. Sprachtherapeuten in Zusammenarbeit mit Kieferorthopäden, Stillberaterinnen und chirurgisch tätigen Ärzten. Wien: Praesens, 2007.

Genna CW. Supporting sucking skills in breastfeeding infants. Sudbury, Mass.: Jones and Bartlett, 2008.

Gonzales C. In Liebe wachsen. Liebevolle Erziehung für glückliche Familien. Minden: LaLecheLiga Deutschland e.V., 2006.

Gonzales C. Mein Kind will nicht essen. Minden: LaLecheLiga Deutschland e.V., 2006.

Gotsch G. Breastfeeding. Pure and simple. Franklin Park, Ill.: LaLeche League Int., 1994.

Grimm H. Störungen der Sprachentwicklung. Grundlagen – Ursachen – Diagnose – Intervention – Prävention. 2. A. Göttingen: Hogrefe, 2003.

Hahn V. Myofunktionelle Therapie. Ein Beitrag zur interdisziplinären Fundierung aus der Sicht der Sprachbehindertenpädagogik. München: Profil, 1988.

Harms T. Auf die Welt gekommen. KörperPsycheTherapie 2000.

Harms T. Emotionelle Erste Hilfe. Bindungsförderung, Krisenintervention, Eltern-Baby-Therapie. Berlin: Leutner, 2008.

Humphrey T. Reflex activity in the oral and facial area of the human fetus. In: Bosma JF (ed.). Second symposium on oral sensation and perception. Springfield, Ill.: Charles C. Thomas, 1970. p. 210.
Illing S. Kinderheilkunde für Hebammen. Stuttgart: Hippokrates, 2003.
Kaufmann L u.a. Kognitive Entwicklungsneuropsychologie. Göttingen: Hogrefe, 2007.
LaLecheLiga. Das Handbuch für die stillende Mutter. Franklin Park, Ill.: LaLeche League Int., 2004.
Lang S, Lawrence CJ, Orme RL. Cup feeding: An alternative method of infant feeding. Arch Dis Child 1994; 71(4): 365–369.
Largo RH. Babyjahre. München: Piper, 2001.
Lothrop H. Das Stillbuch. München: Kösel, 2006.
Masaracchia R. Gespaltene Gefühle. Lippen-, Kiefer-, Gaumenspalten – ein Elternratgeber. Zürich: Oesch, 2005.
Mohrbacher N, Stock J. Handbuch für die Stillberatung. Minden: LaLecheLiga Deutschland e.V., 2002.
Morris SE, Klein MD. Mund- und Eßtherapie bei Kindern. Entwicklung, Störungen und Behandlung orofazialer Fähigkeiten. München, Jena: Urban und Fischer, 2001.
Nilsson, Lennart. Ein Kind entsteht. München: Mosaik bei Goldmann, 2003.
Oddy WH. Breastfeeding protects against illness and infection in infants and children: a review of the evidence. Breastfeed Rev 2001; 9(2): 11–8.
Odent M. Es ist nicht egal, wie wir geboren werden. Risiko Kaiserschnitt. Düsseldorf, Zürich: Walter, 2005.
Papousek M u.a. Regulationsstörungen der frühen Kindheit. Frühe Risiken und Hilfen im Entwicklungskontext der Eltern-Kind-Beziehungen. Bern: Huber, 2004.
Penfield W, Rasmussen T. The cerebral cortex of man. Macmillan, New York, 1950.
Pikler E. Laßt mir Zeit. München: Pflaum, 1988.
Pikler E. Friedliche Babys – zufriedene Mütter. Freiburg: Herder, 2005.
Portmann, A. Zoologie und das neue Bild des Menschen. Reinbek: Rowohlt, 1956.
Schärer von Cranach A. Der Mensch entsteht durch Kommunikation. Die Entwicklung in der frühen Kindheit – neu aufgerollt unter einer systemisch-ökologischen und handlungstheoretischen Perspektive. Bern: EditionSolo, 2006.
Schumacher G-H. Repetitorium für Zahnmediziner. München, Jena: Urban und Schwarzenberg, 1996.
Sears W. Das „24-Stunden-Baby". Kinder mit starken Bedürfnissen verstehen. Zürich: LaLeche League Int., 1998.
Stadelmann I. Die Hebammen Sprechstunde. Einfühlsame und naturkundliche Begleitung zu Schwangerschaft, Geburt, Wochenbett und Stillzeit mit Heilkräutern, homöopathischen Arzneien und ätherischen Ölen. Ermengerst: Stadelmann, 2005.
Stray-Gundersen K. Babys mit Down-Syndrom. Erstinformationen für Eltern und alle anderen Interessierten. Edition 21. Zirndorf: G & S, 2000.
Suchodoletz W von. Welche Chancen haben Kinder mit Entwicklungsstörungen? Göttingen: Hogrefe, 2004.
Tillmann HG, Mansell P. Phonetik. Stuttgart: Klett-Cotta, 1980.
Tomasello M. Die kulturelle Entwicklung des menschlichen Denkens. Zur Evolution der Kognition. Frankfurt a. M.: Suhrkamp, 2006.
Ziegenhain U. Entwicklungspsychologische Beratung für junge Eltern. Grundlagen und Handlungskonzepte für die Jugendhilfe. Weinheim, München: Juventa, 2004.
Zollinger B. Die Entdeckung der Sprache. 2. Aufl. Bern, Stuttgart, Wien: Haupt, 1995.

WEITERFÜHRENDE LITERATUR

Gerber M. Dein Baby zeigt Dir den Weg. Freiamt: Mit Kindern Wachsen, 2000.
Gerber M, Johnson A. Ein guter Start ins Leben. Freiamt: Arbor, 2006.
Goddard S. Greifen und Be-Greifen. Wie Lernen und Verhalten mit frühkindlichen Reflexen zusammenhängen. Kirchzarten: VAK, 2007.
Herschkowitz N, Chapman Herschkowitz E. Klug, neugierig und fit für die Welt. Freiburg: Herder, 2004.
Juul J. Das kompetente Kind. Reinbek: rororo, 2003.
Kabat-Zinn M, Kabat-Zinn J. Mit Kindern wachsen. Freiamt: Arbor, 2006.
Liedloff J. Auf der Suche nach dem verlorenen Glück. München: CH Beck, 2006.
Schlippe A von u.a. Multikulturelle systemische Praxis. Heidelberg: Carl-Auer Systeme, 2004.
Spitzer M. Lernen. Gehirnforschung und die Schule des Lebens. Heidelberg: Spektrum Akademischer Verlag, 2003.
Wilmes-Mielenhausen B. Wahrnehmungsförderung für Kleinkinder. Freiburg: Herder, 2006.
Winner A. Kleinkinder ergreifen das Wort. Sprachförderung mit Kindern von 0 bis 4 Jahren. Berlin: Cornelsen Scriptor, 2007.

INTERNET

Aktionsgruppe Babynahrung e.V.: www.babynahrung.org
Arbeitsgemeinschaft Freier Stillgruppen (AFS): www.afs-stillen.de
Ausbildungszentrum Laktation und Stillen: www.stillen.de
Brian Palmer, D.D.S. (US-amerikanischer Zahnarzt): www.brianpalmerdds.com
Bundesverband „Das frühgeborene Kind" e.V.: www.fruehgeborene.de
cleftNet de e.V, Verein zur internationalen Aufklärung im Bereich Lippen-, Kiefer-, Gaumen-, Segel-Fehlbildungen: www.cleftnet-verein.de
Internetportal für Eltern, Ärzte und Sprachtherapeuten: www.cleftnet.de
Deutsches Down-Syndrom InfoCenter: www.ds-infocenter.de
ELACTA Europäische LaktationsberaterInnen Allianz (vormals VELB): www. velb.org
Fa. Ardo medical GmbH: www.ardomedical.de

Fa. Medela Medizintechnik GmbH & Co. Handels KG: www.medela.de
International Baby Food Action Network: www.ibfan.org
LaLecheLiga Deutschland e.V.: www.lalecheliga.de
Schweizerische Stiftung zur Förderung des Stillens: www.stiftungstillen.ch
Selbsthilfevereinigung für Lippen-Gaumen-Fehlbildungen e.V.: www.lkg-selbsthilfe.de
Verband der Still- und LaktationsberaterInnen Österreich VSLÖ: www.stillen.at

KAPITEL

4 Neurologische Aspekte des Schluckens

Mario Prosiegel

4.1 Neuroanatomisches Basiswissen

Neurologische Aspekte des Schluckens sind nur zu verstehen, wenn man einige neuroanatomische Kenntnisse besitzt, die im Folgenden in ihren Grundzügen vermittelt werden. Die wichtigsten Hirnstrukturen, auf die sich der Text bezieht, sind in ➤ Abbildung 4.1 und ➤ Abbildung 4.2 sowie in ➤ Tabelle 4.1 wiedergegeben.

4.1.1 Gliederung und Strukturen des Zentralnervensystems

Das Zentralnervensystem (ZNS) umfasst Gehirn und Rückenmark (➤ Tab. 4.1).

Großhirn

Das Großhirn bildet eine Art Mantel um die anderen Hirnstrukturen. Diese Hülle besteht feingeweblich einerseits aus einer stark gefalteten äußeren Rinde, dem **Kortex** des Großhirns. Der Kortex wird auch als graue Substanz bezeichnet und ist reich an Nervenzellen oder Neuronen. Andererseits liegt unter dem Kortex die sog. weiße Substanz oder das Marklager, das hauptsächlich Nervenzellfortsätze (Nervenfasern oder Axone) aufweist. Diese Fasern dienen der Verbindung und dem Informationsaustausch mit anderen kortikalen Neuronen sowie mit Nervenzellen des Hirnstamms und des Rückenmarks.

Die Längsfurche teilt das Großhirn mittig in 2 spiegelbildliche Hälften oder **Hemisphären** (Halbkugeln), die über den sog. Balken miteinander in Verbindung stehen. Jede Großhirnhemisphäre umfasst 4 **Lappen** (Lobi):

- Lobus occipitalis (Hinterhauptlappen)
- Lobus temporalis (Schläfenlappen)
- Lobus parietalis (Scheitellappen) und
- Lobus frontalis (Stirnlappen)

Stirn- und Scheitellappen spielen für das Schlucken die größte Rolle. Die einzelnen Hirnlappen bestehen aus Hirnwindungen (Gyri) und den dazwischen liegenden Furchen (Sulci). Für den Kontext des Schluckens sind die folgenden besonders wichtig:

- Der **Gyrus praecentralis** (primär-motorischer Kortex) ist die hinterste Windung des Stirnlappens.
- Der **Gyrus postcentralis** (primär-sensibler Kortex) ist die vorderste Windung des Scheitellappens.

Tab. 4.1 Übersicht der Bestandteile des ZNS. Die Spalte ganz rechts weist schluckrelevante Areale aus.

Gehirn (Zerebrum)	Prosenzephalon (Vorderhirn)	Telenzephalon (Endhirn, Großhirn)	frontoparietales Operkulum vordere Insel
		Dienzephalon (Zwischenhirn)	u.a. Thalamus
	Zerebellum (Kleinhirn)		
	Hirnstamm	Mesenzephalon (Mittelhirn)	
		Pons (Brücke)	motorische Hirnnervenkerne V, VII
		Medulla oblongata (verlängertes Mark)	motorische Hirnnervenkerne IX, X, XII sensibler/sensorischer Nucleus tractus solitarii (NTS)
Rückenmark			

- Beide Hirnwindungen werden durch den **Sulcus centralis**, die Zentralfurche, getrennt.

Der untere frontoparietale Bereich (mit Anteilen des Stirn- und des Scheitellappens) schiebt sich zusammen mit dem oberen Abschnitt des Temporallappens im Laufe der Gehirnentwicklung über die darunter liegende sog. **Insel** (lat. „insula") und bedeckt sie. Daher spricht man vom frontoparietalen bzw. temporalen **Operkulum** (lat. für „Deckel"). Frontoparietales Operkulum und vordere Insel sind wichtige Bestandteile des **Schluckkortex**.

Oberhalb des Temporallappens liegt der **Sulcus lateralis** (die Sylvische-Furche oder Fissura Sylvii). Er trennt den Temporallappen von den darüber liegenden Frontal- und Parietallappen (➤ Abb. 4.1).

Nervenfasersysteme, die vom Großhirn zum Hirnstamm ziehen

Der größte Teil des Großhirnkortex besteht feingeweblich aus 6 Schichten oder Laminae – von außen nach innen aus den Laminae I–VI. Das Nervengewebe des Großhirns enthält zum einen ca. 30 Milliarden Nervenzellen – je nach dem Aussehen ihrer Zellkörper pyramidale und nichtpyramidale Neuronen genannt – und ihre Nervenfasern, zum anderen Gliazellen als nichtneuronale Stütz- und Begleitzellen (vgl. die Abschnitte „Auswanderung von Neuronen" und „Myelinisierung" in ➤ Kap. 4.7.1).

Von den Pyramidenzellen der Laminae III und V des frontoparietalen Kortex verlaufen Axone zu motorischen Nervenzellen oder Motoneuronen von **Hirnstammkernen**. Ein Kerngebiet oder Nucleus des Hirnstamms ist eine Ansammlung zahlreicher Neurone, deren Axone einen Hirnnerven „bilden". Was das Schlucken betrifft, sind dabei Pons und Medulla oblongata von besonderer Bedeutung. Die zu Kernen des Pons und der Medulla oblongata verlaufenden (projizierenden) Fasern sind in einem Bündel angeordnet, dem sog. **Tractus corticobulbaris** („bulbaris" stammt von der lateinischen Bezeichnung Bulbus für „Kolben" des unteren Hirnstammes).

Diese **kortikobulbären Fasern** einer Kortexhälfte projizieren sowohl zur ipsilateralen (gleichseitigen) als auch zur kontralateralen (gegenseitigen) Hirnstammhälfte, und zwar über folgende Etappen: Kortex → darunter liegende weiße Substanz der sog. Corona radiata → innere Kapsel → vorderer Abschnitt des Mittelhirns → ipsi- und kontralaterale schluckrelevante motorische Kerne des Pons (Kerne des N. facialis und des N. trigeminus) bzw. der Medulla oblongata (Nucleus ambiguus als gemeinsamer Kern des N. glossopharyngeus und des N. vagus sowie Kern des N. hypoglossus). Die kortikobulbären Fasern projizieren nicht nur zu motorischen Hirnstammkernen, sondern auch zu einer wichtigen sensiblen/sensorischen Kernsäule der hinteren Medulla oblongata, dem sog. **Nucleus tractus solitarii** (NTS).

Motorische und sensible Hirnstammkerne, Hirnnerven

Fünf **motorische Hirnnerven** entspringen aus 4 Hirnstammkernen und steuern die Schluckmuskeln (nur die wichtigsten sind im Folgenden in Klammern angegeben):

- N. trigeminus = V. Hirnnerv (Kaumuskulatur, Teil des Gaumensegels und der Zungenbeinheber)
- N. facialis = VII. Hirnnerv (Gesichtsmuskulatur)
- N. glossopharyngeus = IX. Hirnnerv (Teil des Gaumensegels und der Pharynxmuskulatur)
- N. vagus = X. Hirnnerv (Teil der Pharynxmuskulatur, gesamte Larynxmuskulatur)
- N. hypoglossus = XII. Hirnnerv (Zungenmuskulatur)

Die Kerne des V. und VII. Hirnnervs liegen im Pons – Nucleus motorius n. trigemini und Nucleus n. facialis – die der 3 anderen Hirnnerven in der Medulla oblongata:

- Nucleus n. hypoglossi
- Nucleus ambiguus als gemeinsamer Ursprungskern des IX. und X. Hirnnervs.

Sensible Stimuli (Berührung, Temperatur, Schmerz etc.) gelangen über Fasern des V. Hirnnervs zu dessen Kerngebiet im Pons. **Sensorische Reize** (Geschmacksreize) werden über Fasern des VII., IX. und X. Hirnnervs zum Nucleus tractus solitarii (NTS) der hinteren Medulla oblongata weitergeleitet und von hier über den Thalamus zum Großhirn. Da der NTS sowohl kortikobulbäre Fasereingänge vom Großhirn als auch sensible/sensorische Fasereingänge aus dem Bereich Gesicht–Mund–Rachen–Larynx

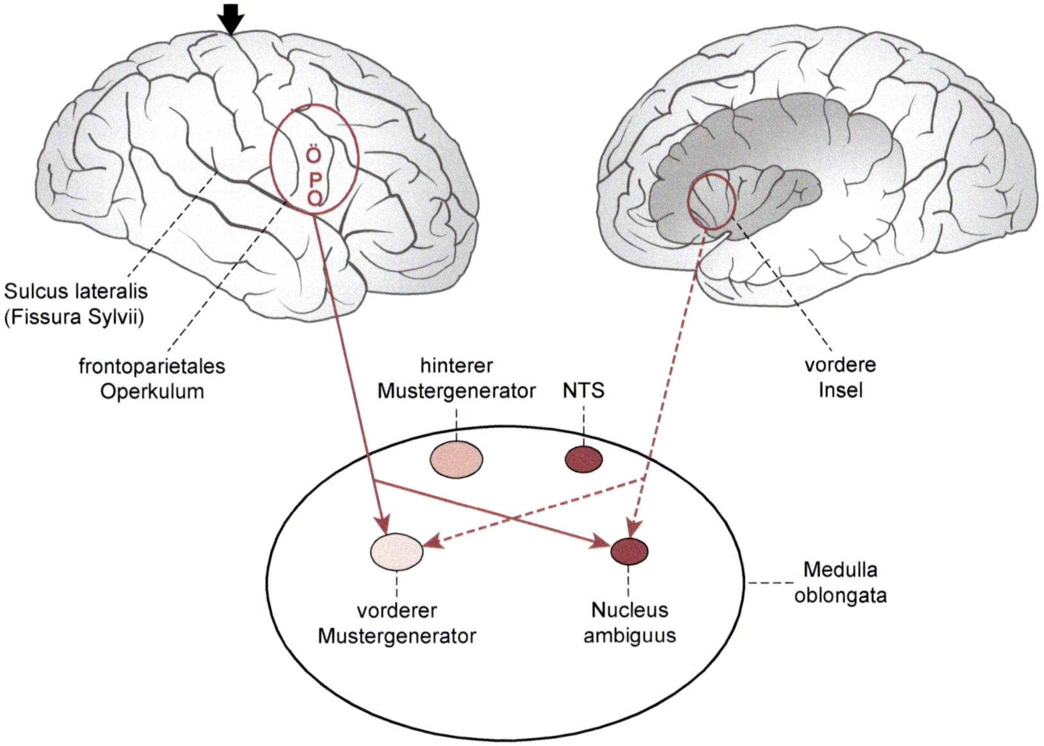

Abb. 4.1 Neuroanatomie des Schluckens. Oben links ist die rechte Großhirnhemisphäre abgebildet, oben rechts die gegenseitige linke. Die Pfeilspitze zeigt auf die Zentralfurche, die den Gyrus praecentralis vom Gyrus postcentralis trennt. In diesem Beispiel ist die rechte Großhirnhälfte schluckdominant. Deshalb sind die vom rechten frontoparietalen Operkulum zum Hirnstamm projizierenden kortikobulbären Fasern zahlreicher (dicker gestrichelter Pfeil links) als auf der linken Gehirnseite (im Bild rechts). In der linken, nicht schluckdominanten Großhirnhälfte ist wegen des fehlenden Operkulums die Insel zu erkennen, deren vorderer Abschnitt schluckrelevant ist. Die kortikobulbären Fasern (gestrichelte Linien) projizieren jeweils in beide Hälften des Hirnstammes. Im unteren Hirnstamm (schematisch ist hier die Medulla oblongata im Querschnitt als Oval dargestellt) sind auf der linken Bildhälfte (rechte Hälfte der Medulla oblongata) die hinteren (dunkelrot) und vorderen (hellrot) Mustergeneratoren für Schlucken zu erkennen, auf der rechten Bildhälfte (linke Medulla oblongata) der Nucleus tractus solitarii (NTS) sowie der Nucleus ambiguus. Auf dem Gyrus praecentralis (der primär-motorischen Rinde) sind orale Muskeln (O) unten sowie pharyngeale (P) und ösophageale Muskeln (Ö) weiter oben repräsentiert. Näheres siehe Text

aufweist, ist er eine wichtige Relaisstation (Umschaltstelle): Er moduliert den Schluckvorgang, d.h., er passt ihn an äußere Gegebenheiten , wie z. B. die Bolusgröße an. So bleibt der obere Ösophagussphinkter bei größeren Boli z. B. länger geöffnet.

Neuromuskuläre Übergangsregion und Repräsentation der Schluckmuskulatur im Kortex

Die genannten 5 Hirnnerven steuern die Schluckmuskeln, wobei zwischen jeder Nerven- und Muskelfaser eine cholinerge Synapse (mit Azetylcholin als Überträgersubstanz oder Transmitter) liegt, die sog. neuromuskuläre Übergangsregion.

Am Schluckvorgang sind ca. 50 überwiegend paarige Muskeln beteiligt, sofern man einen Teil der Fazialismuskulatur und die Kaumuskulatur hinzuzählt. Für die Aktivierung jedes Schluckmuskels ist ein bestimmtes Kortexareal verantwortlich; dieses wird als Repräsentationsareal des jeweiligen Muskels bezeichnet. Die Muskeln der oralen, pharyngealen und ösophagealen Phase des Schluckvorgangs sind im Gyrus praecentralis in inferior-superiorer Reihenfolge, also von unten nach oben, repräsentiert (abgekürzt O, P, Ö in ➤ Abb. 4.1; die Muskeln der oralen Phase also am weitesten unten).

4.2 Vorderhirn und Schlucken

4.2.1 Schluckrelevante Bereiche des Großhirns (➤ Abb. 4.1)

Lokalisation durch elektrische Hirnreizung an wachen neurochirurgischen Patienten

Erste Untersuchungen zur Lokalisation schluckrelevanter Kortexareale stammen aus dem Jahr 1937. Der Neurochirurg Wilder Penfield stimulierte in Montreal während Hirnoperationen in Lokalanästhesie, also an wachen Menschen, das schmerzunempfindliche Großhirn elektrisch. Dies erlaubte ihm, die motorischen Antworten bzw. die von den Patienten geschilderten sensiblen Empfindungen zu beurteilen (und somit auch deren Epilepsieherde zuverlässig zu orten). Penfields Team wertete die Reaktionen aufgrund intraoperativer Fotografien bzw. Zeichnungen und Aufzeichnungen aus (Penfield und Boldrey 1937).

Die Forscher entwarfen daraufhin den bekannten motorischen und den sensorischen **Homunkulus** (lat. für „Menschlein"; ➤ Abb. 3.2), indem sie die jeweiligen Körperpartien entsprechend der Größe des Kortexabschnitts, der sie repräsentiert, aufzeichneten. So besitzen z. B. die motorischen Handareale, aber auch die Schluckmuskulatur, im Vergleich zu ihrer realen Größe sehr ausgedehnte kortikale Repräsentationsareale.

Schlucken konnten die kanadischen Forscher überwiegend im Bereich des frontoparietalen Operkulums sowie der Insel auslösen. Letztere stimulierte Penfield 1955 im Rahmen neurochirurgischer Eingriffe ebenfalls bei wachen Patienten elektrisch, wobei besonders bei Reizung vorderer Inselabschnitte Schlucken auftrat (Penfield und Faulk 1955). Diese Befunde der kanadischen Forschergruppe besitzen nach wie vor Gültigkeit.

Kranielle Computertomografie bzw. Magnetresonanztomografie

Wie später zahlreiche Studien mit den bildgebenden Schnittbildverfahren der kraniellen Computertomografie (cCT) und der Kernspin- oder Magnetresonanztomografie (MRT) nachwiesen, können bei Schädigungen (Läsionen) des frontoparietalen Operkulums oder der Insel Dysphagien auftreten. Dass die vordere Insel eine Rolle spielt, zeigten Daniels und Foundas (1997) in einer cCT-Studie. Riecker et al. (2009) präzisierten dies in einer Kernspinstudie an einer Patientin, die infolge eines Infarkts der vorderen Insel unter einer isolierten Dysphagie litt.

Funktionelle Bildgebung

Verfahren der funktionellen Bildgebung erfassen die aufgabenabhängige Aktivität bestimmter Hirnabschnitte. Zugrunde liegt die sog. neurovaskuläre Kopplung: Bei Aktivitätszunahme in einem Hirnareal steigt dort auch die Durchblutung, die sich u.a. mittels Positronenemissionstomografie (PET) oder funktioneller Magnetresonanztomografie (fMRT) erfassen lässt. Die Magnetenzephalografie (MEG) hingegen misst Änderungen schwacher Magnetfelder des Gehirns und besitzt eine sehr hohe zeitliche Auflösung im Bereich von Tausendstelsekunden (Millisekunden, ms).

Studien mit funktioneller Bildgebung an Gesunden haben die Befunde Penfields bestätigt: Nahezu alle fMRT-Studien zeigten eine Aktivität des frontoparietalen Operkulums, und zwar meist beidseits (Humbert und Robbins 2007). Kern et al. (2001) untersuchten sowohl willkürliches (bewusstes) als auch reflektorisches Schlucken (Wasserinstillation direkt in den Rachen). Während das frontoparietale Operkulum sowohl bei willkürlichem als auch bei reflektorischem Schlucken aktiv war, stieg die Aktivität der Insel nur beim willkürlichen Schlucken.

!

Schluckkortex

Der Schluckkortex umfasst insbesondere das frontoparietale Operkulum (den unteren Abschnitt des primären sensomotorischen Kortex) und die vordere Insel.

4.2.2 Lateralisierung von Schluckvorgängen

Die muskulären Abläufe des Schluckens laufen normalerweise symmetrisch ab, während die neurale Steuerung bei vielen Menschen durchaus „asymmetrisch“ ist, was im Folgenden erläutert wird. Steuern oder repräsentieren beide Hirnhälften bestimmte Leistungen oder Aktivitäten in gleichem Maße, besteht keine funktionelle Vorherrschaft oder Dominanz einer Hemisphäre. Liegt der Schwerpunkt jedoch nur auf einer Seite des Gehirns, so spricht man von „Seitenungleichheit“ oder **Lateralisierung**. Die Lateralisierung des Großhirns ist Grundlage von Links- und Rechtshändigkeit und auch bei der Verarbeitung von Sprache stark ausgeprägt.

Schluckdominanz

Nicht alle Läsionen, die die genannten schluckrelevanten Areale – also das frontoparietale Operkulum bzw. die vordere Insel – betreffen, führen bei den Betroffenen auch zu Dysphagien. Das veranlasste Hamdy et al. (1999), bei Gesunden zu untersuchen, ob in Analogie zur seitenungleichen Sprachorganisation auch eine Schluckdominanz existiert. In einer PET-Studie an 8 männlichen Probanden fanden sie: Bei 4 Personen war das beim Schlucken aktive Areal des frontoparietalen Operkulums in der rechten Großhirnhemisphäre größer als links, bei 2 Probanden war das entsprechende linke Areal größer als das rechte, und in 2 Fällen war die Aktivitätszone des frontoparietalen Kortex auf beiden Seiten gleich groß.

Nur bei einer gezielten Schädigung der Großhirnhälfte mit dem größeren, schluckrelevanten Areal, der „schluckdominanten Großhirnhemisphäre“, sollte infolgedessen eine Dysphagie resultieren, bei Läsion des kleineren Areals auf der Gegenseite keine oder nur eine leichte Schluckstörung. Das Verfahren der transkraniellen Magnetstimulation (TMS) machte eine Schluckdominanz schon vor der erwähnten PET-Studie wahrscheinlich, nachfolgende TMS-Untersuchungen untermauerten die Existenz der Schluckdominanz (Übersicht bei Barritt und Smithard 2009).

Auch eine Vielzahl anderer Studien mit funktioneller Bildgebung haben die Befunde der englischen Forschergruppe um Hamdy im Wesentlichen bestätigt. Je nach Studie zeigt die Mehrheit der Probanden aber eine Schluckdominanz entweder der rechten oder linken Großhirnhemisphäre. Nach heutigen Kenntnissen korreliert die Schluckdominanz weder mit der Händigkeit noch mit der Sprachdominanz.

Lateralisierung von Schluckvorgängen der oralen und pharyngealen Phase

Einige Autoren konnten eine Lateralisierung von Abläufen der oralen und der pharyngealen Schluckphase nachweisen. So ließen Daniels et al. (2006) Probanden Aufgaben durchführen, die entweder mehr die linke Hemisphäre (stilles Wiederholen von Wörtern) oder die rechte Hirnhälfte (räumliche Aufgaben) sehr stark forderten und damit die Schluckvorgänge der bereits anderweitig beanspruchten Hemisphären „störten“. Bei „linkshirnigen Aufgaben“ nahmen die Testpersonen kleinere Boli zu sich, während die Schluckfrequenz bei „rechtshirnigen Aufgaben“ abnahm.

Daraus schlossen die Autoren, dass die linke Hemisphäre eher für die Initiierung des willentlichen Schluckvorgangs (Bolusformung und -größe) verantwortlich ist, die rechte Hemisphäre eher für reflektorisches Schlucken (Schluckgeschwindigkeit bzw. Zahl der Schlucke während der pharyngealen Phase). Teismann et al. (2009) untersuchten den zeitlichen Verlauf des Schluckvorgangs mit der Magnetenzephalografie (MEG): Bei willkürlichem Schlucken (Flüssigkeit wurde über einen Strohhalm in den Mund instilliert) fand sich in der frühen Schluckphase (oralen Phase) eine Aktivität des linken frontoparietalen Operkulums, in der späteren Phase (pharyngealen Phase) im rechten frontoparietalen Operkulum.

Mit links- bzw. rechtshirnigen Läsionen assoziierte Störungen können Dysphagien (mit)verursachen

Schließlich können mit links- bzw. rechtshemisphärischen Läsionen assoziierte (zusammen vorkommende) Störungen (mit)verantwortlich sein für das Auftreten bzw. den Schweregrad von Dysphagien:

- Eine **Schluckapraxie** (bei linkshemisphärischer Läsion) kann zu erheblichen Störungen der oralen Phase führen (Details zur Schluckapraxie bei Daniels 2000).
- Bei rechtshemisphärischen Läsionen prädisponieren schwere – oft mit einem Neglekt einhergehende – **Aufmerksamkeitsstörungen** eher zu pharyngealen Schluckstörungen sowie zum Eindringen flüssiger oder fester Stoffe in die Atemwege (Aspiration; Robbins und Levin 1988). Außerdem tendieren Patienten mit rechtshemisphärischen Läsionen und/oder mit **verminderter Krankheitseinsicht** dazu, größere Portionen zu schlucken („food stuffing") bzw. schneller zu schlucken und sich dadurch zu gefährden (Parker et al. 2004).

!

Lateralisierung von Schluckvorgängen

- Bei vielen Menschen existiert eine Schluckdominanz, d.h., schluckrelevante Areale einer Großhirnhälfte sind größer als die der Gegenseite. Dysphagien treten bei Menschen mit Schluckdominanz nur auf, wenn (einseitige) Großhirnläsionen die schluckdominante Seite betreffen. Bisherige Forschungsergebnisse lassen aber (anders als bei der Sprachverarbeitung, für die gilt, dass über 90 % der Rechtshänder eine sprachdominante linke Großhirnhälfte aufweisen) keine eindeutige Bevorzugung der immer gleichen Seite erkennen; schluckdominante Areale liegen also nicht überwiegend in der linken oder rechten Großhirnhemisphäre. Zumindest wissen wir heute noch nicht, welcher Prozentsatz gesunder Menschen jeweils eine rechts-, links- oder beidseitige Repräsentation der Schluckareale besitzt.
- Einigen Studien zufolge sind während der oralen Phase Bereiche des linkshirnigen Schluckkortex aktiv, während der pharyngealen Phase dagegen entsprechende Bereiche der rechten Großhirnhälfte.
- Mit links- bzw. rechtshemisphärischen Läsionen assoziierte Störungen , wie z. B. Schluckapraxie bzw. schwere Aufmerksamkeitsstörungen oder eine fehlende Störungseinsicht sind geeignet, eine Dysphagie zu verursachen oder zu verstärken.

4.2.3 Weitere für das Schlucken wichtige Vorderhirnbereiche

Es wäre zu einfach, den Schluckvorgang – was das Vorderhirn (also Großhirn und Zwischenhirn) betrifft – nur unter dem Aspekt einer Aktivierung des frontoparietalen Operkulums und der vorderen Insel zu betrachten. Vielmehr interagieren beim Schlucken zahlreiche andere Vorderhirnareale miteinander. Auf die wichtigsten Vorderhirnregionen und ihre Verbindungen mit dem Hirnstamm wird im Folgenden eingegangen.

Supplementär-motorische Area

Beim Entschluss zu schlucken wird analog zu anderen motorischen Vorgängen ein sog. Bereitschaftspotenzial generiert. Dieses entsteht hauptsächlich im Bereich der **supplementär-motorischen Area** (SMA). Die SMA liegt an der oberen Innenseite des Gehirns vor dem primär-motorischen Kortex (➤ Abb. 4.2). Wenn wir etwa den rechten Zeigefinger bewegen wollen, so baut sich das Bereitschaftspotenzial ca. 1 s vor der Bewegungsausführung beidseits über der SMA auf und breitet sich von dort in Richtung des linken primär-motorischen Kortex aus, in dem der rechte Zeigefinger motorisch repräsentiert ist. Beim Schlucken ist der Potenzialbeginn (in der SMA beidseits) sehr ähnlich konfiguriert, nur breitet sich das Potenzial von dort auf beide primär-motorischen Kortexareale aus – weil die Schluckmuskulatur bilateral repräsentiert ist. Dieses Potenzial nannten die Entdecker „swallowing potential", **Schluckpotenzial** (Huckabee et al. 2003).

Kortikale und subkortikale Netzwerke

Sowohl das **frontoparietale Operkulum** als auch die **SMA** verfügen über bidirektionale (in beide Richtungen verlaufende) Verbindungen zur **vorderen Insel**, die ihrerseits u.a. mit dem **Thalamus** – einem Teil des Dienzephalons (Zwischenhirns) – bidirektional verbunden ist. Der Thalamus schickt Efferenzen zum **Nucleus tractus solitarii (NTS)** des Hirnstammes, während der NTS seinerseits

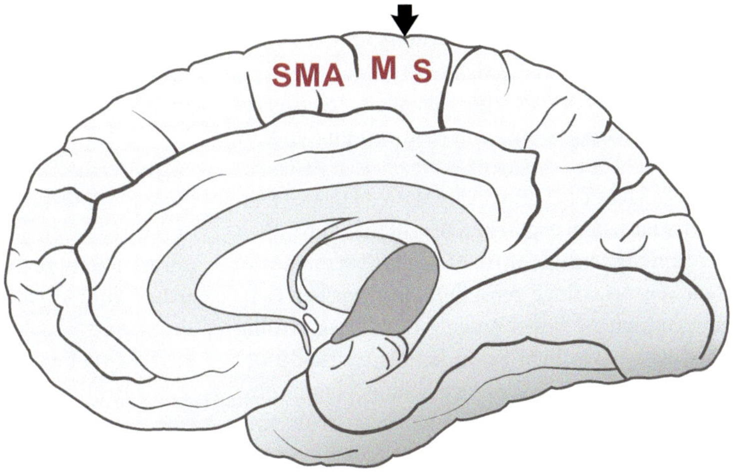

Abb. 4.2 Ansicht der rechten medianen Großhirnhälfte nach einem Schnitt entlang der Längsfurche. Man erkennt die supplementär-motorische Area (SMA) sowie die primär-motorische (M) und die primär-sensible (S) Rinde. Die Pfeilspitze zeigt auf den Sulcus centralis. In der SMA beider Hemisphären wird das „Schluckpotenzial" generiert. Näheres siehe Text

sensible (z. B. taktile) und sensorische (z. B. gustatorische) Informationen über den Thalamus zum Kortex sendet (Daniels und Foundas 1997) (➢ Abb. 4.3).

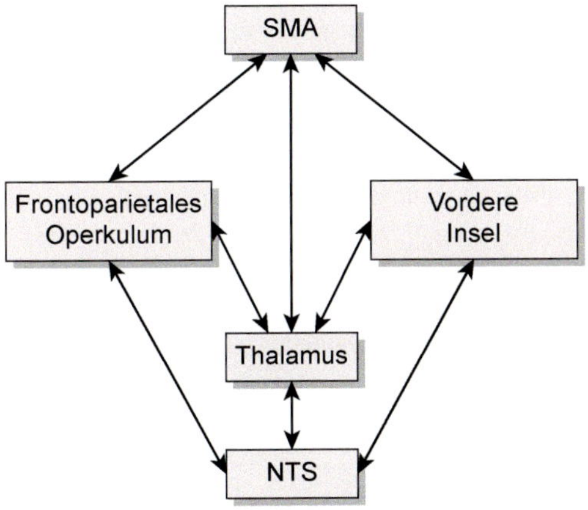

Abb. 4.3 Stark vereinfachtes kortikal-subkortikales Netzwerk für Schlucken. Die supplementär-motorische Area (SMA) generiert das Schluckpotenzial. Sie verfügt über bidirektionale Verbindungen zum Schluckkortex (frontoparietales Operkulum und vordere Insel) sowie über den Thalamus zum NTS in der Medulla oblongata, der Bestandteil des hinteren Mustergenerators für Schlucken ist. Auch der Schluckkortex verfügt über direkte und (via Thalamus) indirekte Verbindungen zum NTS. Umgekehrt werden sensible/sensorische Informationen des NTS direkt oder indirekt (über den Thalamus) zum Schluckkortex und zur SMA rückgemeldet.

!

Schluckrelevante Vorderhirnbereiche

Neben dem frontoparietalen Operkulum und der vorderen Insel sind u.a. zu erwähnen:

- die supplementär-motorische Area (SMA), die das Schluckpotenzial generiert
- der Thalamus

4.2.4 Die Rolle des Schluckkortex

Einseitige Läsionen

Zweifelsohne benötigen wir den Schluckkortex, um willentlich zu schlucken. Aber was geschieht, wenn der Schluckkortex einseitig – etwa durch einen Hirninfarkt – lädiert ist? Aus den dabei auftretenden Störungen lässt sich ableiten, welche Funktion dem intakten Schluckkortex zukommt.

In diesem Zusammenhang sind die Ergebnisse der Studie von Power et al. (2007) besonders interessant: 90 Schlaganfallbetroffene (mit einseitigen Großhirnläsionen) und 50 Gesunde wurden mittels röntgenologischer Schluckdiagnostik untersucht. Bei dieser sog. **Videofluoroskopie** des Schluckvorgangs wird eine Bildfolge auf ein Videoband aufgezeichnet, sodass eine filmische Röntgendarstellung der registrierten Bewegungen von Nahrung und beteiligten Organen entsteht. Dabei lassen sich Anatomie und Physiologie der oralen Vorbereitungs- und

Transportphase, der pharyngealen und ösophagealen Phase des Schluckvorgangs untersuchen.

Bei den Gesunden fand sich eine normale, bei den Schlaganfallbetroffenen eine deutlich **verzögerte Schluckreflextriggerung**, eine sog. oropharyngeale Dissoziation. Die Konsequenz war bei vielen Patienten ein vorschnelles Überlaufen von Material in den Pharynx, das nach dem englischen Begriff für Undichtheit als **Leaking** bezeichnet wird. 66 % der Patienten wiesen zudem beidseitige sensible Störungen der Gaumenbögen auf; bei diesen Patienten fanden sich häufig prädeglutitive (vor dem Schluckreflex stattfindende) **Aspirationen**. Daraus lässt sich schlussfolgern, dass ein intakter Schluckkortex eine normale Schluckreflextriggerung bzw. eine zeitgerechte oropharyngeale Kopplung garantiert und zudem für eine normale Sensibilität im Bereich der Gaumenbögen sorgt.

Auch einseitige Läsionen der vorderen Insel verzögern die Schluckreflextriggerung mit Leaking als Folge (Daniels und Foundas 1997; Riecker et al. 2009). Es macht keinen Unterschied, ob der Schluckkortex selbst oder die von ihm zum Hirnstamm projizierenden kortikobulbären Fasern betroffen sind.

Kompensation durch die Gegenseite. Bei einseitigen Läsionen des Schluckkortex kann der intakte Kortex der Gegenseite die Schluckstörung meist weitgehend kompensieren; im Laufe mehrerer Wochen **vergrößert** sich dort das **Repräsentationsareal** der Schluckmuskulatur bei den Patienten mit Rückbildung der Dysphagie (Hamdy et al. 1998).

Beidseitige Läsionen

Kortikobulbäre Fasern. Beidseitige Läsionen der kortikobulbären Bahnen haben schwerste Dysphagien zur Folge, da keiner der schluckrelevanten Hirnnervenkerne mehr angesteuert wird. Das resultierende Syndrom wird als **Pseudobulbärparalyse** bezeichnet: Da die Hirnnervenkerne ihrer nervalen Zuflüsse beraubt sind, steigt die Membranerregbarkeit ihrer Motoneurone, was sich in gesteigerten Reflexen (z. B. Masseterreflex) äußert. Die Schluckmuskulatur ist zwar wegen des fehlenden Inputs gelähmt, es tritt aber keine Atrophie (Gewebsrückbildung) auf, weil die Hirnnervenkerne selbst intakt sind und ihre Nervenfasern daher weiter Azetylcholin freisetzen, das an den Muskelfasern seine Wirkung entfaltet. Klinisch typisch ist eine **Diskrepanz fehlender willkürlicher und gesteigerter reflektorischer Vorgänge**, z. B. einerseits die Unfähigkeit der Phonation von /A/, andererseits ein gesteigerter Palatalreflex. Es handelt sich um schwerste Dysphagien, u.a. mit kompletter Zungenlähmung und dadurch erheblich gestörter oraler Boluskontrolle; fast immer liegen auch eine Kaustörung sowie eine Anarthrie vor.

Schluckkortex. Ist der Schluckkortex selbst beidseits betroffen, so resultiert ein mit der Pseudobulbärparalyse praktisch identisches Syndrom: das **bilaterale vordere Operkulum-Syndrom** („facio-pharyngo-glosso-masticatory diplegia“) oder **Foix-Chavany-Marie-Syndrom** (FCMS).

!

Die Rolle des Schluckkortex

Im Schluckkortex beider Hemisphären sind alle Schluckmuskeln repräsentiert und werden von ihm dementsprechend auch gesteuert.
Der Schluckkortex ist u.a. verantwortlich für eine zeitgerechte Schluckreflextriggerung und eine intakte Sensibilität im oropharyngolaryngealen Bereich. Bei einseitigen Läsionen des (dominanten) Schluckkortex findet sich daher ein verzögerter Schluckreflex mit Leaking und besonders bei zusätzlichen sensiblen Defiziten der Gaumenbögen auch mit prädeglutitiven Aspirationen.
Da alle Schluckmuskeln bilateral repräsentiert sind, tritt eine sehr schwere Dysphagie nur bei beidseitiger Läsion der kortikobulbären Fasern bzw. des Schluckkortex auf: Pseudobulbärparalyse bzw. bilaterales vorderes Operkulum-Syndrom (Foix-Chavany-Marie-Syndrom).

4.3 Hirnstamm und Schlucken

4.3.1 Lokalisation und Funktion der Schluckzentren (➤ Abb. 4.1)

Untersuchungen von Doty und Bosma

Bereits 1956 beschrieben Robert Doty und James Bosma sehr exakt die Bedeutung des Hirnstammes für das Schlucken (Doty und Bosma 1956). Die beiden Pioniere der Schluckforschung stimulierten bei verschiedenen Tierarten den sensiblen Ast des N. laryngeus superior elektrisch mit 30 Hz (30 Reizen pro Sekunde). Dabei zeichneten sie mittels in die einzelnen Schluckmuskeln eingebrachter Elektroden den Ablauf der Erregung bzw. Hemmung der Schluckmuskeln zeitlich genau auf.

Interessanterweise ließ sich der gesamte Schluckvorgang durch die elektrische Stimulation auslösen. Da die Forscher einen sensiblen Nerv gereizt hatten, konnte dieser die Aktivität der Schluckmuskeln aber nicht direkt vermittelt haben. Doty und Bosma schlussfolgerten richtigerweise, dass der stimulierte sensible Ast des N. laryngeus superior die Informationen an ein „swallowing center" im Hirnstamm weitergegeben hatte, das dann die einzelnen Schluckmuskeln ansteuerte. Später wurden diese Schluckzentren des Hirnstammes als **Mustergeneratoren des Schluckens** bezeichnet (Jean 2001).

Mustergeneratoren des Schluckens

Diese Mustergeneratoren sind offensichtlich in der Lage, das genaue zeitlich-räumliche Zusammenspiel aller am Schlucken beteiligten Muskeln zu koordinieren. Beim Tier existieren auf jeder Seite der Medulla oblongata 2 Mustergeneratoren:

- ein hinterer Mustergenerator neben dem Nucleus tractus solitarii (NTS; dieser gilt als Teil des hinteren Mustergenerators)
- ein vorderer Mustergenerator neben dem Nucleus ambiguus

Die **hinteren Mustergeneratoren** planen das räumlich-zeitliche Zusammenspiel der Schluckmuskeln. Sie leiten die Informationen an die **vorderen Mustergeneratoren** weiter, die die Kerne der Hirnnerven V, VII, IX, X und XII ansteuern. Eine lesenswerte Arbeit über diese Mustergeneratoren stammt von dem französischen Neurophysiologen André Jean (2001), der an Tieren wichtige Erkenntnisse über die Schluckzentren des Hirnstammes gewonnen hat.

Lokalisation beim Menschen. Bei Infarkten der dorsolateralen Medulla oblongata – ihres hinteren äußeren Abschnitts – nimmt die Auftretenswahrscheinlichkeit und die Schwere der Dysphagie mit der Höhe der Läsion zu: je höher die medulläre Läsion, desto wahrscheinlicher tritt eine (schwere) Dysphagie auf (z. B. Kim 2003; Prosiegel et al. 2005a). Prosiegel et al. (2005a) lokalisierten in einer Kernspinstudie die **hinteren Mustergeneratoren** beim Menschen in der oberen Medulla oblongata am Übergang zum Pons, d.h. in der **pontomedullären Übergangsregion**. Wo sich die vorderen Mustergeneratoren beim Menschen befinden, lässt sich nur aus tierexperimentellen Ergebnissen ableiten – sehr wahrscheinlich neben dem Nucleus ambiguus.

!

Schluckzentren des Hirnstammes

Sie werden als Mustergeneratoren des Schluckens („central pattern generators for swallowing") bezeichnet. Man unterscheidet auf jeder Seite der Medulla oblongata 2 Mustergeneratoren:

- Die hinteren Mustergeneratoren liegen neben dem NTS; sie planen und koordinieren den gesamten Schluckvorgang.
- Die vorderen Mustergeneratoren befinden sich neben dem Nucleus ambiguus und leiten die Informationen der hinteren Mustergeneratoren an die schluckrelevanten Hirnnervenkerne weiter.

Nach heutigem Kenntnisstand befinden sich die Mustergeneratoren des Schluckens beim Menschen in der oberen Medulla oblongata.

4.3.2 Die Rolle des Hirnstammes beim Schlucken

Einseitige Läsionen

Betrifft eine Läsion den hinteren *und* vorderen Mustergenerator *einer* Hirnstammhälfte, etwa bei dorsolateralen Infarkten im Versorgungsgebiet der unteren Kleinhirnarterie, dann resultiert bei rostraler (oben gelegener) Lokalisation der Läsion meist eine erhebliche Dysphagie mit einseitiger Vagusparese (und konsekutiver Pharynx- und Larynxparese) sowie weiteren komplexen Störungsmustern, etwa Öffnungsstörungen des oberen Ösophagussphinkters. Ursache hierfür ist die Affektion des hinteren Mustergenerators, der ja normalerweise das zeitlich-räumliche Zusammenspiel der Schluckmuskeln koordiniert. Die genannten Störungen treten z. B. im Rahmen des beim Menschen häufigen **Wallenberg-**

Syndroms auf und gehen mit weiteren Defiziten einher, u.a. mit einer gestörten Schmerz- und Temperaturempfindung des Körpers auf der Gegenseite des Infarkts sowie einer ipsiversiven Falltendenz (in Richtung zur Seite des Infarkts).

Beidseitige Läsionen

Beidseitige Wallenberg-Syndrome dürften sehr selten vorkommen. Häufiger sind beidseitige Schädigungen der hinteren Mustergeneratoren durch Druck von hinten, etwa bei einer **Chiari-Malformation** (➤ Kap. 4.7.2, Abschnitt „Zerebelläre Malformationen", und ➤ Abb. 4.4) oder durch **kindliche Hirntumoren** (von benigne bis maligne, d.h. von WHO-Grad I–IV). Letztere betreffen oft den IV. Ventrikel, z. B. semibenigne Ependymome (WHO-Grad II), oder das Kleinhirn, z. B. bösartige Medulloblastome (WHO-Grad IV) oder gutartige pilozytische Astrozytome (WHO-Grad I).

Dysphagien treten bei Kindern nicht selten postoperativ auf, etwa wenn beim neurochirurgischen Entfernen von Tumoren des IV. Ventrikels, die mit der hinteren Medulla oblongata verwachsen sind, die hinteren Mustergeneratoren beidseitig geschädigt werden. Kirk, Howard und Scott (1995) sprechen in diesem Kontext sogar von einem postoperativen „posterior fossa syndrome in children". Dysphagien infolge von Läsionen beider hinterer Mustergeneratoren sind (zumindest initial) sehr schwer, weil die gesamte Schluckkoordination gestört ist. In einer eigenen Untersuchung an 5 Erwachsenen mit derartigen Läsionen waren initial alle Betroffenen auf eine geblockte Trachealkanüle und Ernährung über eine Magensonde angewiesen (Prosiegel et al. 2005b).

Isolierter Hirnstamm

Dezerebrierte Tiere (deren Vorderhirn experimentell entfernt wurde) können schlucken. Allerdings ist die Schluckreflexauslösung wegen fehlender kortikaler Informationen verzögert bzw. erfordert stärkere sensible Auslösereize als üblich (z. B. größere Bolusmengen) (Thexton, Crompton und German 2007).

Der Fetus beginnt ab der 11. Schwangerschaftswoche (SSW) zu schlucken (Grassi et al. 2005), noch bevor seine kortikobulbären Fasern ausgereift sind bzw. den Hirnstamm erreicht haben. Vermutlich vermag der Hirnstamm (genauer: die Medulla oblongata) einfache Schluckabläufe also eigenständig zu koordinieren (Miller 1998). Näheres zum fetalen Schlucken ➤ Kap. 4.7.1 (Abschnitt „Fetales Schlucken") und ➤ Kap. 4.7.2 (Abschnitt „Störungen der Neurulation").

Auch in einigen Fällen von **Anenzephalie** (fehlendes Vorderhirn, oft zusätzlich teilweises Fehlen des Hirnstammes) können Feten einigermaßen normal schlucken; allerdings entwickelt sich bei vielen dieser Feten zu viel Fruchtwasser, was auf gestörtes Schlucken der Amnionflüssigkeit zurückgeführt wird. Ob und wie gut anenzephale Feten schlucken können, hängt wahrscheinlich davon ab, ob die Medulla oblongata intakt ist (➤ Kap. 4.7.1, Abschnitt „Fetales Schlucken", und ➤ Kap. 4.7.2, Abschnitt „Störungen der Neurulation").

All diese Befunde sprechen dafür, dass der untere Hirnstamm den reflektorischen Schluckvorgang weitgehend autark steuert.

!

Die Rolle des Hirnstammes beim Schlucken

Da sich im Pons und in der Medulla oblongata die 4 Kerne der 5 schluckrelevanten Hirnnerven befinden, müssen diese Hirnstammkerne intakt sein, um ein störungsfreies Schlucken zu garantieren. Aber auch die Mustergeneratoren des Schluckens, insbesondere die hinteren neben dem NTS, sind von großer Bedeutung, weil sie das räumlich-zeitliche Zusammenspiel aller Schluckmuskeln koordinieren. Daher resultieren bei Läsionen eines hinteren Mustergenerators schwere komplexe Dysphagien (Beispiel: Wallenberg-Syndrom), bei beidseitigen Läsionen schwerste Schluckstörungen (Beispiel: Affektion beider hinterer Mustergeneratoren nach Operation von Tumoren des IV. Ventrikels).

Der Hirnstamm ist ohne Großhirn in der Lage, den Schluckvorgang einigermaßen normal ablaufen zu lassen (Beispiele: dezerebrierte Tiere; Fetus, der trotz unausgereifter kortikobulbärer Fasern ab der 11. Woche schluckt; Anenzephalus).

4.4 Hirnnervenausfälle

4.4.1 Ausfälle einzelner Hirnnerven

Die Ausfälle bei Läsion eines oder mehrerer schluckrelevanter Hirnnerven hängen davon ab, welche Muskeln die geschädigten Nerven versorgen:

- So wird eine einseitige Läsion des N. hypoglossus (etwa durch ein gutartiges Hypoglossusneurinom) eine ipsilaterale schlaffe Parese (mit Atrophie und Fibrillieren; siehe unten) der Zunge zur Folge haben.
- Eine Läsion des N. vagus geht mit einer ipsilateralen Parese der Pharynx- und Larynxmuskulatur sowie mit sensiblen Störungen im Larynxbereich einher.

Läsionen einzelner Hirnnerven werden meist gut kompensiert bzw. sprechen auf Schlucktherapie gut an. Weniger günstig ist die Prognose bei einer einseitigen Läsion mehrerer Hirnnerven, etwa bei großen Schädelbasistumoren, die das Foramen jugulare betreffen, durch das der N. glossopharyngeus und der N. vagus hindurchtreten (Cheesman und Kelly 2009).

4.4.2 Bulbärparalyse

Sind gleichzeitig zahlreiche motorische Hirnnervenkerne (oder Hirnnerven) von Pons und Medulla oblongata beidseits betroffen, etwa bei einer Degeneration der Hirnnervenkerne im Rahmen einer Motoneuronerkrankung, so sind die abhängigen Muskeln ihres Signalzuflusses beraubt, und es resultiert die sog. Bulbärparalyse: Die Muskeln sind paretisch, atrophieren, ihre Reflexe sind abgeschwächt (oder fehlen), in ihnen ist eine pathologische Spontanaktivität elektromyografisch nachweisbar. Letzteres ist an der Zunge aufgrund ihrer dünnen Schleimhaut als Fibrillieren mit dem bloßen Auge zu sehen.

!

Hirnnervenausfälle und Bulbärparalyse

Bei Läsion eines einzigen schluckrelevanten Hirnnervs ist die konsekutive Dysphagie gut kompensierbar. Je mehr schluckrelevante Hirnnerven betroffen sind, umso schwerer die resultierende Schluckstörung. Sind zahlreiche motorische Hirnnervenkerne oder Hirnnerven des unteren Hirnstammes beidseits betroffen, resultiert das Syndrom der Bulbärparalyse.

4.5 Neuromuskuläre Übergangsregion und Schluckmuskulatur

4.5.1 Neuromuskuläre Übergangsregion

Die distalen (zellkörperfernsten) Axonabschnitte eines Hirnnervs und die von ihnen innervierten einzelnen Muskelfasern sind funktionell durch eine winzige Kontaktstruktur verbunden, die neuromuskuläre Synapse. In ihr werden die ankommenden elektrischen Signale der Nervenfaser in ein chemisches Signal (Neurotransmitter) umgewandelt. Präsynapse und Postsynapse trennt immer ein nur etwa 20 Nanometer (Millionstelmillimeter; nm) schmaler, flüssigkeitsgefüllter Spalt. Die nervale präsynaptische und die postsynaptische muskuläre Region sowie der synaptische Spalt werden zusammen als **neuromuskuläre Übergangsregion** bezeichnet.

Der Transmitter, den der Hirnnerv präsynaptisch freisetzt und der nach Diffusion durch den synaptischen Spalt an postsynaptischen Rezeptoren der Muskelfasern andockt, ist **Azetylcholin** (ACh). Die molekularen Rezeptoren der Muskelfasern werden daher als ACh-Rezeptoren (AChR) bezeichnet. Die synaptische Übertragung dauert etwa 1 ms (synaptische Verzögerung).

Werden die AChR durch spezifische Antikörper blockiert bzw. zerstört, kann ACh keine ausreichende Wirkung mehr entfalten, und es kommt zu den Symptomen der **Myasthenia gravis**, bei der belastungs- bzw. tageszeitabhängige (abendliche) Muskelkraftabnahmen dominieren. Durch Plazentapassage können AChR-Antikörper myasthener Mütter auch bei ihren Neugeborenen eine **neonatale Myasthenie** auslösen; Myasthenien kommen auch, allerdings selten, im Kindesalter vor.

4

4.5.2 Schluckmuskulatur

Die Schluckmuskeln der oralen und pharyngealen Phase bestehen aus quer gestreiften Muskelfasern. Die Muskeln des Ösophagus (Speiseröhre) bestehen im oberen Drittel aus quer gestreiften, in der Mitte aus quer gestreiften und glatten, im unteren Drittel nur aus glatten Muskelfasern.

Die **Muskeln der oralen und pharyngealen Phase** bestehen mehr aus raschen (phasischen) Muskelfasern, sog. Typ-II-Fasern, als aus langsamen (tonischen) sog. Typ-I-Fasern. Eine wichtige Ausnahme ist der **obere Ösophagussphinkter** (oÖS): Er besteht zu etwa 70 % aus tonischen Fasern, weil seine Hauptaufgabe darin besteht, einen Verschluss zwischen Pharynx und Ösophagus zu garantieren (kein Verschlucken von Luft, kein Rückfluss von Material aus dem Ösophagus/Magen); kommt ein Bolus an, muss der Ösophagussphinkter zeitgerecht öffnen.

Zahlreiche, meist genetisch bedingte Muskelerkrankungen des Neugeborenen oder des Kindes können mit Dysphagien einhergehen (Übersicht: Schoser 2009).

Öffnungsstörungen des oberen Ösophagussphinkters

Öffnungsstörungen des oberen Ösophagussphinkters können 2 Ursachen haben, die auch kombiniert auftreten:

1. **Primäre oÖS-Öffnungsstörung:** Der obere Ösophagussphinkter relaxiert nicht bzw. nur unzureichend.
2. **Sekundäre oÖS-Öffnungsstörung:** Die anterior-superiore hyolaryngeale Exkursion (nach vorn oben gerichtete Zungenbein- und Kehlkopfbewegung) ist beeinträchtigt, wodurch der am Ringknorpel inserierende Hauptbestandteil des oÖS, der M. cricopharyngeus, nicht oder unzureichend aufgedehnt wird.

Im 2. Fall profitiert der Patient von Schlucktherapie, im 1. Fall kann nach Ausschöpfung schlucktherapeutischer Verfahren u.U. eine operative Intervention am oÖS notwendig werden. Bei dieser sog. krikopharyngealen Myotomie wird die Muskelschicht des oÖS in Längsrichtung durchtrennt. Alternativ lässt sich der oÖS durch Botulinumtoxin-Injektionen (für etwa 3 Monate) reversibel „lahmlegen". Vor beiden Interventionen ist manometrisch eine oÖS-Relaxationsstörung nachzuweisen, außerdem muss ein ausreichender Bolusdruck im Pharynx vorliegen (Übersicht über den oÖS: Singh und Hamdy 2005).

Nervale Versorgung der Schluckmuskeln

Kiemenbögen. Beim Menschen ist zu Beginn der 4. SSW der I. Kiemenbogen (Schlundbogen) entwickelt, gegen Ende der 4. Woche sind 4 Kiemen-/Schlundbögen zu erkennen. (Im Grunde existieren 6 Kiemenbögen; der V. Kiemenbogen ist jedoch nur rudimentär angelegt, und der IV. und VI. verschmelzen miteinander.) Sie bestehen aus Geweben aller 3 Keimblätter, jener Zellschichten, in die sich der frühe Embryo erstmals differenziert: innen aus Entoderm, außen aus Ektoderm, dazwischen liegt Mesoderm.

Zu jedem Kiemenbogen gehören eine Knorpelspange, eine Muskelanlage, ein arterielles Gefäß und ein Nerv (Schlundbogennerv). Zwischen den Kiemenbögen liegen außen 5 Kiemen-/Schlundfurchen, innen liegen ihnen 5 Kiemen-/Schlundtaschen gegenüber. Auf die normale und gestörte Entwicklung der aus diesen Furchen und Taschen hervorgehenden Strukturen wird hier nicht eingegangen.

Zum **I. Kiemenbogen** gehören der 2. und 3. Ast der N. trigeminus, zum **II. Kiemenbogen** der N. facialis, zum **III. Kiemenbogen** der N. glossopharyngeus, zum **IV. Kiemenbogen** der N. vagus.

Die hier nicht näher aufgeführten Muskeln, die zu jedem Kiemenbogen gehören, werden auch in der weiteren Entwicklung vom jeweiligen Schlundbogennerv versorgt. Daraus ergibt sich die in ➤ Tabelle 4.2 zusammenfassend dargestellte nervale Versorgung der Schluck-, Kau- und Larynxmuskulatur.

Die Kiemenbogennerven bestehen neben motorischen Fasern aus sensiblen und sensorischen Fasern (➤ Kap. 4.6).

Keine Kiemenbogennerven sind

- der rein motorische N. hypoglossus, der die Zungenmuskulatur versorgt, und
- der erste der 3 Trigeminusäste, der rein sensibel ist und besonders die obere Gesichtshaut und die vordere Kopfhaut sowie einen Teil der Nasenschleimhaut versorgt.

Tab. 4.2 Muskeln der oralen und pharyngealen Phase einschließlich ihrer Hauptfunktion sowie ihrer Innervation

Muskel	Hirnnerv	Hirnnervenkern und Hirnstammabschnitt	Hauptfunktion
Muskeln der oralen Phase			
Gesichtsmuskulatur: • M. levator labii superioris • M. levator labii superioris alaeque nasi • M. zygomaticus major • M. zygomaticus minor • M. risorius • M. depressor labii inferioris • M. depressor anguli oris • M. orbicularis oris • M. buccinator • Platysma	N. facialis	Nucleus n. facialis (Pons)	• Lippenbewegung • Lippenschluss • Wangentonisierung (M. buccinator) • Kieferöffnung (Platysma)
M. temporalis	N. trigeminus	Nucleus motorius n. trigemini (Pons)	Kieferschluss
M. masseter	N. trigeminus		Kauen
M. pterygoideus medialis	N. trigeminus		Kauen
M. pterygoideus lateralis	N. trigeminus		Kieferöffnung
intrinsische Zungenmuskulatur (Binnenmuskulatur): • M. longitudinalis superior und inferior linguae • M. transversus linguae • M. verticalis linguae	N. hypoglossus	Nucleus n. hypoglossi (Medulla oblongata)	Formveränderung der Zunge: • Verkürzung • Verschmälerung • Abflachung
extrinsische Zungenmuskulatur (Außenmuskulatur) • M. genioglossus • M. styloglossus • M. hyoglossus	N. hypoglossus		Zungenbewegung nach: • vorne unten • hinten oben • unten hinten, hebt Hyoid
M. palatoglossus	Plexus pharyngeus	Nucleus ambiguus (Medulla oblongata)	• Annäherung Gaumensegel an Zunge • Verengung Schlundenge
Muskeln der pharyngealen Phase			
M. mylohyoideus	N. trigeminus	Nucleus motorius n. trigemini (Pons)	Hyoid-Larynx-Elevation
M. digastricus anterior	N. trigeminus		
M. tensor veli palatini	N. trigeminus		Abdichtung Nasopharynx
M. geniohyoideus	N. hypoglossus	Nucleus n. hypoglossi Medulla oblongata)	Hyoid-Larynx-Elevation
M. hyoglossus	N. hypoglossus		
M. styloglossus	N. hypoglossus		• Abdichtung Pharynxeingang • Bolustransport
M. pterygopharyngeus	Plexus pharyngeus	Nucleus ambiguus (Medulla oblongata)	
M. palatopharyngeus	Plexus pharyngeus		
M. stylopharyngeus	Plexus pharyngeus		
M. salpingopharyngeus	Plexus pharyngeus		
M. levator veli palatini	Plexus pharyngeus		Abdichtung Nasopharynx
M. uvulae	Plexus pharyngeus		

Tab. 4.2 Muskeln der oralen und pharyngealen Phase einschließlich ihrer Hauptfunktion sowie ihrer Innervation (Forts.)

Muskel	Hirnnerv	Hirnnervenkern und Hirnstammabschnitt	Hauptfunktion
Muskeln der pharyngealen Phase			
M. stylohyoideus	N. facialis	Nucleus n. facialis (Pons)	Abdichtung Pharynxeingang, Hyoidelevation
M. digastricus posterior	N. facialis		
M. constrictor pharyngis superior	Plexus pharyngeus	Nucleus ambiguus (Medulla oblongata)	Bildung des Passavant-Wulstes
M. thyrohyoideus	Ansa cervicalis (Nervenschleife im lateralen Halsbereich)	Nucleus n. hypoglossi (Medulla oblongata) und Zervikalsegmente C1–C3	Hyoid- bzw. Larynxsenkung
M. sternohyoideus			
M. sternothyroideus			
M. omohyoideus			
M. constrictor pharyngis medius	Plexus pharyngeus	Nucleus ambiguus (Medulla oblongata)	Bolustransport
M. constrictor pharyngis inferior	Plexus pharyngeus	Nucleus ambiguus (Medulla oblongata)	
M. cricopharyngeus	Äste des N. vagus und des N. glossopharyngeus	Nucleus ambiguus (Medulla oblongata)	Verschluss bzw. Öffnung des oberen Ösophagussphinkters
M. aryepiglotticus	N. laryngeus inferior	Nucleus ambiguus (Medulla oblongata)	Konstriktion Kehlkopfeingang
M. cricoarytenoideus lateralis			Adduktion Stimmbänder
M. arytenoideus transversus			
M. arytenoideus obliquus			
M. thyroarytenoideus			
M. cricoarytenoideus posterior („Postikus")	N. laryngeus inferior	Nucleus ambiguus (Medulla oblongata)	Abduktion Stimmbänder
M. cricothyroideus	N. laryngeus superior	Nucleus ambiguus (Medulla oblongata)	Spannung Stimmbänder
M. vocalis	N. laryngeus inferior	Nucleus ambiguus (Medulla oblongata)	Regelung Stimmlippenspannung

Plexus pharyngeus = Nervengeflecht aus Ästen des N. glossopharyngeus und des N. vagus in der Rachenwand

4.6 Sensible und sensorische Versorgung von Gesicht, Nase, Mundhöhle, Rachen und Kehlkopf

4.6.1 Sensible Versorgung

Sensible Trigeminusäste versorgen die Gesichtshaut und die Schleimhaut der Nase und des Mundes; sensible Äste des N. glossopharyngeus und des N. vagus innervieren die Rachenschleimhaut; die Kehlkopfschleimhaut schließlich wird unterhalb der Stimmbänder vom sensiblen Ast des N. laryngeus inferior („Rekurrens"), oberhalb der Stimmbänder vom sensiblen Anteil des N. laryngeus superior versorgt (dieser Nerv versorgt nur einen Muskel, den M. cricothyroideus). N. laryngeus superior und der N. laryngeus inferior sind Äste des N. vagus.

Die sensiblen Informationen des N. trigeminus werden zum sensiblen Trigeminuskern im Pons weitergeleitet, die der übrigen Hirnnerven zum kaudalen (unteren) Abschnitt des Nucleus tractus solitarii (Pars cardiorespiratoria des NTS) und von diesen Kerngebieten über den Thalamus zur primär-sensiblen Großhirnrinde (Gyrus postcentralis).

4.6.2 Sensorische Versorgung – Geschmack

Der **N. facialis** sorgt für die sensorische Innervation (Geschmack) der vorderen 2 Zungendrittel, der **N. glossopharyngeus** innerviert das hintere Zungendrittel. Umstritten ist, ob der N. vagus den Zungengrund und andere Schleimhautbereiche gustatorisch versorgt.

Die Geschmacksfasern dieser 3 Hirnnerven ziehen zum rostralen (oberen) Abschnitt des Nucleus tractus solitarii, zur **Pars gustatoria des NTS**. Von dort verlaufen Fasern zum **Thalamus** und weiter zum **gustatorischen Kortex** in der vorderen Insel und im unteren Teil der primär-sensiblen Rinde.

4.7 Embryologie schluckrelevanter Gehirnareale

4.7.1 Normale Entwicklung des Gehirns

Embryonal- und Fetalperiode – Allgemeines

Bis zum Ende der 8. SSW spricht man von der Embryonalperiode (23 Stadien nach Carnegie bis zum 56. Tag), danach bis zur Geburt von der Fetalperiode:

- In der Embryonalperiode entwickeln sich die 3 **Keimblätter** (inneres, äußeres und mittleres Keimblatt = Entoderm, Ektoderm und Mesoderm) sowie die Organanlagen:
  - Aus dem **Mesoderm** bilden sich vorübergehend vorhandene, kugelförmige paarige Ausbuchtungen, sog. Somiten („Urwirbel“), die im Lauf der Zeit zahlenmäßig zunehmen: Im Carnegie-Stadium 9 (etwa 21. Tag) existieren 1–3, im Carnegie-Stadium 16 (etwa 36. Tag) 36–38 Somitenpaare. Die Somiten verleihen dem Embryo für eine bestimmte Zeit ein typisches Aussehen; aus ihnen gehen folgende segmental organisierte Strukturen hervor:
    - Sklerotome (später: Achsenskelett)
    - Myotome (später: Körper- und Extremitätenmuskulatur)
    - Dermatome (später: Dermis/Lederhaut)
  - Aus dem **Entoderm** entstehen u.a. die Organe des Magen-Darm- sowie des Atmungstraktes.
- In der Fetalperiode stehen Wachstum und weitere Differenzierung von Körper und Organen im Vordergrund.

Neurulation – Entwicklung des Nervensystems aus dem Ektoderm

Das zentrale und periphere Nervensystem des Menschen geht in der Embryonalperiode aus dem **Ektoderm** hervor, ebenso wie die Epithelzellen der Sinnesorgane, der Nasen- und Mundhöhle, der Speicheldrüsen, die Haut, die Zähne und die Hypophyse (Hirnanhangdrüse). Aus dem Ektoderm bildet sich eine **Neuralplatte** (18. Tag), daraus entsteht ein **Neuralrohr** mit einer oberen und unteren Öffnung (Neuroporus anterior und Neuroporus posterior). Der Neuroporus anterior schließt sich etwa am 25. Tag, der Neuroporus posterior etwa am 27. Tag.

Bereits am 25. Tag lassen sich in Längsrichtung 6 **Neuromere** (ZNS-Abschnitte) unterscheiden: Vorderhirn, Mittelhirn und 4 Abschnitte des Rautenhirns oder Rhombenzephalons (aus dem später Hirnstamm und Kleinhirn hervorgehen). Am 33 Tage alten Embryo sind bereits 16 Neuromere unterscheidbar:

- 5 Vorderhirnabschnitte, u.a. das Telenzephalon (Endhirn) und das Dienzephalon (Zwischenhirn)
- 3 Mittelhirnabschnitte und
- 8 Abschnitte des Rhombenzephalons (Rhombomere)

Die **Rhombomere** entwickeln sich unter dem Einfluss sog. Homöoboxgene (Hox-Gene) zu unterschiedlichen Hirnstrukturen: Die ersten 3 Rhombomere werden später zum Metenzephalon (oder Hinterhirn, bestehend aus Brücke und Kleinhirn), während sich aus den Rhombomeren 4–8 die Medulla oblongata formt.

Innerhalb des Neuralrohres befindet sich das **Ventrikelsystem**:

- 2 Seitenventrikel (je einer pro Großhirnhemisphäre)
- III. Ventrikel (zwischen den Thalami)
- Aquädukt (im hinteren Mittelhirn)
- IV. Ventrikel (zwischen Hirnstamm und Kleinhirn)

Neuronale Migration – Auswanderung von Neuronen und Gliazellen, Kolumnenbildung

Neuronale Migration. In einer Zellmatrix, die wegen ihrer Lage um das Ventrikelsystem herum als **Ventrikularzone** bezeichnet wird, befinden sich neuroepitheliale Stammzellen. Aus ihnen entstehen entweder Neuronen (Nervenzellen) oder Gliazellen (Stützzellen). Bereits am 40. Entwicklungstag steht fest, welchen der beiden Zelltypen eine Vorläuferzelle ausbildet. Bei den Neuronen lassen sich glutamaterge Pyramidenzellen (enthalten den erregenden Transmitter Glutamat) und GABAerge nichtpyramidale Neuronen (enthalten den hemmenden Transmitter Gamma-Aminobuttersäure [GABA; „gamma amino butyric acid"]) unterscheiden.

Aus der Ventrikularzone wandern zuerst die (späteren) Neuronen, dann die (späteren) Gliazellen (Oligodendrogliazellen und Astrozyten) aus; schließlich bilden sich aus der Matrix die sog. Ependymzellen, die das Ependym – die dauerhafte Auskleidung der Ventrikelwände – bilden. In den meisten Bereichen des Großhirns enthält der Kortex 6 Schichten (von außen nach innen: Laminae I–VI). Die Mehrheit der Neuronen und Gliazellen wandert radial (von der Ventrikularzone zum späteren Kortex) im sog. „Inside-out-"Muster aus: Zuerst auswandernde Zellen bilden die tiefste kortikale Schicht (VI), später auswandernde Zellen die weiter außen liegende Schicht (V) etc., bis die zuletzt emigrierenden Zellen die Schicht II an der späteren Kortexoberfläche bilden (die nahezu ausschließlich aus Nervenfasern bestehende Schicht I entsteht auf andere Weise). Ihren Weg finden die Zellen, indem sie die Fasern von sog. Radiärfasergliazellen als Leitstruktur benutzen, d.h. sie wandern entlang dieser Gliafasern nach außen: **radiale Migration**.

Anordnung in Kolumnen. Die auswandernden Nervenzellen bilden kleine Säulen aus jeweils ca. 80–100 vertikal verknüpften Neuronen. Die Minikolumnen haben einen Durchmesser von etwas über 50 μm (50 Millionstel- oder Mikrometer) und sind über horizontale Verbindungen zu Kolumnen von etwa 300–600 μm (0,3–0,6 mm) Durchmesser zusammengeschlossen. Die Kolumnen stellen die eigentlichen Funktionseinheiten des Großhirns dar und werden auch als **kortikale Module** bezeichnet. Das menschliche Gehirn unterscheidet sich von ähnlich hochentwickelten Säugern in seiner Größe nicht wegen größerer Kolumnen, sondern wegen der größeren Zahl der Kolumnen (Mountcastle 1997).

Entwicklung der Gyri und Sulci sowie Wachstum des Großhirns

Die Oberfläche des Großhirns ist anfänglich glatt. Im weiteren Verlauf der Fetalentwicklung vergrößert sich die Kortexoberfläche durch die Ausbildung von Gyri und Sulci. Etwa ab der 13. Woche ist die (im vorderen Abschnitt schluckrelevante) **Insel** an der Hirnoberfläche nachweisbar. Etwa ab der 20. Woche wachsen obere temporale und untere frontale sowie parietale Abschnitte so stark, dass sie die Insel zunehmend von außen als temporales und (ebenfalls schluckrelevantes) **frontoparietales Operkulum** bedecken. Etwa ab der 28. Woche liegt die Insel – komplett von den Operkula bedeckt – verborgen in der Tiefe des Sulcus lateralis/der Fissura Sylvii (Afif et al. 2007). Zu diesem Zeitpunkt sind bereits die meisten Gyri und Sulci des Erwachsenen zu erkennen.

Myelinisierung – Markscheidenbildung

Die Myelinisierung der vom Kortex zu den (spinalen) Motoneuronen des Rückenmarks projizierenden Pyramidenfasern (= kortikospinale Fasern) beginnt etwa in der 30. Woche, die Myelinisierung der vom Kortex zu den motorischen Hirnstammkernen projizierenden **kortikobulbären Fasern** startet etwas früher – **zwischen 24. und 28. Woche**. Die Markscheidenbildung der Axone des ZNS erfolgt durch Oligodendrogliazellen, im peripheren Nervensystem durch die sog. Schwann-Zellen. Zum Zeitpunkt der Geburt ist die Myelinisierung noch nicht komplett abgeschlossen (Übersicht: Sarnat 2003).

Fetales Schlucken

Ab der 4. Woche ist der Embryo komplett von **Amnionflüssigkeit** umgeben (Amnion = Fruchtblase). **Schluckbewegungen** sind etwa **ab der 11. SSW** nachweisbar, Saugbewegungen etwa ab der 18.–20. Woche. Da die Markscheidenbildung zu diesem Zeitpunkt noch nicht abgeschlossen ist, die kortikobulbären Fasern also noch nicht voll funktionstüchtig sind, vermutet man, dass der Hirnstamm allein in der Lage ist, die für Schlucken verantwortlichen Abläufe zu generieren. In einer Ultraschalluntersuchung war effektives Schlucken (ohne ausgeprägte nasale Regurgitation bzw. mit Flussnachweis im Hypopharynx) allerdings nur bei 7 % schon in der 22.–25. Woche nachweisbar, bei 18 % in der 30.–34. Woche und bei 32 % sogar erst in der 37.–39. Woche (Grassi et al. 2005). Der Fetus schluckt ab dem 5. Monat schätzungsweise 400 ml Amnionflüssigkeit pro Tag, kurz vor der Geburt etwa 700 ml.

!

Embryologie des Gehirns

Alle Gehirnabschnitte entstammen dem Ektoderm, dem äußeren Keimblatt. Vor dem 30. Tag schließen sich zuerst der obere und dann der untere Neuroporus des Neuralrohrs. Aus 16 Neuromeren entwickeln sich alle Gehirnabschnitte. Von der Ventrikularzone wandern Neuronen und Gliazellen aus, bei der Entwicklung des 6-schichtigen Großhirnkortex in einem radialen „Inside-out"-Muster. Dabei formen vertikale Zellsäulen sog. Minikolumnen, die sich über horizontale Verbindungen zu größeren Kolumnen verbinden; letztere sind die eigentlichen Funktionseinheiten des Großhirns und werden auch als kortikale Module bezeichnet.

Der Kortex vergrößert durch Gyrus- und Sulkusbildung seine Oberfläche, durch starkes Wachstum bedeckt er etwa ab der 28. SSW mit seinen unteren frontoparietalen und oberen temporalen Abschnitten (frontoparietales und temporales Operkulum) die anfänglich oberflächlich liegende Inselregion komplett. Die Myelinisierung der kortikospinalen bzw. kortikobulbären Fasern durch Oligodendrozyten beginnt vor der 30. Woche und ist bei der Geburt noch nicht abgeschlossen. Der Embryo ist ab der 4. Woche von Amnionflüssigkeit umgeben, die der Fetus frühestens ab der 11. Woche zu schlucken beginnt.

4.7.2 Fehlbildungen des Gehirns

Dieser Abschnitt beschreibt nur wichtige Fehlbildungen des Gehirns. Auf die Darstellung von Fehlbildungen bei gestörter Entwicklung des Gesichts, des Gaumens, der Atemwege und anderer für Schlucken wichtiger Körperabschnitte wird hier verzichtet, weil es sich nicht um neurologische Strukturen handelt.

Die kritischste Phase der Gehirnentwicklung betrifft die 3.–16. SSW. Mit einer Inzidenz von etwa 3 pro 1.000 Geburten gehört das Gehirn zu den Organen mit den häufigsten Fehlbildungen. Ursächlich lassen sich genetische Faktoren und äußere schädigende Einflüsse – sog. Teratogene – unterscheiden. **Teratogene** sind chemische (Alkohol, Nikotin, Medikamente, Drogen), biologische (Viren, Bakterien und andere Krankheitserreger) und physikalische Noxen (ionisierende Strahlen, starke Vibration und Lärm). Im Folgenden werden nur einige Schädigungsfolgen erwähnt. Details finden sich in Embryologielehrbüchern (z. B. Moore und Persaud 2007; Schulze 2005).

Störungen der Neurulation

Neuralrohrdefekte werden u.a. auf einen Folsäuremangel zurückgeführt. Deshalb erfolgt heutzutage vor einer geplanten bzw. während einer Schwangerschaft eine Folsäuregabe. Schließt sich der Neuroporus anterior nicht, so kommt es zur Nicht- oder Teilanlage des Gehirns, zur **Anenzephalie**, wobei Hirnstammabschnitte wie die Medulla oblongata ganz oder zumindest teilweise vorhanden sein können. In der Schwangerschaft kann die Amnionflüssigkeit wegen gestörten Schluckens zunehmen, ein sog. Hydramnion (> 2.000 ml) ist die Folge. Bei manchen anenzephalen Feten ist Schlucken angeblich weitgehend intakt. Dies lässt auf eine autarke Steuerung des Schluckvorgangs durch die Medulla oblongata schließen (➤ Kap. 4.3.2, Abschnitt „Isolierter Hirnstamm"). Ein Anenzephalus ist nicht überlebensfähig.

Störungen des Radialmigration bzw. der Kortexentwicklung

Ist die radiale Migration gestört, so können Zellen, die normalerweise in den späteren Kortex einwandern, auf ihrem Weg liegen bleiben und subkortikale (unter dem Kortex gelegene) Gewebsinseln bilden, sog. **heterotopes Gewebe**. Klinisch imponieren bei der **Heterotopie** epileptische Anfälle und/oder motorische bzw. geistige Retardierung. **Lissenzephalie (Agyrie)** geht mit einer Verminderung des kortikalen Windungsreliefs einher und kann mit **Mikrozephalie** (kleines Gehirn) einhergehen. Bei der **Polymikrogyrie** (vermehrten, aber sehr kleinen Hirnwindungen) ist eine Neuronenpopulation reduziert, was besonders häufig die frontoparietalen Operkula betrifft. Folge ist dann ein angeborenes Foix-Chavany-Marie-Syndrom mit Kau-, Sprech- und Schluckstörungen (➤ Kap. 4.2.4, Abschnitt „Beidseitige Läsionen").

Zerebelläre Fehlbildungen

Bei den sog. **Chiari-Malformationen** kann man 3 Unterformen unterscheiden:

- Bei der *Chiari-I-Malformation* entwickelt sich ein Tiefstand der Kleinhirntonsillen (mandelförmiger Lappen an der Kleinhirnunterseite), die in jedem Lebensalter Druck auf die hintere Medulla oblongata ausüben können (➤ Abb. 4.4). Folge sind u.a. Schwindel, Nystagmus, Ataxie, Dysphagien.
- Bei *Chiari-Malformationen vom Typ II oder III* sind außer den Kleinhirntonsillen weitere Abschnitte der hinteren Schädelgrube nach unten verlagert; zusätzlich treten oft auf: Hydrozephalus, Syringomyelie bzw. Syringobulbie (flüssigkeitsgefüllte Hohlräume im Rückenmark bzw. in der Medulla oblongata), Spaltbildungen der Wirbelsäule sowie des Schädelknochens mit Vorwölbungen des Rückenmarks bzw. Gehirns (Myelo- bzw. Enzephalozelen).

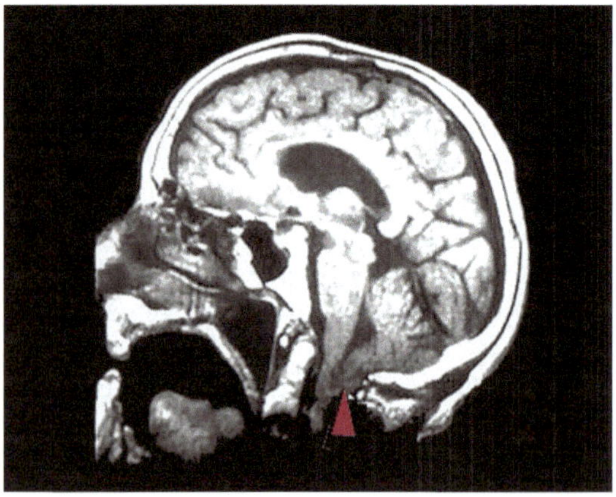

Abb. 4.4 Chiari-I-Malformation (sagittales, T1-gewichtetes MRT). Die Kleinhirntonsillen sind durch das Hinterhauptloch nach unten verlagert (Pfeilspitze) und üben Druck auf die hintere Medulla oblongata bzw. deren hintere Mustergeneratoren für Schlucken aus. Folge war bei dieser Patientin eine schwere Dysphagie.

Neurochirurgische Interventionen sind bei ausgeprägten Symptomen indiziert. So wird z. B. bei der Chiari-I-Malformation durch eine okzipitale Dekompression das Hinterhauptloch erweitert bzw. „Platz geschaffen"; oft erfolgt zusätzlich eine Erweiterung der harten Hirnhaut (Dura), eine sog. Duraplastik.

Beim **Dandy-Walker-Syndrom** besteht eine Trias (Dreifachsymptomatik) aus Reifungsstörung des Kleinhirnwurms, zystischer Ausweitung des IV. Ventrikels (zwischen Hirnstamm und Kleinhirn) und Liquorabflussstörung mit resultierendem Hydrocephalus internus (Erweiterung der Hirnkammern ohne Erweiterung der Hirnfurchen) (➤ Abb. 4.5). Neurochirurgisch gibt es zahlreiche Interventionsoptionen: Bei einer liquorableitenden Operation wird ein Ventil in einen Seitenventrikel und/oder in die Zyste eingeführt und der Liquor in den Bauchraum abgeleitet (ventrikuloperitonealer Shunt, zystoperitonealer Shunt). Auch eine endoskopische Verbindung des III. Ventrikels mit den basalen Liquorzisternen ist möglich (Ventrikulozisternostomie). Bei Aquäduktstenose kann eine Erweiterung (Aquäduktoplastie) und/oder die Einlage eines Silikonröhrchens (Stent) notwendig sein.

!

Beispiele zerebraler bzw. zerebellärer Fehlbildungen

- Störung der Neurulation – Anenzephalie
- Störung der Radialmigration bzw. der Kortexentwicklung – Heterotopie, Lissenzephalie (Agyrie), Mikrozephalie, Polymikrogyrie (evtl. mit angeborenem Foix-Chavany-Marie-Syndrom)
- Zerebelläre Fehlbildungen:
  - Chiari-Malformationen mit Kleinhirntiefstand sowie anderen Fehlbildungen , wie z. B. Syringomyelie bzw. -bulbie sowie Spaltbildungen der Wirbelsäule bzw. des Schädelknochens mit Myelo- bzw. Enzephalozelen
  - Dandy-Walker-Syndrom mit der Trias: nicht ausgereifter Kleinhirnwurm, zystischer IV. Ventrikel, Hydrocephalus internus

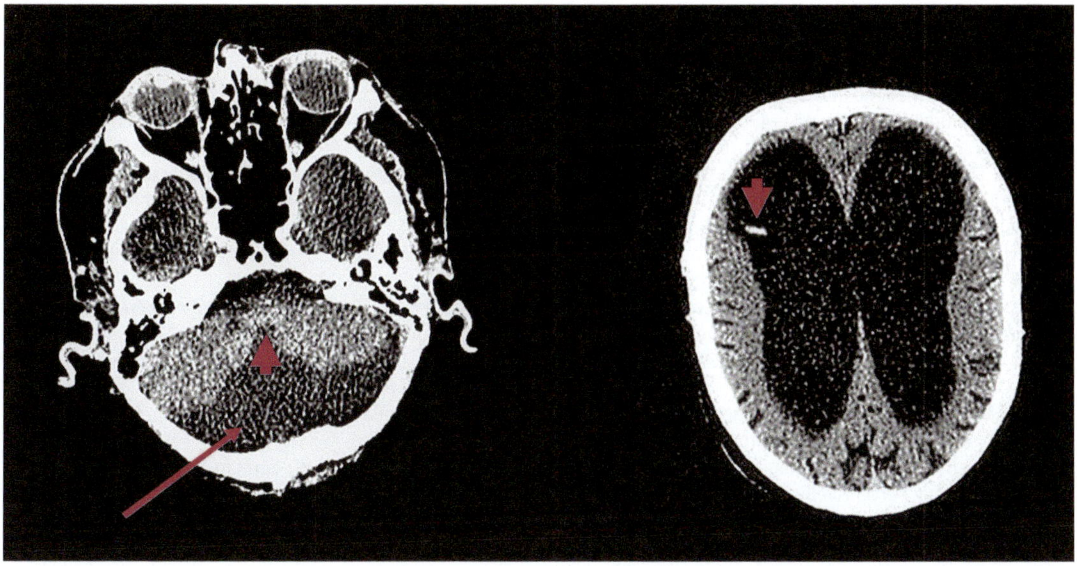

Abb. 4.5 Dandy-Walker-Syndrom (Horizontalschnitte des Gehirns im kranialen CT). Der betroffene junge Mann leidet an geistiger Retardierung und Dysphagie. *Links:* Zystisch erweiterter IV. Ventrikel (Pfeil) und kaum entwickelter Kleinhirnwurm (Pfeilspitze). *Rechts:* Hydrocephalus internus mit stark erweiterten Seitenventrikeln, die mit einem liquorableitenden Ventil versorgt worden sind (Pfeilspitze).

LITERATURVERZEICHNIS

Afif A. Bouvier R, Buenerd A, Trouillas J, Mertens P. Development of the human fetal insular cortex: study of the gyration from 13 to 28 gestational weeks. Brain Struct Funct 2007; 212: 335–346.

Barritt AW, Smithard DG. Role of cerebral cortex plasticity in the recovery of swallowing function following dysphagic stroke. Dysphagia 2009;24:83–90.

Cheesman AD, Kelly AM. Rehabilitation after treatment for jugular foramen lesions. Skull Base 2009; 19: 99–108.

Daniels SK, Foundas AL. The role of the insular cortex in dysphagia. Dysphagia 1997; 12: 146–156.

Daniels SK. Swallowing apraxia: a disorder of the praxis system? Dysphagia 2000; 15: 159–166.

Daniels SK, Corey DM, Fraychinaud A, DePolo A, Foundas AL. Swallowing lateralization: the effects of modified dual-task interference. Dysphagia 2006; 21: 21–27.

Doty RW, Bosma JR. An electromyographic analysis of reflex deglutition. J Neurophysiol 1956; 19: 44–60.

Grassi R, Farina R, Floriani I, Amodio F, Romano S. Assessment of fetal swallowing with grey-scale and color Doppler sonography. Am J Roentgenol 2005; 185: 1.322–1.328.

Hamdy S, Aziz Q, Rothwell JC et al. Recovery of swallowing after dysphagic stroke relates to functional reorganization in the intact motor cortex. Gastroenterology 1998; 115: 1.104–1.111.

Hamdy S, Rothwell JC, Brooks DJ, Bailey D, Aziz Q, Thompson DG. Identification of the cerebral loci processing human swallowing with $H_2^{(15)}O$ PET activation. J Neurophysiol 1999; 81: 1.917–1.926.

Huckabee ML, Deecke L, Cannito MP, Gould HJ, Mayr W. Cortical control mechanisms in volitional swallowing: the Bereitschaftspotential. Brain Topogr 2003; 16: 3–17.

Humbert IA, Robbins J. Normal swallowing and functional magnetic resonance imaging: a systematic review. Dysphagia 2007; 22: 266–275.

Jean A. Brain stem control of swallowing: neuronal network and cellular mechanisms. Physiol Rev 2001; 81: 929–969.

Kern MK, Jaradeh S, Arndorfer RC, Shaker R. Cerebral cortical representation of reflexive and volitional swallowing in humans. Am J Physiol Gastrointest Liver Physiol 2001; 280: G354–G360.

Kim JS. Pure lateral medullary infarction: clinical-radiological correlation of 130 acute, consecutive patients. Brain 2003; 126: 1.864–1.872.

Kirk EA, Howard VC, Scott CA. Description of posterior fossa syndrome in children after posterior fossa brain tumor surgery. J Pediatr Oncol Nurs 1995; 12: 181–187.

Miller A. Neurophysiological basis of swallowing. Dysphagia 1998; 1: 91–100.

Moore KL, Persaud TVN (Hrsg.). Embryologie: Entwicklungsstadien – Frühentwicklung – Organogenese – Klinik. München: Elsevier, 2007.

Mountcastle VB. The columnar organization of the neocortex. Brain 1997; 120: 701–722.

Parker C, Power M, Hamdy S, Bowen A, Tyrrell P, Thompson DG. Awareness of dysphagia by patients following stroke predicts swallowing performance. Dysphagia 2004; 19: 28–35.

Penfield W, Boldrey E. Somatic motor and sensory representation in the cerebral cortex of man as studied by electrical stimulation. Brain Res 1937; 60: 389–443.
Penfield W, Faulk ME. The insula; further observations on its function. Brain 1955; 78: 445–470.
Power ML, Hamdy S, Singh S, Tyrrell PJ, Turnbull I, Thompson DG. Deglutitive laryngeal closure in stroke patients. J Neurol Neurosurg Psychiatry 2007; 78: 141–146.
Prosiegel M, Höling R, Heintze M, Wagner-Sonntag E, Wiseman K. The localization of central pattern generators for swallowing in humans – a clinical-anatomical study on patients with unilateral paresis of the vagal nerve, Avellis' syndrome, Wallenberg's syndrome, posterior fossa tumours and cerebellar hemorrhage. Acta Neurochir 2005a; 93: 85–88.
Prosiegel M, Höling R, Heintze M, Wagner-Sonntag E, Wiseman K. Swallowing therapy – a prospective study on patients with neurogenic dysphagia due to unilateral paresis of the vagal nerve, Avellis' syndrome, Wallenberg's syndrome, posterior fossa tumours and cerebellar hemorrhage. Acta Neurochir 2005b; 93: 35–37.
Riecker A, Gastl R, Kühnlein P, Kassubek J, Prosiegel M. Dysphagia due to unilateral infarction in the vascular territory of the anterior insula. Dysphagia 2009; 24: 114–118.
Robbins J, Levin RL. Swallowing after unilateral stroke of the cerebral cortex: preliminary experience. Dysphagia 1988; 3: 11–17.
Sarnat HB. Functions of the corticospinal and corticobulbar tracts in the human newborn. J Pediatr Neurol 2003; 1: 3–8.
Schoser B. Klinische Phänotypen hereditärer Myopathien und die Indikation zur Muskelbiopsie. Akt Neurol 2009; 36: 221–226.
Schulze S. Kurzlehrbuch Embryologie. München: Elsevier, 2005.
Singh S, Hamdy S. The upper oesophageal sphincter. Neurogastroenterol Motil 2005; 1(Suppl): 3–12.
Teismann IK, Dziewas R, Steinstraeter O, Pantev C. Time-dependent hemispheric shift of the cortical control of volitional swallowing. Human Brain Mapping 2009; 30: 92–100.
Thexton AJ, Crompton AW, German RZ. Electromyographic activity during the reflex pharyngeal swallow in the pig: Doty and Bosma (1956) revisited. J Appl Physiol 2007; 102: 587–600.

KAPITEL

5 Ätiologie pädiatrischer Schluckstörungen

Johannes Limbrock

5.1 Definition und Einteilung(en) der Dysphagien

Grundlage dieses Kapitels ist folgende weit gefasste Definition:

✓

Die Störung der Aufnahme, der Zerkleinerung oder des Transports von Nahrung/Flüssigkeiten (inklusive Transport von Speichel und Sekret) in der oralen, pharyngealen oder ösophagealen Phase nennt man Dysphagie oder Schluckstörung.

Weiter gefasste Definitionen der Dysphagie schließen Aversion/Missempfindungen/Widerwille/Übelkeit beim Anblick und Geruch der Nahrung vor Eintritt in den Mund ein. Sie sind in diesem Kapitel nicht berücksichtigt, jedoch ein anderer Aspekt: Auch heftige Übelkeit, Ekel und Erbrechen können den Schluckakt indirekt stören (z. B. eine akute Magen-Darm-Erkrankung).

In der Literatur findet sich häufig eine unscharfe Abgrenzung der Dysphagie vom Begriff der Fütter- und der Essstörung (ICD 10: F98.2; F50.9). Im angloamerikanischen Sprachgebrauch wird dafür oft der Begriff „failure to thrive" (FTT), Gedeihstörung, verwendet, der sich an Gewichts- und Wachstumsnormen orientiert. Auch „eating impairments" werden teilweise mit „dysphagia" gleichgesetzt (Gisel 2008).

Der Bezug auf Wachstumsnormen ist im Zusammenhang mit Dysphagie unangebracht, weil selbst bei gesunden Kindern die Wachstumskurve unter der Norm liegen kann, wenn sie parallel verläuft (Ramsay et al. 2002). Dies gilt auch bei Kindern mit primär retardierter Entwicklung, z. B. genetischen Syndromen oder infantiler Zerebralparese (ICP). Bei Kindern mit ICP bringt ein „Aufpäppeln" mit Magensonde (perkutaner endoskopischer Gastrostomie, PEG) in den Bereich der Normwertkurven lediglich eine Zunahme an Fett, nicht aber an Muskulatur oder Beweglichkeit, und birgt somit die „Gefahr der Überfütterung" (Sullivan et al. 2006).

!

Im deutschen Sprachgebrauch sind „Dysphagie" und „Schluckstörung" synonym. Sie sollten nur dann als Diagnose verwendet werden, wenn sie bei einem Patienten durch klinische Beobachtung und/oder apparative Diagnostik tatsächlich nachgewiesen sind.

Dysphagie und Schluckstörung können durchaus mit einer Fütter- oder Essstörung verbunden sein, die bei praktischer Relevanz (psychologisch/psychiatrisch) zusätzlich zu benennen ist. In der Praxis fällt die Abgrenzung manchmal schwer, z. B. bei intakter Oralmotorik, aber vermutlich gestörter Oral- und Pharyngealsensorik oder weil man sich bei Säuglingen und Kleinkindern jeden Schritt einer eingreifenderen Diagnostik sorgfältig überlegt und als erfahrener Pädiater oder Therapeut eher Rückschlüsse aus dem Verlauf und therapeutischen Interventionen zieht.

✓

Von **sekundärer Dysphagie** spricht man, wenn z. B. eine schwere Aufmerksamkeits- oder Wahrnehmungsstörung zur Einnahme zu großer Bolusmengen führt (Stopfen, „food stuffing").

Das Bild einer Schluckstörung/Dysphagie kann auch bei Erkrankungen vorkommen, die Inappetenz, Übelkeit, Würgen und eventuell Ekel oder Erbrechen auslösen, etwa bei Stoffwechselkrisen im Metabolismus z. B. von Aminosäuren etc., bei akutem Hirndruck, Vergiftungen, Magen-Darm-Erkrankungen.

Eine gängige **Einteilung** erfolgt entlang der Semantik der Medizin in **organische versus nichtorganische Dysphagien**. Sie ist zwar pragmatisch sinnvoll, aber z. B. wegen vieler Überschneidungen und gegenseitiger Bedingtheit der Mechanismen unvollständig und kann manchmal auch zu therapeutischen Um- und Irrwegen führen.

In einer Studie an 700 Sondenkindern unter 10 Jahren wurde eine Unterteilung in **medizinische, orale und verhaltensbedingte Dysphagien** vorgeschlagen: Es fanden sich in 86 % medizinische Ursachen, darunter in 42 % gastroenterologische; von den gastroenterologischen Ursachen war der gastroösophageale Reflux mit 33 % am häufigsten. In 11 % wurden neurologische und in 18 % verhaltensbedingte Ursachen beschrieben. Allerdings wurden alle Kinder zuerst von Gastroenterologen untersucht und dann ans Team weitergeleitet. Diese und andere Studien zeigen die Relativität jeder Einteilung und Häufigkeitsangaben auf (Rommel 2003).

Im Folgenden werden aus pragmatischen Gründen nur solche medizinischen Ursachen aufgeführt, bei denen die Betroffenen gezielter, manchmal akuter Behandlung bedürfen.

!

Alle in der Folge genannten Ursachen können zu dem einschneidenden Erlebnis eines dramatischen Verschluckens führen und daher auch Jahre später als Ursache einer (dann psychogenen, „posttraumatischen") Dysphagie infrage kommen.

Das weitere Kapitel gliedert sich entsprechend der medizinischen Ätiologie nun so:

- lokale bzw. anatomische Ursachen (➤ Kap. 5.2)
- gastroenterologische Ursachen pädiatrischer Schluckstörungen (➤ Kap. 5.3)
- neurogene Ursachen – zentrales und peripheres Nervensystem (➤ Kap. 5.4)
- neuromuskuläre Ursachen (➤ Kap. 5.5)
- neurometabolische Ursachen (➤ Kap. 5.6)
- genetische Syndrome als Ursachen (➤ Kap. 5.7)
- weitere Erkrankungen als Ursachen von Schluckstörungen (➤ Kap. 5.8)

5.2 Lokale bzw. anatomische Ursachen

➤ Tabelle 5.1 gibt einen Überblick.

Tab. 5.1 Lokale bzw. anatomische Ätiologien kindlicher Schluckstörungen

Kategorie	Beispiel
Fehlbildungen (➤ Kap. 5.2.1)	Lippen-Kiefer-Gaumen-Segel-Spalten inkl. submuköser Spalten
	Larynx- oder Epiglottisspalten
	Mikroretrognathie (z. B. Pierre-Robin-Syndrom)
	Makro-/Mikroglossie, Ankyloglossie, Glossoptose, Zungenatrophie
	verlegte Nasenatmung: Choanalatresie, Mittelgesichtsdysplasie
	Pharynxdivertikel oder -stenosen: kongenital oder erworben
	Kiefergelenkstörungen, z. B. Trismus (vgl. ➤ Kap. 5.7.15)
	Zahn- und Kieferkrankheiten
	Eagle-Syndrom
Tumoren/Schwellungen (➤ Kap. 5.2.2)	Zungentumoren, z. B. Hamartome, Häm- und Lymphangiome
	Neurofibrome, -blastome, Zysten in Mund, Larynx, Pharynx, Ösophagus
	Zustand nach radiologischer und chirurgischer Tumorbehandlung
	Adenoid- oder Tonsillenhypertrophie
Störungen der sensorischen Regulation (➤ Kap. 5.2.3)	verzögerte Schluckreflextriggerung
	Lokalanästhesie
	Xerostomie
	„Supertaster"
Verätzung und Trauma in Mund, Pharynx, Ösophagus (➤ Kap. 5.2.4)	verschluckte Fremdkörper
Entzündungen inkl. Otitis media (➤ Kap. 5.2.5)	schwere Mittelohrentzündungen
Larynx/Trachea (➤ Kap. 5.2.6)	subglottische Stenose, Stimmlippenparese
	Tracheo- oder Laryngomalazie
	tracheoösophageale Fisteln
	Tracheostoma und Trachealkanüle

5.2.1 Fehlbildungen

- Viele angeborene Fehlbildungen können unmittelbar Trinkstörungen zur Folge haben, z. B.:
  - alle Formen von Lippen-Kiefer-Gaumen-Segel-Spalten inklusive submuköser, also unter der Schleimhaut verborgener Spalten, Larynx- oder Epiglottisspalten
  - Mikroretrogenie: zu kleiner und rückverlagerter Unterkiefer, z. B. Pierre-Robin-Sequenz
  - Makroglossie und Ankyloglossie (zu große bzw. am Mundboden fixierte Zunge), Mikroglossie (zu kleine Zunge), Zungenatrophie (Gewebsuntergang, meist durch Innervationsmangel)
- Ist die Nasenatmung verlegt, resultiert ebenfalls eine Schluckstörung: Choanalatresie und -stenose, Mittelgesichtsdysplasie.
- Pharynxdivertikel oder -stenosen (Ausstülpungen oder Verengungen) behindern das Schlucken mechanisch. Sie können kongenital oder erworben sein, z. B. posttraumatisch. Auch Zenker-Divertikel (Pulsionsdivertikel, Ausstülpung am M. constrictor pharyngis inferior) kommen bei Kindern vor, sind aber selten.
- Kiefergelenkstörungen, z. B. Trismus (s. u. genetisch), sowie etliche Zahn- und Kieferkrankheiten können die Schluckfähigkeit erheblich einschränken.
- Als Eagle-Syndrom bezeichnet man eine variable Symptomatik aus Schmerz beim Kauen oder Schlucken, Fremdkörpergefühl und/oder Schluckstörung, die durch einen zu langen Processus styloideus (Griffelfortsatz an der Schädelbasis, von dem ein Muskel zum Zungenbein zieht) hervorgerufen wird. Es kommt gelegentlich auch bei Kindern vor und ist wesentlich seltener als der isolierte, röntgenologisch erhobene Befund des zu langen Processus styloideus (Gaul et al. 2006).

5.2.2 Tumoren und Schwellungen

Tumoren und Schwellungen, z. B. Zungentumoren (z. B. Hamartome, Häm- und Lymphangiome), Neurofibrome und -blastome sowie Zysten in Mund, Larynx, Pharynx und Ösophagus, können starke mechanische Hindernisse für das Schlucken darstellen oder indirekt durch Druck auf Hirnnerven das Schlucken stören. Auch Folgen radiologischer und chirurgischer Tumorbehandlung kommen als Schluckhindernis infrage, z. B. durch Stenosen, Schleimhaut- oder Nervenschäden. Selbst Jahre nach Halsoperationen (mit vorderem Zugang) können noch Schluckstörungen auftreten.

Hypertrophe Adenoide („Polypen“, vergrößerte Rachenmandeln) oder Tonsillen („kissing tonsils“, Gaumenmandeln) können ebenfalls das Schlucken behindern.

5.2.3 Störungen der sensorischen Regulation

Wenn der Schluckreflex verzögert ausgelöst oder getriggert wird, kommt es zum vorzeitigen Eintritt vor allem von Flüssigkeit in den Pharynx. Ursachen dafür können zentralnervös, aber auch lokal bedingt sein. Einfachstes Beispiel ist eine sensorische Einschränkung bei Lokalanästhesie.

Xerostomie (Mundtrockenheit) kann zur Schluckstörung führen. Hier kommen verschiedene Ursachen infrage, z. B. wenn im Rahmen des Sjögren-Syndroms die Speicheldrüsen erkranken (diese Autoimmunkrankheit kann zudem das Gehirn oder die Speiseröhre befallen und so zur Dysphagie führen) oder beim Schlafapnoesyndrom; die Extremvariante des Undine-Syndroms (Ausfall der zentralen Atemregulation) kann zu periodischen Schlafapnoen führen. Scopolamin, Glykopyrrolat, Botulinumtoxin oder andere Medikationen gegen übermäßigen Speichelfluss können eine Xerostomie und dadurch Schluckstörungen verursachen.

Im Rahmen der differenzierten Analyse kindlicher Essstörungen ist das Phänomen der „**Supertaster**“ (Menschen mit überstarker Geschmackswahrnehmung, bayrisch „hoakel“, berndeutsch „schnäderfrässig“) aufgefallen. Es kann zur „sensorischen Nahrungsverweigerung“ nach Chatoor and Ammaniti (2007) führen: Laut Essick et al. (2003) und Lim et al. (2008) sind die fungiformen Papillen der Zungenspitze bei Supertastern viel häufiger und größer. „Supertaster“ nehmen scharfes und fettes Essen und Konsistenzen viel stärker wahr als „medium taster“ oder „non-taster“.

5.2.4 Verätzung und Trauma in Mund, Pharynx, Ösophagus

Verätzung und Trauma führen ebenso wie verschluckte Fremdkörper zur Schluckstörung und erfordern sofortige Behandlung, sind nach symptomfreier Latenz aber auch als Differenzialdiagnose zu bedenken. Sie können längerfristige Störungen nach sich ziehen, z. B. bei Stenosen oder Sensibilitätsstörungen.

5.2.5 Entzündungen inklusive Otitis media

Im Mund können Aphthen (Entzündungsbläschen), Soor (Mundpilz), akute Mandelentzündung, Pfeiffersches Drüsenfieber usw. das Schlucken erschweren, im Schlund z. B. ein Retrotonsillarabszess, im Kehlkopf eine Epiglottitis (Kehldeckelentzündung mit akuter Atemnot), in der Speiseröhre verschiedene Formen der Ösophagitis. Auch schwere Mittelohrentzündungen gehen oft mit Schluckstörungen einher.

5.2.6 Larynx/Trachea

Subglottische Stenosen oder Stimmlippenparesen, z. B. als Spätfolge von Operationen, Entzündungen oder Bestrahlung, bringen ebenso wie Tracheo- oder Laryngomalazie (zu weiche Knorpel von Kehlkopf – dies kann z. B. bei Trisomie 21 vorkommen – und Luftröhre) Schluckstörungen mit sich. Ähnlich ist es mit Tracheostoma (Luftröhrenschnitt für eine künstliche Beatmung) und Trachealkanüle. Die genannten Störungen beeinträchtigen primär die Atmung und den Schluckvorgang indirekt.

Angeborene Öffnungen zwischen Luft- und Speiseröhre (tracheoösophageale Fisteln) bedingen eine schwere Schluckstörung mit Aspiration in die Luftwege, sodass keine orale Ernährung möglich ist und rasch operiert werden muss.

5.3 Gastroenterologische Ursachen

➤ Tabelle 5.2 gibt einen Überblick über gastroenterologische Ursachen.

5.3.1 Krankheiten des Ösophagus

!

Typisch für eine ösophageal bedingte Dysphagie sind eine verstärkte Rückbewegung des Kopfes beim Schlucken, Erbrechen/Hochwürgen nach dem Schlucken und retrosternaler Schmerz – nicht aber wiederholte Schluckversuche und Husten, die typisch für pharyngeale Störungen sind und eine oropharyngeale Schluckstörung „vortäuschen" können.

Daher ist die Kenntnis der ösophagealen Dysphagien für den Therapeuten wichtig; außerdem treten ösophageal und pharyngeal bedingte Dysphagie nicht selten in Kombination auf. Und schließlich sprechen ösophageale Störungen auf die klassische Schlucktherapie nicht an und sollten deshalb vorher ausgeschlossen werden.

Fehlbildungen

Zu den Fehlbildungen der Speiseröhre zählen Atresie und Stenose (Nichtanlage bzw. Verengung). Stenosen können z. B. in Form innerer Membranen („webs", eine angeborene Fehlbildung; oder bedingt durch Re-

Tab. 5.2 Gastroenterologische Ursachen pädiatrischer Schluckstörungen

Kategorie	Beispiel
Krankheiten des Ösophagus (Speiseröhre) (➤ Kap. 5.3.1)	Fehlbildungen
	Entzündungen
	Bewegungsstörungen
	Fremdkörper, Läsionen
gastroösophagealer Reflux (GÖR) (➤ Kap. 5.3.2)	
Krankheiten des Magens und Darmes (➤ Kap. 5.3.3)	Fehlbildungen
	Entzündungen
	Bewegungsstörungen

flux, Eisenmangelanämie etc.), Duplikationszysten oder einer Ösophagusduplikatur auftreten, d. h. ein Stück ist doppelt angelegt, aber dadurch enger. Ebenso kann der Ösophagus von außen eingeengt sein durch Blutgefäße wie die A. lusoria, die rechte Subklaviaarterie (zum Arm ziehend) oder einen doppelten Aortenbogen. Eine Stenose kann auch erworben sein, z. B. als sog. Schatzki-Ring im unteren Ösophagus nach lange bestehendem Reflux und Ösophagitis.

Ösophagitis

Entzündungen der Speiseröhre treten nach lange bestehendem Reflux auf, man spricht dann wegen der von Magensaft angedauten Schleimhaut von einer **peptischen** Ösophagitis (➤ Kap. 5.3.2).

Eine weitere Form der Entzündungen des Ösophagus ist die **eosinophile** Ösophagitis. Sie ist eine gerade bei Kindern zunehmende Erkrankung, wahrscheinlich aus dem allergischen Formenkreis. Es handelt sich um eine immunvermittelte, chronisch-entzündliche Erkrankung. Häufig sind Atopiker betroffen, also Menschen, die zur Allergie neigen; bei Kindern besteht in 50–80 % zusätzlich Asthma. Die Symptome sind Schluckbeschwerden, Bolusgefühl rezidivierende Bauchschmerzen, Gedeihstörung, Übelkeit, Erbrechen, Refluxzeichen (Reichel 2008).

Immunologisch bedingt sein kann eine Ösophagitis durch bekannte Allergene wie Kuhmilchprotein.

Die **infektiöse** Ösophagitis wird durch bestimmte Erreger ausgelöst: *Helicobacter pylori*, *Candida* (Hefepilz), Zytomegalievirus (CMV), Herpes-simplex-Virus (HSV) usw.

Eine systemische Ösophagitis kann es bei Morbus Crohn, chronischer Granulomatose etc. geben.

Bewegungsstörungen

- Diffuser Ösophagusspasmus: wiederholte Kontraktionen mit verlängerter Passagezeit, dadurch Dysphagie und/oder Schmerz hinter dem Brustbein.
- Nussknackerösophagus: hyperkontraktile Motilitätsstörung der unteren Ösophagusmuskulatur, die sich in spastischen Speiseröhrenkrämpfen während des Schluckaktes äußert.
- Kollagenosen mit Befall der Speiseröhre, die dadurch steif und unbeweglich wird:
  - Sklerodermie
  - CREST-Syndrom: Calcinosis der Haut, Raynaud-Syndrom (Weißfingerkrankheit), „esophagus“, Sklerodaktylie (Fingerverhärtung), Teleangiektasien (erweiterte kleine Hautgefäße)
  - Lupus erythematodes
  - Dermatomyositis etc.
- Ösophageale Myopathie durch Hyperthyreose (Überfunktion der Schilddrüse) oder Diabetes mellitus (Zuckerkrankheit), wenn – selten – die autonome Ösophagusmotilität diabetogen geschädigt wird.
- Die **Achalasie** (griech.: Nichterschlaffen) ist eine Motilitätsstörung, die den oberen oder den unteren Ösophagussphinkter betrifft und kann, je nach Ausmaß, zur Dysphagie mit Bolusaufstau und Aspiration führen:
  - Eine zervikale (krikopharyngeale) Achalasie mit mangelnder Öffnung des Speiseröhreneingangs (oberer Sphinkter, oÖS) tritt sehr selten schon bei Neugeborenen auf, z. B. bei Myopathien (Muskelerkrankungen).
  - Ist der untere Sphinkter (uÖS) oder das untere Ösophagusdrittel betroffen, entsteht durch geringe Relaxation und verminderte/ineffektive Peristaltik ein hoher Druck über dem uÖS, der zur Schluckstörung führen kann (Kleinman 2008):
    - Die primäre Form entspricht einer Neurotransmitter- bzw. lokalen Innervationsstörung des Plexus myentericus (Nervengeflecht in der Speiseröhre).
    - Die sekundäre Form entsteht z. B. bei der südamerikanischen Chagas-Krankheit durch Befall der neurovegetativen Nervenzellen mit dem Erreger *Trypanosoma cruzi*.
- **Fremdkörper** im Ösophagus und Läsionen, z. B. durch Laugen und Säuren, sind bei Kindern nicht selten – chemikalienbedingte Traumata haben jedoch seit Einführung kindergesicherter Verschlüsse an Haushaltschemikalien sehr abgenommen. Ein nicht mehr vorhandener Fremdkörper oder ein ausgeprägtes „Verschluckereignis“ kann unter Umständen längere Zeit zu „psychogenen“ Schluckbeschwerden führen.

5.3.2 Gastroösophagealer Reflux

Ein Zurückfließen von Mageninhalt in die Speiseröhre ist in geringen Mengen normal und unproblematisch und gilt bei Neugeborenen als physiologisch. Gastroösophagealer Reflux (GÖR) ist bei Kindern häufig. Er resultiert aus einem ungenügenden Abschluss des Mageneingangs durch Schwäche des unteren Sphinkters (siehe oben) und/oder eine Gleithernie (Teildurchtritt eines inneren Organs durch eine Lücke, hier: der oberste Magenanteil gleitet an der Stelle durch das Zwerchfell, wo der Ösophagus durchtritt).

Tritt Reflux häufig und in größeren Mengen auf, kommt es zur Reizung von Kehlkopf und Schlund, Globus- oder Kloßgefühl, eventuell Schluckschmerz (Odynophagie) und Schluckstörung. Dann spricht man von **Refluxkrankheit**. Bei längerem Bestehen bildet sich eine *peptische Ösophagitis* (bis hin zur Stenose), die auch Schluckstörung, Brustschmerzen usw. auslösen kann. Reflux wird bei 40 % der Kinder gefunden, die als Babys wegen einer Ösophagusatresie operiert wurden; allerdings haben sie nicht immer Beschwerden (Radys 2007).

5

5.3.3 Krankheiten des Magens und Darmes

Magen-Darm-Krankheiten können durch Übelkeit, Würgen und eventuell Erbrechen sowie die damit verbundene sehr unangenehme psychische Erfahrung indirekt zur Schluckstörung führen:

- **Malrotation** (mangelnde Drehung des Darmes in der Embryonalentwicklung) mit rezidivierendem Volvulus (Darmverschlingung);
- Passagehindernisse im Bereich des Pylorus (Pylorusstenose, -atresie, -spasmus) oder des oberen Dünndarms (duodenales „web“: Membran im Zwölffingerdarm), Duodenalstenose/-atresie);
- **Morbus Hirschsprung:** Aufstau und Verdickung des Dickdarms durch Aganglionose (fehlende parasympathische Nervengeflechte in der Darmwand);
- **Magen-Darm-Entzündungen**, Magen- oder Zwölffingerdarmgeschwüre, Blinddarmentzündung und Morbus Crohn;
- **Bewegungsstörungen** des Magens (Gastroparese) führen zu Dysphagie durch Magenaufstau, bedingt durch Lähmungen verschiedenster Ursache, wie z. B. Diabetes, Amyloidose, Muskeldystrophien, Kollagenosen oder viral (CMV, Norovirus).

5.4 Neurogene Ursachen im zentralen und peripheren Nervensystem

Die Einordnung der Erkrankungen mit möglicher Dysphagie folgt in diesem Abschnitt pragmatischen Gesichtspunkten; viele betreffen sowohl das zentrale wie das periphere Nervensystem oder auch die neuromuskuläre (➤ Kap. 5.5) oder neurometabolische (➤ Kap. 5.6) oder genetische Gruppe (➤ Kap. 5.7). ➤ Tabelle 5.3 gibt einen Überblick über neurogene Ursachen pädiatrischer Schluckstörungen im ZNS/PNS.

Tab. 5.3 Neurogene (ZNS/PNS) Ursachen pädiatrischer Schluckstörungen

Kategorie	Beispiel
akute und chronische Entzündungen (➤ Kap. 5.4.1)	Enzephalitis und Meningoenzephalitis
	infektiös: Bakterien, Viren, Pilze etc.
	immunvermittelt, z. B. Guillain-Barré-Syndrom (GBS), multiple Sklerose (MS)
	Residualzustände
infantile Zerebralparese (ICP) (➤ Kap. 5.4.2)	
Hirn- und Rückenmarkfehlbildungen (➤ Kap. 5.4.3)	Chiari-Malformation I–III
	Dandy-Walker-Syndrom
	okzipitale Enzephalozele
	Hydrozephalus
	Myelinisierungs- und Zellmigrationsstörungen
	zervikale Myelomeningozele
	bulbäre Syringomyelie
	pontoneozerebelläre Hypoplasie

Tab. 5.3 Neurogene (ZNS/PNS) Ursachen pädiatrischer Schluckstörungen (Forts.)

Kategorie	Beispiel
erworbene ZNS-Läsionen (➤ Kap. 5.4.4)	Schädelhirntrauma (SHT)
	akuter und chronischer Sauerstoffmangel (Asphyxie)
	Schlaganfall, besonders im Stromgebiet der A. cerebri media
	Hirndruck, z. B. Kraniostenosen, subdurales Hämatom
	zugehörige Residualzustände
Störungen der Hirnnerven (➤ Kap. 5.4.5)	Hirnnerv V, VII, IX, X, XI, XII
spinozerebelläre Ataxien (SCA), (➤ Kap. 5.4.6)	dominant vererbte SCA-Typen 1, 2, 3, 17
progressive supranukleäre Blickparese (PSP) (➤ Kap. 5.4.7)	Steele-Richardson-Olszeweski-Syndrom
Bulbärparalyse (➤ Kap. 5.4.8)	familiär progressive Bulbärparalyse Fazio-Londe
	amyotrophe Lateralsklerose (ALS)
Pseudobulbärparalyse (➤ Kap. 5.4.9)	Worster-Draught-Syndrom
Dyskinesien (➤ Kap. 5.4.10)	Chorea Huntington
	Hallervorden-Spatz-Syndrom
	Meige-Syndrom
	juveniler Parkinsonismus
Tumoren (➤ Kap. 5.4.11)	
Botulinumtoxin-Injektion (➤ Kap. 5.4.12)	

5.4.1 Akute und chronische Entzündungen

Viele akute und chronische Entzündungen des Gehirns (Enzephalitis) und der Hirnhäute (Meningoenzephalitis) sowie mögliche bleibende Spätfolgen (Residualschäden) können eine neurogene Schluckstörung auslösen, vorübergehend oder bleibend. Dies ist umso wahrscheinlicher und ausgeprägter, je mehr die schluckrelevanten Regionen betroffen sind: Hirnstamm mit Mustergeneratoren, Insel bzw. Operkulum (➤ Kap. 4).

Wichtige **Erreger** sind Herpes-simplex-Virus, HIV, Zytomegalievirus, *Toxoplasma*, *Candida* (Hefe), Poliovirus, *Borrelia*. Schluckstörungen sind bei bakteriellen Erregern häufiger als bei viralen. Je nach Erreger sollte eine Ösophagitis ausgeschlossen werden, da *Candida*, Herpes-simplex- und Zytomegalieviren auch den Ösophagus befallen können.

Außer infektiösen gibt es auch **immunvermittelte Entzündungen des ZNS**:

- Die *akute disseminierende Enzephalomyelitis* (ADEM), eine Sonderform der Bickerstaff-Enzephalitis, betrifft vor allem den Hirnstamm, das Guillain-Barré-Syndrom (GBS, ➤ Kap. 5.4.5) dagegen die Hirnnerven.
- Die *multiple Sklerose* (MS) ist eine autoimmune entzündliche ZNS-Erkrankung unklarer Ursache und kann – selten – schon bei Kindern auftreten. 30–40 % der MS-Patienten entwickeln eine neurogene Dysphagie.

5.4.2 Infantile Zerebralparese

Die infantile Zerebralparese (ICP) ist Ausdruck verschiedener Störungen von Haltung und/oder Bewegung, die zurückzuführen sind auf eine nichtprogrediente Störung, Läsion oder einen Defekt am unreifen Gehirn („upper motor neurone syndrome", UMND). Sie sind neurologisch charakterisierbar als Spastik, Dyskinesie oder Ataxie.

Kinder mit ICP können bereits als ein typisches Frühsymptom im 1. Lebensjahr Saug- und Schluckprobleme zeigen, bedingt durch wenig Aktivität von Lippen- und Bukzinatormechanismus (Lippen-Wangen-Schlundmuskel-Ring; ➤ Kap. 1.2.4 und ➤ Kap. 1.2.5). Die Koordination von Saug- und Schluckakt gelingt aber meist, solange nicht eine Beißreaktion stört, allerdings häufig verbunden mit Luftschlucken. Dennoch ist im späteren Verlauf das Saugen oft die am wenigsten gestörte Ernährung von Kindern mit ICP. Häufig ist der Übergang auf Brei erschwert, dann auf Brei mit Stücken; dabei kann es oft zum Verschlucken kommen. Feste Nahrung ist vielfach lange Zeit gar nicht möglich.

Brei, halbfeste oder feste Kost erfordern die Ablösung des Saugens durch komplexere Bewegungsmuster sowie die Entwicklung der sensorisch und motorisch koordinierten Kaufähigkeit/Boluskontrolle. Diese Probleme sind bei Kindern mit **Spastik** am häufigsten. Sie verlieren oft Speichel aus dem offenen Mund („Sabbern"). Dies ist nicht durch eine erhöhte Speichelproduktion bedingt, vielmehr durch Hyposensibilität und zu seltenes und ineffektives Schlucken (also keine „Hypersalivation", eher „Sialorrhö"): ICP-Kindern gelingt kein zeitlich versetzter, koordinierter Kontraktionsablauf der etwa 50 am Schlucken beteiligten Muskeln, dadurch ist der peristaltische Transport mangelhaft (Corrie et al. 2009; Senner, Logemann und Zecker 2004). Ähnlich ist es beim seltenen „posterior drooling", beim Verschlucken am eigenen Speichel.

5.4.3 Hirn- und Rückenmarkfehlbildungen

Fehlbildungen führen dann am häufigsten zu Schluckstörungen, wenn sie hintere Schädelgrube, zervikales Rückenmark, Insel oder Operkulum (➤ Kap. 4) betreffen: Dazu gehören:

- Chiari-Malformation I–III
- Dandy-Walker-Syndrom
- okzipitale Enzephalozele
- Hydrozephalus
- Myelinisierungs- und Zellmigrationsstörungen
- zervikale Myelomeningozele
- bulbäre Syringomyelie
- pontoneozerebelläre Hypoplasie (tritt auch im Rahmen des CDG-Syndroms Typ 1a auf, ➤ Kap. 5.6.13).

Bei diesen Kindern sollte immer nach Frühsymptomen einer Dysphagie aktiv gefragt werden, weil sie eine sich entwickelnde Bulbus- oder Rückenmarkseinklemmung andeuten können.

5.4.4 Schädelhirntrauma und andere erworbene ZNS-Läsionen

Dysphagien entstehen auch bei erworbenen Läsionen:

- Schädelhirntrauma (SHT)
- akuter und chronischer Sauerstoffmangel (Asphyxie)
- Schlaganfälle, besonders im Stromgebiet der A. cerebri media
- Hirndruck (z. B. Kraniostenosen, subdurales Hämatom)
- zugehörige Residualzustände

5.4.5 Hirnnervenstörungen

EXKURS

Hirnnerven

Folgende Hirnnerven (vgl. ➤ Kap. 4.1) sind am Schlucken beteiligt:

Nummer	Name	Innervierte Struktur(en)
V	N. trigeminus	Kauen, Mundschleimhaut
VII	N. facialis	mimische Muskulatur, Mundboden, Geschmack, Speichel
IX	N. glossopharyngeus	Zunge, Pharynx
X	N. vagus	Velum, Pharynx, Larynx, Ösophagus, Trachea
XII	N. hypoglossus	Zunge

Störungen der Hirnnerven selbst oder ihrer Kerngebiete (➤ Kap. 4.4) können angeboren sein (z. B.: Moebius-Sequenz, ➤ Kap. 5.7.1) oder erworben (z. B. Entzündungen, Tumoren, Bestrahlungsfolgen etc.). Am wichtigsten ist das **Guillain-Barré-Syndrom** (GBS), eine immunvermittelte Entzündung von Nerven und Nervenwurzeln:

- Die akute Form ist meist demyelinisierend (akute inflammatorische demyelinisierende Polyneuroradikulopathie, AIDP),
- ebenso das Miller-Fisher-Syndrom (Augenmuskellähmung, zerebelläre Ataxie, Dysphagie);
- bei rein axonaler Schädigung (akute motorische axonale Neuropathie, AMAN; akute motorisch-sensible axonale Neuropathie, AMSAN) sind die akuten Formen häufig mit Schluckstörungen verbunden (10 % der Fälle).

- Die chronische GBS-Form (chronische inflammatorische demyelinisierende Polyneuropathie, CIDP) führt eher selten zur Dysphagie (Prosiegel und Weber 2009).

5.4.6 Spinozerebelläre Ataxien

√

Spinozerebelläre Ataxien (SCA) sind dominant vererbte, progrediente Ataxien (unflüssige, „wackelige" bis oszillierende Bewegungen bei mangelnder propriozeptiver Kontrolle) mit Untergang der Purkinje-Zellen des Kleinhirns.

Sie sind zumeist **Trinukleotiderkrankungen**: 3 der 4 DNA-Basen, Cytosin, Adenin, Guanin (CAG), treten gehäuft direkt hintereinander auf. Verlängern sich diese CAG-Sequenzen über 40- bis 50mal, verursachen sie Krankheitserscheinungen mit genetischer Antizipation: Kinder betroffener Familien erkranken früher und schwerer als die Eltern; die Länge der Trinukleotidwiederholungen („trinucleotide repeats") nimmt in der Generationenfolge zu. Die Typen SCA-1, -2, -3 und -17 führen gehäuft zur Dysphagie.

5.4.7 Progressive supranukleäre Blickparese

Die progressive supranukleäre Blickparese (PSP, Steele-Richardson-Olszeweski-Syndrom) ist ein atypisches Parkinson-Syndrom, das selten auch bei Jugendlichen beginnen kann. Im Verlauf leiden ca. 80 % der Patienten an Dysphagie.

5.4.8 Bulbärparalyse

Bei der Bulbärparalyse sind die Motoneurone des unteren Hirnstamms, also die 2. Motoneurone („lower motor neuron disease", LMND) bzw. die entsprechenden Hirnnerven (➤ Kap. 4.4.2), geschädigt. Die bulbären Symptome sind: schlaffe Paresen, Faszikulationen (an der Zunge Fibrillationen), Hypotonie und Atrophien im orofazialen, pharyngealen und laryngealen Bereich.

- Die **familiäre progressive Bulbärparalyse Fazio-Londe** beginnt zwischen 2. und 12. Lebensjahr mit mimischer Schwäche, Speichelfluss, Schluckstörung und Dysarthrie (Korinthenberg, Panteliadis und Hagel 2009).
- Während die **amyotrophe Lateralsklerose** (ALS) meist ab dem 40. Lebensjahr auftritt (mit Lähmungen, Spastik, Krämpfen etc.), beginnt die familiäre ALS-Variante ab der 2. Lebensdekade, und zwar mit bulbären Symptomen. Auch Mischungen mit pseudobulbären Zeichen sind häufig (siehe unten).

5.4.9 Pseudobulbärparalyse

√

Die Pseudobulbärparalyse bezeichnet beidseitige Läsionen des 1. Motoneurons („upper motor neuron disease", UMND), also des motorischen Kortex bzw. der kortikobulbären Fasern. Typische Symptome sind das Nebeneinander von gesteigerten Reflexen und spastischer Muskeltonuserhöhung einerseits und beeinträchtigter Willkürmotorik andererseits: automatisch-willkürliche Dissoziation (Prosiegel und Weber 2009).

Worster-Draught-Syndrom

Das bilaterale vordere Operkulumsyndrom oder Marie-Foix-Chavany-Syndrom ist aus der Erwachsenenneurologie bekannt und findet bei Kindern im Worster-Draught-Syndrom eine Entsprechung: Die **pseudobulbäre Symptomatik** ist sowohl im Rahmen einer infantilen Zerebralparese möglich als auch isoliert, dann meist als perisylvische Malformation (Fehlbildungen im Bereich der Insel bzw. Fissura Sylvii, besonders als Polymikrogyrie). Sie ist gekennzeichnet durch die oben genannte automatisch-willkürliche Dissoziation, eine „spastische" Parese der Muskeln von Lippen, Zunge, weichem Gaumen, Kau- und Schlundmuskulatur – verbunden mit ausgeprägter Dyspraxie – sowie durch Dysarthrie/Anarthrie, Kaustörung, Speichelfluss (86 %), gastroösophagealen Reflux und Aspiration (in je 40 %) (Christen et al. 2000). Oft besteht eine typische Diskrepanz zwischen relativ guter mentaler Entwicklung und stark gestörter mund- und sprechmotorischer Entwicklung.

5

5.4.10 Dyskinesien

√

Dyskinesien sind Bewegungsstörungen mit unwillkürlichen, ausfahrenden, anhaltenden Muskelkontraktionen, die zu abnormen Bewegungen oder Haltungen führen. Sie gehen auf Erkrankungen der Basalganglien zurück, besonders des Striatums und seiner Afferenzen.

Zu manchen Formen gehört auch die Entwicklung einer Dysphagie:

- **Chorea Huntington** ist eine erbliche Trinukleotiderkrankung (➤ Kap. 5.4.6); die Dysphagie ist überwiegend durch die Störung der oralen Phase bedingt („Chamäleonzunge").
- Das **Hallervorden-Spatz-Syndrom** (Neurodegeneration mit Eisenablagerung im Gehirn) ist eine seltene neurodegenerative Erkrankung, die im Kindesalter mit dystoner Bewegungsstörung beginnt und im Verlauf meist zu einer Dysphagie führt.
- **Meige-Syndrom:** Rein oromandibuläre Dystonien treten fast nur bei Erwachsenen auf.
- Auch der **juvenile Parkinsonismus** kann zu den Dystonieformen gerechnet werden (Korinthenberg, Panteliadis und Hagel 2009). Er geht auf Mutationen im Parkin-Gen auf Chromosom 6q25–27 zurück und kann im späteren Verlauf mit Dysphagie einhergehen.

Weitere Erkrankungen mit Dystonie sind in ➤ Kap. 5.5 aufgeführt.

5.4.11 Tumoren

Tumoren führen besonders dann zur Dysphagie, wenn sie in der hinteren Schädelgrube liegen und Druck auf den Hirnstamm ausüben (➤ Kap. 4.3.2). Eine ähnliche Wirkung können Tumoren entfalten, welche die Liquorwege komprimieren: Hydrocephalus occlusus.

5.4.12 Botulinumtoxin-Injektion

Wenn sie in halsnahe Muskeln erfolgt, kann als Nebenwirkung eine Dysphagie auftreten; selten kommt dies bei weiter entfernten Muskeln vor.

5.5 Neuromuskuläre Ursachen

Diese Gruppe (➤ Tab. 5.4) umfasst Erkrankungen

- der Motoneurone der Medulla oblongata (Bulbärparalyse, ➤ Kap. 5.4.9) und des Rückenmarks (spinale Muskelatrophie)
- der peripheren Nerven (Neuropathien, Neuritiden)
- der Nerv-Muskel-Synapsen (z. B. kongenitale myasthenische Syndrome, ➤ Kap. 4.5) und der Herz- und Skelettmuskulatur (Myopathien).

Ihre altersspezifische Prävalenz beträgt im Kindesalter 60–100 pro 100.000. 90 % sind hereditär, 10 % erworben (Jones et al. 2004).

5.5.1 Spinale Muskelatrophien

Spinale Muskelatrophien (SMA)sind mit einer Inzidenz von ca. 1 : 6.000 häufige neuromuskuläre Erkrankungen. Sie sind durch einen fortschreitenden Untergang von motorischen Vorderhornzellen im Rückenmark oder Hirnstamm gekennzeichnet. Zu Schluckstörungen (bulbären Fehlfunktion) kommt es bei allen schwer betroffenen SMA-Patienten und bei manchen Unterformen schon früh im Verlauf;

Tab. 5.4 Neuromuskuläre Ursachen pädiatrischer Schluckstörungen

spinale Muskelatrophien (SMA) (➤ Kap. 5.5.1)
spinobulbäre Muskelatrophie Kennedy (➤ Kap. 5.5.2)
hereditäre Polyneuropathien (PNP) (➤ Kap. 5.5.3)
kongenitale Myastheniesyndrome und erworbene Myasthenia gravis (➤ Kap. 5.5.4)
Muskeldystrophien Duchenne und Becker (➤ Kap. 5.5.5)
Gliedergürtel-Muskeldystrophien (➤ Kap. 5.5.6)
fazioskapulohumerale Muskeldystrophie (➤ Kap. 5.5.7)
kongenitale Muskeldystrophien (CMD) (➤ Kap. 5.5.8)
okulopharyngeale Muskeldystrophie (➤ Kap. 5.5.9)
kongenitale Myopathien mit Strukturanomalien (➤ Kap. 5.5.10)
myotone Dystrophie Typ 1 (➤ Kap. 5.5.11)
Friedreich-Ataxie (➤ Kap. 5.5.12)
juvenile Polymyositis und Dermatomyositis (➤ Kap. 5.5.13)

dadurch können Aspirationspneumonien eintreten. Außerdem gibt es gastrointestinale Fehlfunktionen: gestörte Motilität, Verstopfungen, verzögerte Magenentleerung sowie gastroösophagealer Reflux, der potenziell lebensbedrohlich sein kann.

5.5.2 Spinobulbäre Muskelatrophie Kennedy

Es handelt sich um die Sonderform einer Trinukleotiderkrankung (➤ Kap. 5.4.6).

- Der 1. Typ ist X-chromosomal gebunden und tritt ab 15. Lebensjahr auf.
- Der 2. Typ wird autosomal vererbt, tritt ab dem 11. Lebensjahr auf und geht mit Gynäkomastie (Brustschwellung) sowie einer neurogenen Dysphagie einher.

5.5.3 Hereditäre Polyneuropathien

Hereditäre Polyneuropathien (PNP) sind vererbte Neuropathien mit einer Inzidenz von 20–40 pro 100.000. Sie führen nur bei schweren Formen zur Dysphagie: **Dejerine-Sottas-Syndrom** oder **hereditäre motorisch-sensible Neuropathie III** (HMSN III) mit Schluck- und Atemstörungen. In diese Gruppe werden pathogenetisch auch der Morbus Refsum (HMSN IV, Beginn 10.–20. Lebensjahr) und die Abetalipoproteinämie eingeordnet, die aber wegen ihrer Stoffwechselstörung und Therapierbarkeit unter den neurometabolischen Krankheiten behandelt werden (➤ Kap. 5.5.6).

5.5.4 Kongenitale Myastheniesyndrome

Kongenitale Myastheniesyndrome (griech.: Muskelschwäche/-erschöpfbarkeit) sind eher selten. Ebenso wie die erworbene Myasthenia gravis (Inzidenz 0,5 auf 100.000, davon 10 % im Kindesalter beginnend; Antikörper gegen Acetylcholinrezeptoren und Muskulatur) können sie wegen der Erschöpfbarkeit und schweren Hypotonie auch der Kau- und Rachenmuskulatur zu respiratorischer Insuffizienz und Dysphagie führen.

5.5.5 Muskeldystrophien

Die Muskeldystrophien (MD) Duchenne und Becker sind fortschreitende degenerative Muskelerkrankungen und treten wegen des X-chromosomal gekoppelten Erbgangs fast nur bei Jungen auf. Die **Duchenne-Muskeldystrophie** (DMD) mit einer Inzidenz von 1 : 3.500 manifestiert sich ab dem 3.–4. Lebensjahr, bei der **Becker-Muskeldystrophie** (BMD) sind es 1 : 35.000 und das 6. Lebensjahr. Beide können ab der Pubertät zur respiratorischen Schwäche und Schluckstörung mit Aspiration führen, besonders der Typ Duchenne.

5.5.6 Gliedergürtel-Muskeldystrophien

Gliedergürtel-Muskeldystrophien („limb girdle muscular dystrophy", LGMD) sind seltener; Typ 2A und 2F betreffen später auch die Gesichtsmuskeln und bewirken so starke Schluckstörungen, dass PEG-Ernährung nötig wird.

5.5.7 Fazioskapulohumerale Muskeldystrophie

Ähnliches gilt für die Typen 1A, 1E und 2F der fazioskapulohumeralen Muskeldystrophie.

5.5.8 Kongenitale Muskeldystrophien

Auch bei folgenden bereits bei Geburt manifesten kongenitalen Muskeldystrophien (CMD) kommt es zu schweren Schluckstörungen:

- CMD Typ II,1: Fukuyama
- CMD Typ II,2: „muscle-eye-brain-disease"
- CMD Typ II,3: Walker-Warburg-Syndrom
- CMD Typ III,1: „rigid spine syndrome"

5.5.9 Okulopharyngeale Muskeldystrophie

Diese Form tritt meist erst im 5. bis 6. Lebensjahrzehnt auf, kann aber selten auch bei Kindern beginnen (Garg 2003) und rasch zur Dysphagie führen.

5.5.10 Kongenitale Myopathien

Angeborene Muskelerkrankungen gehen meist mit Strukturanomalien der Muskelzelle einher, z. B. **Nemaline-Myopathie** und **Central-Core-Myopathie**. Dazu gehören eine ausgeprägte muskuläre Hypotonie („floppy infant") und eine verzögerte motorische Entwicklung, zum Teil mit Beatmungsbedarf und Notwendigkeit einer Sondenernährung. Im Verlauf stellt sich häufig auch eine Dysphagie ein.

5.5.11 Myotone Dystrophie Typ 1

Sie heißt auch **Curschmann-Steinert-Erkrankung** und hat eine Prävalenz von 1 : 10.000. Die myotone Dystrophie Typ 1 wird als kongenitale Form in 5–40 % von den Müttern weitergegeben. Sie ist ebenso wie der Typ 2, der bei Jugendlichen und Erwachsenen auftritt, eine Trinukleotiderkrankung mit den DNA-Basen CTG. Die Erkrankung betrifft auch die glatte Muskulatur des Gastrointestinaltrakts und führt nicht selten zu gastrointestinalen Motilitätsstörungen. Die Krankheitsschwere nimmt in der Generationenfolge zu durch immer längere „trinucleotide repeats" (➤ Kap. 5.4.6). Schwere muskuläre Hypotonie, Schluck- und Atemstörungen sind die Folge, besonders bei Neugeborenen betroffener Mütter.

5.5.12 Friedreich-Ataxie

Die Friedreich-Ataxie ist eine degenerative ZNS-Erkrankung mit progredientem Verlauf. Sie beruht ebenfalls auf „trinucleotide repeats", und zwar der DNA-Basen GAA, und wird autosomal rezessiv vererbt. Sie beginnt im Kindes- oder Jugendalter und führt in 27 % zu Dysphagien.

5.5.13 Juvenile Polymyositis und Dermatomyositis

Es handelt sich um ideopathische Muskelerkrankungen, und zwar Multisystemerkrankungen mit Muskelschwäche und -schmerzen sowie im Falle der Dermatomyositis mit typischen Hautveränderungen. Die juvenile Dermatomyositis ist im Gegensatz zur Dermatomyositis des Erwachsenen fast nie paraneoplastisch bedingt (Begleitkrankheit bei Tumoren); vielmehr sind beide Erkrankungen autoimmune Gefäßentzündungen unklarer Ursache. In 12–50 % kommt es durch die Muskelschwäche zur Dysphagie.

5.6 Neurometabolische Ursachen

Unter dem Oberbegriff neurometabolische Erkrankungen werden eine Reihe von Stoffwechselerkrankungen zusammengefasst, die im klinischen Bild insbesondere durch die Einbeziehung des Nervensystems auffallen. Die Auftretenshäufigkeit beträgt etwa 1 : 500.

Da sich Stoffwechselprozesse im menschlichen Körper überschneiden und ergänzen, hat die zurzeit gebräuchliche Einteilung immer etwas Willkürliches und auch Vorläufiges. ➤ Tabelle 5.5 gibt einen Überblick.

Tab. 5.5 Neurometabolische Ursachen pädiatrischer Schluckstörungen

Kategorie	Beispiel
Harnstoffzyklusdefekte (➤ Kap. 5.6.1)	
Aminosäurestoffwechseldefekte (➤ Kap. 5.6.2)	Phenylketonurie (PKU)
	Ahornsirupkrankheit
	Homocysteinurie, Valin-, Leucin-, Isoleucinazidurie
	Isovalerianazidurie, 3-Methylglucacon-Azidurien
Organazidopathien (➤ Kap. 5.6.3)	Biotinidasemangel
	Propionazidurie, Isovalerianazidurie, Methylmalonazidurie
	Glutarazidurie Typ I
Purin-/Pyrimidin-Stoffwechseldefekte (➤ Kap. 5.6.4)	

Tab. 5.5 Neurometabolische Ursachen pädiatrischer Schluckstörungen (Forts.)

Kategorie	Beispiel
Mitochondriopathien (➤ Kap. 5.6.5)	myoneurogastrointestinale Enzephalopathie (MNGIE)
	Morbus Leigh
	MELAS, MERFF
	Spätstadien von Kearns-Sayre-Syndrom, Leber-Optikusatrophie und NARP
	Pyruvatdehydrogenase-(PDH-)Mangel
	Fettsäureoxidationsdefekte
peroxisomale Krankheiten (➤ Kap. 5.6.6)	Zellweger-Gruppe (1)
	Adrenoleukodystrophien (Gruppe 2)
	Morbus Refsum
	Akatalasie
lysosomale Enzymdefekte (= Teil der Leukodystrophien) (➤ Kap. 5.6.7)	metachromatische Leukodystrophie
	Morbus Pelizaeus-Merzbacher
	Morbus Krabbe
	Morbus Canavan
	Morbus Alexander
lysosomale Speicherkrankheiten (Sphingolipidosen) (➤ Kap. 5.6.7)	GM1-Gangliosidosen, GM2-Gangliosidose (= Morbus Tay-Sachs)
	Gaucher Typ II (= neuropathische, infantile Form)
	Fabry-Syndrom
	Sialidose
	Niemann-Pick-Syndrom Typ A und C
	neuronale Zeroidlipofuszinosen (NCL)
	zerebrotendinöse Xanthomatose
	Morbus Farber (Lipogranulomatose)
hereditäre metabolische Myopathien (➤ Kap. 5.6.8)	Fettsäureoxidationsdefekt
	Glykogenosen
Morbus Wilson, Menkes-Syndrom (➤ Kap. 5.6.8)	
Kreatinmangelsyndrome (➤ Kap. 5.6.10)	
hereditäre Fruktoseintoleranz (➤ Kap. 5.6.11)	
Smith-Lemli-Opitz-Syndrom (➤ Kap. 5.6.12)	
CDG-Syndrom (➤ Kap. 5.6.13)	
biotinresponsive Basalganglienstörung (➤ Kap. 5.6.14)	

5.6.1 Harnstoffzyklusdefekte

Harnstoffzyklusdefekte sind genetisch bedingte Störungen der Stickstoffentgiftung. Das erhöhte Ammoniak kann Schäden an Nervenzellen bis hin zur Enzephalopathie verursachen (mit der Folge einer neurogenen Dysphagie). Auch in akuten Krisen mit Ammoniakerhöhung kommt es zur Inappetenz, Schluckstörung und Erbrechen (z. B. Ornithin-Transcarboxylasemangel, Zitrullinämie).

5.6.2 Störungen des Aminosäurenstoffwechsels

Störungen des Aminosäurenstoffwechsels sind selten und haben nur vereinzelt Dysphagien zur Folge. Die früher häufigste, die **Phenylketonurie** (PKU, Symptom unter anderem Erbrechen), wird durch das Neugeborenen-Screening zuverlässig erfasst; durch Diät kann die Entwicklung neurologischer Symptome verhindert werden. Jedoch kann es bei einigen Aminoazidopathien (➤ Tab. 5.5) früh (z. B. in Stoffwechselkrisen) oder im Verlauf einer fortschreitenden Erkrankung – dann neurogen – zur Dysphagie kommen.

5.6.3 Organazidopathien

Organazidopathien sind charakterisiert durch eine Anreicherung organischer Säuren bei gestörtem Abbau von Aminosäuren und/oder Fettsäuren und gestörtem Harnstoffzyklus.

Hier finden sich einige Erkrankungen, die häufiger mit Dysphagie einhergehen. Häufiges Symptom ist die Trinkschwäche bei Biotinidasemangel, **Propionazidurie, Isovalerianazidurie und Methylmalonazidurie**. Außerdem entwickeln sich im Verlauf der Erkrankungen neurogene Dysphagiesymptome. Viele betroffene Kinder können durch frühzeitige Behandlung vor schweren Verläufen bewahrt werden. Bei **Biotinidasemangel** kann wegen häufigem Erbrechen auch eine Nahrungsverweigerung hinzukommen. Die **Typ-I-Glutarazidurie** führt vor allem nach metabolischen Krisen (in 25 % auch ohne) zur neurologischen – vor allem dystonen/dyskinetischen – Erkrankung, unter anderem mit Trink- und Essproblemen.

5.6.4 Defekte des Purin-/Pyrimidinstoffwechsels

Purin und Pyrimidin sind Basen-Bausteine der Desoxyribonukleinsäure (DNA). Zu den Störungen ihres Stoffwechsels gehört das X-chromosomal rezessiv vererbte **Lesch-Nyhan-Syndrom**. Es weist neben schwerer Dystonie und kognitivem Rückstand mit Selbstverletzungen auch Schluckstörungen auf.

5.6.5 Mitochondropathien

Mitochondropathien sind mit 1 : 5.000 die häufigsten neurometabolischen Krankheiten des Kindesalters.

Sie schließen viele Atmungskettendefekte ein. Die mitochondriale Atmungskette besteht aus 5 Enzymkomplexen in der inneren Mitochondrienmembran und dient der Energiegewinnung. Mitochondropathien führen wegen des ausgeprägten Energiemangels unter anderem zu Muskelhypotonie und -schwäche. Die Schwäche äußert sich schon beim Trinken und Schlucken des Säuglings.

- Bei der **myoneurogastrointestinalen Enzephalopathie** (MNGIE) kommt es zusätzlich zu Dysphagiesymptomen infolge intestinaler Motilitätsstörung;
- beim **Morbus Leigh** zu Hirnstammsymptomen mit neurogener Dysphagie;
- die **MELAS-Erkrankung** (mitochondriale Enzephalopathie mit Laktat-Azidose und „stroke-like episodes") führt zu schlaganfallähnlichen Episoden, später treten extrapyramidale und pyramidale Zeichen (➤ Kap. 4) hinzu; in beiden Fällen kann es zu Schluckstörungen kommen;
- ähnlich ist es bei Myoklonus-Epilepsie mit „ragged red fiber" der Muskelfaser (**MERRF**-Syndrom);
- Spätstadien von Kearns-Sayre-Syndrom, der Leber-Optikusatrophie und des NARP-Syndroms (neurogene Atrophie, Ataxie, Retinitis pigmentosa) sowie ein Pyruvatdehydrogenase-(PDH-)Mangel führen ebenfalls zur schwächebedingten Dysphagie;
- Fettsäureoxidationsdefekte sind mitochondrial und hereditär bedingt und werden daher in ➤ Kap. 5.6.8 besprochen.

5.6.6 Peroxisomale Krankheiten

Peroxisomen sind Zellorganellen in fast allen menschlichen Zellen; sie spielen insbesondere beim Fettstoffwechsel eine essenzielle Rolle. Zu den peroxisomalen Krankheiten zählen:

- **Zellweger-Syndrom** mit ausgeprägter Hypotonie und Trinkschwäche,
- **Adrenoleukodystrophien** mit neurogener Dysphagie,
- **Morbus Refsum** (Phytansäurespeicherung; Besserung unter Diät), dessen infantile Form ebenfalls Hypotonie und Trinkschwäche aufweist;
- Sonderform **Akatalasie**: häufige Mundgeschwüre wegen fehlendem Enzym Katalase.

5.6.7 Lysosomale Störungen

Lysosomen sind Zellorganellen, die Enzyme für den Abbau endogener (zelleigener) und exogener (zellfremder, z. B. bakterieller und viraler) Materialien speichern. Lysosomale Störungen lassen sich in Enzymdefekte und Speicherkrankheiten einteilen. Sie führen in unterschiedlichem Maße zur psychomotorischen Retardierung, Ataxie und/oder Spastik und damit im Verlauf auch oft zu neurogener Dysphagie.

Lysosomale Enzymdefekte

Bei manchen Enzymdefekten kann Enzymersatztherapie (z. B. Morbus Gaucher, siehe unten) und/oder eine Knochenmarktransplantation den Krankheitsverlauf mildern, so bei der metachromatischen Leukodystrophie, einer voranschreitenden Erkrankung der weißen Hirnsubstanz durch Myelinzerfall; die spätinfantile Form führt zur Tetraspastik und oft zur Dysphagie.

- Beim Morbus Pelizaeus-Merzbacher ist die Markscheiden- oder Myelinbildung gestört, es kommt zur zerebellären und pyramidalen Schädigung, oft mit Dysphagie.
- Die frühkindliche Form – seltener auch die juvenile – der Globoidzellen-Leukodystrophie (= Morbus Krabbe: Entmarkung von Hirn, Rückenmark und Nerven) bringt schon im 1. Lebensjahr bulbäre Störungen (Schluckstörungen) mit sich.
- Der Morbus Canavan, eine spongiöse Leukodystrophie, führt zur schweren Muskelhypotonie mit Saug- und Trinkstörungen.
- Der Morbus Alexander, eine fortschreitende Degeneration der weißen Substanz von Gehirn und Rückenmark, weist im Verlauf ebenfalls oft Dysphagien auf.

Lysosomale Speicherkrankheiten (Sphingolipidosen)

Lysosomale Speicherkrankheiten werden wegen der Art der pathologisch gespeicherten Substanzen als Sphingolipidosen zusammengefasst. Dazu gehören die **Gangliosidosen**. Sie führen zur Speicherung von Gangliosiden (Typen 1, 2 und 3) im Gehirn. Trink- und Essprobleme kommen wegen der generalisierten Hypotonie oft bei Säuglingen und Kleinkindern mit GM1-Gangliosidose vor, noch verstärkt durch eine sich entwickelnde Makroglossie, und seltener bei GM2-Gangliosidose, dem Morbus Tay-Sachs. Häufiger noch sind Schluckstörungen bei der infantilen, neuropathischen Form II des Morbus Gaucher (Speicherung von Glukozerebrosiden) oder den Typen A und C des Morbus Niemann-Pick, einer Sphingomyelinose, die ebenfalls mit der Speicherung bestimmter Lipide assoziiert ist.

- Beim Fabry-Syndrom (Zerebrosidose, Lipidspeicherung) kommt es zu Schluckstörungen durch mangelnde Speichelproduktion,
- bei Sialidosen (Speicherung von Oligosacchariden) durch Makroglossie;
- Kinder mit einer spätinfantilen oder juvenilen Form der neuronalen Zeroidlipofuszinose können faziale Dyskinesien, Dysphagie sowie eine Aspirationsneigung entwickeln und dann zur Nahrungsverweigerung tendieren.
- Die zerebrotendinöse Xanthomatose ist durch Speicherung von Cholestanol und Cholesterol unter anderem in Gehirn gekennzeichnet; sie führt zu Spastik, Ataxie und oft zur Dysphagie.
- Beim Morbus Farber (disseminierte Lipogranulomatose mit Zeramidablagerungen) kommt es zur laryngealen Schluckstörung.

5.6.8 Hereditäre metabolische Myopathien

Hereditäre metabolische Myopathien sind Erkrankungen der Muskulatur, die auf genetisch bedingte Störungen des aeroben und anaeroben Energiestoffwechsels beruhen. Folgende kommen wegen generalisierter Muskelschwäche und auch -hypotonie als Ursachen für Trink- und Essprobleme infrage:

- **Störungen der Fettsäureoxidation:** Carnitin-Acylcarnitin-Translokase-Mangel (CACT), Carnitin-Palmitoyl-Transferase-Mangel Typ II und Abetalipoproteinämie
- **Glykogenosen**: besonders ausgeprägt bei der infantilen Verlaufsform des Morbus Pompe (Glykogenose Typ II); erste Symptome können hier mit ca. 2 Monaten auftreten, eine früh einsetzende Enzymersatztherapie ist wichtig.

5.6.9 Morbus Wilson, Menkes-Syndrom

Weitere neurometabolische Ursachen für Trink- und Schluckstörungen gibt es bei Störungen des Kupferstoffwechsels:

- **Morbus Wilson:** aufgrund einer Genmutation ist der Kupferstoffwechsel in der Leber gestört. Durch erhöhte Kupferansammlungen in Augen, Leber und ZNS kommt es im Jugendalter unter anderem zu neurologischen Ausfällen;
- **Menkes-Syndrom:** Kennzeichen dieser angeborenen Kupferstoffwechselerkrankung sind im Säuglingsalter schwere Muskelhypotonie, Fütterprobleme und Gedeihstörung.

Beide sind im Frühstadium therapierbar.

5.6.10 Kreatinmangelsyndrome

Kreatinmangelsyndrome sind genetisch bedingte Defekte der Kreatinsynthese und des Kreatintransports mit der Folge eines zerebralen Kreatinmangels; sie sind im Frühstadium therapierbar. Kreatin ist für die Energieversorgung der Muskeln wichtig. Besonders beim Guanidinoacetat-N-Methyltransferase-(GAMT-)Mangel können Schluckstörungen auftreten.

5.6.11 Hereditäre Fruktoseintoleranz

Die hereditäre Fruktoseintoleranz (HFI) führt im Säuglingsalter zu Ernährungsstörungen mit Erbrechen; dies kann indirekt zu einer Dysphagie führen (➤ Kap. 5.2.3). Sie ist im Frühstadium therapierbar.

5.6.12 Smith-Lemli-Opitz-Syndrom

Die Fehlbildungen beim Smith-Lemli-Opitz-Syndrom basieren auf einem gestörten Cholesterinstoffwechsel. Zur Dysphagie tragen die ausgeprägte Muskelhypotonie bei, sowie eventuell Reflux, Mikrognathie und/oder Gaumenspalte. Später besteht oft eine orale Überempfindlichkeit bei stückiger Nahrung. Cholesteringabe und Versuche medikamentöser Behandlung (Simvastatin) können den Verlauf bessern.

5.6.13 CDG-Syndrom

Beim CDG-Syndrom (kongenitaler Defekt der Glykosylierung) kommt es wegen starker Muskelhypotonie und -schwäche oft zu Trink-, Ess- und Schluckstörungen; häufig ist eine PEG-Ernährung nötig. Im Rahmen eines CDG-Syndroms Typ 1a kann eine pontoneozerebelläre Hypoplasie auftreten.

5.6.14 Biotinresponsive Basalganglienstörung

Diese Störung kann wegen der oropharyngealen Dystonie mit Schluckstörungen einhergehen (Debs et al. 2010).

5.7 Genetische Syndrome als Ursachen

➤ Tabelle 5.6 gibt einen Überblick.

Tab. 5.6 Genetische Syndrome als Ursache pädiatrischer Schluckstörungen

Moebius-Sequenz (➤ Kap. 5.7.1)
Trisomie 21 (Down-Syndrom) (➤ Kap. 5.7.2)
Prader-Willi-Syndrom (PWS) (➤ Kap. 5.7.3)
Angelman-Syndrom (➤ Kap. 5.7.4)
Wiedemann-Beckwith-Syndrom (➤ Kap. 5.7.5)
Pierre-Robin-Sequenz (➤ Kap. 5.7.6)
Arthrogrypose (AMC) (➤ Kap. 5.7.7)
Riley-Day-Syndrom (familiäre Dysautonomie) (➤ Kap. 5.7.8)
Cornelia-de-Lange-Syndrom (➤ Kap. 5.7.9)
Williams-Beuren-Syndrom (➤ Kap. 5.7.10)
CHARGE-Syndrom (➤ Kap. 5.7.11)
neurokutane Syndrome (➤ Kap. 5.7.12)
Silver-Russell-Syndrom (➤ Kap. 5.7.13)
Freeman-Sheldon-Syndrom (➤ Kap. 5.7.14)
Trismus-Pseudokamptodaktylie-Syndrom (➤ Kap. 5.7.15)
Schwartz-Jampel-Syndrom (➤ Kap. 5.7.16)
MASA-Syndrom (CRASH-Syndrom) (➤ Kap. 5.7.17)

Tab. 5.6 Genetische Syndrome als Ursache pädiatrischer Schluckstörungen (Forts.)

kardiofaziokutanes (CFC-)Syndrom (➤ Kap. 5.7.18)
Phelan-McDermid-Syndrom (Deletion 22q13) (➤ Kap. 5.7.19)
Mikrodeletion 22q11 (DiGeorge-, Sphrintzen-, velokardiofaziales Syndrom) (➤ Kap. 5.7.20)

5.7.1 Möbius-Sequenz

✓

Die Möbius-Sequenz weist als Hauptkennzeichen eine meist beiderseitige angeborene Kombination von Abduzens- und Fazialisparese durch Aplasie oder Hypoplasie (Nicht- oder Minderentwicklung) der Hirnnervenkerne VI und VII (➤ Kap. 4) auf. Saugen, Schlucken, Kauen und Sprechen (Zungen-, Velum-, Pharynxparese) sind bei den Betroffenen gestört.

Weitere Hirnnerven (N. hypoglossus, N. glossopharyngeus, N. accessorius) können mitbetroffen sein, außerdem können ganz unterschiedliche Fehlbildungen (Klumpfüße, Handanomalien, Aplasie des Pektoralismuskels, Rippendefekte, Mandibulahypoplasie usw.) auftreten, sodass man nicht von Syndrom, sondern Sequenz spricht. Definitionsgemäß müssen aber die Hirnnerven VI und VII betroffen sein, wie es der Leipziger Neurologe Paul Möbius schon 1888 beschrieben hat. Artikulationsprobleme bleiben, insbesondere ist die Lähmung der Oberlippe schwer beeinflussbar. Erwachsene Möbius-Patienten erreichen oft eine bessere Aussprache, wenn sie im Kindesalter orofazial behandelt wurden. (Genetik: sporadisches Auftreten, eventuell autosomal dominant; Mikrodeletion auf Chromosom 13q12.2–13, 13q21–22.)

5.7.2 Trisomie 21

Die Trisomie 21 wird nach dem Erstbeschreiber Langdon Down (1866) auch als Down-Syndrom bezeichnet. Viele Selbsthilfegruppen bevorzugen aber wegen der Wortbedeutung von „down" (abwärts) die genetische Bezeichnung Trisomie 21; sie gibt an, dass das 21. Chromosom 3-fach vorhanden ist.

Typisch sind die generelle und orofaziale Muskelhypotonie, infolgedessen mangelnde, „unökonomische" Rumpf- und Kopfaufrichtung (dazu tragen noch die in 65 % zu kurzen Arme bei: Sitzkyphose mit Kopfreklination und Mundöffnung) und Auswirkungen auf den Mund-, Gesichts- und Schlundbereich: offene Lippen, Zungenvorlage, Saug- und Schluckschwäche. Die Kehlkopfhebung ist beim Schlucken vermindert, ebenso die Kraft der Pharynxkonstriktoren, beides sind Faktoren einer möglichen Dysphagie.

Wenn die genannten primären Veränderungen fortbestehen, führt dies zu sekundären Problemen: mangelnde Gaumenformung (schmal-gotischer Gaumen), Unterkiefervorschub bis zur Progenie, sekundäre Makroglossie, wenig Kauentwicklung, offener Biss.

5.7.3 Prader-Willi-Syndrom

Beim Prader-Willi-Syndrom (PWS) liegt ein väterlicher Allelverlust beim UBE3A-Gen (ubiquitin protein ligase E3A) auf Chromosom 15q11–13 vor. Die Säuglinge zeigen eine schwere Hypotonie mit dreieckförmig-offenem Mund, schmal-hohem Gaumen, Atmungs- und Ernährungsproblemen. Später kann dies in übermäßiges Essen und Fettsucht umschlagen. Wachstumshormon verbessert den Wert des Körperfettanteils.

5.7.4 Angelman-Syndrom

Das Angelman-Syndrom beruht auf einem mütterlichen Allelverlust beim UBE3A-Gen auf Chromosom 15q11–13. Im 1. Lebensjahr kann es zur Dysphagie kommen, bedingt durch orale Hypotonie und Hyposensibilität; dies wird später meist kompensiert. Das Angelman-Syndrom geht mit kognitiver und motorischer Entwicklungsstörung, Hyperaktivität, dyskinetisch-ataktischer Bewegungsstörung sowie stark eingeschränkter Lautsprachentwicklung einher.

5.7.5 Wiedemann-Beckwith-Syndrom

Hauptkennzeichen sind Nabelbruch (Exomphalos), Makroglossie und Großwuchs (Gigantismus). Es heißt daher auch Exomphalos-Magroglossie-Gigantismus-(EMG-)Syndrom. Wegen der zu großen Zunge bei flachem Gaumen und Mittelgesichtshypoplasie kann es zu Schluckstörungen führen.

5.7.6 Pierre-Robin-Sequenz

Hier sind es im Gegensatz zum EMG die zu kleine Zunge (Mikroglossie), der zu kleine Unterkiefer (Mikro- und Retrogenie) und häufig auch die Gaumenspalte, die zu Schluck- und Atemstörungen führen.

5.7.7 Arthrogrypose

Griech.: Gelenkversteifung; Kinder mit Arthrogryposis multiplex congenita (AMC) weisen anfangs in ca. 40 %, später in 20 % periphere und zentrale Schluckstörungen auf: bulbäre Störung, Muskelhypotonie und -schwäche sowie angeborene Mikroretrognathie.

5.7.8 Riley-Day-Syndrom

Riley-Day-Syndrom wird eine familiäre sensible Neuropathie genannt. Die Schluckstörung ist durch die schwer gestörte sensible Empfindung bedingt.

5.7.9 Cornelia-de-Lange-Syndrom

Das Cornelia-de-Lange-Syndrom wird autosomal dominant vererbt (Chromosom 3q) und manchmal bei Eltern als Schwachform erst durch betroffene Kinder entdeckt. Säuglinge haben besonders in den ersten Monaten durch einen oralmotorischen Hypertonus, der langsam abnimmt, Probleme beim Saugen, Schlucken und Öffnen des Mundes.

5.7.10 Williams-Beuren-Syndrom

Dieses Syndrom geht auf eine Mikrodeletion 7q11.23 zurück und ist mit ca. 1 : 7.500 relativ häufig. Schluckstörungen sind im Säuglingsalter durch die ausgeprägte Hypotonie und rezidivierendes Erbrechen bedingt, später beim Übergang auf stückige und feste Nahrung sensorisch.

5.7.11 CHARGE-Syndrom

Hier kombinieren sich Fehlbildungen an Augen und Herz („colobom, heart“) mit Atresie der Choanen („atresia“) und Retardierung („retardation“) sowie Fehlbildungen an Genitalien und Ohr („genital, ear“). Hinzu kommen können Lippen- und Gaumenspalten, die zusammen mit der Choanalatresie zur Dysphagie führen.

5.7.12 Neurokutane Syndrome

- Beim Sjögren-Larsson-Syndrom mit Ichthyose und Spastik kann auch eine Dysphagie auftreten.
- Die neurokutane Melanose (NCM) kann durch Infiltration an Hirnstamm und Aquädukt Hirndruck mit Dysphagie auslösen.
- Beim Von-Hippel-Lindau-Syndrom entsteht Dysphagie durch Hämangioblastome vor allem im Kleinhirn und durch Hirndruck.

5.7.13 Silver-Russell-Syndrom

Bei diesem Kleinwuchssyndrom können pharyngeale Paresen zur Dysphagie führen.

5.7.14 Freeman-Sheldon-Syndrom

Betroffene zeigen ein charakteristisches maskenartiges „Pfeifgesicht“, Mikroglossie, Mikrostomie, Fingerbeugekontrakturen sowie Klumpfüße. Das Syndrom kann autosomal dominant vererbt werden oder als Spontanmutation auftreten. Vieles lässt sich auf die hypertone, „steife“ Muskulatur zurückführen, auch die Dysphagie: Sie tritt vor allem im 1. Lebensjahr auf, durch mangelnde Beweglichkeit des „steifen“, zu kleinen Mundes.

5.7.15 Trismus-Pseudokamptodaktylie-Syndrom

Die Ursache des Trismus-Pseudokamptodaktylie-Syndroms mit Schluckstörungen durch mangelnde Kieferöffnung ist unbekannt

5.7.16 Schwartz-Jampel-Syndrom

Synonym: Chondrodystrophia myotonica. Hier führt die Myotonie zur Schluckstörung.

5.7.17 MASA-Syndrom

Abkürzung für mentale Retardierung, Aphasie, schlurfender Gang, adduzierte Daumen; Synonym: CRASH-Syndrom als Akronym für Corpus-callosum-Agenesie, mentale Retardierung, adduzierte Daumen, spastische Paraplegie, Hydrozephalus. Das Syndrom ist wie die X-chromosomal gebundene spastische Paraplegie auf dem Genort Xq28 lokalisiert und geht mit orofazialer Hypotonie und Schluckstörung einher.

5.7.18 Kardiofaziokutanes (CFC-) Syndrom

Das CFC-Syndrom ist charakterisiert durch Retardierung, Muskelhypotonie, Ernährungsprobleme, spärliche, gelockte Haare und fehlende Augenbrauen. Eine Dysphagie kommt hier häufiger vor als bei dem ähnlichen Noonan-Syndrom; evtl. sind Sondenernährung oder sogar Gastrostomie erforderlich.

5.7.19 Phelan-McDermid-Syndrom

Das Phelan-McDermid-Syndrom (Deletion 22q13) weist eine schwere Hypotonie im Säuglingsalter auf, verbunden mit Dysphagie; später dominieren Essverhaltensstörungen wie Kauen von Kleidung.

5.7.20 Mikrodeletion 22q11

Hierzu gehören DiGeorge-, Sphrintzen-, velokardiofaziales Syndrom etc. Bei diesen Syndromen ist die Hypotonie weniger ausgeprägt, es kommt es aber zur Dysphagie, wenn zusätzlich Veluminsuffizienz oder Gaumenspalten bestehen.

5.8 Weitere Erkrankungen als Ursachen von Schluckstörungen

- Extreme Frühgeburt: Gründe sind einerseits die Unreife, andererseits medizinische Komplikationen, z. B. die bronchopulmonale Dysplasie (BPD). Hierüber liegen ausführliche Schluckstudien mit Pharynxmanometrie vor (Mizuno et al. 2007). Kinder mit BPD atmen nach dem Schlucken häufiger ein statt aus, wie es auch bei neurologischen Krankheiten und chronischen Lungenerkrankungen gehäuft vorkommt.
- schwerer psychomotorischer Entwicklungsrückstand
- schwere Herz- und Lungenkrankheiten (z. B. RS-Virus-Infektionen), rezidivierende Apnoen
- endokrinologische (z. B. kongenitale Hypothyreose), nephrologische, allergisch/hyperergische und andere Ursachen von Übelkeit, Würgen, Ekel und/oder Erbrechen
- Vergiftungen: Blei, Eisen, Vitamin A und D, Botulismus (meist Lebensmittelvergiftung durch Clostridien)

Medikamente können Schluckstörungen auslösen:

- Sedativa, z. B. alle Schlaf- und manche Schmerzmittel
- ösophageale Reizung durch Tetrazykline, nichtsteroidale Antirheumatika etc.
- Verstärkung einer Myopathie oder Myositis (Muskelentzündung) durch Kortikosteroide, Cholesterinsenker etc.
- Neuroleptika, z. B. Haloperidol, Paspertin (gegen Erbrechen)
- klassische Antidepressiva wegen der anticholinergen (die Wirkung des Transmitters Azetylcholin hemmenden) Nebenwirkung
- Botulinumtoxin (➤ Kap. 5.3.13)

5

Hinsichtlich der psychogenen bzw. verhaltensbedingten Essstörungen sei auf die fundierte Einteilung von Chatoor und Ammaniti (2007) verwiesen.

LITERATUR

Chatoor I, Ammaniti M. Classifying feeding disorders of infancy and early childhood. In: Narrow W, First M, Regler D, Sirvattka R (eds.) Age and gender considerations in psychatric diagnosis: a research agenda for DSM-V. Arlington: American Psychiatric Press 2007. p. 227–241.

Christen H-J et al. Foix-Chavan-Marie (anterior operculum) syndrome in childhood: a reappraisal of Worster-Drought syndrome. Dev Med Child Neurol 2000; 42: 122–132.

Cooper-Brown L. Feeding and swallowing dysfunction in genetic syndromes. Dev Dis Res Rev 2008; 14: 147–157.

Corrie EE, Jongerius PH et al. Drooling in cerebral palsy: hypersalivation or dysfunctional oral motor control? Dev Med Child Neurol 2009; 51: 454–459.

Debs R et al. Biotin-responsive basal ganglia disease in ethnic europeans with novel SLC19A3 mutations. Arch Neurol 2010; 67(1): 126–130.

Essick GK, Chopra A, Guest S, McGlone F. Lingual tactile acuity, taste percecption, and the density and diameter of fungiform papillae in female subjects. Physiol Behav 2003; 80: 289–302.

Garg BP. Dysphagia in children: an overview. Semin Pediatr Neurol 2003; 10(4): 252–254.

Gaul C, Kriwalsky MS, Maurer P, Schubert J, Amaya B, Kornhuber ME. Eagle-Syndrom – Eine seltene Ursache für Gesichtsschmerzen und Schluckbeschwerden. Nervenarzt 2006; 77: 478–480.

Gisel E. Interventions and outcomes for children with dysphagia. Dev Disab Res Rev 2008; 14: 165–173.

Hoffmann GF, Grau AJ. Stoffwechselerkrankungen in der Neurologie. Stuttgart: Thieme; 2004.

Jones HR et al. Neuromuscular disorders of infancy, childhood and adolescence. A clinician's approach. Amsterdam: Butterworth-Heinemann; 2004.

Khoshoo V, Edell D. Previously healthy infants may have increased risk of aspiration during respiratory syncytial viral bronchiolitis. Pediatrics 1999; 104: 1.389–1.390.

Kleinman RE et al. Walker's pediatric gastrointestinal disease. 5th ed. Hamilton: Decker, 2008.

Korinthenberg R, Panteliadis CP, Hagel C (Hrsg.) Neuropädiatrie. München: Elsevier, 2009.

Kosko JR, Moser JD, Erhart N, Tunkel DE. Differential diagnosis of dysphagia in children. Otolaryngol Clin North Am 1998; 31(3): 435–451.

Lim J, Urban L, Green B. Measures of individual differences in taste and creaminess perception. Chem Senses 2008; 33(6): 493–501.

Mizuno K et al. Infants with bronchopulmonary dysplasia suckle with weak pressures to maintain breathing during feeding. Pediatrics 2007; 120(4): e1.035–e1.042.

Pober B. Williams-Beuren syndrome. N Engl J Med 2010; 362: 239–252.

Prosiegel M Weber S. Dysphagie. Diagnostik und Therapie. Berlin: Springer; 2009.

Radys W. Dysphagia and gastroesophageal reflux in children with oesophageal atresia with tracheo-oesophageal fistula after succesful surgery treatment. Med Wieku Rozwoj 2007; 11(4): 387–391.

Ramsay M, Gisel E et al. Infant sucking ability, non-organic failure to thrive, maternal characteristics, and feeding practices: a prospective cohort study. Dev Med Child Neurol 2002; 44: 405–414.

Reichel O. Die eosinophile Ösophagitis. Eine Differenzialdiagnose bei Dysphagie. HNO 2008; 56: 211–218.

Rommel N. The complexity of feeding problems in 700 infants and young children presenting to a tertiary care institution. J Pediatr Gastroenterol Nutr 2003; 37: 75–84.

Sari S. Congenital cricopharyngeal achalasia: a rare cause of dysphagia in an infant. Turk J Pediatr 2007; 49: 193–195.

Schara U. Neuromuskuläre Erkrankungen im Kindes- und Jugendalter. Neuropädiatrie 2006; (1): 6–30.

Schoser B. Klinische Phänotypen hereditärer Myopathien und die Indikation zur Muskelbiopsie. Akt Neurol 2009; 36(5): 221–226.

Senner JE, Logemann J, Zecker S. Drooling, saliva production, and swallowing in cerebral palsy. Dev Med Child Neurol 2004; 46: 801–806.

Sullivan PB et al. Gastrostomy feeding in cerebral palsy: too much of a good thing? Dev Med Child Neurol 2006; 48: 11: 877–882.

KAPITEL

6

Sophie Frey

Oropharyngeale Dysphagien

In diesem Kapitel wird der Begriff „Schluckstörung" diskutiert und verschiedenen Ätiologien zugeordnet. Eindeutige Definitionen werden vorgestellt, die die interdisziplinäre Kommunikation erleichtern. Der Begriff „oropharyngeale Dysphagie" wird erläutert und gegenüber psychologischen und gastroenterologischen Problemen abgegrenzt.

6.1 Schluckstörung – ein Sammelbegriff

Der Begriff „Schluckstörung" wird insbesondere in der Kinderheilkunde oft pauschal und wenig differenziert benutzt. Er dient zum Teil als Sammelbegriff (➤ Tab. 6.1) für organisch und nichtorganisch bedingte Störungen der Nahrungsaufnahme und des Nahrungstransports im Körper.

Tab. 6.1 Krankheitsbilder, Fehlbildungen und Symptome, die unter dem Sammelbegriff Schluckstörung (engl. „dysphagia") subsummiert werden

• oropharyngeale Dysphagie
• ösophageale Dysphagie
• Fütterstörungen („feeding problems")
• Essstörungen
• neurogene Dysphagien
• mundmotorische Störungen
• Nahrungsverweigerung
• Symptom des gastroösophagealen Refluxes
• Erbrechen
• Schluckstörung mit Aspiration („swallowing problem with aspiration")
• ösophageale Fehlbildungen
• Lippen-Kiefer-Gaumen-Spalte
• Gedeihstörung („failure to thrive")
• …

Betrachtet man die Liste der Begriffe in ➤ Tabelle 6.1 genauer, wird schnell deutlich, dass sich hinter diesen Begriffen sehr unterschiedliche Krankheitsbilder verbergen:

- pädiatrisch-gastroenterologische Ursachen (gastroösophagealer Reflux, Erbrechen, ösophageale Dysphagie)
- pädiatrisch-psychologische Probleme (Fütterstörungen, Nahrungsverweigerung)
- neuropädiatrische Erkrankungen (infantile Zerebralparese, Schädel-Hirn-Trauma, genetische Syndrome; ➤ Kapitel 5)

Diese Krankheitsbilder werden von unterschiedlichen Disziplinen behandelt, z. B. von Kinderärzten mit Zusatzqualifikation in Sozial- oder Neuropädiatrie, Gastroenterologie oder Psychosomatik, außerdem von Psychologen oder Sozialpädagogen mit einer Spezialisierung auf Interaktions- und Fütterstörungen sowie Ergo-, Physio- oder Sprachtherapeuten mit einer Spezialisierung in Dysphagiologie.

Der Begriff „Schluckstörung" umschreibt einerseits verschiedene **Krankheitsbilder** , wie z. B. Fütterstörung, Nahrungsverweigerung, Erbrechen und oropharyngeale Dysphagien und stellt andererseits ein **Symptom** vieler Krankheiten dar, wie z. B. bei Kindern mit Lippen-Kiefer-Gaumen-Spalte, gastroösophagealem Reflux oder ösophagealen Fehlbildungen. In der Fachliteratur ist dann pauschal von „Schluckstörungen" dieser Kinder die Rede. Eine so weitläufige Bezeichnung reicht aber bei ganzheitlicher Herangehensweise an diese vielschichtigen, multidisziplinären Probleme nicht aus. Sie stiftet eher Verwirrung und verleitet zu falschen Therapieversuchen.

!

Die Begriffe „Schluckstörung" und „Dysphagie" werden im Deutschen synonym verwendet.

Dysphagie ist aus dem Griechischen abgeleitet:
- „dys-" bedeutet *gestört* oder *krankhaft*
- „phagein" bedeutet *verzehren, essen*
- Dysphagie = *gestörte Nahrungsaufnahme* oder *Essstörung*

„Schluckstörung" beinhaltet semantisch gesehen eine „Störung des Schluckens", also eine Beeinträchtigung des Nahrungstransports vom Mund in den Magen. Dazu kann man das Erbrechen zählen, wenn man es so definiert, dass Schlucken auch bedeutet, dass die Nahrung im Magen bleibt. Die Ablehnung oder Verweigerung von Nahrung gehört in der Regel nicht in diese Definition, da in diesem Fall die Nahrung erst gar nicht den Mund erreicht. Der Begriff „Essstörung" bezieht sich im deutschen Sprachraum auf psychosomatische Erkrankungen (meist Jugendlicher) , wie z. B. Anorexie oder Bulimie.

Zählt man die präorale Schluckphase (lat. „prä" = vor; vgl. das Phasenmodell des Schluckens ➤ Kap. 2 und den folgenden Exkurs „Präorale Phase") zum Schlucken dazu, fängt das Schlucken schon viel früher an: Dann gehört die sensomotorische Ausrichtung des Körpers, das Erkennen der Nahrung und die Vorfreude auf das Essen und Schmecken sowie der Nahrungstransport zum Mund ebenso dazu. So gesehen könnte die „Nahrungsverweigerung" doch Symptom einer „Schluckstörung" sein.

6

EXKURS

Präorale Phase

Sie umfasst alles, was vor der Nahrungsaufnahme in den Mund passiert: das Sehen, Riechen und Erkennen der Nahrung und der Essenssituation sowie den Nahrungstransport zum Mund. Als Reaktion gehört dazu die Aufrichtung des Körpers und insbesondere des Kopfes. Der Nacken tonisiert sich, der Kopf richtet sich zur Nahrungsquelle aus, die Lippen öffnen sich, der Mund ist bereit zur Nahrungsaufnahme. Die Kopfaufrichtung schafft optimale Bedingungen für die Zungen- und Kieferbewegungen. So kann im weiteren Verlauf der Bolus geformt, transportiert und kontrolliert werden. Eine gezielte orale Boluskontrolle ist eine wichtige Voraussetzung, um gut, d.h. aspirationsfrei, zu schlucken.
Wenn wir leckere Nahrung sehen, z. B. die Tortenauslage beim Konditor, oder riechen, etwa Grillgeruch in der Luft, dann „läuft uns das Wasser im Mund zusammen". Wir sehen die Nahrung und stellen uns deren genussvollen Verzehr vor. Damit bereitet das Gehirn den Körper auf die Nahrungsaufnahme vor gibt das „Startsignal Speichelproduktion". Jeder Mensch hat zum einen seine eigene Bolusgröße, die er sich in den Mund löffelt, und zum anderen seine eigene Geschwindigkeit und sein eigenes Bewegungsmuster, mit denen er den Löffel zum Mund führt. Im Verbund mit Arm- und Handbewegungen in Richtung Mund bereitet sich dieser auf die Nahrungsaufnahme vor: Der Kopf geht vor, die Lippen spitzen sich, die Wangen tonisieren sich und die Zunge zeigt eine Schüsselbildung.

Leider gibt es also zahlreiche Begriffe, die nicht klar definiert sind und häufig sehr unterschiedlich benutzt werden. Viele Konzepte und Institutionen haben mittlerweile ihre jeweils eigene Terminologie entwickelt, um die „interne Kommunikation" zu erleichtern. Externe übernehmen die Begriffe gerne. Dabei und beim Austausch zwischen Institutionen oder Konzepten mit „inkompatibler" Terminologie kommt es manchmal zu Missverständnissen und falschen Therapieversuchen, etwa wenn Begriffe wie Schluckstörung und Nahrungsverweigerung synonym verwendet werden.

Diese Situation ist sehr unbefriedigend, etwa so als würde man einfach nur von Magenschmerzen sprechen, ohne zu differenzieren, ob es sich um Blähungen, Magenkrämpfe, Menstruationskrämpfe oder ein Magengeschwür handelt!

➤ Kapitel 6.2 liefert deshalb klare Definitionen, primär als Arbeitsdefinitionen für dieses Buch, aber auch zur Erleichterung der allgemeinen interdisziplinären Kommunikation.

6.1.1 Fallbeispiele: Haben alle diese Kinder eine „Schluckstörung"?

Bei jedem der kurz umrissenen Fallbeispiele fand sich in der Anamnese an der einen oder anderen Stelle die (von Ärzten oder Therapeuten festgestellte) Diagnose „Schluckstörung". Angegeben sind jeweils das Alter und die Eigenanamnese, d.h. Problemschilderungen der Eltern. In ➤ Kapitel 6.4 werden dann die diagnostischen Erkenntnisse aus Sicht des Dysphagiologen dargestellt und anschließend die Diagnosen genauer gestellt und begründet.

Beispiele

Haben alle diese Kinder eine „Schluckstörung"?

1. Paul (14 Monate)

Eigenanamnese: Paul weigert sich zu essen, würgt manchmal bei fester Nahrung und kann die Krümel vom Brot nicht schlucken.

2. Marie (10 Monate)

Eigenanamnese: Wenn Marie die Flasche bekommt, hustet sie, würgt und verschluckt sich. Sie mag nicht genug trinken und ist dabei oft verschleimt.

3. Tim (2 Jahre)

Eigenanamnese: Tim hustet oft beim Essen, sabbert stark und stößt das Essen mit der Zunge aus dem Mund wieder aus. Er braucht „ewig" zum Essen und verweigert feste Kost.

4. Mohammed (3 Jahre)

Eigenanamnese: Mohammed ist zu wenig, seine Nahrungsaufnahme dauert bis zu 60 Minuten, er ist oft verschleimt.

5. Antonio (6 Jahre)

Eigenanamnese: Antonio hustet bei Fütterversuchen, sabbert viel und verliert viel Nahrung aus dem Mund. Außerdem beißt er sich manchmal so stark in die Hände, dass diese blutig sind. Er freut sich riesig über Nahrungsangebote. Antonio isst bis zu einem Gläschen Babykost (nur deftige Speisen) pro Tag, der restliche Bedarf wird per PEG-Sonde gedeckt.

6. Marco (20 Monate)

Eigenanamnese: Marco verschluckt sich bei fester Nahrung wie Brot, Nudeln oder Keksen. Er würgt dann und spuckt das Essen wieder aus. Brei isst Marco gut, wenn er keine Stücke enthält. Zu Hause trinkt er ausschließlich aus der Nuckelflasche, unterwegs im Buggy auch aus einer Trinklernflasche.

6.2 Klarheit im Begriffsdschungel der „Schluckstörungen"

Weder in der englischen noch in der deutschen Literatur gibt es klare und allgemeingültige Definitionen für Ess- und Schluckstörungen bzw. „swallowing problems, feeding difficulties and dysphagia". Die Begriffe in ➤ Tabelle 6.2 sind keine Neuerfindungen, sie werden bereits aktiv von einigen Kollegen in Institutionen und freien Praxen genutzt. Ziel ist es, sie zu differenzieren und publik zu machen. Die Einteilung soll die intra- und interdisziplinäre Kommunikation erleichtern, Therapeuten und Ärzten unterschiedlicher Disziplinen, aber auch Pflegenden und Eltern eine einheitliche Terminologie an die Hand geben, Missverständnisse zu vermeiden und schneller effizientere Therapien für die Kinder zu finden.

Die terminologische Differenzierung ist im Rahmen der täglichen Arbeit mit den Betroffenen entstanden und hat sich bewährt. Sie erleichtert die Kommunikation und erspart den Kindern unnötige Untersuchungstermine und Diagnostikverfahren, außerdem schont sie die beschränkten Ressourcen aller spezialisierten Fachkollegen. Ausschlaggebend für die Benennung ist jeweils die **Lokalisation der Störung** (➤ Abb. 6.1). Die Lokalisation der Ätiologie gibt in den meisten Fällen die Fachrichtung der Behandler vor. In einigen Fällen kommt es zu Überschneidungen und manche Symptome lassen sich nur im Team erfolgreich behandeln.

6.2.1 Oropharyngeale Dysphagie

!

Oropharyngeale Dysphagien haben in der Regel eine neuropädiatrische Ätiologie.

Die oralen oder pharyngealen Symptome (Dysfunktionen) entstehen aufgrund einer neurologischen Störung, mit der Folge, dass die präzise Koordination der vielen am Schluckvorgang beteiligten Funktionen gestört ist. In einigen Fällen beeinträchtigen jedoch angeborene oder erworbene strukturelle An-

6

Tab. 6.2 Formen von Schluckstörungen

Diagnose	Oropharyngeale Dysphagie		Fütterstörung (➤ Kap. 7)		Ösophageale Dysphagie (➤ Kap. 5.2)
Ätiologie	neuropädiatrisch		pädiatrisch-psychologisch		pädiatrisch-gastroenterologisch
Differenzierung	**Schwerpunkt:**		**Nahrungsverweigerung**	**Sondenabhängigkeit (ohne organische Notwendigkeit)**	
	orale Phase	**pharyngeale Phase**			
	mit/ohne Aspirationsgefahr				
	mit/ohne (sekundärer) Nahrungsverweigerung				mit/ohne (sekundärer) Nahrungsverweigerung
Fachgebiet	Dysphagiologie		Psychologie/psychosozial		Medizin

omalien, z. B. bei Kopf-Hals-Tumoren, die Schluckfunktionen, ohne dass eine neurologische Ursache vorliegt.

Man differenziert zum einen Dysphagien mit **oralem** bzw. **pharyngealem Schwerpunkt** und zum anderen Schluckstörungen **mit** oder **ohne Aspirationsgefahr**. Gegebenenfalls kommt als Zusatz „**sekundäre Nahrungsverweigerung**" hinzu – im Vordergrund steht dabei also die dysphagische Funktionsstörung. Kinder mit einer solchen Symptomatik sind einem erfahrenen Dysphagiologen vorzustellen. Aufgrund der zugrundeliegenden neurologischen Erkrankung wird außerhalb der Pädiatrie auch häufig von „neurogener Dysphagie" gesprochen.

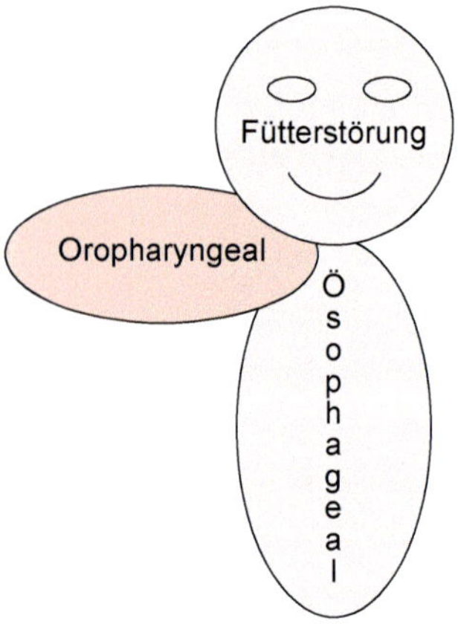

Abb. 6.1 Lokalisation von Schluckstörungen

6.2.2 Frühkindliche Fütterstörung

!

Eine frühkindliche Fütterstörung hat eine pädiatrisch-psychologische Ätiologie, die in vielen Fällen einer schweren somatischen Erkrankung des Kindes entspringt.

Zu den Ursachen zählen z. B. Frühgeburtlichkeit und ihre Folgen, Erkrankungen, die das Kind postnatal durchgemacht hat oder bestehende schwere Erkrankungen. Diese bedeuten immer eine Störung der Eltern-Kind-Beziehung (➤ Kap. 7). Man unterscheidet:

- Nahrungsverweigerung aufgrund von Interaktionsproblemen: Im Vordergrund steht die Eltern-Kind-Interaktion.
- Nahrungsverweigerung mit Sondenabhängigkeit (Ernährung per Sonde) bei guten Schluckfunktionen: Betroffene Kinder haben nie gelernt, was Essen, Trinken, Hunger und Durst bedeuten, weil sie immer fremdernährt (sondiert) wurden.

Nahrungsverweigerungen sind von erfahrenen Psychologen, Psychotherapeuten oder Familientherapeuten mit entsprechender Qualifikation zu behandeln.

6.2.3 Ösophageale Dysphagie

!

Ösophageale Dysphagien umfassen Erkrankungen der Speiseröhre und des Magen-Darm-Traktes (➤ Kap. 5.3). Sie können sekundär immer zu einer Nahrungsverweigerung führen und sind unbedingt von einem pädiatrischen Gastroenterologen zu behandeln.

Nur die genaue Betrachtung der Symptome, ausreichend Erfahrung und Einfühlungsvermögen für Kind und Eltern sowie die korrekte Zuordnung zu den entsprechenden Krankheiten durch Spezialisten ermöglichen eine gezielte und rasche Behandlung.

Klare Begriffe zu haben und zu verwenden bedeutet für den Diagnostiker, genaue und differenzierte Angaben zu machen, sich festzulegen und Verantwortung für die gestellte Diagnose zu übernehmen. Es hilft weder den Eltern noch den Behandlern, leichtfertig und schnell eine Diagnose zu stellen, nur um der Problematik einen Namen zu geben. Erst nach eingehender und interdisziplinärer Beurteilung und Beratung lässt sich eine fundierte Diagnose stellen.

6.3 Hauptsymptome der oropharyngealen Dysphagie

Neben den Hauptsymptomen gibt es noch weitere, eher selten vorkommende Symptome oder Anzeichen, die nur in bestimmten Kontexten oder auch nur in einer bestimmten Ausprägung eine Bedeutung für die Schluckdiagnostik haben. Von ihnen soll hier *nicht* die Rede sein.

Jedes Symptom ist vergleichbar mit dem Teil eines Puzzles: Wenn alle zusammengesetzt sind und in ihrer Gesamtheit betrachtet werden, lässt sich eine Diagnose sicher stellen.

Die Symptome von Kindern mit oropharyngealen, gastroösophagealen und psychosomatisch bedingten Ess- und Schluckstörungen sind sich in vielen Fällen sehr ähnlich. ➤ Tabelle 6.3 macht die Überschneidungen deutlich. Diese Krankheitsbilder einerseits gut voneinander abzugrenzen und die Kinder andererseits ganzheitlich zu behandeln – beides ist eine große Herausforderung und bedarf umfangreicher Erfahrung und eines gut zusammenarbeitenden interdisziplinären Teams.

In den folgenden Abschnitten ➤ Kapitel 6.3.1 bis ➤ Kapitel 6.3.11 wird die Bedeutung der 10 Hauptsymptome oropharyngealer Dysphagien jeweils genauer beschrieben. Im Einzelnen wird geklärt bzw. beantwortet:

- Die Relevanz für die Beurteilung oropharyngealer Dysphagien:
  Welche Hypothese lässt sich aus dem festgestellten Symptom ableiten?
- Wann hat das Symptom **keine** Relevanz für die Beurteilung einer oropharyngealen Dysphagie?

Tab. 6.3 Hauptsymptome kindlicher Ess- und Schluckstörungen. Für die Diagnosestellung ist eine genaue Betrachtung unumgänglich.

	Oropharyngeale Dysphagie	Ösophageale Dysphagie	Frühkindliche Fütterstörung
neurologische Erkrankung*	X		X
Symptom:			
Aspirationspneumonie	X	X	
erhöhte Temperatur	X	X	
feuchte Stimme/Atmung	X	X	
Gedeihstörung	X	X	X
Globusgefühl	X	X	
Husten	X	X	
Mundmotorik (gestört)	X		
Nahrungsverweigerung	X	X	X
Sialorrhö	X	X	
Würgereiz	X	X	X

* Eine neurologische Erkrankung ist zwar *kein* Symptom, wird aber an dieser Stelle gelistet, da sie ein wichtiges Puzzleteil bei der Beurteilung oropharyngealer Dysphagien darstellen kann.

6.3.1 Aspirationspneumonie

Eine Aspirationspneumonie ist eine durch Aspirationen verursachte Lungenentzündung.

Unter Aspiration versteht man das Eindringen von Speichel, Sekret und Speisen in die Trachea, unterhalb der Stimmbandebene (➤ Kap. 1.2.11). Man unterscheidet:

- Aspiration durch refluxierten Mageninhalt
- schluckstörungsbedingte Bolusaspiration.

Eine Aspirationspneumonie lässt sich meist radiologisch von einer Pneumonie abgrenzen: Bedingt durch den anatomischen Verlauf des Bronchus und die Gesetze der Schwerkraft, findet sich der Entzündungsherd bei der Aspirationspneumonie in der Regel auf dem Röntgenbild im rechten Oberlappen des Patienten. Eine Pneumonie ist für das Kind immer eine schwere Erkrankung, die intensivmedizinische Betreuung und lebensbedrohliche Zustände nach sich ziehen kann.

Relevanz für die Beurteilung oropharyngealer Dysphagien

!

Die Aspirationspneumonie ist für die Beurteilung oropharyngealer Dysphagien hochrelevant. Sie beweist, dass Bolusanteile in die Lunge gelangt sind und somit eine dringend untersuchungsrelevante Dysfunktion beim Schlucken vorliegt.

EXKURS

Wie viel Aspiration verträgt ein Kind?

Wollte man diese Fragestellung in einer objektiven Studie beantworten, würde das bedeuten, gesunden Kindern unterschiedlichen Alters Aspirationen zuzufügen, um ihre Reaktion darauf zu untersuchen. Das wird niemand wollen und für ethisch vertretbar halten. Die Frage lässt sich also nur individuell für jedes Kind beantworten.

Jeder Mensch aspiriert Speichel, nachts mehr als tagsüber, und das Lungengewebe nimmt diese Flüssigkeit auf. Enthält der Speichel Bakterien (z.B. aufgrund schlechter Zahnpflege) oder das Aspirat Bolusanteile, kann dies zur Pneumonie führen. Einige Kinder haben trotz nachgewiesener (Mikro-)Aspirationen keine gesundheitlichen Beeinträchtigungen. Was bei einem multimorbiden Kind als „gesundheitliche Beeinträchtigung" gilt, wird sehr unterschiedlich definiert. Die Frage der langfristigen Schäden durch Mikroaspirationen ist noch nicht geklärt.

In der Abwägung zwischen den Optionen Essen mit kontrollierbarem Aspirationsrisiko und oraler Nahrungskarenz bei Sondenernährung ist die Lebensqualität beim Essen durch Schmecken, Schlucken und soziale Teilhabe zu berücksichtigen, möglicherweise auch unter dem Aspekt der Lebenserwartung des Kindes. Ob und wann Aspirationen in Kauf genommen werden, muss immer sehr genau und in enger Rücksprache mit dem Kinderarzt und den Eltern beurteilt werden. Näheres dazu in ➤ Kapitel 14.

Wann hat die Aspirationspneumonie keine Relevanz für die Beurteilung einer oropharyngealen Dysphagie?

- Geht aus der Anamnese klar hervor, dass die Aspirationspneumonie nach einem Erbrechen aufgetreten ist, ist die Ursache nicht primär in einer oropharyngealen Dysfunktion zu suchen.
- Hat das Kind bekanntermaßen einen Reflux oder zeigt eine zum Reflux passende Klinik, ist die Aspirationspneumonie nicht mehr eindeutig als Folge der oropharyngealen Dysphagie zu betrachten und eine primär pädiatrisch gastroenterologische Behandlung indiziert.

6.3.2 Erhöhte Temperatur

Dieses Symptom in seiner Komplexität zu erläutern, würde den Rahmen dieses Buches sprengen. Daher werden hier nur die bedeutendsten Aspekte behandelt.

Von „erhöhter Körpertemperatur" spricht man ab 37,5 °C Körpertemperatur. **Fieber** ist eine körperliche Reaktion auf ein Entzündungsgeschehen.

Relevanz für die Beurteilung oropharyngealer Dysphagien

Häufig erhöhte Temperatur kann ein relevantes Puzzleteil in der Beurteilung oropharyngealer Dysphagien sein, wenn es keine andere erkennbare Ursache dafür gibt. Gemeint sind Kinder, die oft erhöhte Temperatur haben, ohne dass der Kinderarzt eine klare Ursache, wie z. B. einen Virus- oder Harnwegsinfekt, dafür findet. Bei diesen Kindern ist zu erwägen, dass das dem Fieber zugrundeliegende „Entzündungsgeschehen" aspirationsbedingt ist.

Möglicherweise ist die Temperatur ein Anzeichen für stille Aspirationen (➤ Kap. 10.3.3, ➤ Tab. 10.3) in minimalen Mengen, sog. **Mikroaspirationen**, weshalb sie als indirektes Zeichen (➤ Kap. 8.3.1) nicht zu erkennen sind. Dennoch ist dieser Parameter unbedingt in Rücksprache mit dem zuständigen Kinderarzt zu besprechen und zu bewerten, insbesondere wenn eine neurologische Grunderkrankung vorliegt und die orale Ernährung nicht altersgemäß ist.

Wann hat erhöhte Temperatur keine Relevanz für die Beurteilung einer oropharyngealen Dysphagie?

Dies ist der Fall, wenn der Kinderarzt eine andere klare Ursache für die Temperaturerhöhung ermittelt hat. Kleine Kinder haben sehr häufig Infekte unterschiedlichster Ätiologie mit erhöhter Temperatur.

Weiterhin ist zu berücksichtigen, dass die oben erwähnten Mikroaspirationen aus Bolus- oder Refluxbestandteilen bestehen können. Somit ist die erhöhte Temperatur auch im Kontext gastroösophagealer Erkrankungen zu betrachten.

6.3.3 Feuchte Stimme/verschleimte Atmung („wet voice")

✓ Bei der **feuchten Stimme** hat die Stimme einen feuchten, belegten, manchmal auch gurgeligen Klang. Wenn Kinder nur wenig Stimmgebung zeigen, lässt sich dieser Klang oder diese Geräusche auch auf deren Atmung beziehen.

Mögliche Ursachen sind Speichel- oder Bolusreste im Bereich der Stimmbänder aufgrund sog. Penetrationen, aber auch tracheale Sekretansammlungen oder Halsentzündungen.

!
- Eine feuchte Stimme kann durch Penetrationen entstehen, weist diese aber nicht nach.
- Ob Sekret im Hypopharynx, auf den Stimmbändern oder subglottisch liegt, lässt sich nur durch eine endoskopische Diagnostik (➤ Kap. 10) klären!

Relevanz für die Beurteilung oropharyngealer Dysphagien

Feuchte Stimme. Besteht sie schon vor der Nahrungsgabe, sollte sie den Untersuchenden daran erinnern, dass hier eine Einschränkung der Stimmbandfunktion vorliegen kann. Es kann aber auch ein insuffizientes Speichelschlucken sein, sodass Speichelreste im Hypopharynx vorhanden sind. Gleiches gilt auch für die Bolusschlucke.

! Hohe Relevanz hat die feuchte Stimme, wenn sie vor Nahrungsgabe *nicht* bestand und erst anschließend auftritt.

Das bedeutet für den Untersuchenden zunächst, dass eine pharyngeale Dysfunktion mit Beteiligung der Atemwege vorliegt. Auch hier ist noch unklar, ob es sich um Penetrationen oder Aspirationen handelt. Gewissheit darüber kann nur bildgebende Diagnostik verschaffen.

Verschleimte Atmung. Für sie gilt das Gleiche: Besteht sie bereits vor Nahrungsgabe (evtl. Dauerzustand), bedarf es dringend einer pädiatrisch-pulmonologischen Abklärung. Tritt sie im Verlauf der Diagnostik bzw. Nahrungsgabe auf, bedeutet dies äußerste Vorsicht – es könnte eine stille Aspiration gewesen sein.

Wann hat die feuchte Stimme keine Relevanz für die Beurteilung einer oropharyngealen Dysphagie?

- Sind die feuchte Stimme oder die verschleimte Atmung eine Dauererscheinung bzw. bestehen sie über eine längeren Zeitraum, müssen sie dringend primär pulmonologisch betreut werden. Eine dysphagische Behandlung kann parallel oder besser im Anschluss erfolgen.

- Penetrationen oder Aspirationen können aus Bolus- oder Refluxbestandteilen bestehen. Somit sind eine feuchte Stimme bzw. eine verschleimte Atmung auch im Kontext gastroösophagealer Erkrankungen zu betrachten.
- Bei Hals- oder Kehlkopfentzündungen kommt es ebenfalls zu ähnlichen Symptomen.

6.3.4 Gedeihstörung

Als Gedeihstörung, englisch „failure to thrive", gilt eine **Verzögerung des kindlichen Wachstums**, die in der Regel anhand der Wachstumsperzentilenkurven festgestellt wird. Bei ausgeprägter oder lang anhaltender Gedeihstörung sind die motorische und kognitive Entwicklung des Kindes bedroht. Ab wann ein bestimmtes Wachstum und eine bestimmte Gewichtszunahme als Gedeihstörung gilt, sollte man unbedingt gemeinsam mit dem Kinderarzt beurteilen; so kann z.B. auch die genetische Veranlagung eine erhebliche Rolle spielen.

6

!

Die echte Gedeihstörung bedeutet für das Kind ein Missverhältnis zwischen benötigter und zugeführter Nahrung.

Relevanz für die Beurteilung der oropharyngealen Dysphagie

Wird das Kind nachgewiesenermaßen (Nahrungsprotokoll; ➤ Kap. 8.8) kalorisch ausreichend versorgt und gedeiht dennoch nicht, muss der Kinderarzt/-gastroenterologe klären, warum das Kind einen **erhöhten Kalorienbedarf** hat. Eine Möglichkeit wären häufige Infekte, etwa aufgrund von Mikroaspirationen (es gibt natürlich noch viele andere Ursachen). Dieses Symptom ist also ein sehr indirektes Teilchen im Puzzle der oropharyngealen Dysphagie.

Wann hat die Gedeihstörung keine Relevanz für die Beurteilung oropharyngealer Dysphagien?

- Wenn gastroösophagealer Reflux die Mikroaspiration verursacht.
- Wenn eine psychosomatisch bedingte Nahrungsverweigerung mit Eltern-Kind-Interaktionsproblematik besteht und das Kind sich zu essen weigert.
- Wenn organische Ursachen für die Gedeihstörung infrage kommen.

6.3.5 Globussyndrom/Globusgefühl

✓

Menschen mit einem **Globussyndrom** (Globus hystericus/Globus pharyngis) weisen einen physiologischen Schluckakt und das quälende Gefühl auf, einen Kloß im Hals zu haben.

Dies ist häufig verbunden mit dem Gefühl, schlecht Luft zu bekommen. Um die Empfindung loszuwerden, räuspern sich Betroffene häufig. Leerschlucke beschreiben sie als unangenehm. Als Ursachen für ein Globussyndrom kommen in Betracht: Fremdkörperingestion, HWS-Fehlstellungen, gastroösophagealer Reflux, aber auch psychosomatische Aspekte.

Relevanz bei der Beurteilung oropharyngealer Dysphagien

Ein Globus- oder Fremdkörpergefühl kann bei pharyngealen Residuen entstehen, z.B. durch unzureichende pharyngeale Reinigung bei hypotoner Muskulatur oder Bolusaufstau auf dem oberen Ösophagussphinkter, wenn dessen Öffnung bezüglich Dauer und Ausmaß eingeschränkt ist.

Wann hat das Globussyndrom keine Relevanz für die Beurteilung einer oropharyngealen Dysphagie?

- Wenn sich eine oropharyngeale Störung, eventuell durch bildgebende Diagnostik, sicher ausschließen lässt.

6.3.6 Husten/Räuspern

Husten ist ein unwillkürlich ablaufender Schutzreflex (➤ Kap. 2.2.1), der die Atemwege von Fremdkörpern, Sekretansammlungen und anderen schädigenden Reizen befreit.

Den Hustenreflex löst Material (Sekret oder Bolus) aus, das im Aditus laryngis („Sicherheitsbereich"), auf der Glottis oder sogar subglottisch zu liegen kommt. Außerdem erfolgt ein Husten oder Räuspern, wenn der Reinigungsmechanismus der Zilien nicht gut funktioniert und sich deshalb Sekret staut. Die hustenauslösenden Rezeptoren liegen in der Schleimhaut.

EXKURS

Zilien

Die Trachea fängt Fremdpartikel aus der Atemluft in einem Schleimfilm ein und befördert sie durch Bewegungen der Zilien, feinster Härchen ihres Flimmerepithels, kopfwärts zum Larynx. Dort wird dieser Schleim spontan durch Husten oder Räuspern und Schlucken abtransportiert.

Nach dem Auslösen des Hustenreflexes kommt es zunächst zu einer verstärkten Einatmung, gefolgt vom Schließen der Stimmbänder und intrathorakalem Druckaufbau durch Aktivierung der Bauch- und Interkostalmuskulatur. Durch explosionsartigen Druckausgleich bei Öffnung der Stimmbänder erfolgt dann der eigentliche „Hustenstoß". Dabei wird Sekret im Luftstrom in den Hypopharynx (oder weiter) ausgeworfen. Anschließend lässt sich das expektorierte Material abschlucken oder ausspucken.

Von **effektivem Husten** spricht man, wenn penetriertes Material aus dem Hypopharynx hochgehustet und sicher ausgespuckt oder abgeschluckt wird. Die Akustik des Hustens reicht *nicht* aus, um dessen Effektivität zu beurteilen.

Relevanz für die Beurteilung oropharyngealer Dysphagien

Physiologischerweise kommt es zum Husten, wenn Material (Flüssigkeit oder Nahrung) penetriert oder aspiriert wird. Beim Husten spielen die Tonusverhältnisse des Rumpfs eine entscheidende Rolle, da die Rumpfmuskulatur (unter anderem Bauch- und Interkostalmuskulatur) für den intrathorakalen Druckaufbau benötigt wird. Auch die Glottisfunktion und damit der Glottisschluss müssen intakt sein.

EXKURS

Rumpfkontrolle und Husten

Kinder mit eingeschränkter Rumpfkontrolle, z. B. aufgrund einer infantilen Zerebralparese, können eventuell nicht effektiv husten. Durch die reduzierte Rumpfstabilität ist der intrathorakale Druckaufbau ungenügend und in Folge der Hustenstoß zu schwach, um Material wirksam abzuhusten. Häufig husten diese Kinder nur sehr schwach und leise. Die Effektivität des Hustens muss dann unbedingt endoskopisch oder radiologisch überprüft werden.

Tritt Husten wenige Minuten nach der Nahrungsaufnahme auf, kann das bedeuten, dass Nahrung oder Flüssigkeit noch nachträglich in den Pharynx läuft und penetriert wird. Möglicherweise beruht dies auf einer eingeschränkten oralen oder pharyngealen Reinigung beim Schlucken, z. B. bei Residuen in den Wangentaschen, auf der Zunge oder in den Valleculae.

Wenn es bei der Nahrungsaufnahme *nicht* zum Husten kommt, muss man sich folgende Fragen stellen, bevor man das „Nichthusten" als physiologisch wertet:

- Sensibilität: Ist die Sensibilität im Oropharynx intakt? Hat das Kind überhaupt die Möglichkeit, Residuen, Penetrationen oder Aspirationen zu spüren?
- Neurologie: Hat das Kind möglicherweise neurologische Schwierigkeiten, auf Penetrat oder Aspirat zu reagieren?
- Motorik: Hat das Kind motorische Probleme, wie z. B. mangelnde Rumpfkontrolle, die einen intrathorakalen Druckaufbau verhindern oder erschweren, oder hat das Kind aufgrund eingeschränkter Kopfkontrolle Schwierigkeiten, einen für den Druckaufbau in der Lunge suffizienten Glottisschluss zu erreichen?
- Abschlucken: Wird nach jedem Husten geschluckt (siehe oben) oder bleibt der reinigende Nachschluck aus?

6

Wann hat Husten keine Relevanz für die Beurteilung einer oropharyngealen Dysphagie?

- Wenn Husten erst „längere Zeit" nach dem Essen einsetzt. Der Zeitaspekt ist hier bewusst unscharf formuliert, da er individuell sehr variiert und aufgrund von Erfahrung und vor dem Gesamtkontext bewertet werden muss. Auslöser kann nachlaufender Speichel oder refluxiertes Material sein. Bei einem solchen Verdacht ist ein pädiatrischer Gastroenterologe hinzuzuziehen.
- Nächtliches Husten kann zwar von Schwierigkeiten beim Speichelschlucken herrühren; in den meisten Fällen ist es aber eher im Kontext ösophagealer Probleme zu sehen.

6.3.7 Eingeschränkte Mundmotorik

Eingeschränkte Mundmotorik bedeutet auch: nicht alters- bzw. entwicklungsentsprechende Mundmotorik.

Relevanz für die Beurteilung oropharyngealer Dysphagien

- **Zungenmotorik:** Die Zunge ist für die Boluskontrolle und den Bolustransport im Mund zuständig. Nur bei gezieltem Bolustransport ist gewährleistet, dass der Bolus im „richtigen" Augenblick in den Pharynx eintritt (➤ Kap. 2.1.2).
- **Mundschluss**: Er unterstützt die Zunge in ihrer Aktivität, verhindert ein anteriores Leaking von Nahrung und ermöglicht erst den intraoralen Druckaufbau. Dieser ist ebenfalls für die Einleitung der pharyngealen Phase extrem wichtig.

EXKURS

Mundmotorik und Rumpfkontrolle

Eingeschränkte Rumpfkontrolle impliziert auch immer eine reduzierte Kopfkontrolle. Ist diese nicht optimal, sind Mundmotorik und Larynxfunktionen ebenfalls beeinträchtigt. Eine Tonusdysregulation des Rumpfes verursacht Probleme der Larynxmobilität, weil Rumpf und Larynx über Muskeln und Membranen miteinander verbunden sind. Die Zungenmuskulatur setzt am Hyoid an und die infrahyoidale Muskulatur am Rumpf. Findet die infrahyoidale Muskulatur am Rumpf keine Stabilität, wirkt sich das ganz schnell auf ihre Funktionsfähigkeit aus. Der gesamte Bewegungsablauf beim Schlucken, von oraler bis ösophagealer Phase, bedarf einer sehr präzisen Koordination vieler einzelner Muskeln. Diese Koordination kann nur aspirationsfrei funktionieren, wenn die Grundvoraussetzung eines stabilen Rumpfes und Kopfes gegeben sind (➤ Kap. 15.2, ➤ Abb. 15.1).

Die Kau- und Kieferfunktionen sind ebenfalls von Bedeutung, da das Kauen von Nahrung Kieferbewegungen in horizontaler (rechts/links sowie anterior/posterior) und vertikaler Richtung sowie kombinierte Rotationsbewegungen erfordert. Nur wenn alle 3 Bewegungskomponenten vorhanden sind, hat ein Kind die Fähigkeit, Nahrung richtig zu kauen, also zu zermahlen und nicht nur zu zerquetschen.

Wann hat eine gestörte Mundmotorik keine Relevanz für die Beurteilung einer oropharyngealen Dysphagie?

- Wenn ein erfahrener Schlucktherapeut die Schluckfunktionen beurteilt und für unauffällig befunden hat.

!

Manche Kinder entwickeln trotz ausgeprägter motorischer Einschränkung erstaunliche Schluckfunktionen!

Dies gilt z. B. für Kinder mit schlechter Kopfkontrolle, eingeschränktem Mundschluss und starkem Zungenstoß, die es trotzdem schaffen, sich mit Breikost aspirationsfrei, kalorisch ausgewogen und in zeitlich adäquatem Rahmen zu ernähren. Bei diesen Kindern ist lediglich zu berücksichtigen, dass sich die Schluckfunktionen relevant verschlechtern können, wenn sich ihr Allgemeinzustand reduziert.

6.3.8 Nahrungsverweigerung

✓

Nahrungsverweigerung (➤ Kap. 7) betrifft Kinder, die
- sich nicht füttern lassen wollen
- die selbst nicht oder nicht genügend essen wollen
- die sehr spezielle Essgewohnheiten haben

Die Kinder verweigern sich bei den Mahlzeiten, zeigen Angst vor dem Essen bzw. essen keine adäquaten Mengen, um ihren Bedarf zu decken. Manche essen nur in bestimmten Situationen z. B. wenn der Fernseher läuft, Mama einen Kopfstand macht oder Papa singt. Kinder, die in der Auswahl ihrer Lebensmittel sehr wählerisch sind, gehören ebenfalls zu dieser Gruppe.

Relevanz für die Beurteilung oropharyngealer Dysphagien

Nahrungsverweigerung kann ein Zeichen des Kindes sein, dass es nicht essen will, weil es nicht schlucken kann. Manche Kinder zeigen in diesem Fall keinerlei für Eltern und Fachtherapeuten erkennbare direkte Zeichen einer **Schluckstörung**, wie etwa Husten.

Eine Nahrungsverweigerung kann aber auch Zeichen einer **gestörten oralen Wahrnehmung** sein, wenn z. B. bestimmte Geschmacksrichtungen oder Konsistenzen im Mund als sehr unangenehm empfunden werden.

Wann hat eine Nahrungsverweigerung keine Relevanz für die Beurteilung einer oropharyngealen Dysphagie?

- Wenn es keinen weiteren Hinweis für eine oropharyngeale Beeinträchtigung gibt.

Dann ist am besten im multiprofessionellen Team zu klären, ob es sich um eine primär psychosomatisch bedingte Nahrungsverweigerung handelt oder um eine andere somatische Erkrankung, die dem Kind z. B. aufgrund von Übelkeit den Appetit verdirbt.

6.3.9 Neurologische Erkrankungen

Eine neurologische Erkrankung ist zwar *kein* Symptom, wurde aber in die Liste der Hauptsymptome aufgenommen, da sie ein wichtiges Puzzleteil bei der Beurteilung oropharyngealer Dysphagien darstellen kann.

Relevanz für die Beurteilung oropharyngealer Dysphagien

Eine neurologische Störung spielt dann in der Beurteilung oropharyngealer (oder neurogener) Dysphagien eine Rolle, wenn sie für die Koordination der Schluckfunktionen zuständige Bereiche betrifft (➤ Kap. 4) Da 50 Muskelpaare zusammenarbeiten müssen, um aspirationsfreies Schlucken zu ermöglichen, bedarf es einer sehr präzisen neurologischen Steuerung. Eine neurologische Erkrankung – ob angeboren oder erworben – sollte immer Anlass sein, die Schluckfunktionen genau zu überprüfen. Immerhin 85–90 % der Kinder mit infantiler Zerebralparese haben Probleme mit dem Schlucken (Arvedson und Brodsky 2002).

Wann hat eine neurologische Erkrankung keine Relevanz für die Beurteilung einer oropharyngealen Dysphagie?

- Wenn ein erfahrener Schlucktherapeut die Schluckfunktionen beurteilt und für unauffällig befunden hat.

6.3.10 Sialorrhö

EXKURS

Speichel

Speichel (lat./engl. „saliva") wird im Mund von unterschiedlichen Speicheldrüsen gebildet (➤ Kap. 2) und hat verschiedene Funktionen:

- Anfeuchten der Mundhöhle, damit alle Funktionen wie Sprechen, Schlucken und Schmecken „geschmeidig" ablaufen
- mechanische Spülung mit antibakterieller Wirkung als Schutzfunktion vor Karies
- Einleitung der Verdauung

Bei übermäßigem Speichelfluss ist die Sialorrhö von der Hypersalivation zu unterscheiden:

✓ Die **Sialorrhö** beschreibt das unwillkürliche Abfließen von Speichel aus dem Mund, auch „Sabbern" oder anteriores (Speichel-)Leaking genannt.

Bei Kleinkindern bis zu 18 Monaten ist Sialorrhö häufig. Generell tritt sie unabhängig von der vorhandenen Speichelmenge auf, meist aufgrund reduzierter Schluckfrequenz. Sie kann aber auch durch mangelnde intraorale Wahrnehmung oder eingeschränkte motorische Funktionen im orofazialen Bereich bedingt sein.

> Liegt der Sialorrhö eine erhöhte Speichelproduktion zugrunde, spricht man von **Hypersalivation**.

Relevanz für die Beurteilung oropharyngealer Dysphagien

Eine Sialorrhö kann bei Kindern ab ca. 2 Jahren ein Anzeichen sein für:

- reduzierte Schluckfrequenz
- eingeschränkte Wahrnehmung im orofazialen Bereich
- Schwierigkeiten im Bereich der Mundmotorik

Alle 3 Aspekte, deuten auf eine orofaziale Dysfunktion hin und sollten, wenn sie auftreten, den Untersucher zu großer Vorsicht bei der weiteren Beurteilung mahnen. Liegt eine sensomotorische Problematik der orofazialen Strukturen vor, können gesteigerte Aufmerksamkeit, verbesserte Positionierung, Unterstützung der Kopfhaltung und bedachte Bolusgabe (➤ Kapitel 15.2) die Schluckfrequenz, Wahrnehmung und Mundmotorik positiv beeinflussen. Speichel besitzt wenig Geschmack und bietet somit kaum Anreize, geschluckt zu werden.

Wann hat eine Sialorrhö keine Relevanz für die Beurteilung einer oropharyngealen Dysphagie?

- Wenn es sich bei dem *übermäßigen Speichelfluss* weniger um eine Sialorrhö, sondern eher um **Hypersalivation** handelt. Es gibt dazu vielfältige Ursachen, die der Kinderarzt im Einzelnen abklären muss.
- Wenn sie im Rahmen verschiedener gastroösophagealer Erkrankungen auftritt, z. B. bei Kindern mit reduzierter Schluckfrequenz aufgrund von Sodbrennen oder Schluckschmerzen.

6.3.11 Würgereiz

> Würgen ist ein Schutzreflex, der den Verdauungstrakt vor nicht essbaren, übel riechenden oder schmeckenden, zu großen oder in der Konsistenz unpassenden Stoffen schützt.

Der ausgelöste Würgereiz führt zur Kontraktion des weichen Gaumens und der Rachenhinterwand und befördert Material von hinten nach vorne. Danach öffnet sich der Mund plötzlich und die Zunge kommt vor, um Platz im Rachen zu schaffen.

> **Würgen ist das Gegenteil von Schlucken**
>
> Während es beim physiologischen Schluck eine Abwärtsbewegung des Bolus gibt, nimmt der Bolus beim Würgen eine kraniale Richtung.

Der Würgereiz wird beim Säugling in der Mitte der Zunge ausgelöst. Der sensible Bereich verlagert sich im Verlauf der Entwicklung, bis das Kind gelernt hat, mit festen Nahrungsmitteln umzugehen, auf das hintere Zungendrittel. Das Kind kommt mit immer festeren Konsistenzen zurecht, lernt einen Bolus zu formen und diesen im Mund gezielt zu bewegen. Durch diese willkürlichen und erlernten Fähigkeiten (orale Boluskontrolle) wird der Würgereiz zurückgedrängt.

Wenn Kinder essen lernen, würgen sie oft noch bei unbekannten Speisen mit fremder Konsistenz oder Geschmack. Sie haben noch nicht gelernt, Nahrung auszuspucken oder mit den Fingern aus dem Mund zu entfernen. Babys benutzen anfangs noch den bekannten Reflex, um Unerwünschtes von der Zunge zu entfernen, wodurch es dann häufig auch zum Erbrechen kommt. Etwa im Alter von 18 Monaten ist die Feinmotorik von Zunge und Fingern so weit entwickelt, dass das Kind Dinge ausspucken oder mit den Fingern aus dem Mund nehmen kann.

Erbrechen ist die Steigerung oder Fortsetzung des Würgereflexes. Das Material wird in der Regel im Schwall aus dem Mund ausgespuckt. Im ungünstigen Fall – insbesondere bei eingeschränkter Wachheit oder Aufmerksamkeit sowie reduzierter motorischer Reaktionsfähigkeit – können im Rachen verbleibende Reste aspiriert werden. Dies kann zu Komplikationen bis hin zur Verlegung der Atemwege führen.

Relevanz für die Beurteilung oropharyngealer Dysphagien

Bei dauerhaft starkem Würgereiz spricht man von einem **hyperaktiven Würgereiz**. Er kann auf mangelnde mundmotorische Kontrolle – selektive Lippen-, Zungen- und Kiefermotorik – hinweisen. Dies erschwert die Boluskontrolle und das Kind versucht sich durch Würgen vor zu großer oder zu fester Nahrung zu schützen. Eventuell ist Würgen auch der Versuch, sich generell vor Aspiration zu schützen.

Bei 13 % der gesunden Probanden einer Studie (Leder 1996) war hingegen ein Würgereflex nicht auslösbar. Ob ein solcher **hypoaktiver Würgereiz** bei Kindern pathologisch und als Indikator einer Dysphagie zu werten ist, muss noch erforscht werden.

Mundmotorik und Würgen. Die (feinen) mundmotorischen Fähigkeiten sind immer im Verhältnis zum tatsächlichen motorischen Entwicklungsalter zu sehen.

Beispiel

Ein 3-jähriges Kind, das motorisch noch nicht in der Lage ist, seinen Kopf selbst zu halten, wird große Schwierigkeiten mit selektiver oraler Boluskontrolle haben, etwa mit dem Kauen von Brot. Bekommt es Nahrung in den Mund, die es nicht kauen, oral transportieren und schlucken kann, wird es dazu tendieren, den frühkindlichen Schutzreflex „Würgen“ einzusetzen, um sich vor Verschlucken und Aspiration eines ungekauten Bissen Brot zu schützen.

Wann hat der Würgereiz keine Relevanz für die Beurteilung einer oropharyngealen Dysphagie?

- Wenn Kinder schon beim Anblick der Nahrung anfangen zu würgen bzw. bevor sie Nahrung im Mund haben, hat dies nichts mit oralen oder pharyngealen Funktionen zu tun. Hier liegt der Verdacht einer psychosomatischen Nahrungsverweigerung nahe. Auch eine somatische Ursache ist in einem solchen Fall nicht auszuschließen, z. B. wenn dem Kind aufgrund von Stoffwechselproblemen häufig übel ist.

6.4 Sechs Beispiele mit Erklärungen

Beispiel

Paul (14 Monate; > Tab. 6.4)

Eigenanamnese

Paul weigert sich zu essen, würgt manchmal bei fester Nahrung und kann Brotkrümel nicht schlucken.

Essensbeobachtung

Paul sitzt auf dem Schoß der Eltern und nimmt Kontakt zum Untersucher auf. Joghurt isst er bereitwillig, mit altersentsprechender Mundmotorik, kein Hinweis auf Husten, keine Veränderung der Atmung. Brot, Kekse oder Salzstangen lehnt er ab. Die Mutter ist bemüht, ihn zu überreden, hat dabei wenig Erfolg. Brot mit Butter akzeptiert er, während er mit einem Handy abgelenkt wird. Nur so esse er Festes zu Hause. Bei einem Stück Keks würgt er sofort und spuckt es aus.

Pädiatrisch-medizinische Diagnostik

Altersentsprechende motorische und psychosoziale Entwicklung, keine gastroenterologische Klinik.

Diagnose

Nahrungsverweigerung/Fütterstörung.

Begründung

Paul präsentiert sich mit altersentsprechender Entwicklung und einer isolierten Nahrungsverweigerung. Weiches Brot mit Butter kann er gut zu einem homogenen Bolus formen, bei krümeliger Nahrung , wie z. B. Keksen oder Zwieback erfordert die Bolusbildung mehr mundmotorische Koordination. Da Paul das Kauen gerade erst erlernt hat und dieses noch nicht ausgereift ist, verhält er sich vollkommen adäquat. Spielen lenkt ihn beim Essen ab, sodass harte Nahrung leicht unkontrolliert zu schnell und zu weit nach hinten rutschen kann. Wenn Paul die Erfahrung macht, dass man ihn bei fester Kost mit dem leuchtenden Handy belohnt, warum sollte er sich dann ohne Spielzeug mit dem Kauen Mühe geben?

Tab. 6.4 Symptome von Paul

		Oropharyngeale Dysphagie	Ösophageale Dysphagie	Frühkindliche Fütterstörung
neurologische Erkrankung		X		X
Symptome:				
Aspirationspneumonie		X	X	
erhöhte Temperatur		X	X	
feuchte Stimme/Atmung		X	X	
Gedeihstörung		X	X	X
Globusgefühl		X	X	X
Husten		X	X	
Mundmotorik (gestört)		X		
Nahrungsverweigerung	✓	X	X	X
Sialorrhö		X	X	
Würgereiz	✓	X	X	X

6

Beispiel

Marie (10 Monate; ➢ Tab. 6.5)

Eigenanamnese

Wenn Marie die Flasche bekommt, hustet sie, würgt und verschluckt sich. Sie mag nicht genug trinken und ist dabei oft verschleimt.

Essensbeobachtung

Marie wird unruhig, weinerlich und beginnt beim Anblick der Milchflasche zu würgen. Die Eltern halten ihren Kopf fest und führen die Milchflasche in ihren Mund ein, Marie fängt an zu trinken. Sie saugt in guter Koordination mit der Atmung, die sich verändert nicht. Nach ca. 100 ml stößt sie die Flasche weg und verweigert weitere Nahrung. Die Atmung ist jetzt deutlich verschleimt, sie hustet und schluckt nach, anschließend ist die Atmung frei. Etwa 10 Minuten nach dem Trinken hustet sie erneut und weint.

Pädiatrisch-medizinische Diagnostik

Altersentsprechende Entwicklung, deutliche Gedeihstörung anhand der Wachstumskurven erkennbar, Pneumonie vor 2 Monaten.

Diagnose

Verdacht auf gastroenterologische Symptomatik mit sekundärer Nahrungsverweigerung.

Begründung

Die Verschleimung nach dem Trinken mit einer sofortigen Verbesserung nach dem Husten und das spontane Nachschlucken deuten auf intakte, wirksame Reinigungsmechanismen hin. Das weitere Husten mit dem Abstand zur Nahrungsaufnahme lässt die Vermutung zu, dass es sich um ein Refluxgeschehen (Nahrungsaufstoßen) handelt, eventuell sogar mit Aspiration von refluxiertem Material, die Ursache der Pneumonie gewesen sein könnte.
Nach Abklärung der Klinik durch einen pädiatrischen Gastroenterologen kann Marie bei Bedarf erneut zur Schluckdiagnostik vorgestellt werden.

Tab. 6.5 Symptome von Marie

		Oropharyngeale Dysphagie	Ösophageale Dysphagie	Frühkindliche Fütterstörung
neurologische Erkrankung		X		X
Symptome:				
Aspirationspneumonie	✓	X	X	
erhöhte Temperatur		X	X	
feuchte Stimme/Atmung	✓	X	X	
Gedeihstörung	✓	X	X	X
Globusgefühl		X	X	X
Husten	✓	X	X	
Mundmotorik (gestört)		X		
Nahrungsverweigerung	✓	X	X	X
Sialorrhö		X	X	
Würgereiz	✓	X	X	X

Beispiel

Tim (2 Jahre; ➤ Tab. 6.6)

Eigenanamnese

Tim hustet oft beim Essen, sabbert stark und stößt das Essen mit der Zunge aus dem Mund wieder aus. Er braucht „ewig" zum Essen und verweigert feste Kost.

Essensbeobachtung

Tim sitzt in einer Sitzschale, freies Sitzen ist nicht möglich, selbständige Kopfkontrolle nur kurzzeitig. In Ruhe ist der Kopf an eine Kopfstütze gelehnt, der Unterkiefer hängt herunter, er atmet durch den Mund. Kein spontanes Speichelschlucken beobachtbar.
Brei wird mit dem Löffel gegeben. Tim schafft es, die Nahrung vom Löffel abzunehmen, zeigt dann aber einen ausgeprägten Zungenstoß. Der orale Nahrungstransport gelingt nur teilweise, Tim verliert sehr viel Nahrung über den Mund. Mit einer Trinkflasche bekommt er Flüssigkeit, um die Reste „runterzuspülen". Dabei kommt es zu einem kräftigen Husten. Bei Unterstützung der Kopfkontrolle ist Tims Mundschluss deutlich besser. Er benötigt kein Trinken zum Runterspülen. Beim Angebot von Brotstückchen würgt er und spuckt diese aus.

Pädiatrisch-medizinische Diagnostik

Anamnestisch ICP, bisher keine gehäuften Infekte oder Pneumonie. Gutes Gedeihen, psychomotorische Entwicklungsverzögerung.

Diagnose

Oropharyngeale Dysphagie mit Schwerpunkt in der oralen Phase.

Begründung

Die Mundmotorik ist erschwert, da die Kopf- und Kieferkontrolle bzw. -tonisierung stark eingeschränkt sind. Dennoch ist Tim in der Lage, aspirationsfrei zu schlucken, da er bislang keine pulmonologischen Auffälligkeiten hatte. (Dies ist allerdings engmaschig im Auge zu behalten.) Lediglich bei Gabe von Flüssigkeit in Kombination mit Brei kommt es zum Husten. Da dieser kräftig ist und es keinen pulmonologischen Befund gab, ist eine effektive Reinigung anzunehmen. Aufgrund von Tims eingeschränkter Mundmotorik kann er feste Nahrung oral nicht zu einem Bolus formen, deshalb spuckt er sie lieber aus, bevor er sich daran verschluckt – eine „gesunde" Schutzreaktion!
Bei weiterhin oraler Ernährung ist die pulmonologische Situation unbedingt im Auge zu behalten, um auf eventuelle Mikroaspirationen zeitnah reagieren zu können (➤ Kap. 14.3.2, Abschnitt Risikomanagement). Auf bildgebende Diagnostik wird aufgrund der nicht vorhandenen pulmonologischen Probleme verzichtet, auch um Tim die Untersuchung zu ersparen. Da die Hauptschwierigkeiten im Bereich der oralen Phase liegen, würde sie das Dysphagiemanagement derzeit nicht verändern.

Tab. 6.6 Symptome von Tim

		Oropharyngeale Dysphagie	Ösophageale Dysphagie	Frühkindliche Fütterstörung
neurologische Erkrankung	✓	X		X
Symptome:				
Aspirationspneumonie		X	X	
erhöhte Temperatur		X	X	
feuchte Stimme/Atmung		X	X	
Gedeihstörung		X	X	X
Globusgefühl		X	X	
Husten	✓	X	X	
Mundmotorik (gestört)	✓	X		
Nahrungsverweigerung	✓	X	X	X

6

Tab. 6.6 Symptome von Tim (Forts.)

		Oropharyngeale Dysphagie	Ösophageale Dysphagie	Frühkindliche Fütterstörung
Sialorrhö	✓	X	X	
Würgereiz		X	X	X

Beispiel

Mohammed (3 Jahre; ➤ Tab. 6.7)

Eigenanamnese

Mohammed isst zu wenig, seine Nahrungsaufnahme dauert bis zu 60 Minuten, er ist oft verschleimt.

Essensbeobachtung

Generalisiert hypotones und schläfriges Kind (dies sei häufig der Fall beim Füttern). In liegender Position wird Mohammed die Milchflasche angeboten und anschließen eine Breiflasche. Bei beiden Konsistenzen verändert sich die vorher ruhige Atmung sofort: Sie wird belegt und verschleimt; mehrfach sehr schwacher Versuch zu husten. Richtigen Brei kann er nach Auskunft seiner Eltern nicht essen.

Pädiatrisch-medizinische Diagnostik

Aktuell schwere Pneumonie, 3 weitere Pneumonien in der Anamnese. Grunderkrankung Epilepsie, die mit antikonvulsiver Medikation behandelt wird. Dringende Empfehlung, diese Medikation zu überprüfen aufgrund der massiven Somnolenz als unerwünschter Arzneimittelwirkung.

Diagnose

Oropharyngeale Dysphagie mit Schwerpunkt in der oralen und pharyngealen Phase; Verdacht auf Aspirationsereignisse sowie auf gastroenterologische Probleme.

Begründung

Aufgrund der Hypotonie und Schläfrigkeit sind die Schluckfunktionen massiv beeinträchtigt, die sofortige Veränderung der Atmung und die bekannten Pneumonien weisen dringend auf dauerhafte Aspirationsgefahr hin. Wie Studien belegen, leiden Kinder mit ausgeprägter Hypotonie häufig unter gastroösophagealem Reflux.

Tab. 6.7 Symptome von Mohammed

		Oropharyngeale Dysphagie	Ösophageale Dysphagie	Frühkindliche Fütterstörung
neurologische Erkrankung	✓	X		X
Symptome:				
Aspirationspneumonie	✓	X	X	
erhöhte Temperatur		X	X	
feuchte Stimme/Atmung	✓	X	X	
Gedeihstörung		X	X	X
Globusgefühl		X	X	
Husten	✓	X	X	
Mundmotorik (gestört)	✓	X		
Nahrungsverweigerung	✓	X	X	X
Sialorrhö		X	X	
Würgereiz		X	X	X

Beispiel

Antonio (6 Jahre; ➤ Tab. 6.8)

Eigenanamnese

Antonio hustet bei Fütterversuchen, sabbert viel und verliert viel Nahrung aus dem Mund. Außerdem beißt er sich manchmal so stark in die Hände, dass diese blutig sind. Er freut sich riesig über Nahrungsangebote. Antonio isst bis zu einem Gläschen Babykost (nur deftige Speisen) pro Tag, der restliche Bedarf wird per PEG-Sonde gedeckt.

Essensbeobachtung

Antonio ist ein fröhlicher Junge, er sitzt in einer Sitzschale, Rumpf- und Kopfkontrolle sind stark eingeschränkt. Der spontane Mundschluss ist nicht möglich, er hat starken Speichelfluss. Die Zunge ist in Ruhe hypoton, bei Nahrungsgabe zeigt sich ein Zungenstoß. Die Atmung ist zunächst frei.

Bei der Gabe von einem Löffel Pasta aus dem Gläschen zeigt er deutliche Freude, die Mundmotorik ist stark beeinträchtigt, er schluckt hörbar, die Atmung bleibt frei. Nach weiteren 2 Löffeln ist die Atmung zunächst verschleimt, später hustet er. Bei Unterstützung der Kopfhaltung und Fazilitation des Mundschlusses zeigt Antonio deutlich weniger Zungenstoß und eine schnellere Kehlkopfelevation.

Pädiatrisch-medizinische Diagnostik

Grunddiagnose ist eine infantile Zerebralparese, Antonio ist psychomotorisch massiv retardiert. Zustand nach 2 Aspirationspneumonien im Alter von 4 und 5 Jahren nach Oralisierungsversuchen; PEG-Anlage mit 4 Jahren; außerdem Zustand nach gastroösophagealem Reflux, behandelt mit Antirefluxplastik; derzeit kein Hinweis auf Rezidiv.

Diagnose

Oropharyngeale Dysphagie mit Schwerpunkt in der oralen Phase und Verdacht auf Aspiration.

Begründung

Aufgrund der eingeschränkten Rumpf- und Kopfkontrolle ist der gesamte Schluckakt beeinträchtigt. Die Einschränkungen des Mundschlusses und der Zungenfunktion stechen als Problembereich besonders hervor. Außerdem fällt auf, dass Antonio hustet und seine Atmung verschleimt ist, sobald er mehr als einen Löffel Breikost bekommt. Hypothesen:

- Die dyskoordinierte Mundmotorik führt zu prädeglutitiver Aspiration.
- Da die Probleme erst bei „größeren" Mengen auftreten, kommt es zu pharyngealen Residuen, die dann postdeglutitiv zur Aspiration führen.
- Da die Probleme erst im „Verlauf" der Mahlzeit auftreten: Welche Rolle spielt die Aufmerksamkeit für die Wahrnehmung des Bolus bzw. die Effizienz der Schluckfunktionen?
- Wenn Aspirationsgefahr besteht, was bewirkt eine Unterstützung der Kopfkontrolle?

Diese Hypothesen bzw. Fragen lassen sich nur mittels bildgebender Diagnostik klären mit dem Ziel, für Antonio eine Möglichkeit zu finden, aspirationsfrei zu schmecken und zu schlucken.

Tab. 6.8 Symptome von Antonio

		Oropharyngeale Dysphagie	Ösophageale Dysphagie	Frühkindliche Fütterstörung
neurologische Erkrankung	✓	X		X
Symptome:				
Aspirationspneumonie	✓	X	X	
erhöhte Temperatur		X	X	
feuchte Stimme/Atmung	✓	X	X	
Gedeihstörung		X	X	X
Globusgefühl		X	X	X
Husten	✓	X	X	

Tab. 6.8 Symptome von Antonio (Forts.)

		Oropharyngeale Dysphagie	Ösophageale Dysphagie	Frühkindliche Fütterstörung
Mundmotorik (gestört)	✓	X		
Nahrungsverweigerung		X	X	X
Sialorrhö	✓	X	X	
Würgereiz		X	X	X

Beispiel

Marco (20 Monate; ➤ Tab. 6.9)

Eigenanamnese

Marco verschluckt sich bei fester Nahrung wie Brot, Nudeln oder Keksen. Er würgt dann und spuckt das Essen wieder aus. Brei isst Marco gut, wenn er keine Stücke enthält. Zu Hause trinkt er ausschließlich aus der Nuckelflasche, unterwegs im Buggy auch aus einer Trinklernflasche.

Essensbeobachtung

Das Kind läuft an der Hand der Mutter auf die Untersucherin zu. Seine Mundmotorik ist altersentsprechend, Marco spricht mit der Mutter einzelne Worte wie „Auto, essen, setzen …“. Die Mutter wird aufgefordert, Marco gewohnte Nahrung zu füttern, zunächst das, was er gut und gerne isst und später schwierigere Konsistenzen. Marco setzt sich auf den Schoß und freut sich auf das Essen. Seine Mutter bringt ihn in eine halbliegende Position, reicht ihm eine Milchflasche und füttert zwischendurch Brei mit dem Löffel. Marcos Schluckfunktionen sind unauffällig, es kommt nicht zum Husten, die Atmung verändert sich nicht. Als die Mutter versucht, ihm ein Stück Brot mit Butter zu geben, würgt er, spuckt es aus und setzt sich spontan auf. Die Mutter berichtet, dass sie ihn immer so im Liegen füttere, er wolle das so, sitzend verweigere er das Essen.

Pädiatrisch-medizinische Diagnostik

Altersentsprechende motorische und kognitive Entwicklung.

Diagnose

Frühkindliche Fütterstörung, kein Hinweis auf oropharyngeale Dysphagie.

Begründung

Marco präsentiert keine Anzeichen einer neurologischen Schädigung oder einer Entwicklungsverzögerung. Beim Essen zeigte er für die Positionierung adäquate Schluckfunktionen ohne Hinweise auf Aspirationsgefahr. Die Positionierung ist nicht altersgemäß. Halbliegend hat Marco positionsbedingt Schwierigkeiten, Brot zu kauen, verschluckt sich dabei und spuckt das Brot aus – eine gesunde Schutzreaktion vor Brotaspiration. Beratung in Richtung einer altersentsprechenden Positionierung mit begleitendem Kostaufbau ist empfehlenswert.

Tab. 6.9 Symptome von Marco

		Oropharyngeale Dysphagie	Ösophageale Dysphagie	Frühkindliche Fütterstörung
neurologische Erkrankung		X		X
Symptome:				
Aspirationspneumonie		X	X	
erhöhte Temperatur		X	X	
feuchte Stimme/Atmung		X	X	

6

Tab. 6.9 Symptome von Marco (Forts.)

		Oropharyngeale Dysphagie	Ösophageale Dysphagie	Frühkindliche Fütterstörung
Gedeihstörung		X	X	X
Globusgefühl		X	X	X
Husten	✓	X	X	
Mundmotorik (gestört)		X		
Nahrungsverweigerung	✓	X	X	X
Sialorrhö		X		
Würgereiz	✓	X	X	X

LITERATUR

Leder SB. Gag reflex and dysphagia. Head Neck 1996; 18: 138–141.

Bartolome G, Schröter-Morasch H. Schluckstörungen. Diagnostik und Rehabilitation. München: Elsevier, 2006.

Arvedson JC, Brodsky L. Pediatric swallowing and feeding: Assessment and management. Albany, NY: Singular Thomson Learning, 2002.

KAPITEL

7

Markus Wilken und Martina Jotzo

Frühkindliche Fütterstörungen und Sondenentwöhnung

Essen und Schlucken sind basale Fähigkeiten, die sich pränatal entwickeln und bei gesunden, reif geborenen Kindern bei Geburt vorhanden sind. Doch finden sich Schluck-, Ess- und Fütterstörungen bei einer großen Anzahl von Säuglingen und Kleinkindern (Lindberg, Bohlin und Hagekull 1991; Rommel et al. 2003). Besonders häufig betroffen sind:

- Risikogeborene mit kompliziertem medizinischem Verlauf wie Kinder nach Frühgeburt und mit angeborenen Fehlbildungen (Aswathanarayana et al. 2010)
- Kinder mit neurologischen Erkrankungen und syndromalen Erkrankungen (Rommel et al. 2003).

Die Prävalenz und Überlebensrate von Kindern nach extremer Frühgeburt, mit angeborenen Fehlbildungen, Stoffwechselstörungen und gastrointestinalen Erkrankungen haben deutlich zugenommen (Hack et al. 2005). Parallel dazu ist die **Prävalenz** sondenernährter Kindern stark gestiegen (Daveluy et al. 2006). Der Anteil von Kindern ohne schwerwiegende medizinische Diagnose, die über Sonde ernährt werden, ist verschwindend gering (Rommel et al. 2003, Daveluy et al. 2006).

Über die Sonde lässt sich die Nahrungsversorgung sicherstellen und das Risiko einer Gedeihstörung vermindern (Kang et al. 1998). Die Füttersituation und Eltern-Kind-Interaktion wird entlastet, das Kind, das die Nahrungsaufnahme nicht bewältigen kann oder massiv verweigert, muss nicht gezwungen werden (Smith, Camfield und Camfield 1999).

> **!** Die **Sondenernährung** ist eine wichtige und lebenserhaltende Intervention bei Kindern, bei denen eine ausreichende orale Nahrungsaufnahme nicht möglich ist. Sie bringt jedoch auch Nachteile, Risiken und Nebenwirkungen mit sich.

Zu nennen sind (Sleigh und Brocklehurst 2004; Sleigh 2005):

- Als **Nachteil** wird häufig berichtet, dass die Ernährung über Sonde den Hungerimpuls reduziert, sodass die orale Nahrungsaufnahme geringer oder vollständig eingestellt wird (Kindermann et al. 2009).
- Eine Nasogastralsonde erhöht das **Risiko** für Refluxneigung sowie gastrointestinale Furchenbildung und verlangsamt den Schluckakt (Mason, Harris und Blissett 2005).
- Als häufige auftretende **Nebenwirkungen** von Sondenernährung sind rezidivierendes Erbrechen, gastrointestinale Blutungen, Hautirritationen und Granulationsgewebe, Dumping-Syndrom, Peritonitis und Kontaminierung der Sondensysteme dokumentiert worden (Bott, Husson und Guimber 2001; Sleigh et al. 2004).

> **!** Eine dauerhafte Sondenernährung ist möglichst zu vermeiden und die Entwöhnung von der Sonde anzustreben.

7.1 Entstehung und Aufrechterhaltung von Fütterstörungen und die Notwendigkeit der Sondenernährung

Fütter- und Schluckstörungen treten häufig auf, wenn die Krankheitsgeschichte multiple und miteinander zusammenhängende gesundheitliche und entwicklungsbedingte Belange betrifft (Morris et al. 1999). Dies trifft auch auf die Notwendigkeit der Sondenernährung zu. Begründet ist dies dadurch, dass in der Entwicklung der Essregulation oralmotorische, sensorische und motorische Reifung sowie interaktives Lernen zusammenspielen. Bei ausreichender körperlicher Gesundheit, Reifung und interaktiven Erfahrungen entwickelt der Säugling Initiative (Hoffmann, Popbla und Duhalde 1998) und interaktive Routinen (Satter 1995).

!

Fütter- und Schluckstörungen treten häufig auf, wenn durch die Krankheitsgeschichte multiple, miteinander zusammenhängende gesundheitliche und entwicklungsbedingte Belange betroffen sind.

Muss ein Säugling aufgrund von Früh-/Risikogeburt sondiert werden, wird der Aufbau eines adaptiven Essverhaltens gestört. Durch unangenehme Stimulationen im Mundbereich aufgrund notwendiger medizinischer Interventionen wie Intubation, Absaugen etc. können sich **Aversionen im Mundbereich** entwickeln (Brandstätter und Roos-Liegmann 2005).

Einem dauerhaft sondierten Kind fehlt die Stimulation im Mundbereich, Saug- und Schluckbewegungen werden dysfunktional (Morris et al. 1995). Die Verbindung zwischen oraler Nahrungsaufnahme und Bedürfnisbefriedigung fehlt. Orale Stimuli erlebt das Kind mit der Zeit als unangenehm (Brandstätter et al. 2005). Häufig entwickelt sich eine **posttraumatische Fütterungsstörung** (Chatoor et al. 2001; Wilken, Scheer und Dunitz-Scheer 2004).

Gleichzeitig gehen wesentliche Aspekte der Entwicklung und sozialen Teilhabe verloren: Der fütter- und essbezogene Austausch zwischen Eltern und Kind ist ein wesentlicher Teil intrafamiliärer Beziehungen (Satter 1995). Sein Verlust beeinträchtigt die Familieninteraktion – die Eltern können das Bedürfnis, ihr Kind zu füttern und zu nähren, nicht ausleben.

!

Die Notwendigkeit enteraler Ernährung aufgrund von Früh- und/oder Risikogeburt kann verschiedenste Entwicklungsaspekte der Essregulation nachhaltig negativ beeinflussen.

Indikationen zur Sondenernährung sind Nahrungsverweigerung, Ernährungs- oder Resorptionsstörungen mit einer Gedeihstörung als Symptomatik (Brandstätter et al. 2005). Die Sondierung dient meist als kurzfristige Maßnahme zur medizinischen Stabilisierung. Doch manchen Kindern gelingt die Umstellung auf die orale Nahrungsaufnahme nach Wegfall der medizinischen Indikation zur Sondenernährung nur unbefriedigend oder gar nicht. Das Zusammenspiel verschiedener Faktoren verhindert hier einen erfolgreichen Übergang (Dunitz-Scheer et al. 2001; Wilken 2003; Dunitz-Scheer et al. 2004).

!

Das Kind wird durch die gestörte Entwicklung der Essregulation und orale Traumatisierung an der Aufnahme der oralen Ernährung gehindert.

Vielen **langfristig sondierten Kindern** ist die Verbindung zwischen oraler Nahrungsaufnahme und Bedürfnisbefriedung verloren gegangen, die Verbindung Hunger–Essen–Sättigung ist nicht vorhanden. Sie scheinen nicht zu verstehen, was es mit dem Essen auf sich hat. Ältere Kinder versuchen oft am Essen als sozialem Akt teilzunehmen, indem sie z. B. sagen „Das schmeckt gut" – allerdings ohne etwas zu essen, sondern nachdem sie das Essen eine Weile auf dem Teller hin- und herbewegt haben (Jotzo und Wilken 2006).

Für **behinderte Kinder** ist die Nahrungsverweigerung oft einer der wenigen Bereiche, in denen sie Autonomie erleben können. Bei Kindern, die nur in wenigen Funktionsbereichen über sich bestimmen können, ist die Nahrungsverweigerung auch unter dem Aspekt des Autonomieerlebens zu sehen. So kann die Essverweigerung ohne organischen Grund auch ein Ausdruck der Ich-Funktion sein: Das Kind nutzt die Möglichkeit, nein zu sagen.

Die **Eltern** sind meist stark verunsichert hinsichtlich der Gründe der Nahrungsverweigerung und zweifeln an ihrer elterlichen Kompetenz. In den meisten Familie entwickeln sich problematische essbezogene Interaktionsmuster: Entweder ist das Essen bzw. Nichtessen Dauerthema und der Familienalltag kreist ständig darum, oder die Eltern haben aufgegeben, ihrem Kind das Essen „schmackhaft" zu machen.

Therapeuten sind ebenfalls oft ratlos und unterliegen dem Druck zur oralen Ernährung. Folge kann z. B. eine kurzfristige Einstellung der Sondierung sein, „um es zu probieren" – um nach kurzer Zeit wieder zu sondieren, da das Kind jede Nahrungsaufnahme verweigert.

!

Für Kind, Eltern und beteiligte Therapeuten stellen insbesondere wiederholte Misserfolgserlebnisse bei Auslassversuchen der Sondierung eine große Belastung dar.

7.2 Frühkindliche Fütterstörung oder gestörte Nahrungsaufnahme?

Eine Fütterstörung wird laut ICD wie folgt definiert (Dilling, Mombour und Schmidt 2004, S. 320):

Definition Futterstörung

Allgemein umfasst sie Nahrungsverweigerung und extrem wählerisches Essverhalten bei angemessenem Nahrungsangebot einer einigermaßen kompetenten Betreuungsperson und in Abwesenheit einer organischen Krankheit.

!

Eine Fütterstörung ist eine Verhaltensstörung, die eine Indikation für eine psychologisch orientierte Therapie darstellt.

Symptome der Fütterstörung sind:

- Nahrungs- und Trinkverweigerung
- Bizarres Essverhalten
- Würgen und Erbrechen beim Essen und präoraler Widerstand (Wilken, Jotzo und Dunitz-Scheer 2008
- Zwangsfüttern und Schluckprobleme (Wolke 1999; Chatoor 2002)

Auch Kinder ohne Fütterstörungen zeigen diese Symptome gelegentlich oder phasenweise, z. B. während einer Infektion oder beim Zahnen. Von einer Fütterstörung sollte erst dann gesprochen werden, wenn diese **Symptome über 4–6 Wochen mehrmals pro Woche** auftreten, ohne dass die Symptome sich durch eine andere psychische (z. B. Anpassungsstörung) oder medizinische Störung (z. B. Stoffwechselstörung) erklären lassen (Zero To Three 2005).

Verschiedene Studien berichten über die Auftretenshäufigkeit von Fütter- und Essstörungen bei Kindern mit Behinderungen und chronischen Erkrankungen (Bayr et al. 2003). So liegen Daten vor für ehemals Frühgeborene, Kinder mit Zerebralparese, CHARGE-Syndrom, Ösophagusatresie, geistiger Behinderung und Down-Syndrom (Faugli et al. 2009). Die Zahlen schwanken je nach Grunddiagnose, jedoch liegt die Prävalenz bei 40–90 % der untersuchten Fälle (Reilly, Skuse und Poblete 1996; Byars et al. 2003).

Solche Prävalenzraten sind jedoch wegen der häufigen **Gleichsetzung einer gestörten Nahrungsaufnahme mit einer Ess- oder Fütterstörung** zu hinterfragen. Diese ist im Hinblick auf Diagnostik und Behandlung der betroffenen Kinder problematisch:

- **Diagnostisch** verschwimmt die Abgrenzung zwischen dem physiologischen „Nichtkönnen“ und dem psychologischen „Nichtwollen“ des Kindes: Ein Kind, das z. B. aufgrund einer geburtlichen Atemstörung bis hin zum Atemstillstand (peripartale Asphyxie) große Probleme mit dem Speichelmanagement hat, mag sich mit Händen und Füßen gegen das Essen wehren und beim Anblick des Löffels weinen. Diese Symptome finden sich auch bei Kindern mit Fütterstörungen. Im Zusammenhang mit der physiologischen Beeinträchtigung sind diese hier jedoch als Abwehrverhalten zu verstehen, mit dem das Kind sich zu schützen versucht und damit ein seiner Grundproblematik angemessenes Verhalten zeigt. Die Diagnose „Fütterstörung“ ist hier irreführend.
- Der aus der Diagnose „Fütterstörung“ abgeleitete **Behandlungsansatz** ist ebenfalls problematisch: Wird bei einem Kind mit einer dysphagischen Erkrankung eine Fütterstörung (fehl)diagnostiziert, Schluckdiagnostik unterlassen und eine rein psychologisch orientierte Therapie der Fütterstörung bzw. eine Sondenentwöhnung durchgeführt, ist eine Gefährdung des Kindes nicht auszuschließen. Die psychologisch orientierte Therapie kann in diesen Fällen nicht zum Erfolg führen, da sich stetig wiederholende aversive physiologische Erfahrungen das Abwehrverhalten des Kindes aufrechterhalten oder sogar verstärken. Werden in der Therapie darüber hinaus Methoden von Druck und Zwang eingesetzt, kommen psychisch belastende oder gar traumatisierende Erfahrungen hinzu.

- Die **Auswirkungen der Diagnose auf die Eltern** sind als weitere gravierende Konsequenz ebenfalls nicht zu unterschätzen. Fütterstörungen werden häufig mit Fehlverhalten der Eltern assoziiert (Ward, Lee und Lipper 2000). Diese Einschätzung ändert sich jedoch, wenn wir davon ausgehen, dass nicht die Eltern etwas beim Füttern falsch machen, sondern das Kind aufgrund organischer Ursachen die Nahrung verweigert. Die Eltern leiden häufig bereits unter der schwierigen Situation ihres Kindes (Jotzo und Poets 2005) und werden durch eine falsche Diagnose und damit Ursachenzuschreibung weiter belastet. Die Auswirkungen können verheerend sein: Eltern versuchen mit allen Möglichkeiten, das Kind „richtig" zu füttern, auch in Fällen, in denen keine orale Zufuhr empfohlen werden kann (Peterson et al. 2006).

!

- Die Gleichsetzung von gestörter Nahrungsaufnahme mit einer Ess- oder Fütterstörung ist im Hinblick auf Diagnostik und Behandlung der betroffenen Kinder problematisch.
- Die Diagnose „Fütterstörung" ist nur mit Vorsicht zu stellen und setzt ein hohes Maß an Präzision voraus.

Liegt z. B. bei einem Kind eine Dysphagie vor, ist ohne gründliche Diagnostik nicht zu klären, ob eine sichere und suffiziente orale Nahrungsaufnahme möglich ist. Ein Kind, das fortgesetzt still aspiriert, durch die Nahrungsaufnahme schnell erschöpft ist oder aufgrund einer medizinischen Grunderkrankung eine gestörte Atemfunktion hat, lässt sich nur in den seltensten Fällen erfolgreich von der Sonde entwöhnen (Aswathanarayana et al. 2010).

Die diagnostische Abgrenzung der Fälle, in denen die Sonde sinnvoll und medizinisch indiziert ist, von solchen, bei denen eine Sondenentwöhnung empfehlenswert ist, bedarf aufgrund der komplexen Fragestellung einer interdisziplinären Herangehensweise. Da eine Dysphagie bei Kindern häufig mit einer körperlichen oder geistigen Behinderung und einer komplexen Grunderkrankung einhergeht, ist zunächst eine Abgrenzung zwischen Fütterstörung, Dysphagie und medizinisch notwendiger Sondenernährung erforderlich (Arvedson 1998).

!

Voraussetzungen für eine Sondenentwöhnung sind (Wilken und Jotzo 2008b):
- sichere orale Nahrungsaufnahme
- ausreichende medizinische Stabilität
- ein Toleranzbereich für nutritive Unterversorgung
- eine ausreichende Fähigkeit zur Bedürfniswahrnehmung.

Daraus leiten sich verschiedene notwendige Aspekte hinsichtlich der Diagnostik ab. Ein Ansatz der interdisziplinären Diagnostik, der diese Voraussetzungen anerkennt, ist Thema des nun folgenden Abschnitts.

7.3 Interdisziplinäre Diagnostik von Fütterstörungen

!

Diagnostik und Therapie frühkindlicher Schluck-, Fütter- und Ernährungsstörungen sind interdisziplinär anzulegen.

Gerade bei der Fragestellung, ob eine Sondenentwöhnung bei einem Kind mit komplexer Grunderkrankung durchführbar ist, kommt der interdisziplinären Diagnostik eine zentrale Bedeutung zu. Notwendigerweise sind folgende Aspekte abzudecken: Pädiatrie, Pflege, Ernährung, klinische Entwicklungspsychologie und Schluckdiagnostik (➤ Tab. 7.1). Im nächsten Abschnitt wird das Darmstädter Konzept zur interdisziplinären Diagnostik (Aswathanarayana et al. 2010) vorgestellt.

7.3.1 Darmstädter Konzept

Im Rahmen dieses Konzepts ist das diagnostische Vorgehen von Beginn an interdisziplinär angelegt und erfolgt in mehreren Stufen:

- **Erstkontakt**: Der Erstkontakt erfolgt in der Regel telefonisch oder per E-Mail durch die Eltern oder behandelnden Ärzte und Therapeuten des Kindes. Im Telefonkontakt wird eine Kurzanamnese sowie der Diagnostik- und Behandlungsbedarf erfragt und über das diagnostische Procedere informiert. Im E-Mail-Kontakt erfolgt dies analog.

Tab. 7.1 Interdisziplinäre Diagnostik: beteiligte Fachrichtungen und ihre Aufgaben in der Abklärung diagnostischer Aspekte

Fachrichtung	Abklärung diagnostischer Aspekte			
	Entwicklungsstatus	Medizinische Aspekte	Essverhalten	Ernährungsstatus
Pädiatrie	• entwicklungsneurologischer Status • neurologische Entwicklung	• gastroösophagealer Reflux • Nahrungsunverträglichkeit • Dystrophie • weitere medizinische Grunderkrankungen		• Dystrophiediagnostik • Nahrungsumstellung • Sondenversorgung
Pflege	Akzeptanz und Ablehnung bestimmter Konsistenzen durch das Kind	• Pflege der Sonde • Messung: Länge, Gewicht, Kopfumfang	Essverhalten des Kindes	
• Ernährungswissenschaft • Ökotrophologie		Kalorienbedarf bei bestimmten Erkrankungen	alters- und entwicklungsentsprechendes Nahrungsangebot	Kalorien- und Bedarfsberechnung
Psychologie	• psychomotorische Entwicklungsdiagnostik • Entwicklungsverlauf	Auswirkung der medizinischen Grunderkrankung auf das Essverhalten	• kognitive Entwicklung • interaktionelle Routinen • Initiative des Kindes • Traumatisierung	Auswirkung des Ernährungsstatus auf Gesamtentwicklung
Schlucktherapie	sensomotorische Entwicklung, orofazial und gesamtkörperlich	Schluckfunktionen und Einschätzung der Aspirationsgefahr	alters- und entwicklungsentsprechendes Essverhalten	

Die Eltern erhalten einen Fragebogen und werden gebeten, diesen zeitnah mit allen relevanten medizinischen Berichten zurückzusenden.

- **Vorbereitung**: Nach Eingang der Unterlagen werden diese je nach zugrundeliegender medizinischer Problematik von einem oder mehreren Ärzten – Gastroenterologe, Kardiologe, Neuropädiater, Pulmonologe – sowie von je einer Fachperson aus Psychologie und Dysphagietherapie auf mögliche Risiken, ungeklärte Fragen und weitere erforderliche Diagnostik hin analysiert. Sämtliche Berichte werden vollständig von allen beteiligten Disziplinen durchgearbeitet. Die medizinisch relevanten Befunde sowie Anzeichen für Dysphagie, Fütterstörung oder psychische Belastungen von Eltern oder Kind (z. B. elterliche Traumatisierung, wiederkehrende schmerzhafte Prozeduren für das Kind) werden analysiert und die Ergebnisse protokolliert.
- **Teambesprechung:** In einer interdisziplinären Teambesprechung werden die Ergebnisse der Analyse diskutiert und eine Empfehlung für die Erstvorstellung abgegeben.
- **Erstvorstellung:**
  - In als unkompliziert eingeschätzten Fällen wird ein **ambulanter** Termin für die medizinische und psychologische Diagnostik sowie die klinische Dysphagiediagnostik angeboten. In einer Teambesprechung werden die Ergebnisse der Diagnostik anschließend diskutiert, ein Befundbericht samt Behandlungsempfehlung wird erstellt und zugesandt.
  - In komplexen Fällen erfolgt die Diagnostik **stationär** über 3–10 Tage: medizinische Abklärung, Essensbeobachtungen zur psychologischen und logopädischen Diagnostik, Teilnahme am Spielpicknick sowie Elterngespräche. Am Ende des Aufenthalts werden die Ergebnisse der Diagnostik in einer interdisziplinären Teambesprechung diskutiert und Behandlungsempfehlungen ausgesprochen.

7.3.2 Notwendigkeit interdisziplinärer Diagnostik

!

Ein interdisziplinärer Diagnostikansatz ist nicht nur vorteilhaft, sondern notwendig. Das Fehlen diagnostischer Komponenten vor Therapiebeginn erhöht die Wahrscheinlichkeit von Behandlungsfehlern und damit die Risiken für das Kind.

Hier gilt nicht nur „vier Augen sehen mehr als zwei" – und zehn Augen mehr als vier … – der interdisziplinäre Zugang schützt auch vor „blinden Flecken", die aus dem eigenen professionsgeprägten Blick resultieren können. Ausbildung und Berufssozialisation prägen und fördern ganz bestimmte, eingefahrene Blickwinkel und können deshalb die Wahrnehmung einschränken.

- So mag es beispielsweise psychodynamisch sinnvoll erscheinen, ein Kind von der Sonde zu entwöhnen, dessen psychologische Entwicklung durch die orale Nahrungsaufnahme voranschreiten könnte – die stillen Aspirationen des Kindes lassen aber eine orale Ernährung nicht zu.
- Der Schluckstatus des Kindes kann noch so gut sein – leidet das Kind unter einer schweren Traumatisierung, ist eine psychotherapeutische Behandlung vor der Sondenentwöhnung erforderlich, um dem Kind den Zugang zu sich selbst und zur Oralität zu verschaffen.
- Medizinisch-pulmonologisch kann ein Kind reif für eine Sondenentwöhnung sein, während es für die Entwicklung der allgemeinen und oralen Motorik oder der Sozialkognition als Voraussetzung der vollständigen oralen Ernährung noch Zeit benötigt.

!

Der Überblick über mögliche Störfaktoren hinsichtlich des Essverhaltens ist wesentlich und erfordert, professionelle Grenzen zu überschreiten.

Eltern sind diese Grenzen einzelner Professionen selten bewusst. Daher ist es Aufgabe der Beteiligten aus Medizin und Therapie, die interdisziplinäre Diagnostik zu ermöglichen. Die Therapiesicherheit liegt in der Verantwortung aller Therapeuten: Voraussetzung für die Sondenentwöhnung ist der Ausschluss einer Gefährdung des Kindes. Ist dies nicht möglich, sollte die Entwöhnung verschoben werden, weitere Diagnostik ist vonnöten und ein erneuter Vorstellungstermin zu vereinbaren.

7.4 Therapie der Fütterstörung und Sondenentwöhnung

Im Folgenden wird ein Therapievorgehen nach dem Darmstädter Konzept vorgestellt. Dieses hat sich auch im ambulanten Setting als erfolgreich erwiesen (Jotzo und Wilken 2008; Wilken und Jotzo 2008b; Wilken et al. 2009).

!

Das Therapievorgehen beruht auf dem **Selbstregulationsansatz**: Kinder können ihre Bedürfnisse autonom regulieren. Das Therapieziel besteht darin, die Selbstregulationsfähigkeit so weit wiederherzustellen, dass eine orale Nahrungsaufnahme möglich wird.

Die Sondenentwöhnung nach dem Darmstädter Konzept erfolgt stationär, dauert ca. 2–4 Wochen, wird abhängig von der Grunderkrankung individuell auf das Kind abgestimmt und lässt sich in 4 **Phasen** einteilen:

- Eingewöhnungsphase (2–5 Tage)
- Reduktionsphase (3–7 Tage)
- Intensivphase (5–10 Tage)
- Stabilisierungsphase (3–7 Tage)

Diesem Konzept folgt auch die Therapie von Fütterstörungen, bei der die Reduktionsphase (➤ Kap. 7.4.2) in der Regel entfällt. **Ziel** der Sondenentwöhnung wie der Therapie von Fütterstörungen ist eine sichere, suffiziente und weniger belastete Nahrungsaufnahme. In allen Therapiephasen erfolgen engmaschige pädiatrische Kontrollen.

7.4.1 Eingewöhnungsphase

Diese Phase dient der Eingewöhnung sowie der Therapievorbereitung. Das Kind wird mit einem Elternteil gemeinsam aufgenommen. Die Ergebnisse der vorangegangenen Diagnostik (➤ Kap. 7.3.1) wer-

7

den mit Essensbeobachtungen, Teilnahme am Spielpicknick und medizinischen Untersuchungen abgesichert. Das Therapievorgehen wird mit der Familie besprochen.

7.4.2 Reduktionsphase

Die Sondenentwöhnung wird durch langsames Beenden der Zuführung von Sondenkost eingeleitet. Eine Reduzierung des Nahrungsvolumens innerhalb von 3–7 Tagen auf ca. 50 % des vorherigen Sondenvolumens ist zu empfehlen. Sie erfolgt in täglichen Schritten von 5–10 % des ursprünglichen Nahrungsvolumens. Ist das Einnahmevolumen auf 50 % des früheren Aufnahmevolumens reduziert, wird die Sondierung ausgesetzt. In dieser Übergangsphase entsteht beim Kind langsam ein **Appetitgefühl**. Manche Kinder beginnen sich dem Essen zu nähern, finden es interessant und möchten Kleinigkeiten probieren. Andere scheinen gar nicht auf die Reduktion zu reagieren. Nur wenige Kinder beginnen mehr Nahrung zu sich zu nehmen.

7.4.3 Intensivphase und Therapie der Fütterstörung

In der Intensivphase wird – wenn medizinisch vertretbar – keine Nahrung oder Flüssigkeit per Sonde zugeführt. Je nach medizinischer Indikation werden ggf. Medikamente weiter über Sonde verabreicht.

Gemeinsam mit den Eltern wird das Behandlungsziel festgelegt. Die beteiligten Therapeuten und Ärzten entwickeln interdisziplinär einen Behandlungsplan. Die Therapie richtet sich nach den individuellen Bedürfnissen des Kindes. Kinder und Eltern werden täglich medizinisch-pflegerisch, schlucktherapeutisch und psychologisch begleitet. Folgende Interventionen sind Bausteine der Intensivphase der Sondenentwöhnung sowie der Therapie frühkindlicher Fütterstörungen:

Ess-/Füttertherapie. Die individuelle therapeutische Begleitung der Ess-/Füttersituation fokussiert auf das Ess-/Fütterverhalten des Kindes (Interesse und Abneigung, Akzeptanz und Verweigerung, Exploration, Signalsetzung, Desensibilisierung). Das Füttern oder Anbieten von Essen liegt dabei in den Händen von Eltern und Kind und wird nach individuellem Bedarf von Eltern und Kind therapeutisch angeleitet und unterstützt. Die therapeutische Aufgabe besteht darin, positiv auf die Fütter-Ess-Interaktion und das Nahrungsangebot einzuwirken. Angestrebt wird eine balancierte, dem Entwicklungsstand des Kindes angepasste Interaktionsregulation. Um die Abstimmung zu verbessern, werden die Signale von Eltern und Kind dem jeweilig anderen übersetzt. Des Weiteren erhalten Eltern und Kinder Hilfestellung unter anderem bei Nahrungsauswahl und -darreichung, Position, Signalsetzung und -wahrnehmung, Rhythmus und Pausen.

Spieltherapie. Insbesondere bei traumatisierten Kindern, nach lang anhaltenden Konflikten in der Eltern-Kind-Interaktion bezüglich der Ess-/Füttersituation oder bei gestörter Initiative ist das Spiel ein zentraler Baustein der Therapie. Der Prozess des spielerischen, lustvollen Gebens und Nehmens lässt sich als eine fütteräquivalente Situation betrachten. Das Kind kann den Austausch initiieren oder vermeiden, sich hin- oder wegbewegen, Grenzen setzen und aufheben (Lieberman und van Horn 2008). Es bedarf eines feinfühligen Ausbalancierens der Grenzen, denn die Übergänge zwischen Anregung und Überforderung des Kindes sind fließend. Macht das Kind die Erfahrung, seine Umwelt nach seinen Wünschen gestalten zu können, überträgt es dies meist auch auf die Füttersituation.

Spielpicknick. Die Regel ist sehr einfach: „Alles geht, nichts muss!“ Das Spielpicknick findet in der Regel mit einer kleinen Gruppe von Kindern und ihren Eltern statt. Auf dem Boden wird eine „Picknickdecke“ ausgebreitet, auf der verschiedenste kindgerechte Nahrungsmittel und Getränke in bunten Tellern, Schüsseln und Bechern verfügbar sind. Babys werden auf die Decke gelegt bzw. gesetzt, (Klein-) Kinder eingeladen, auf die Decke zu kommen. Grundprinzip ist nun: Jede Initiative geht vom Kind aus! Es exploriert oder schaut zu, holt den Erwachsenen ins Spiel oder lässt ihn außen vor. Das Spielpicknick hat die stärkste therapeutische Wirkung, wenn mehrere Kinder teilnehmen, da diese schnell ein gemeinsames Spiel initiieren. Durch ihren gemeinsamen Erfahrungshintergrund schaffen die Kinder eine gruppendynamische Atmosphäre, die neue Erfahrungen mit Nahrung erleichtert. Häufig kommt es beim Spielpicknick zur ersten Nahrungsaufnahme, da das Kind es als das erlebt, was es ist: eine Spiel- und keine Esssituation (Dunitz-Scheer et al. 2004).

Schlucktherapie. Diese Behandlung zielt sowohl auf die regelmäßige Überprüfung des Schluckstatus als auch auf die Verbesserung der mundmotorischen Fähigkeiten. Häufig verfügen dauerhaft sondenernährte Kinder über eine geringere oralmotorische Reife: So kann die Mehrzahl der Kinder nicht kauen oder hat große Probleme damit. In diesen Fällen wird die Schlucktherapie zu einem wichtigen, wenn nicht zum zentralen Baustein der Therapie. Auch hier gilt das Grundprinzip spielerischer Angebote ohne Zwang.

Elterngespräche. Die psychologische Begleitung der Eltern unterstützt die Eltern in der Belastungsverarbeitung und zielt auf die Stärkung von Ressourcen sowie elterlichem Kompetenzerleben. Viele Eltern von Kindern mit Fütterstörungen erleben sich als unzureichend hinsichtlich ihrer nährenden Funktion (Jotzo et al. 2006). Sie werden durch Information gezielt beim Verarbeiten ihres negativen Selbsterlebens unterstützt und dabei begleitet, ihre elterlichen Kompetenzen erkennen und schätzen zu lernen.

Insbesondere bei langer Nahrungsverweigerung des Kindes in der Intensivphase benötigen Eltern Begleitung und Unterstützung. Häufig brechen in diesen Phasen Erlebnisse, Geschichten und Erfahrungen auf, die die Eltern sehr belastet haben. Manchmal finden sich in der gemeinsamen Geschichte von Kind und Eltern Wendepunkte, an denen die Fütterproblematik ihren Ausgang genommen hat und die sich wie Geister in die Interaktion zwischen Eltern und Kind stellen (Lieberman et al. 2008). Solche Wendepunkte werden in der psychologischen Begleitung noch einmal aufgesucht und gemeinsam durchschritten. Wenn die Eltern das Erlebte gedanklich vergegenwärtigt haben und die Auswirkungen der Wendepunkte auf die heutige Situation deutlich erkennen, gelingt es ihnen, diese Geister im „Dort und Damals“ zurückzulassen und so zur adäquaten Interaktion im „Hier und Jetzt“ zurückzukehren.

7

Eltern von Kindern ehemals oder noch schwerkranker Kinder zeigen oftmals eine **chronifizierte posttraumatische Belastungsstörung**. Darauf wird mit einer spezifisch für diesen Personenkreis entwickelten Intervention eingegangen (Jotzo und Poets 2005).

!

> Bei Eltern mit einer posttraumatischen Belastungsstörung muss der Therapeut über entsprechende Aus- und Fortbildung verfügen, um eine weitere Destabilisierung der Eltern und eigene sekundäre Traumatisierung zu vermeiden.

Elterngruppe. Den Eltern wird eine Gesprächsgruppe angeboten, in der Fragen zu allgemeinen Themen wie Nahrung, Nahrungsverweigerung, kindliche Entwicklung, Erziehung etc. sowie zu aktuellen Belastungen durch die Therapie oder den Aufenthalt in der Klinik und zur Geschichte des Kindes thematisiert werden können. Häufig haben Eltern ähnliche Erfahrungen im Rahmen der Behandlung ihrer Kinder gemacht (Thorne, Radford und McCormick 1997; Sleigh 2005). Das Mitteilen und Teilen des gemeinsamen Leids und der aktuellen Belastung vermag das Wohlbefinden signifikant zu verbessern. Die Elterngruppe stärkt das Zusammengehörigkeitsgefühl – die Eltern werden zu einer sich gegenseitig unterstützenden Matrix (Stern 1998).

7.4.4 Stabilisierungsphase

In der Intensivphase haben die meisten Kinder mit der Nahrungs- und Flüssigkeitsaufnahme begonnen. Diese stabilisiert sich nun langsam, Nahrungsmenge und Körpergewicht nehmen zu. Eine Beurlaubung für 1–2 Tage in dieser Zeit ist möglich, um zu überprüfen, ob das Essverhalten auch im häuslichen Umfeld stabil bleibt. In der Stabilisierungsphase werden Kind und Eltern bedarfsabhängig begleitet. Häufig tauchen Fragen nach der richtigen oder optimalen Ernährung für das Kind auf. Zum Teil zeigen die Kinder ein ungewöhnliches oder unausgewogenes Essverhalten. In diesem Fall wird daran gearbeitet, das Nahrungsspektrum zu erweitern oder eine Nahrungsumstellung zu bahnen.

Ist aus Sicht der Eltern und des therapeutischen Teams das Therapieziel erreicht, wird die Entlassung geplant. In ca. 90 % der Fälle gelingt es, ein Essverhalten zu etablieren (Dunitz-Scheer et al. 2001; Wilken et al. 2009). In den anderen Fällen versucht man zumindest eine teilweise orale Ernährung oder eine möglichst beschwerdefreie Sondenernährung zu erreichen.

7.4.5 Nachsorge und Follow-up

Nach der Entlassung werden die Familien mindestens 6 Monate lang weiter betreut. In dieser Zeit kommt es manchmal zu Problemen bei der Nahrungsaufnahme, z. B. Nahrungsverweigerung nach Infektionen oder geringer Gewichtszuwachs. Mit den Familien werden ambulante Nachsorgetermine im Abstand von 1–6 Monaten je nach Verlauf und Alter des Kindes vereinbart. Zudem lassen sich auftretende Fragen in telefonischen oder E-Mail-Kontakten klären.

7.5 Evaluation

Aus Studien zur wissenschaftlichen Absicherung verschiedener Ansätze der Sondenentwöhnungstherapie lassen sich hilfreiche Informationen für die klinische Praxis ableiten:

- Aversive Therapien, die mit Elektroschocks (Cunningham und Lindscheid 1976), Zitronensaft oder Zwangsfüttern (Benoit, Wang und Zlotkin 2000) arbeiten, weisen jenseits der ethischen und juristischen Problematik eine geringe Erfolgsrate auf.
- Eine isolierte Konzentrierung auf nur einen Entwicklungsbereich wie die Oralmotorik oder interaktive Regulierung ist nicht sinnvoll und wenig erfolgversprechend (Gisel 1994; Gisel et al. 1995).
- Interdisziplinär ausgerichtete Therapieverfahren (Dunitz-Scheer et al. 2001), die nach dem Selbstregulationsansatz vorgehen (Wilken et al. 2008) und eine langfristige Nachsorge anbieten (Wilken et al. in Vorb.), haben sich dagegen als wirkungsvoll erwiesen.

Therapieverfahren mit Nutzung aversiver Techniken erreichen eine Sondenentwöhnungsrate von etwa 44 %, solche mit Verhaltenssteuerung etwa 66 % (Byars et al. 2003). Hingegen erzielen Verfahren auf der Grundlage des Selbstregulationsansatzes konsistent über mehrere Studien eine Entwöhnungsrate von ca. 90 % (Dunitz-Scheer et al. 2001; Wilken und Jotzo 2008a; Wilken et al. in Vorb.).

!

> Sondenentwöhnungen sind in Diagnostik und Therapie interdisziplinär anzulegen und sollten sich auf die Re-Etablierung oder Verbesserung der Selbstregulationsfähigkeit des Kindes konzentrieren.

Die Datenlage ist zurzeit noch relativ gering, sodass weitere Studien zu allen Aspekten der Sondenernährung und -entwöhnung in der Pädiatrie abzuwarten sind, bevor konkretere Empfehlungen möglich sind.

7.6 Fazit

Gehört das Thema Sondenentwöhnung und Therapie von Fütterstörungen in die Praxis der klinischen Dysphagie? Je nach Argumentationsansatz ist diese Frage mit Ja oder Nein zu beantworten.

Zu Dysphagie, Aspirationsrisiken und der Notwendigkeit einer funktionell ausgereiften Schluckfunktion im Hinblick auf Sondenentwöhnung und Therapie von Fütterstörung liefert dieses Kapitel nur wenig Information, mehrere Kapitel in diesem Buch gehen ausführlich auf die Dysphagiediagnostik ein (➤ Kap. 8.10 und ➤ Kap. 8.11). Die Dysphagiediagnostik ist jedoch ein zentraler Bestandteil der Sondenentwöhnung – hierin überschneidet sich die klinische Dysphagie mit dem Bereich Sondenentwöhnung und Therapie von Fütterstörungen. So gesehen ist die Eingangsfrage zu bejahen.

Keinesfalls soll jedoch der Eindruck entstehen, dass bei jedem Kind, dessen Eltern und/oder Behandelnde die Entwöhnung wünschen, eine Sondenentwöhnung oder Therapie der Fütterstörung auch sinnvoll oder erfolgversprechend ist. Besteht ein hohes Aspirationsrisiko, wäre das Kind bei einer Sondenentwöhnung oder Therapie der Fütterstörung gefährdet, sodass sich beides verbietet. Aus diesem Blickwinkel ist obige Frage zunächst zu verneinen. Doch um eine Gefährdung des Kindes auszuschließen, ist Dysphagiediagnostik in vielen Fällen unabdingbar. Daher lautet die Antwort wiederum: Ja – Sondenentwöhnung und Therapie der Fütterstörung sind Bestandteil des Arbeitsfelds der pädiatrischen Dysphagiediagnostik und -therapie.

Im Rahmen eines interdisziplinären Ansatzes gilt es eine optimale Sondenversorgung für das Kind zu erreichen. Die Probleme, die mit einer dauerhaften Sondierung einhergehen können, sind vielgestaltig: So kann eine nasogastrale Sonde den Schluckakt deutlich beeinträchtigen (Mason et al. 2005); eine Versorgung mit einer perkutanen endoskopischen Gastrostomie (PEG) führt häufig zu einem erheblichen Gesprächsbedarf der Eltern (Craig und Scrambler 2006). In diesen Fällen bedarf es des Gastroenterologen, der Eltern über die medizinischen und technischen Aspekte aufklärt, und des Psychologen, der mit den Eltern über ihre Sorgen und Befürchtungen spricht. Auch hier ist ein interdisziplinäres Team mit offener Ausrichtung vonnöten, das sowohl die optimale Sondenversorgung bereitstellt als auch Kinder von der Sonde entwöhnt.

Die Betreuung von dauerhaft sondierten Kindern sowie Kindern mit Fütterstörung und ihren Eltern gestaltet sich oft komplizierter als allgemein angenommen. Daher sollten Institutionen, die Sondenentwöhnungen und Therapien von Fütterstörungen anbieten, über ein interdisziplinäres Team verfügen. Die beteiligten Personen sollten entsprechend weitergebildet sein und einen engen Austausch pflegen. Andernfalls besteht ein nicht unerhebliches Risiko, den medizinischen und psychologischen Zustand des Kindes unbeabsichtigt zu verschlechtern. Denn in der Sondenentwöhnung geht es nicht darum, beliebige Risiken einzugehen und Höchstleistungen zu erzielen, sondern eine Therapie anzubieten, in der das Kind, sein Wohlbefinden und seine Gesamtentwicklung im Mittelpunkt stehen.

!

- Die Entscheidung für oder gegen eine Sondenentwöhnung oder Therapie der Fütterstörung ist immer unter Berücksichtigung aller physiologischen und psychologischen Fähigkeiten und Bedürfnisse des Kindes zu treffen.
- Hierzu bedarf es der engen fachübergreifenden Zusammenarbeit und Auseinandersetzung in einem interdisziplinären Team.
- Zentrales Ziel ist es, eine Therapie zur Verfügung zu stellen, die das Kind, sein Wohlbefinden und seine Gesamtentwicklung in den Mittelpunkt stellt.

LITERATUR

Arvedson J. Management of pediatric dysphagia. Otolaryng Clin North Am 1998; 31: 453–476.

Aswathanarayana C, Wilken M, Krahl A, Golla G. Diagnostik und Therapie von Schluck- und Fütterstörungen bei Säuglingen und Kleinkindern: Eine interdisziplinäre Aufgabe. Sprache Stimme Gehör 2010; 34, 12–17.

Byars KC, Burklow KA, Ferguson K et al. A multicomponent behavioral program for oral aversion in children dependent on gastrostomy feedings. J Pediatr Gastroenterol Nutr 2003; 37: 473–480.

Benoit D, Wang EEL, Zlotkin SH. Discontinuation of enterostomy tube feeding by behavioral treatment in early childhood: a randomized controlled trial. J Pediatr 2000; 137: 498–503.

Bott L, Husson MO, Guimber D et al. Contamination of gastrostomy feeding systems in children in a home-based enteral nutrition program. J Pediatr Gastroenterol Nutr 2001; 33: 266–70.

Brandstätter M, Roos-Liegmann B. Künstliche Ernährung bei Kindern. Enteral und parenteral – ambulant und stationär. Stuttgart: Urban und Fischer, 2005.

Chatoor I, Ganiban J, Harrison J, Hirsch R. Observation of feeding in the diagnosis of posttraumatic feeding disorder of infancy. J Am Acad Child Adolesc Psychiatry 2001; 40: 595–602.

Chatoor I. Feeding disorders in infants and toddlers: diagnosis and treatment. Child Adol Psych Clin North Am 2002; 11: 163–183.

Craig GM, Scambler G. Negotiating mothering against the odds: gastrostomy tube feeding, stigma, governmentality and disabled children. Soc Sci Med 2006; 6: 1.115–1.125.

Cunningham CE, Linscheid TR. Elimination of chronic infant ruminating by electric shock. Behav Ther 1976; 7: 231–234.

Daveluy W, Guimber D, Uhlen S, Lescut D, Michaud L, Turck D et al. Dramatic changes in home-based enteral nutrition practices in children during an 11-year period. J Pediatr Gastroenterol Nutr 2006; 43: 240–244.

Dilling H, Mombour W, Schmidt MH. Internationale Klassifikation psychischer Störungen. Klinisch-diagnostische Leitlinien. Bern: Huber, 2004.

Dunitz-Scheer M, Wilken M, Lamm B, Scheitenberger B, Stadler B, Schein A et al. Sondenentwöhnung in der frühen Kindheit. Monatsschr Kinderheilkd 2001; 149: 1.348–1.359.

7

Dunitz-Scheer M, Wilken M, Krasnovsky A, Scheer P. Weaning of the feeding tube in early infancy. In: Remschmidth H, Belfer M (eds.): Book of abstracts of the 16th World Congress of the Int. Assoc. for Child and Adolescent Psychiatry and Allied Professions. Darmstadt: Steinkopf, 2004. S. 99.

Dunitz-Scheer M, Levine A, Roth Y, Kratky E, Beckenbach H, Braegger C et al. Prevention and treatment of tube dependency in infancy and early childhood. ICAN: Infant Child Adolesc Nutr 2009; 1: 73–82.

Faugli A, Emblem R, Bjoernland K, Diseth TH. Mental health in infants with esophagus atresia. Infant Ment Health J 2009; 30, 40–56.

Gisel EG. Oral-motor skills following sensorimotor intervention in the moderately eating-impaired child with cerebral palsy. Dysphagia 1994; 9: 180–192.

Gisel EG, Applegate-Ferrante T, Benson JE, Bosma JF. Effect of oral sensorimotor treatment on measures of growth, eating efficiency and aspiration in the dysphagic child with cerebral palsy. Dev Med Child Neurol 1995; 37: 528–543.

Hack M, Taylor HG, Drotar D et al. Chronic conditions, functional limitations, and special health care needs of school-age children born extremely low birth weight in the 1990s. JAMA 2005; 294: 318–325.

Hoffmann JM, Popbla L, Duhalde C. Early stages of initiative and environmental response. Infant Ment Health J 1998; 19: 355–377.

Jotzo M, Poets CF. Helping parents to cope with the trauma of premature birth: an evaluation of a trauma-preventive psychological intervention. Pediatrics 2005; 115, 915–919.

Jotzo M, Wilken M. Nährende Beziehungen – Sondenentwöhnung bei Kindern mit besonderen Bedürfnissen. In: Maier NJ (Hrsg.): Leben pur – Ernährung für Menschen mit schweren und mehrfachen Behinderungen. Düsseldorf: Selbstbestimmtes Leben, 2006.

Jotzo M, Wilken M. Tube weaning and therapy of the feeding disorders in early childhood: a therapy concept focusing on self-regulation and interaction. Arch Dis Child 2008; 93: n2.

Kang A, Zamora SA, Scott RB et al. Catch-up growth in children treated with home enteral nutrition. Pediatrics 1998; 102: 951–955.

Kindermann A, Kneepkens CMF, Stok A. et al. Discontinuation of tube feeding in young children by hunger provocation. J Pediatr Gastroenterol Nutr 2009; 47: 87–91.

Lieberman AF, van Horn P. Psychotherapy with infants and young children. Repairing the effects of stress and trauma on early attachment. New York: Guildford, 2008.

Lindberg L, Bohlin G, Hagekull B. Early feeding problems in a normal population. Int J Eating Disord 1991; 10: 395–405

Mason SJ, Harris G, Blissett J. Tube feeding in infancy: Implications for the development of normal eating and drinking skills. Dysphagia 2005; 20: 46–61.

Morris BH, Miller-Loncar CL, Landry SH, Smith KE, Swank PR, Denson SE. Feeding, medical factors, and developmental outcome in premature infants. Clin Pediatr 1999; 38: 451–457.

Morris SE, Klein MD. Mund- und Esstherapie bei Kindern. Entwicklung, Störung und Behandlung orofazialer Fähigkeiten. Stuttgart: Urban und Fischer, 1995.

Reilly SM, Skuse DH, Poblete X. Prevalence of feeding problems and oral motor dysfunction in children with cerebral palsy: a community survey. J Pediatr 1996; 129: 877–882.

Rommel N, De Meyer AM, Feenstra L, Veereman-Wauters G. The complexity of feeding problems in 700 infants and young children presenting to a tertiary care institution. J Pediatr Gastroenterol Nutr 2003; 37: 75–84.

Satter E. Feeding dynamics: helping children to eat well. J Pediatr Health Care 1995; 9: 178–184.

Sleigh G, Brocklehurst P. Gastrostomy feeding in cerebraly palsy: a systematic review. Arch Dis Child 2004; 89: 534–539.

Sleigh G. Mothers' voice: a qualitative study on feeding children with cerebral palsy. Child Care Health Dev 2005; 31: 373–83.

Smith SW, Camfield C, Camfield P. Living with cerebral palsy and tube feeding: a population-based follow-up study. J Pediatr 1999; 135: 307–310.

Stern DN. Die Mutterschaftskonstellation. Stuttgart: Klett-Cotta, 1998.

Thorne SE, Radford MJ, McCormick J. The multiple meanings of long-term gastrostomy in children with severe disability. J Pediatr Nurs 1997; 12: 89–99.

Ward MJ, Lee SS, Lipper EG. Failure-to-thrive is associated with disorganized infant-mother attachment and unresolved maternal attachment. Infant Ment Health J 2000; 21: 428–442.

Wilken M. Sondenentwöhnung in der frühen Kindheit. Forum Logopädie 2003; 4: 2–7.

Wilken M, Scheer P, Dunitz-Scheer M. Posttraumatische Fütterungsstörung bei Früh- und Risikogeborenen. Z Psychotraumatol Psychother Med 2004; 2: 8–18.

Wilken M, Jotzo M. Ambulante Sondenentwöhnung in der Pädiatrie. Pädiatr Prax 2008a; 71: 11–21.

Wilken M, Jotzo M. Evaluation eines diagnostischen Leitfadens zur Indikation und Kontraindikation von Sondenentwöhnung. In: Hauer AC, Deutsch J (Hrsg.): 23. Jahrestagung der Ges. für Pädiatr. Gastroenterologie und Ernährung. Abstracts der Vorträge und Posterbeiträge. Heilbronn: SPS, 2008b. S. 24.

Wilken M, Jotzo M, Dunitz-Scheer M. Therapie Frühkindliche Fütterungsstörungen und Sondenentwöhnung. In: Borke J, Eickhorst A (Hrsg.): Systemische Entwicklungsberatung in der frühen Kindheit. Wien: Facultas (UTB), 2008. S. 189–210.

Wilken M, Krahl A, Golla G, Kluckert M, Frey S, Lettgen B. Erste Erfahrungen mit Sondenentwöhnungen und frühkindlichen Fütterstörungen in der Kinderklinik Darmstadt.

In: Lenhartz H, Nolkemper D, Ganschow R, Deutsch A (Hrsg.): 24. Jahrestagung der Ges. für Pädiatr. Gastroenterologie und Ernährung. Abstracts der Vorträge und Posterbeiträge. Heilbronn: SPS, 2009. S. 91.

Wilken M, Jotzo M, Cremer V, Bartmann P. Tube weaning in early childhood: longitudinal outcome after rapid weaning of long-term tube fed children. JOURNAL YEAR; in Vorbereitung.

Zero to Three. Diagnostic classification of mental health and developmental disorders of infancy and early childhood. Revised ed. Washington, DC: Zero to Three, 2005.

KAPITEL

8 Klinische Schluckdiagnostik

Chetana Aswathanarayana

8.1 Einleitung

√

Klinische Schluckdiagnostik bedeutet eine Diagnostik ohne Zuhilfenahme der apparativen Bildgebung. Nach der klinischen Diagnostik sollte der Untersuchende darüber entscheiden können,

- ob das Kind eine oropharyngeale Dysphagie hat,
- wie es sicher ernährt wird,
- ob eine apparative Dysphagiediagnostik notwendig ist und
- ob eine weiterführende medizinische oder psychologische Abklärung vonnöten ist.

Als Kliniker kann man dem Kind beim Schlucken nicht in Mund und Hals schauen, um die dortigen Abläufe unmittelbar zu verfolgen. Man muss aufgrund der Anamnese und der gemachten Beobachtungen Schlüsse ziehen. Deshalb kann man zwar eine oropharyngeale Dysphagie ein- oder ausschließen, hinsichtlich einer möglichen Aspiration aber nur einen Verdacht äußern. Bestimmen kann man diese nicht. Dies wird besonders deutlich, wenn man sich bewusst macht, dass es die stille Aspiration gibt, bei der es nicht zum Husten kommt.

EXKURS

Stille Aspiration

Arvedson et al. (1994) untersuchten 184 Kinder mit schweren Entwicklungsstörungen im Hinblick auf einen möglichen Zusammenhang zwischen Aspiration, Beeinträchtigung beim Füttern und bestehenden Entwicklungsstörungen: 48 Kinder aspirierten, 94 % davon still. Den Autoren zufolge kann man eine stille Aspiration durchaus übersehen, wenn man sich bei der Untersuchung auf klinische Zeichen bei der Essensbeobachtung (z. B. Husten, Atembeschwerden) beschränkt.

Eine umfassende Klinik ist also wichtig, um sich ein erstes Bild zu machen und das weitere Prozedere zu bestimmen, und sie geht einer instrumentellen Diagnostik immer voraus. Die klinische Diagnostik kann die apparative Diagnostik jedoch nicht ersetzen.

Spricht man im pädiatrischen Bereich von klinischer Schluckdiagnostik, ist der Begriff umfassender, als es auf den ersten Blick scheint: In der Fachliteratur wird oftmals von der „pädiatrischen Dysphagie“ gesprochen, die es zu evaluieren gilt. Dieser Begriff kann nicht all das erfassen, worauf es in der pädiatrischen Arbeit ankommt. „Dysphagie“ bezeichnet bei Säuglingen und Kindern ein weites Feld an Schluck-, Fütter- und Essstörungen (Miller and Willging 2003). Damit sind nicht ausschließlich organisch bedingte Schluckstörungen gemeint, sondern auch psychisch bedingte Fütterstörungen. Es gibt sehr häufig Fälle, bei denen nichtorganische und organische Ursachen gemeinsam die Störung bedingen: Eine gastroösophageale Refluxkrankheit (GÖR-K) kann unbehandelt zur Folge haben, dass die Kinder eine Fütterstörung entwickeln. Die GÖR-K sollte man differenzialdiagnostisch von der oropharyngealen Dysphagie trennen. Oftmals zeigen sich die gleichen Symptome, z. B. Verschleimung, „wet voice“, ausbleibende Gewichtszunahme. Auch eine unbehandelte oropharyngeale Dysphagie kann eine Fütterstörung zur Folge haben.

Die klinische Diagnostik in der Pädiatrie ist auch deswegen so komplex, weil sie ein weites Alters- und Entwicklungsspektrum umfasst: Man untersucht Säuglinge, Kleinkinder, ältere Kinder und Jugendliche. Jede Entwicklungsstufe kennzeichnet hinsichtlich Essen und Schlucken bestimmte Charakteristika, die es zu beachten gilt (➤ Kap. 2).

Traditionell wurden pädiatrische Dysphagien im Kindesalter in organische versus nichtorganische Schluckstörungen unterteilt. Eine solche Aufteilung wird der Störung jedoch nicht gerecht (Arvedson 2008; Arvedson 2002; Burklow et al. 1998; Morgan and Reilley 2006; Rommel et al. 2003): Neben der Grunderkrankung des Kindes können eine Vielzahl anderer Faktoren die Fütter- und/oder Schluckstörung verursachen und beeinflussen. So spielen die neurologische Reife, das Wachstum, die kognitive und psychosoziale Entwicklung und, damit verbunden, der steigende Nährbedarf in der Kindheit eine große Rolle. Diese Faktoren beeinflussen sich meist gegenseitig und lassen sich deshalb nicht isoliert betrachten. Daher ist eine strikte Trennung in organische und nichtorganische Dysphagien heute umstritten.

Eine große Herausforderung in der pädiatrischen Dysphagie besteht darin, dass Kinder oftmals ihre eigenen Beschwerden nicht selbst benennen können. Dies kann einerseits am Entwicklungsalter des Kindes liegen (z. B. Säuglinge), aber auch daran, dass viele der betroffenen Kinder Sprachstörungen aufweisen. Solche Kinder sind von ihren Eltern, Therapeuten und Ärzten besonders abhängig, die eine bestehende Dysphagie erkennen und entsprechend handeln müssen.

Es gibt also multiple Faktoren, die eine pädiatrische Dysphagie beeinflussen. Deshalb haben die Kinder häufig mehrere Ärzte, Betreuer, Therapeuten aus verschiedenen Disziplinen, die sich um sie kümmern. Für die Behandlung der pädiatrischen Dysphagie ist es sehr wichtig, dass alle Disziplinen sich austauschen und zusammenarbeiten. Eine multidisziplinäre Sichtweise ist von herausragender Bedeutung.

8.2 Ganzheitliche Betrachtung des Kindes

Die klinische Diagnostik ist ein bedeutender Teil des Dysphagiemanagements. Sie dient nicht nur dazu, eine Schluckstörung zu erkennen, sondern auch dazu, sie (weiter) zu behandeln. Ziel jeder klinischen Dysphagiediagnostik ist, einen erheblichen Teil dazu beizutragen, dass das Kind ausreichend ernährt wird und gedeiht. Dazu reicht es nicht aus, die oralmotorischen und oralsensorischen Fähigkeiten zu werten und das Schlucken isoliert zu betrachten. Man muss als Behandelnder die Umwelt des Kindes, die Eltern-Kind-Interaktion, die Sorgen der Eltern und den Gesundheitsstatus des Kindes mit erfassen. Mit einer ungenauen oder oberflächlichen Einschätzung der Gesamtsituation riskiert man Mangelernährung und gesundheitliche Probleme (Arvedson 2008). Bei ganzheitlicher Betrachtung kann man das Leben des Kindes zum Besseren beeinflussen.

Daher sollte als Basis der Diagnostik die **International Classification of Functioning, Disability and Health (ICF)** herangezogen werden.

√

Die ICF-Klassifikation der WHO ergänzt die schon bestehende International Classification of Diseases (ICD), klassifiziert jedoch nicht nur die Störung, sondern auch ihre Auswirkung auf das Leben Betroffener hinsichtlich deren Aktivität und Beteiligung an ihrer Umwelt. Die ICF beschreibt verschiedene Ebenen, auf denen das Kind mit seiner Behinderung betrachtet wird (➤ Tab. 8.1):

- Behinderung (körperliche Ebene)
- Aktivität (personenbezogene Ebene)
- Partizipation (Umweltebene)

Es gibt nur wenige und kaum standardisierte, validierte Herangehensweisen für die pädiatrische Dysphagie. Die ICF bietet Therapeuten einen Rahmen, den diese für die weitere Behandlung nutzen sollten (weitere Informationen: www.dimdi.de/static/de/klassi/icf/index.htm).

Auf die klinische Diagnostik bezogen bedeutet das: Beurteilt werden Informationen über die Essenssituationen in verschiedenen Settings (z. B. zu Hause, im Kindergarten, bei Pflegepersonen etc.), die Aktivitätsgrenzen des Kindes während der Mahlzeit (z. B. Grad der Unterstützung, Grad der Selbstständigkeit etc.) unter Einbeziehung der zugrunde liegenden Erkrankung des Kindes (z. B. Muskelschwäche, oralmotorische und oralsensorische Beeinträchtigungen, Atemwegsbeschwerden etc.):

Tab. 8.1 Ebenen der ICF mit Beispielen

Körperliche Ebene	Umweltebene	Personenbezogene Ebene
Grunderkrankung	Partizipation in verschiedenen Essenssituationen	Aktivitätsmöglichkeiten beim Essen
Muskelschwäche; oralmotorische Beeinträchtigung	zu Hause; Kindergarten	Grad der Selbstständigkeit

- Informationen über die Partizipation des Kindes in verschiedenen Settings erhält man durch Befragung und im Gespräch mit den betreuenden Personen.
- Die Grenzen des Kindes hinsichtlich Akzeptanz der Nahrung oder Selbstständigkeit beim Essen erfährt man durch ausführliche Essensbeobachtung, in Gesprächen mit Betreuern sowie im Rahmen einer funktionellen Untersuchung (➤ Kap. 8.5.2).
- Informationen über die zugrunde liegende Erkrankung und/oder Behinderung des Kindes sowie über die Essenssituationen in verschiedenen Settings bekommt man in Rücksprache mit behandelnden Ärzten, Therapeuten und betreuenden Personen. Meist liegen auch schon Berichte über durchgeführte Behandlungen und Eingriffe vor (➤ Kap. 8.5.1)

!

Übergreifendes Ziel der klinischen Schluckdiagnostik ist grundsätzlich, die Antwort auf die Frage zu geben: Kann das Kind mit Freude und sicher, also aspirationsfrei, oral essen und trinken?

Die Diagnostik sollte zudem dazu beitragen, den Kindern und ihren Familien die Mahlzeiten als angenehme Erlebnisse zu ermöglichen. Die ganzheitliche Betrachtung unterstützt den Untersucher bei der klinischen Diagnostik, da er aus dieser Perspektive Funktionen nicht isoliert untersucht. Die multiplen somatischen und psychologischen Faktoren sind oftmals vernetzt und beeinflussen sich gegenseitig.

Meist bedingen sowohl somatische als auch psychologische Ursachen die Fütter- und Schluckstörung. Eine Dysphagie oder/und eine GÖR-K haben oft zur Folge, dass das Kind nicht mehr essen will. Eine schwere Krankengeschichte mit intensiven medizinischen Interventionen können Traumata darstellen, die möglicherweise eine Fütterstörung begründen und mit einer Therapie der Dysphagie der oralen Phase nicht zu behandeln sind.

Durch einseitige Betrachtung der Kinder aus nur einem Blickwinkel (z. B. dem des Schlucktherapeuten oder dem des Kinderarztes) übersieht man das ganze Bild. Deshalb sollte ein multidisziplinäres Team das Kind behandeln. Nur so wird die ganzheitliche Betrachtung am besten gewährleistet. Auch in der freien Praxis ist es möglich, sich zu vernetzen.

Aus der Ätiologie der Kinder mit Dysphagien und Fütterstörungen (➤ Kap. 5) wird klar, dass Kinderärzte verschiedener Fachbereiche wichtig für die Arbeit mit solchen Kindern sind. Psychologen, die mit der Arbeit mit traumatisierten Eltern und Kindern vertraut sind, sind ein unerlässlicher Bestandteil, ebenso Schlucktherapeuten und Ernährungsberaterinnen. Nicht zu vergessen sind die Kinderkrankenschwestern und die pflegenden Betreuer der Kinder. All diese Blickwinkel zusammen ergeben das Gesamtbild des Kindes und nur durch diese vernetzte Arbeitsweise kann das Kind mit seiner Störung behandelt werden.

8.3 Indirekte und direkte Zeichen einer Dysphagie

An dieser Stelle werden Hinweise und Zeichen dargestellt, die den Behandlern zeigen, dass möglicherweise eine oropharyngeale Dysphagie besteht, die von einem Schlucktherapeuten näher untersucht werden sollte. Es gibt Zeichen, die eine Dysphagie direkt anzeigen und solche, die es indirekt tun. Kinder werden meist von Kinderärzten und Therapeuten anderer Disziplinen an einen Schlucktherapeuten verwiesen. In manchen Fällen sprechen sich die Eltern für eine genaue Betrachtung der Schluckfunktionen aus.

8.3.1 Indirekte Zeichen

Ein **Gewichtsverlust** oder eine **stagnierende Gewichtszunahme** in den letzten 2–3 Monaten trotz protokollarisch nachgewiesener kalorisch ausreichender Ernährung ist ein Zeichen dafür, dass etwas nicht stimmt. Ursache könnte z. B. eine Nahrungsverwertungsstörung (z. B. Milch- oder Glutenunverträglichkeit) sein. Eventuell findet nur ein Teil der Nahrung den richtigen Weg und ein anderer gelangt statt in den Magen in die Lunge. Dies kann an einem bestehenden gastroösophagealen Reflux liegen oder einer oropharyngealen Dysphagie: Nahrung oder Refluxat wird möglicherweise seit längerem (chronisch) aspiriert.

Ein weiteres indirektes Zeichen sind häufige **Pneumonien**, da sie oftmals die Folge einer Aspiration sind. Um Pneumonien auf eine oropharyngeale Dysphagie/Aspiration bei Nahrungsaufnahme zurückzuführen, sollte im Vorfeld ein relevanter gastroösophagealer Reflux ausgeschlossen sein. Refluxaspirationen können ebenfalls zu pulmonalen Erkrankungen (z. B. Pneumonien) führen.

Eine **dauerhafte oder häufige Verschleimung** kann zum einen an der Grunderkrankung (z. B. bronchopulmonale Dysplasie) liegen, es kann aber auch ein indirektes Zeichen für eine oropharyngeale Dysphagie sein. Wie bei den oben genannten Pneumonien ist ein relevanter GÖR im Vorfeld auszuschließen.

Eine **Mahlzeitendauer über 30 min** und **Verhaltensauffälligkeiten beim Füttern/Essen** wie Müdigkeit und fehlende Aufmerksamkeit oder eine unerklärliche **Nahrungsverweigerung** könnten darauf hinweisen, dass das Schlucken schwer fällt.

Mundgeruch kann ein Hinweis für die GÖR-K sein, da säuerlicher Mundgeruch auf einen Reflux hinweist. Er kann aber ein Zeichen für eine oropharyngeale Dysphagie sein, da nicht frequent genug abgeschluckt wird, zäher Speichel sich im Mundraum findet oder die Mundpflege nicht ausreichend ist.

Bestimmte Ätiologien (➤ Kap. 5; ➤ Tab. 8.2) werden mit einer Dysphagie in Verbindung gebracht und sind somit indirekte Zeichen, z. B.:

- Bei *frühgeborenen Säuglingen* sind die neurologische Reife und die für ein adäquates Füttern notwendige physiologische Entwicklung noch nicht vollendet. Weiterhin werden bei vor der 35. Schwangerschaftswoche geborenen Frühchen folgende Störungsbilder häufig mit der Frühgeburtlichkeit assoziiert: *intraventrikuläre Hämorrhagien, nekrotisierende Enterokolitis* und *bronchopulmonale Dysplasien.* Diese Erkrankungen haben einen signifikanten Einfluss auf das Fütterverhalten von Säuglingen, da sie eine Schluckstörung bedingen können bzw. die orale Ernährung bei erkrankten Säuglingen aufgrund der Anstrengung und der unterentwickelten oralen Fähigkeiten nicht möglich ist.
- *Kongenitale Herzfehler* bei Kindern können dazu führen, dass sie schnell ermüden, keine Ausdauer beim Füttern besitzen und somit nicht die erforderliche Nahrungsmenge aufnehmen. Clemente et al. (2001) zeigten in ihrer Studie, dass Kinder mit kongenitalen Herzfehlern signifikant mehr Atmungsprobleme beim Füttern aufweisen und dabei mehr zum Erbrechen neigen als gesunde Kinder.
- Eine Dysphagie kommt bei Kindern mit *kongenitalen neurologischen Erkrankungen* sehr häufig vor. Dies wurde in vielen Studien untersucht und bestätigt (Field, Garland and Williams 2003; Gisel, Tessier and Lapierre 2003; Munro 2003; Lefton-Greif and Arvedson 2007).
- *Neuromuskuläre Erkrankungen* (z. B. Myasthenia gravis) können zu Dysphagien führen, da die Schwäche der bulbären Muskulatur bei diesen Erkrankungen häufig ist.
- *Erkrankungen der Atemwege und des Verdauungstraktes* umfassen eine Vielzahl von Syndromen und Störungen (Atresien, Stenosen, Malazien, Spalten, Fisteln etc.). Da Schlucken und Atmen unzertrennlich zusammenhängen, ist klar, dass eine Erkrankung der Atemwege eine Störung des Schluckens bewirken kann. Erkrankungen der Verdauungswege können das Essen und Trinken unmöglich machen und Fütter- und Schluckstörungen nach sich ziehen.
- *GÖR-K:* Auch nach ihrer Behandlung können bei den Kindern Fütter- und Schluckschwierigkeiten bestehen. Oft zeigen sie eine Verweigerung der Nahrung und des Trinkens und sind hypersensibel im oralen Bereich. Generell kann es zu Entwicklungsverzögerungen im oralmotorischen und -sensorischen Bereich kommen. Die orale Vorbereitungs- und Transportphase kann beeinträchtigt sein (z. B. langes Halten der Nahrung im Mund oder reduzierte orale Boluskontrolle). Die pharyngeale Phase kann durch Würgen, verzögerte Transportphase und stille Aspiration gezeichnet sein (Mathisen et al. 1999). Nach GÖR-K zeigen sich vermehrt auch psychologisch bedingte Schwierigkeiten beim Füttern.
- Das *Schädel-Hirn-Trauma* ist die häufigste Ursache für erworbene Behinderungen im Kindesalter (Michaud et al. 1993). Morgan et al. (2003) fanden in ihrer Studie über einen Zeitraum von 5 Jahren heraus, dass bei 5,3 % der in ihrer Klinik aufgenommenen Kinder mit Schädel-Hirn-Trauma anschließend eine Dysphagie bestand. Die Patienten wurden nach dem Schweregrad ihrer Verletzung eingeteilt (Glasgow Coma Scale); wie sich heraus-

Tab. 8.2 Häufigste Ätiologien und medizinische Diagnosen, die mit einer kindlichen Dysphagie assoziiert sind (Morgan and Reilly 2006)
• Frühgeburtlichkeit
• kongenitale Herzfehler
• kongenitale neurologische Erkrankungen, z. B. Zerebralparese, Syndromerkrankungen, CHARGE-Syndrom
• neuromuskuläre Erkrankungen, z. B. Myasthenia gravis
• Erkrankungen der Atemwege und des Verdauungstrakts
• gastroösophageale Refluxerkrankung (GÖR-K)
• Schädel-Hirn-Trauma

stellte, war eine Dysphagie umso häufiger, je schwerer die Schädigung ausfiel: So litten 68 % der Kinder mit schwerem Schädel-Hirn-Trauma an einer Dysphagie im Vergleich zu 15 % der Kinder mit mittelschwerem und 1 % der Kinder mit leichtem Schädel-Hirn-Trauma. Bei Kindern sollte nach einem Schädel-Hirn-Trauma immer eine mögliche Dysphagie ausgeschlossen werden.

8.3.2 Direkte Zeichen

✓

Direkte Zeichen sind solche, die einem Betrachter förmlich „ins Gesicht springen", da sie beim Essen und Trinken auftreten und als Schluckschwierigkeiten auszumachen sind.

- Es gibt Kinder, die Schwierigkeiten bei der **Koordination des Schluckens und Atmens** haben. Dies kann beim Trinken und Essen auftreten und zeigt sich durch Beeinträchtigungen der Atmung beim Schlucken. Auffällig ist es, wenn Kinder sehr schwach saugen und es kaum schaffen, die Nahrung aus der Flasche zu bekommen.
- Direkte Zeichen können zudem das **Husten** und/oder **Würgen beim Essen und Trinken** sein, da sie auf Aspiration von Nahrung/Flüssigkeit hinweisen (➤ Kap. 2.2)
- Bei manchen Kindern treten **nasale Penetrationen** beim Füttern auf. Dies spricht für einen beeinträchtigten velopharyngealen Verschluss und für reduzierte Koordination, Beweglichkeit und Kraft des Schluckakts.
- Generell sind **Entwicklungsrückstände hinsichtlich der oralmotorischen und -sensorischen Entwicklung** und **kraniofaziale Anomalien** (Spalten) Faktoren, die eine Dysphagie verursachen können. Kinder mit solchen Entwicklungsrückständen und mundmotorischen Problemen können Nahrung nicht adäquat kontrolliert verarbeiten, verlieren sie beispielsweise aus dem Mund oder lassen sie unkontrolliert nach hinten in den Pharynx laufen. Eine unzureichende Boluskontrolle kann eine Aspiration zur Folge haben. Eine Lippen-Kiefer-Gaumen-Spalte oder eine andere kraniofaziale Anomalie kann sich auf die orale Boluskontrolle auswirken, da die sensorischen und motorischen Fähigkeiten beeinträchtigt sind. In diesen Fällen sollten die Kinder vor der ersten oralen Nahrungsgabe von einem Schlucktherapeuten untersucht werden, damit Vorkehrungen getroffen werden können, dem Kind das Füttern zu erleichtern. Auf diese Weise kann man dem erhöhten Aspirationsrisiko von Kindern mit einer Spalte entgegenwirken (Arvedson 2002).
- Bei Kindern mit **veränderter Stimmqualität** (z. B. „wet voice") könnte diese ein Zeichen für Retentionen im Hypopharynx sein.
- **Erhöhter Speichelfluss** bei Kindern ist mit Vorsicht zu beurteilen, da Speicheln aus dem Mund bei kleinen Kindern entwicklungsadäquat ist. Außerdem gibt es Umstände, die den Speichelfluss erhöhen (z. B. Zahnen, Aufregung, Erkältung); diese sind unbedingt zu berücksichtigen. Es ist ratsam zu erfragen, wie viele eingespeichelte, nasse Lätzchen von den Eltern täglich gewechselt werden müssen. Die Antwort liefert Untersuchern ein ungefähres Bild, ob der Speichelfluss ungewöhnlich erhöht ist.

➤ Tabelle 8.3 fasst indirekte und direkte Zeichen einer Dysphagie zusammen.

8.4 Säulen der klinischen Dysphagiediagnostik

Die klinische Dysphagiediagnostik in der Pädiatrie stützt sich auf 3 tragende Säulen (➤ Abb. 8.1):

1. Sie beginnt grundsätzlich mit einer umfassenden **Anamnese** als erste tragende Säule. Dabei sind die medizinische Geschichte, die Entwicklung des Kindes, die familiären Beziehungen und Verhält-

8

Tab. 8.3 Indirekte und direkte Zeichen einer Dysphagie

Indirekte Zeichen	Gewichtsverlust oder unzureichende Gewichtszunahme
	häufige Infekte der Atemwege oder Pneumonien
	dauerhafte Verschleimung
	Mahlzeitendauer ≥ 30 min
	Nahrungs-/Trinkverweigerung
	besondere Verhaltensweisen beim Essen
	bestimmte Ätiologien (➤ Tab. 8.2)
	Mundgeruch
Direkte Zeichen	Störung der Atem-Schluck-Koordination in Ruhe und bei Nahrungsaufnahme
	Husten und/oder Würgen bei Nahrungsaufnahme
	nasale Penetration
	Entwicklungsrückstände der oralmotorischen und -sensorischen Fähigkeiten
	kraniofaziale Anomalien
	veränderte Stimmqualität (beim Essen/Trinken)
	häufiges Speicheln großer Mengen

nisse und die Fütteranamnese wichtig. Im Regelfall erhält man die Informationen aus Arztbriefen oder Therapiedokumentationen und durch den direkten Austausch mit den Eltern und den behandelnden und betreuenden Personen.

2. Die zweite Säule, die **funktionelle Untersuchung**, umfasst die Beschreibung des gesamtkörperlichen Zustands und eine Untersuchung der oralen Strukturen und Funktionen.
3. Die dritte Säule ist die **Essensbeobachtung** (Arvedson and Lefton-Greif 1998).

Durch diese 3 Säulen erhält man ein umfassendes Bild und kann mögliche Ätiologien, die der Dysphagie zugrunde liegen, erkennen. Mit diesen Informationen kann man feststellen, welche Fähigkeiten das Kind besitzt, und Hypothesen über Ausprägung und Schweregrad der Dysphagie formulieren. Auf diese Weise kann man therapeutische Maßnahmen einführen und untersuchen, welche Art des Fütterns für das Kind, die Familie und deren Kultur annehmbar ist. Man empfiehlt eventuell eine instrumentelle Untersuchung des Schluckakts und berät die Eltern, welche Untersuchungsform (Videofluoroskopie [VFSS]/Videoendoskopie[FEES]) für das Kind am geeignetsten wäre.

Klinische Dysphagiediagnostik in der Pädiatrie		
1 Anamnese	2 Funktionelle Untersuchung	3 Essens-beobachtung

Abb. 8.1 Säulen der klinischen Dysphagiediagnostik

In der englisch- und deutschsprachigen Literatur wurden **Befundbögen** veröffentlicht, die helfen können, eine kindliche Schluckstörung klinisch zu erkennen. Manche multidisziplinäre Teams haben interne, klinikeigene Bögen entwickelt. Die meisten Bögen aus der Literatur benutzen die „Meilensteine" der oralmotorischen Entwicklung, um zwischen normalen und anomalen Schluck-, Fütter- und Essfähigkeiten zu differenzieren. Sie können dem Anfänger als Richtschnur und Orientierung dienen. Da sie meist sehr differenziert die oralen Fähigkeiten und Funktionen betrachten und oftmals das Gesamtbild Schlucken außer Acht lassen, sind sie keine optimale Lösung.

!

Es gibt derzeit keinen universellen, standardisierten klinischen Säuglings- oder Kinder-Befundbogen zur Erkennung einer Dysphagie mit Aspirationsgefahr.

Deshalb ist es umso wichtiger, dass Kliniker sich mit dem kindlichen Schlucken in den verschiedenen Entwicklungsstufen hinsichtlich Anatomie und Physiologie und möglicherweise auftretenden Beeinträchtigungen auskennen und auseinandersetzen (Rommel 2006).

!

Eine isolierte Betrachtung der oralmotorischen und -sensorischen Fähigkeiten eines Kindes reicht nicht aus, um eine Dysphagie in der Pädiatrie zu erkennen. Die 3 Säulen der klinischen Diagnostik müssen gemeinsam betrachtet werden.

Dieser Aspekt der Multidisziplinarität und der ganzheitlichen Betrachtung des Kindes wird in diesem Kapitel immer wieder betont.

8.4.1 Erste Säule: Anamnese

Die klinische Diagnostik beginnt grundsätzlich mit einer umfassenden Anamnese. Dabei sind die medizinische Geschichte des Kindes, die familiären Beziehungen und Verhältnisse und die Fütteranamnese zu erfragen (➤ Tab. 8.4).

Medizinische Anamnese

Im Regelfall erhält man medizinisch relevante Informationen und Informationen über die Entwicklung des Kindes aus Arztbriefen, Berichten von Therapeuten und durch den Austausch mit den behandelnden und betreuenden Personen. Eine Dysphagie kann unterschiedliche medizinische Grunderkrankungen und Diagnosen als Ursache haben (➤ Tab. 8.2). Es ist ratsam, sich ein umfassendes Bild darüber zu machen, was das Kind für eine medizinische Vorgeschichte hat und welche (intensiv) medizinischen Maßnahmen es durchleiden musste, um das Verhalten des Kindes besser zu verstehen.

Familienanamnese

√ Die Familienanamnese bezieht sich auf die familiären Beziehungen und auf die soziokulturellen Hintergründe der Familie.

Die Informationen aus der Familienanamnese können für die therapeutischen Schlussfolgerungen und Konsequenzen bedeutsam sein. Oftmals müssen diese mit Rücksicht auf die kulturelle und ökonomische Familiensituation getroffen werden. In manchen Fällen ergibt sich aus der Anamnese, dass es in der Familie schon Kinder mit ähnlicher oder gleicher Behinderung gibt, so dass die Akzeptanz und der Umgang mit der Erkrankung und möglichen Konsequenzen schon gefestigt sind. Die Familienanamnese ist auch deshalb von solcher Bedeutung, da von den betroffenen Patienten, den Kindern, keine Eigenanamnese erhoben werden kann. Dies liegt meist am Entwicklungsstand des Kindes und damit zusammenhängend an den noch unzureichend ausgeprägten sprachlichen und kognitiven Fähigkeiten.

Tab. 8.4 Aspekte der medizinischen Anamnese und der Familienanamnese

Medizinische Anamnese	medizinische Geschichte
	Entwicklungsstand
	Arztbriefe
	Therapieberichte
	Austausch mit Kinderarzt und Therapeuten
Familienanamnese	familiäre Beziehungen
	soziokultureller Hintergrund

Essensanamnese

Ziel der Anamnese ist, ein gutes Bild von einer alltäglichen Fütter-/Essenssituation zu erhalten. Deshalb ist es wichtig, nach den äußeren Umständen der Mahlzeit zu fragen. In welchen Setting wird gegessen und wo und wie ist das Kind positioniert: in einem Stuhl, im Arm oder auf dem Schoß der Mutter; finden Mahlzeiten gemeinsam mit der Familie statt?

Die Fütter-/Essensanamnese kann je nach Person variieren. Aus der Praxis ist bekannt, dass beispielsweise das Kind in der Wahrnehmung der Erzieher in der Schule bessere Fähigkeiten hat, als die Eltern sie beschreiben, oder umgekehrt. Ein Kind kann bei mehreren Personen ein unterschiedliches Ess- und Fütterverhalten an den Tag legen. Diese **Variabilität in der Anamnese** gestaltet die Einschätzung des Kindes als komplex und schwierig.

Wenn deutliche Unterschiede in den Berichten der betreuenden Personen auftreten, sollte man diese Inkonsistenz unbedingt hinterfragen. Es ist zu empfehlen, nicht nur die Eltern zu befragen, sondern auch mit den Betreuern in der Schule, im Kindergarten und in den Pflegediensten zu reden, um ein umfassendes und differenzierteres Bild zu erhalten. Dabei kann der Therapeut seine Zeit effizienter nutzen, indem er einen Fragebogen erstellt. Diesen lässt man den betreuenden Personen zukommen und ergänzt so die persönlichen Angaben. Im Anamnesegespräch sollte man „Ja/nein-Fragen" vermeiden. Den Eltern sollten **offene Fragen** gestellt werden (z. B.: „Wie erkennen Sie, dass Ihr Kind satt ist?

Was passiert, wenn Ihr Kind sich verschluckt?"), damit möglichst genaue Angaben erfolgen.

In den meisten Kulturen dauert eine Mahlzeit bis zu 30 min. Dies bedeutet keineswegs, dass ein Kind die gesamte Zeit ohne Unterbrechung isst. Kinder wie Erwachsene machen kleine Pausen bei der Mahlzeit. Dauert die Mahlzeit bei dem Kind länger, lässt es den Schluss zu, dass es Schwierigkeiten gibt, die es festzustellen und zu beheben gilt. Ein Kind sollte nicht mehr Energie zum Essen und Trinken aufwenden, als es eigentlich mit der Mahlzeit einnimmt.

Es ist wichtig, nach Verhaltensauffälligkeiten beim Essen/Füttern zu fragen: Isst das Kind nur mit Ablenkung (z. B. Fernsehen, Spielzeug, Buch, ...), weint es viel oder verweigert es das Essen komplett? Bedeutet die Mahlzeit des Kindes eine hohe Stressbelastung für die Eltern? Die Antwort könnte ein Hinweis darauf sein, dass eine Vorstellung beim Psychologen sinnvoll wäre, um berichtete Verhaltensauffälligkeiten besser einzuschätzen und die Familie dadurch zu entlasten.

Sind die Intervalle zwischen den Nahrungsangeboten sehr kurz oder sehr lang, kann dies das Fütter-/und Essverhalten beeinflussen. Deshalb ist es bedeutsam nachzuhaken, wie oft Nahrungsangebote gemacht werden. Um eine erste Einschätzung der oralsensorischen und -motorischen Fähigkeiten des Kindes zu ermöglichen, sollte man nach der Konsistenz der Nahrung fragen, die das Kind bekommt.

Eltern fällt es verständlicherweise schwer, sofort Antworten auf manche der in der Anamnese gestellten Fragen zu finden. Man hört oft die Äußerung: „Ich habe da nie wirklich darauf geachtet." Man kann es den Eltern und sich selber erleichtern, wenn man sie bittet, über 2–3 Tage ein **Essensprotokoll** (Beispiel ➤ Kap. 8.8) zu führen, und darin die gegessene Menge, die Art des Essens, die Zeiten, die Dauer und auch das Verhalten des Kindes während der Mahlzeit zu dokumentieren. Hat man die Möglichkeit, eine Ernährungsberaterin oder Diätassistentin hinzuzuziehen, kann man anhand des Protokolls auch die eingenommene Kalorienmenge ausrechnen und den Bedarf mit dem Ist-Zustand vergleichen.

Die für eine Fütter- und Essensanamnese wichtigen Aspekte sind in ➤ Tabelle 8.5 aufgelistet.

Tab. 8.5 Aspekte der Essensanamnese

• Positionierung während des Essens: Stuhl, Couch, im Arm/auf dem Schoß der Mutter ...
• Mahlzeitendauer und Abstände zwischen den Mahlzeiten
• Verhalten des Kindes während der Mahlzeiten
• Konsistenz: flüssig, püriert, fest
• Geschirr: Flasche, Becher, Löffel, ...
• Sondenversorgung: Art der Sonde; Anteil der Nahrungsgabe über die Sonde

EXKURS

Auswirkung von Sonden auf den orofazialen Bereich

Kinder, die mit einer Ernährungssonde versorgt sind, nehmen das Essen und Füttern anders wahr als oral ernährte Kinder. Dabei kann der Grund der Sondenversorgung ausschlaggebend für die Art der Auswirkung sein. Waren tatsächliche Aspirationsereignisse und andauernde Aspirationsgefahr der Grund für die Ernährungssonde gewesen, so hat das Kind möglicherweise auch aktuell eine Schluckstörung. Wurde die Sonde aufgrund einer Nahrungsverweigerung gelegt, kann dies auf traumatische Erfahrungen und damit auf psychologisch bedingte Essens-/Fütterschwierigkeiten hindeuten. Dabei spielen die Art der Sonde und der Anteil der Nahrung, der über die Sonde gegeben wird, eine wesentliche Rolle. Eine nasogastrale Magensonde kann sich auf die sensorische Wahrnehmung im fazialen, oralen und pharyngealen Bereich des Kindes auswirken, was für die Einschätzung der Dysphagie wichtig ist.

8.4.2 Zweite Säule: Ruhebeobachtung und funktionelle Untersuchung

Die zweite Säule ist eine Untersuchung der körperlichen Strukturen und Funktionen. Sie besteht meist aus einer Beobachtung des Kindes in einer Ruhesituation und einer Untersuchung der oralen Strukturen und Funktionen (vor dem Essen/Trinken).

8

Ruhebeobachtung

!

Die Ruhebeobachtung dient dazu, sich ein Bild des Kindes unabhängig vom Essen/Trinken zu machen. Abweichungen von der Norm werden notiert. Wichtige Aspekte des Kindes, die es zu erfassen gilt, sind dabei:
- Haltung
- Körperspannung (Tonus)
- Atmung
- Bewegungsmuster

Die **Haltung** ist einer der wichtigsten Aspekte, da sie das Schlucken und damit die Essenssituation beeinflusst. Dabei gilt es die Aufmerksamkeit besonders auf Rumpf, Kopf und Hals zu lenken. Sind die Kopf- und Rumpfkontrolle entwicklungsgerecht oder eingeschränkt? Sollte das Kind Unterstützung z. B. in Form von Sitzschalen, Kopfstützen etc. bekommen?

Es ist auch von Bedeutung, den **Körpertonus** zu erfassen. Ein inadäquater, hyper- oder hypotoner, Körpertonus beeinflusst das Zusammenspiel, die Kraft und die Beweglichkeit der oralen Strukturen.

Ein weiterer Aspekt ist die **Atmung** des Kindes. Man beobachtet seine Ruheatmung. Ist diese angestrengt, könnte dies das Schlucken erschweren. Eine belegte Atmung spricht dafür, dass pharyngeale Residuen bestehen, die nicht gereinigt werden. Bei der Ruheatmung können auch äußere Hilfsmittel, z. B. Beatmungsgeräte und Trachealkanülen, wahrgenommen werden. Ergänzend zu den Informationen aus der medizinischen Anamnese kann man auf die Gründe für die Hilfsmittel eingehen. Man beobachtet, ob das Kind durch Mund oder Nase atmet und ob die Atmung altersentsprechend ist. Säuglinge atmen meist durch die Nase. Mundatmung könnte für eine Behinderung der Atmung sprechen. Diese Aspekte sind für die weitere Diagnostik sehr wichtig:

Die Einordnung der Atmung hilft einzuschätzen, ob das Kind in der Lage ist, eine ganze oder mehrere ganze Mahlzeiten durchzuhalten.

Die **Neugier** des Kindes, seine **Aktivität** und sein **Temperament** sind wichtig, um das Kind als Person ganzheitlich zu sehen. Das sollte man als Kliniker nicht unterschätzen. Ist das Kind neugierig, lässt es sich auf das Abenteuer Geschmackserlebnis ein? Ist es ängstlich und will möglicherweise keine Reize im oralen Bereich, könnte das auf eine sensorische Wahrnehmungsstörung oder auf psychologische Ursachen hinweisen. Braucht das Kind immer sehr viele Reize, um sich zu regulieren, kann dies die Mahlzeitensituation erheblich beeinflussen.

Eng damit verbunden sind die **Wachheit** und die **Aufmerksamkeit** des Kindes. Diese beiden Aspekte gehören dazu, um später bestimmen zu können, ob das Kind eine Mahlzeit aufmerksam und wach durchhält. Lässt sich das Kind schnell ablenken, kann es seine Aufmerksamkeit nicht lange auf eine Sache richten oder wird es schnell müde? Ein Kind, das schnell ermüdet, kann möglicherweise eine Mahlzeit nicht sicher schlucken, da seine Muskulatur ermüdet und so der Schluckakt bezüglich Kraft und Koordination beeinträchtigt und die Gefahr des Verschluckens erhöht wird. Dasselbe gilt für ein Kind, das sich schnell ablenken lässt und deshalb die feinmotorische Koordination für das Schlucken nicht steuern kann.

Weitere Beobachtungspunkte sind die **Reaktionen des Kindes auf verschiedene Reize**: auditive, taktile, visuelle und olfaktorische. Reagiert ein Kind ängstlich oder ist es schnell überfordert, kann dies auch ein Hinweis auf mögliche sensorische Wahrnehmungsbeeinträchtigungen sein, die sein Ess- und Schluckverhalten erheblich beeinflussen können. Reagiert es neugierig und offen, bedeutet dies, dass es Reize gern annimmt und Spaß am Essen hat.

Die **Selbstregulationsfähigkeit** des Kindes gibt Hinweise auf die Mahlzeitensituationen zu Hause. Ist es in ruhigen Umgebungen ruhig und imstande, sich selbst zu beruhigen, kann es dies mit aller Wahrscheinlichkeit auch bei Mahlzeiten. Vermag das Kind sich in ruhigen Situationen nicht selbst zu regulieren, werden die Mahlzeiten für Eltern und Kind zu Stressmahlzeiten mit hohem Belastungsgrad. Ein Säugling ohne adäquate Selbstregulierungsfähigkeiten kann sich selbst nicht gut beruhigen und lässt sich möglicherweise auch durch die Eltern nicht beruhigen. So kann das Stillen/Füttern mit der Flasche belastend wirken, da das Baby diese nicht annehmen kann bzw. während der Fütterung sehr viel weint und möglicherweise die Befriedigung durch die Mahlzeit nicht erfahren kann. Zur sicheren Einschätzung sollte ein Psychologe zurate gezogen werden.

Sehr wichtig ist die **Interaktion zwischen Eltern und Kind**. Diese lässt sich unabhängig von der Essenssituation beobachten und erfassen: Unsicherheit, Ängste oder Nervosität seitens der Eltern übertragen sich auf das Kind und es entsteht Unruhe. Anspannung und Ängste seitens der Eltern bemerkt man, wenn diese sie selbst äußern. Man kann aber auch sehen, ob Eltern Signale des Kindes (Abwehr, Annahme) richtig deuten und nach Deutung adäquat darauf reagieren. Als Schlucktherapeut sollte man keine psychologische Diagnose oder Einschätzung vornehmen, dies kann nur ein ausgebildeter Psychologe. Auffälligkeiten sollten jedoch erfasst werden, da eine Interaktionsstörung die Essenssituation durchaus belasten und zu einer Fütterstörung führen kann.

➤ Tabelle 8.6 fasst Aspekte der Ruhebeobachtung zusammen.

Tab. 8.6 Aspekte der Ruhebeobachtung
• Haltung, Position und Bewegungsmuster
• Atemwegstatus
• Neugier, Aktivität und Temperament des Kindes
• Wachheit und Aufmerksamkeit
• Reaktion auf sensorische Reize
• Selbstregulation und Selbstberuhigung
• Eltern-Kind-Interaktion

Funktionelle Untersuchung

Die Untersuchung und Prüfung der oralen Strukturen und Funktionen ist für eine klinische Befunderhebung unerlässlich. Dabei muss man die Anatomie und Physiologie des kindlichen Schluckens beherrschen und wissen, was in den einzelnen Phasen des Schluckens passiert. Es gilt, das Kind in seinem aktuellen Entwicklungsstand einzuordnen und die anatomischen Gegebenheiten und Fertigkeiten des Kindes dementsprechend zu beurteilen (➤ Kap. 2).

Die oralmotorischen Funktionen verändern sich mit dem Älterwerden. Spezifische Fähigkeiten werden im Entwicklungsverlauf erlernt. Diese Veränderungen hängen eng mit der gesamtmotorischen und der neurologischen Entwicklung (➤ Kap. 4) zusammen, aber auch mit dem veränderten Nahrungsangebot und der veränderten Art der Nahrungsgabe. Ein Säugling braucht und nutzt andere Fertigkeiten als ein Kleinkind: Er bekommt seine Nahrung aus der Brust oder der Saugerflasche. Er muss seine Saugfähigkeiten entwickeln und anwenden. Ein älteres Kind muss mit dem Löffel und der breiigen, nicht so schnell fließenden Konsistenz zurechtkommen und so seine Fertigkeiten weiterentwickeln. Finden diese Entwicklungsschritte nicht statt, ist die Entwicklung der oralmotorischen und -sensorischen Fähigkeiten gefährdet, unter Umständen auch das Wachsen und Gedeihen des Kindes, da es altersadäquate Nahrung nicht aufnehmen kann.

EXKURS

Essensentwicklung

Im Alter von etwa 4–6 Monaten ändert sich das Essverhalten der Kinder. Dies sieht man am deutlichsten an der Umstellung der Nahrung. Bis dahin bekamen sie ausschließlich flüssige Nahrung, die sie durch das Saugen an der Brust oder an der Flasche gefüttert bekamen. Ab 4–6 Monaten wird die Breikost eingeführt. Die Kinder müssen nun lernen, die Nahrung vom Löffel abzunehmen. Dies kann nicht von einem Tag auf den anderen gelingen, sondern braucht seine Zeit. Meist nuckeln die Kinder anfangs am Löffel und saugen sich die Nahrung vom Löffel. Die spezifischen oralmotorischen Bewegungen, mit denen sie vom und mit dem Löffel essen, erlernen sie nach und nach, innerhalb kurzer Zeit. Die Entwicklung der oralmotorischen Fähigkeiten verläuft parallel zur Entwicklung der grobmotorischen Fähigkeiten. So kommen Kinder von feinpürierter Kost zu stückiger Nahrung. Im Alter von etwa 10–14 Monaten sind sie in der Lage, Nahrung zu kauen und ohne Schwierigkeiten zu schlucken. Bis zum Alter von etwa 2 Jahren entwickelt und spezifiziert sich die Oralmotorik, sodass feste Sachen gegessen werden können. Parallel entwickelt sich das Trinkverhalten. Die Kinder erlernen das kontrollierte Abnehmen der Flüssigkeit von einem Becher.

Die Entwicklung von flüssiger zu breiiger und weiter zu fester Nahrung ist ein Lernprozess. Der Erfolg des Lernprozesses hängt von der gesamtkörperlichen, der grobmotorischen und der feinmotorischen Entwicklung ab.

!

Ein Kind sollte immer individuell nach seinem aktuellen Entwicklungsstand und mit Rücksicht auf seine Grunderkrankung beurteilt werden, nicht nach Durchschnittsangaben gesunder Kinder.

Fazit

- Der untersuchende Therapeut benötigt unbedingt ausführliche Kenntnisse über die gesunde und normale Entwicklung der oralmotorischen und -sensorischen Strukturen und Funktionen.
- Erfassungsbögen können als Richtlinie für die Beurteilung der körperlichen und oralen Strukturen und Funktionen dienen. Sie sind meist sehr ausführlich und erfassen viele verschiedene Aspekte. Bei ihrer Nutzung ist immer zu bedenken, dass es darum geht, eine oropharyngeale Dysphagie einzuschätzen, und nicht darum, eine oralmotorische Beeinträchtigung in aller Gründlichkeit zu erfassen!
- Wenige oralmotorische und -sensorische Fähigkeiten sind für die Einschätzung der Schluckfertigkeiten erheblich (➤ Tab. 8.7). Ihre Erfassung reicht aus, um eine erste Einschätzung der Schluckfähigkeiten vorzunehmen, und kann als Richtschnur dienen.
- Die eigenen Fachkenntnisse bringen dem Therapeuten meist sehr viel mehr als vorgegebene Richtbögen, wenn es entwicklungsverzögerte Kinder angemessen zu beurteilen gilt. Durch die Erfahrung mit diesen Kindern festigen sich die Kenntnisse und man wird in seiner Beurteilung zunehmend sicherer.

Tab. 8.7 Aspekte der funktionellen Untersuchung
• Symmetrie/Asymmetrie der Gesichtsstrukturen
• Lippen- und Kieferstellung
• Form und Höhe des Gaumens
• Zungenruhestellung im Mund
• Zungenbeweglichkeit/-bewegungsmuster
• Zahnstatus
• Reflexe
• Saugen an Finger/Schnuller
• Stimmqualität
• exzessiver Speichelfluss/Drooling
• Mundschluss
• Tonus orofazialer Strukturen

8.4.3 Dritte Säule: Essensbeobachtung

Die Beobachtung der Essens-/Füttersituation dient bei allen Altersgruppen dazu, das Schlucken über alle Phasen „live" zu bewerten. In den vorhergehenden Betrachtungen beurteilt man Informationen aus 2. oder 3. Hand und untersucht einzelne Aspekte der physischen Funktionen und Strukturen isoliert. Nun gilt es bei der Essensbeobachtung alles zusammenzusetzen und im Gesamtbild zu betrachten. Wie gut funktioniert das Schlucken aus Sicht des Therapeuten wirklich? Kann das Kind sicher schlucken und ernährt werden?

Bei der Beobachtung der Essens-/bzw. Füttersituation können Anzeichen für eine ösophageale Störung oder eine frühkindliche Fütterstörung erkannt werden. Diese gilt es wahrzunehmen und bei Auftreten mit den behandelnden Ärzten, Therapeuten und den Eltern zu besprechen.

!

Ergebnis der klinischen Dysphagiediagnostik

Antworten auf die Fragen:
- Ist aspirationsfreies Schlucken möglich?
- Bedeutet Essen Lebensqualität?
- Bestehen Anzeichen für eine ösophageale oder psychische Problematik?

Um diese Fragen bestmöglich zu beantworten, erfasst man bei der Essensbeobachtung sehr verschiedene Aspekte. Bereits vor dem Essen sollte man darauf achten, wie das Kind gelagert und in welcher **Position** es gefüttert wird. Das hängt selbstverständlich vom Entwicklungsstand des Kindes ab, manchmal auch vom gebrauchten **Utensil** (Flasche oder Löffel) und von der gefütterten **Konsistenz**. Es kann durchaus vorkommen, dass beim Trinken aus der Flasche im Arm der Mutter liegend gefüttert wird, während das Essen im Hochstuhl mit dem Löffel passiert.

EXKURS

Schwierigkeiten beim Saugen

Koordinationsstörung

Eine Störung der Anatomie der beteiligten Strukturen (Zunge, Lippen, Kiefer, Wangenhöhle, Gaumen) oder ihrer Beweglichkeit könnte eine oralmotorische Beeinträchtigung zur Folge haben. Dies führt durch ineffizientes

8

Saugen zur Reduktion der Nahrung, die der Säugling zu sich nimmt, und letztlich eventuell zu einer Gedeihstörung. Im Folgenden werden die Probleme beim Saugen beschrieben. Besonders bei Frühgeborenen mit kongenitalen Herzerkrankungen können Schwierigkeiten auftreten (Morgan and Reilly 2006).

Ein häufiges Problem ist die Schwierigkeit, Saugen, Schlucken und Atmen zu koordinieren und ein adäquates Saugmuster zu erlernen. Dies kann mit einer Beeinträchtigung der neurologischen Steuerung zusammenhängen oder mit Atemwegsbeschwerden. Es gibt aber auch andere Gründe, unabhängig von der Grunderkrankung. So kann das Saugerloch zu klein sein und die Fließgeschwindigkeit der Nahrung nicht mit dem rhythmischen Saugmuster des Kindes zusammenpassen (Wolf and Glass 1992). Zungenmotorik und -beweglichkeit können (z. B. durch einen bestehenden Zungenstoß) beeinträchtigt sein und damit das Saugmuster und die Druckmechanismen, die beim Saugen eine Rolle spielen, behindern. Morris (1989) stellte fest, dass eine eingeschränkte Kieferbeweglichkeit und -kontrolle aufgrund anatomischer Gegebenheiten sich signifikant auf das Saugmuster auswirken. Kinder mit einer Atemwegserkrankung können Probleme bei der zeitlichen Koordination des Saugens bekommen, da sie eine unregelmäßige bzw. beeinträchtigte Atmung besitzen.

Eine Störung der Koordination des Saugens zeigt sich beim Beobachten durch unregelmäßiges Saugen, zufällige, unregelmäßige Pausen, Schnappatmung und möglicherweise Husten.

Schwaches Saugen oder eingeschränkte Ausdauer

Schwaches Saugen lässt sich damit erklären, dass dem Kind die Fähigkeit fehlt, ausreichend intraoralen Druck aufzubauen. Dies führt zu reduziertem Nahrungsfluss aus dem Sauger. Somit braucht der Säugling länger, um die Nahrung aus der Flasche zu saugen. Doch nicht nur die Zeitkomponente vergrößert sich, sondern auch die Anstrengung. Durch die oralmotorischen Einschränkungen braucht der Säugling mehr Kraft, um die Nahrung aus dem Sauger zu bekommen, und diese Kraft muss er über eine längere Zeit aufbringen. Er verbraucht möglicherweise also genauso viel oder sogar mehr Energie zum Saugen, als er mit die Nahrung einnimmt.

Schwaches Saugen hängt oft mit einer generalisierten Muskelschwäche oder einer noch nicht vollzogenen Muskelentwicklung (bei Frühgeborenen) zusammen. Es gibt auch spezifische Grunderkrankungen, die eine Muskelschwäche bedingen, z. B. Myasthenia gravis oder neonatale myotonische Dystrophie. Beginnt das Kind beispielsweise mit adäquatem Saugen, wird jedoch im Verlauf der Mahlzeit immer schwächer, so kann eine Herz- oder Atemwegserkrankungen zugrunde liegen.

Schwache Sauginitiierung

Bei Kindern mit Atemwegserkrankungen und kongenitalen Herzerkrankungen kommt es häufig vor, dass sie sehr müde sind, nur schwer wach werden und Appetitlosigkeit zeigen (Morgan and Reilly 2006). Neurologisch beeinträchtigte Kinder können aufgrund ihres schwächeren oralen und gesamtkörperlichen Tonus Schwierigkeiten haben, den Mundschluss über dem Nippel zu erreichen.

Andere Einflussfaktoren auf das Saugverhalten

Die oralmotorische Entwicklung hängt sehr eng mit der gesamtkörperlichen Entwicklung zusammen. Haltung und Körpertonus spielen dabei eine wichtige Rolle. Um eine adäquate oralmotorische Funktion zu entwickeln, muss eine Stabilität der Kopf-, Hals- und Rumpfmuskulatur gegeben sein. Bei Neugeborenen, die noch keine ausgeprägte stabile Körperhaltung entwickelt haben, helfen andere Faktoren aus: Die Fettpolster in den Wangen, der kleine Mundraum und die relativ hohe Larynxposition gewährleisten eine ausreichende Stabilität für die orale Beweglichkeit. Bei Kindern mit eingeschränktem Muskeltonus und infolgedessen Haltungs- und Tonusschwierigkeiten wirkt sich das auf die oralmotorischen Fähigkeiten und damit auch auf das Saugen aus.

➤ Tabelle 8.8 fasst die Schwierigkeiten beim Saugen zusammen.

Vor allem englischsprachigen Veröffentlichungen berichten darüber, welche Aspekte in der klinischen Essensbeobachtung direkt erfassbar und beachtenswert sind. Es gibt aktuell kaum Evidenz darüber, in der Pädiatrie noch weniger als im Erwachsenenbereich, welche beobachtbaren klinischen Aspekte eine Aspirationsgefahr stichhaltig belegen. Daher ist es nicht möglich, die erste der 3 Kernfragen der klinischen Dysphagiediagnostik ausschließlich mithilfe der klinischen Untersuchung sicher zu beantworten. Ein Verdacht kann allerdings gut begründet geäußert werden. Um diesen Verdacht zu begründen, sind bestimmte Faktoren klinisch zu erfassen. Diese Faktoren haben sich in der Praxis bewährt und werden in der Literatur im-

Tab. 8.8 Schwierigkeiten beim Saugen

• Koordinationsstörung
• schwaches Saugen und/oder eingeschränkte Ausdauer
• schwache Sauginitiierung
• Einschränkungen des Muskeltonus
• unzureichende Stabilität der Rumpf-, Hals- und Kopfmuskulatur

8

mer wieder aufgegriffen. Im Folgenden werden sie näher erläutert.

Publizierte und eigene klinische Erfahrungen lassen den Schluss zu, dass es wichtig ist, die **Effizienz der oralen Vorbereitungs- und Transportphase** genau unter die Lupe zu nehmen. Sie ist der Grundstein des Schluckakts. Vor allem *Mundschluss, Zungenaktivität und orale Boluskontrolle* lassen sich gut beurteilen. Nach dem Schluck lässt sich anhand eventueller oraler Reste eine Aussage über die Effizienz treffen; eine belegte Zunge deutet z. B. auf mangelhaften Druck der Zunge am harten Gaumen und infolgedessen auf eine mangelnde Zungenreinigung hin.

Die **pharyngeale Phase** des Schluckens ist wesentlich schwerer zu beurteilen. Der sog. Vierfingergriff (Murray et al. 1996) zur Ermittlung der *Larynxbewegung* und *-kraft*, der *Schluckfrequenz* und einer möglichen *Schluckverzögerung* ist bei Erwachsenen meist gut durchführbar, bei Kindern und vor allem bei Säuglingen aber schwierig. Bei diesem Griff legt man 4 Finger an den Hals des Patienten, jeweils einen an sein Kinn, Hyoid und an das obere und untere Ende des Kehlkopfes.

Bei Säuglingen und Kleinkindern ist es aufgrund ihrer nicht ausgereiften Anatomie schwierig, diesen Griff zu platzieren. Auch schrecken Kinder oft zurück, wenn man ihnen beim ersten Kontakt an den Hals greift. Kindern mit kommunikativen Beeinträchtigungen kann man meist nicht ausreichend verständlich machen, was die Untersuchung und der Griff an den Hals zu bedeuten hat. Überschreitet man die Grenzen des Kindes bei der Erstuntersuchung, beeinflusst man den Schluckakt durch den eigenen Eingriff. In einzelnen Fällen kann dies zu einer Verweigerungshaltung des Kindes führen. Falls es problemlos möglich ist, mit dem Vierfingergriff einen Eindruck über die Larynxbewegung zu erhalten, sollte man ihn auch anwenden.

Ein deutlich hörbares **Schluckgeräusch** kann darauf hinweisen, dass der Schluckakt dyskoordiniert ist. Meist sind solche Auffälligkeiten ohne Hilfsmittel hörbar. Bei der **zervikalen Auskultation** (Reynolds, Vice and Gewolb 2008) versucht der Therapeut die Schluckgeräusche mithilfe eines Stethoskops und eines Mikrofons besser hörbar zu machen. Aber ohne entsprechende praktische Erfahrung mit dieser Technik ist sie kontrovers zu betrachten, da man vor allem bei kleinen Kindern ein adäquates normales Schluckgeräusch kaum von einem dyskoordinierten Schluck unterscheiden kann. Ein Stethoskop löst bei vielen Kindern außerdem Angst aus, da sie es mit ärztlichen Untersuchungen, Klinikaufenthalten und Schmerzen assoziieren. Deshalb sollte man sich bei seinem Einsatz sicher sein, dass man dem Kind damit keine Angst macht. Die Methode der zervikalen Auskultation ist also mit Vorsicht zu genießen.

!

Die Kooperationsbereitschaft des Kindes ist für die Befundung in der pädiatrischen Dysphagie unerlässlich.

Bei der Essensbeobachtung können dem Untersucher weitere Veränderungen auffallen. So weisen **Veränderungen der Atmung** auf mögliche Einschränkungen der Atem-Schluck-Koordination hin.

Kinder mit Schluckproblemen können eine **„wet voice“**, also eine gurgelige Stimmqualität, aufweisen (➤ Kap. 6.3.3). Dies kann ein Hinweis auf pharyngeale Residuen und damit auf Aspiration sein. Dieser Faktor wurde auch in Studien aus dem Erwachsenenbereich festgestellt. Murray et al. (1996) stellten bei erwachsenen Dysphagiepatienten fest, dass eine „wet voice“ auf eine tiefe Penetration oder eine Aspiration hinweisen kann; Patienten, die aspirierten, besaßen eine reduzierte Schluckfrequenz. Linden et al. (1993) untersuchten ebenfalls die Aussagekraft klinischer Indikatoren im Hinblick auf eine mögliche Aspiration bei erwachsenen Patienten: Eine abnorme Stimmqualität, ein spontanes Husten und eine reduzierte Schluckfrequenz erwiesen sich als signifikante Parameter. Weitere Studien, die gezielt Parameter und deren Aussagekraft für eine mögliche Aspiration standardisiert bei Schluckversuchen untersuchen, sind nicht bekannt.

Schutzreaktionen wie **Husten** oder **Würgen** können auftreten. Der Umstand der stillen Aspiration darf nicht außer Acht gelassen werden. Husten bedeutet, dass das Kind sich verschluckt und dies in gewissem Umfang auch spürt.

!

Fehlender Husten bedeutet nicht, dass keine Aspiration vorliegt!

Penetration von Nahrung in die Nasenhöhle ist meist ein Hinweis dafür, dass der velopharyngeale Abschluss unvollständig ist bzw. gar nicht erfolgt. Das kann man manchmal auch an der Stimmqualität (Nasalität) des Kindes erkennen. Diese Dyskoordination kann Konsequenzen für die anderen Bewegungen des Schluckaktes haben.

Weitere, ebenfalls zu beachtende Aspekte betreffen das Verhalten des Kindes beim Essen. Man beobachtet, ob das Kind beim Essen müde wird, ob und warum es Zeichen der **Anstrengung** zeigt. Liegt es am Schlucken, an der benötigten Konzentration? Wird das Essen im Verlauf anstrengend oder ist es dies von Anfang an?

Beim Essen sollte das Kind aufmerksam sein. Lässt es sich beispielsweise leicht ablenken oder braucht es viel Ablenkung durch Spielzeug, Fernsehen, Musik etc., so ist dies ebenfalls zu hinterfragen.

Tab. 8.9 Aspekte der Essens-/Fütterbeobachtung

Vorbereitende Phase	Positionierung des Kindes
	Gebrauch welcher Utensilien?
Orale Vorbereitungs- und Transportphase	Mundschluss
	Leaking aus dem Mund (Bolusmaterial oder Speichel)
	Zungenaktivität
	Bolustransport
Pharyngeale Phase	Larynxbewegungen (und -elevation)
	Schluckfrequenz
	Schluckgeräusch
Auffälligkeiten	Veränderung der Atmung
	Veränderung der Stimmqualität
	Husten
	Würgen
	nasale Penetrationen
Verhalten beim Essen/Füttern	im Verlauf: Müdigkeit
	im Verlauf: Aufmerksamkeit/ Konzentration nimmt ab
	weint beim Füttern/Essen
	überstreckt sich beim Füttern/ Essen
	verweigert Nahrung
	Interaktion Mutter–Kind (Betreuungsperson–Kind)

Schlucktherapeuten müssen auch andere Erkrankungen bedenken: **Weinen beim Füttern** oder **Überstreckung des Kindes beim Füttern** können Hinweise auf eine GÖR-K sein. Treten diese Zeichen auf, gilt es sich mit den betreuenden Ärzten abzusprechen.

Mit einer **Verweigerungshaltung** zeigt das Kind, dass es nicht essen/trinken will. Der Grund ist nicht immer gleich ersichtlich und muss herausgefunden werden. Nahrungsverweigerung muss nicht unbedingt eine psychische Ursache haben.

In diesem Zusammenhang ist auch die **Interaktion zwischen Eltern und Kind** beim Füttern sehr wichtig. Beim Füttern von Kindern und bei Essenssituationen sollte eine „gesunde Interaktion" herrschen, da Füttern und Essen sonst zu belastenden Ereignissen werden können. Füttert eine Mutter z. B. trotz Abwehr des Kindes weiter, ist zu erfragen, warum die Mutter die Signale nicht sehen kann (weitere Erläuterungen zu Interaktionsstörungen beim Füttern in ➤ Kap. 7).

Die relevanten Aspekte der Essensbeobachtung sind in ➤ Tabelle 8.9 zusammengefasst.

8.5 Klinische Dysphagiediagnostik nach Altersgruppen

In den folgenden Abschnitten werden die bislang nur allgemein umschriebenen 3 Säulen der klinischen Dysphagiediagnostik nochmals auf die verschiedenen Altersklassen bezogen erläutert:

- Säugling/Frühgeborenes auf der neonatologischen Intensivstation (➤ Kap. 8.5.1)
- Säugling (➤ Kap. 8.5.2)
- Kleinkind und älteres Kind (➤ Kap. 8.5.3)

!

Die **Anamneseerhebung** unterscheidet sich in den verschiedenen Altersklassen nicht. Alle Aspekte der Anamnese (medizinische Anamnese, Familien- und Fütteranamnese) müssen ausführlich erhoben werden, bevor man die funktionelle Untersuchung und die Essensbeobachtung angeht.

8

8.5.1 Klinische Dysphagiediagnostik bei Säuglingen/Frühgeborenen auf der neonatologischen Intensivstation

Anamnese auf der Neonatologie

Die klinische Diagnostik beginnt bei dieser Patientengruppe mit der Sichtung der medizinischen Informationen zu Diagnose und Zustand in der Krankenakte.

Ruhebeobachtung und funktionelle Untersuchung auf der Neonatologie

Ruhebeobachtung

Die Ruhebeobachtung beginnt mit der Einschätzung des Allgemeinzustands. Hierbei ist es sehr wichtig, mit den betreuenden Kinderkrankenschwestern im Tandem engmaschig zusammenzuarbeiten und sie bei der Beobachtung hinzuzuziehen. Man achtet auf die Atmung und die Herzfrequenz. Die Haltung und Positionierung des Kindes sowie Asymmetrien im Rumpfbereich und vor allem im Gesicht werden erfasst, da sie Ursache der Schwierigkeiten bei der Nahrungsaufnahme sein könnten.

Der **Muskeltonus** spielt eine wichtige Rolle:

- Säuglinge mit erhöhtem Muskeltonus und einer erhöhten Sensitivität gegenüber Stimuli zeigen meist ein unkoordiniertes Saugen.
- Säuglinge mit reduziertem Muskeltonus und einer reduzierten Sensitivität auf Stimuli zeigen meist keine Sauginitiierung und sind meist schwach.

Säuglinge, deren Mund offen steht, könnten Mundatmer sein. Da Säuglinge jedoch primär Nasenatmer sind, könnte der offen stehende Mund ein Hinweis auf Schwierigkeiten bei der Atmung sein.

Frühchen können oftmals Reize aus der Umwelt nicht einordnen und darauf adäquat reagieren. Aus diesem Grund muss man als Therapeut bei der Untersuchung genauestens auf die kindlichen Signale achten (Hautfarbe, Atemmuster, Aufregung etc.). Da man als Therapeut das Kind meist nicht so gut kennt, ist es auch hierbei sehr hilfreich, die betreuende Kinderkrankenschwester hinzuzuziehen, um die Beurteilung korrekt durchführen zu können.

Frühgeborene Säuglinge sind in ihrer Entwicklung noch nicht so weit wie Reifgeborene. Dementsprechend ordnet man den Entwicklungsstand des Frühchens ein und berücksichtigt dabei die Entwicklungswoche und die medizinischen Diagnosen. Die anatomischen Strukturen, die das Kind zum Saugen braucht, sind oft nicht vollständig ausgereift und die Saugkraft, die ein Kind zu entwickeln vermag, ist nicht ausreichend. Ein Kind, das zu früh auf die Welt gekommen ist, kann möglicherweise auch Hunger- und Durstgefühle nicht adäquat einschätzen und äußern (Arvedson 2002, Morris and Klein 1987).

Einleitung der Fütterungsbeobachtung

Wenn nach Beobachtung des Kindes und unter Einbeziehung der medizinischen Angaben nichts dagegen spricht, wird der Säugling nun auf den Arm genommen und in eine adäquate **Fütterungsposition** gebracht. Man beruhigt ihn durch Wiegen und fördert damit zugleich einen wachen und ruhigen Gesamtzustand. Eine halbliegende Position des Säuglings erlaubt, dass sein Rumpf, Hals und Kopf eine Linie bilden.

Die **Atemfrequenz** sollte bei der Fütterung 40–60 Atemzüge pro Minute nicht überschreiten. Ausnahmen bilden kardiologisch beeinträchtigte Kinder, die meist eine höhere Atemfrequenz zeigen. Ist man sich unsicher, sollte man mit dem behandelnden Kinderarzt und der betreuenden Kinderkrankenschwester Rücksprache halten. Bei Arvedson und Brodsky (2002) gibt es hierzu grundsätzliche Richtlinien, an denen sich behandelnde Therapeuten orientieren können:

- Orale Gaben sind bei der Untersuchung zu vermeiden, wenn die Atemfrequenz > 70 Atemzüge/Min. liegt.
- Das Füttern ist sofort zu unterbrechen, wenn die Atemfrequenz während des Fütterns über 80–85 Atemzüge/Min. steigt.
- Generell sollten Säuglinge ohne künstliche Beatmungshilfe auskommen, wenn man orale Gaben in Betracht zieht.

Nun achtet man auf **Rooting-, Saug- und Schluckreaktionen**. Diese treten auf, wenn der Säugling nach der Brust oder einem Nippel sucht. Sollte das Rooting nicht spontan erfolgen, kann man dieses fördern, indem man streichende Bewegungen von Ohr zum Mund durchführt und dabei etwa einen Rhythmus von 1 Mal Streichen pro Sekunde durchhält. Dies ist der Rhythmus beim Saugen von Nahrung.

Saugstimulation ohne Nahrung

!

Adäquates Saugen ohne Nahrung ist kein sicheres Zeichen für eine gute Nahrungsaufnahme.

Bei Kindern, die noch nicht oral ernährt werden, kann das adäquate Saugen ohne Nahrung einen schnelleren Übergang zur oralen Nahrungsaufnahme bedeuten (Arvedson 2002). Zeigt der Säugling keine Saugaktivität am Finger, sollten er therapeutisch gefördert und intensiv oral stimuliert werden. Zeigt das Kind ein funktionell adäquates Saugen und zugleich eine stabile Atmung, kann man die Essensbeobachtung fortsetzen.

Das Saugen ohne Nahrung erfasst man direkt vor der Nahrungsgabe. Dabei geht man mit seinem kleinen Finger langsam und behutsam in den Mund des Säuglings und auf die Zungenmitte. Man darf nicht zu weit vorgehen, um die Auslösung des Würgreflexes zu vermeiden. Beim langsamen Herausnehmen und Wiedereinführen des Fingers in den Mund erfasst man die **spontanen Zungenbewegungen**. Ein gesunder Säugling schließt den Mund um den Finger und beginnt spontan zu saugen. Dabei kann man auch erfühlen, ob die Zunge einen hypotonen, hypertonen oder normalen **Zungentonus** aufweist:

- Eine hypotone Zunge wird sich sehr weich anfühlen und sich gut führen lassen.
- Eine hypertone kann sehr steif und gespannt sein.

Beim Saugen ohne Nahrung beobachtet man die **Atemfrequenz** während des Saugens und erfasst, ob Veränderungen eintreten. Alle Signale, die auf Stress hindeuten, müssen genau wahrgenommen werden, da sie für die abschließende Bewertung, ob ein Füttern oral möglich ist oder nicht, ausschlaggebend sind. Das Saugen des Säuglings am Finger wird 1 min lang beobachtet. Die Saugrate sollte 2 Mal Saugen pro Sekunde betragen.

Tritt keine Saugaktivität ein, so kann man die Zunge oder den harten Gaumen von der Mitte aus nach vorn massieren und dabei pro Sekunde eine Streichbewegung durchführen. Die Massage wiederholt man 4–6 Mal, um dann zu beobachten, ob eine Saugbewegung eintritt. Dies kann man nach einer kurzen Pause (wenige Sekunden) 10–12 Mal wiederholen (Arvedson 2002).

Bei Kindern mit einer Ernährungssonde kann man auch während der Sondierung eine **Saugstimulation mit Nahrung** durchführen. Die Kinder können dadurch eine positive Assoziation zwischen angenehmer Erfahrung (Nahrung, Geschmack im Mund) und Sättigungsgefühl herstellen. Das vermag eine zukünftige Oralisierung des Kindes deutlich zu erleichtern.

Essensbeobachtung auf der Neonatologie

Meist wird die Essensbeobachtung unter Einsatz einer Saugerflasche durchgeführt. Ist die Mutter des Kindes zum Zeitpunkt der Diagnostik im Krankenhaus auf Station und darauf vorbereitet, stillt sie ihr Kind an der Brust.

Viele Kinder sind mit einer nasogastralen oder orogastralen Sonde versorgt. Ist man sich ganz sicher, dass das Kind eine größere Menge Nahrung oral verträgt, dann empfiehlt es sich, die Sonde vor der Fütterung zu ziehen. Die Nasogastralsonde kann sich negativ auf die Füttersituation auswirken. Die Kinder, vor allem sehr kleine und stark untergewichtige Frühchen, erfahren durch die Sonde Einschränkungen der Atmung (Arvedson 2002). Ist man unsicher, ob man die Sonde im Anschluss an die Fütterung wieder legen muss, belässt man sie während der Beobachtung in Position, da das Legen der Sonde mit Risiken (z. B. Verletzung der Luftwege) verbunden ist (Symington et al. 1995). Außerdem ist das Legen einer Nasogastralsonde eine unangenehme und in manchen Fällen traumatisierende Erfahrung für das Kind. Die Entscheidung zur Sondenentfernung oder -belassung sollte man unbedingt in Rücksprache mit den betreuenden Ärzten und Krankenschwestern treffen.

Das Füttern wird **mindestens 15–20 Min.** beobachtet, da in diesem Zeitfenster ein frühgeborener Säugling seine benötigte Menge an Nahrung bei effizientem Saugen zu sich nimmt. Dieser größere

Zeitrahmen erlaubt es dem Therapeuten, seine Beobachtung gut einzuordnen sowie eine mögliche Ermüdung und manchmal eine damit verbundene Beeinträchtigung der Saug-Schluck-Atem-Koordination zu erkennen. Dies ist wichtig für die weitere Empfehlung zur oralen Ernährung.

!

Effizientes nutritives Saugen

- Pro Sekunde saugt der Säugling etwa 1 Mal.
- Nach 10–30 Saug-Schluck-Atem-Abfolgen folgt eine Pause.
- Dieses Muster wiederholt sich immer wieder. Die Zahl der Saug-Schluck-Atem-Abfolgen nimmt im Verlauf ab.

Wie bereits beschrieben, können beim Saugen aufgrund diverser Ursachen Probleme auftreten. Dementsprechend lassen sich im Verlauf der Untersuchung therapeutische Veränderungen durchführen, um zu sehen, ob dadurch Verbesserungen eintreten. So kann mit verschiedenen Saugeraufsätzen und unterschiedlichen Flaschen gearbeitet werden. Auch die Fließgeschwindigkeit der Milch lässt sich z. B. durch Andicken der Milch verändern. Werden Verbesserungen gesehen, muss entschieden werden, ob diese Maßnahmen beibehalten werden oder noch weitere Abklärung notwendig ist. Jedoch trifft man die Entscheidung über das weitere Management nicht nur auf der Basis der Essensbeobachtung, sondern bezieht alle 3 Säulen mit ein. Gerade bei den ganz Kleinen können sich Probleme beim Füttern verfestigen und langwierige Folgen haben.

8.5.2 Klinische Dysphagiediagnostik bei Säuglingen

Anamnese bei Säuglingen

Die klinische Diagnostik beginnt auch bei dieser Patientengruppe mit dem Lesen der medizinischen Informationen über Diagnose und Zustand, die aus der Krankenakte hervorgehen. Alle Aspekte der Anamnese werden ausführlich erhoben, bevor man die funktionelle Untersuchung und die Essensbeobachtung beginnt (➤ Kap. 8.4.1).

Ruhebeobachtung und funktionelle Untersuchung bei Säuglingen

Es gilt eine ausführliche Ruhebeobachtung durchzuführen. Alle in ➤ Kapitel 8.4.2 beschriebenen Aspekte sind zu beachten. Bei diesen sehr kleinen Patienten ist es empfehlenswert, sehr intensiv zu beobachten und so wenig wie möglich zu intervenieren. Das Baby sollte bei der Beobachtung wach sein und zunächst nicht stimuliert werden, damit spontane Reaktionen sichtbar werden.

Nachdem die relevanten Aspekte der Ruhebeobachtung untersucht sind, werden die oralen Strukturen und Funktionen erfasst. Um die oralen Strukturen möglichst genau zu erfassen, lässt es sich nicht umgehen, auch den Mundraum zu untersuchen. Dabei sollte man langsam und ruhig vorgehen. Vor allem Säuglinge, die in ihren ersten Lebenswochen intensivmedizinisch versorgt wurden, sind möglicherweise traumatisiert (z. B. Schmerzen durch Intubationen, Narkosefolgen etc.). Diese Kinder wehren Fremdberührungen im Mund ab. Schreckt das Kind vor Berührungen im orofazialen und intraoralen Bereich zurück, sollte man sich bei der ersten Befunderhebung auf die Informationen aus der Beobachtung und der Anamnese beschränken. Man kann die Mutter bitten, ihr Kind zu stimulieren, und beobachten, ob auch Berührungen der Mutter abgewehrt werden.

Bei der funktionellen Untersuchung (➤ Tab. 8.7, ➤ Kap. 8.4.2) ist es wichtig, auf einen adäquaten **Mundschluss** zu achten. Ist dieser nicht adäquat, gilt es die Gründe dafür zu hinterfragen: Fällt eine insgesamt hypotone Körpermuskulatur auf, kann sich das auf die Mundmuskulatur und auf die Qualität des Saugens auswirken. Eng mit dem Mundschluss hängt auch die **Zungenposition in Ruhe** zusammen. Diese fällt auf, wenn sie pathologisch ist, z. B. rückverlagert im Mundraum oder hypoton auf der Unterlippe liegend. Eine adäquate Zungenruhelage lässt sich bei Säuglingen in Ruhe klinisch schwer feststellen. Mögliche Faszikulationen sollten erfasst werden.

Erlaubt das Kind dem Therapeuten, den Mundraum mit einem Finger zu untersuchen, erfasst man die **Gaumenform und -höhe**. Ein stark erhöhter Gaumen kann beim Saugen den Aufbau des intraoralen Druckes erheblich erschweren oder unmöglich machen. Wie Arvedson fand, waren bei Kindern, die nur 2 Wochen intubiert worden waren, häufig Vertiefungen im harten Gaumen aufgetreten; ein hoher Gaumen muss die mundmotorischen Funktionen jedoch nicht beeinflussen (Arvedson 2002).

Eine weitere Beobachtung gilt der Stimme des Kindes. Eine **„wet voice"** gilt als Indikator für Residuen (z. B. Speichel) in den pharyngealen Strukturen, die nicht abgeschluckt werden (Murray et al. 1996). Man prüft, ob sich die Stimmqualität positionsabhängig ändert, da das Kind in der Fütterposition (halbliegend/auf dem Arm) möglicherweise besser und öfter abschluckt.

Essensbeobachtung bei Säuglingen

Der gesundheitliche Zustand des Kindes steht im Vordergrund: Die kardiologische und die Atemwegsituation müssen stabil sein. Bei Säuglingen wird das Füttern 15–20 min betrachtet. Manche Säuglinge beginnen sehr gut und saugen anfangs kräftig und ausdauernd. Durch eine Muskelschwäche oder andere Gründe kann das Saugen im Verlauf aber schwächer oder weniger koordiniert werden. Adäquat ist der Saugrhythmus bei 1 Mal Saugen pro Sekunde. Ein Säugling saugt 10–30 Mal sehr schnell hintereinander und macht dann eine kurze Pause. Von außen betrachtet wirkt es, als ob er andauernd saugt, mit vielen Schlucken und Atemzügen. So nimmt der Säugling eine große Nahrungsmenge in sehr kurzer Zeit zu sich, ohne zu aspirieren. Er „pumpt die Nahrung regelrecht ab".

Als Untersucher achtet man sehr genau auf die sichtbaren oralen Strukturen: Lippen, Mundschluss, Zungenbewegungen und Wangenmuskulatur. Man registriert kleinste Veränderungen der Atmung, weil diese auf eine mangelnde Koordination des Saug-Atem-Vorgangs schließen lassen: Möglicherweise wird die Atmung brodlig oder etwas belegt. Nicht jedes Kind schnappt augenscheinlich nach Luft oder zeigt Erstickungsanzeichen. Es kann aber klare Hinweise geben, dass ihm Saugen und Schlucken schwerfällt: Beispielsweise würgt es, spuckt viel aus oder hustet.

Wie verhält sich das Kind während des Fütterns? Ist es unruhig, weint es beim Füttern, überstreckt es sich? Dies könnte darauf hinweisen, dass es dem Kind beim Füttern nicht gut geht und es möglicherweise Schmerzen hat. Schmerzen könnten mit einer oropharyngealen Dysphagie zusammenhängen oder mit einer ösophagealen Erkrankung.

!

> Bei Verdacht auf gastroösophagealen Reflux sollte unbedingt ein Kinderarzt hinzugezogen werden.

Hat man den klinischen Eindruck, die Anstrengung des Kindes ließe sich mit einem größeren Saugerloch reduzieren, so sollte man dies direkt ausprobieren und das Kind mit dem neuen Sauger beobachten.

Bei Kindern mit Nasogastralsonde stellt sich die Frage, ob die Sonde für die Untersuchung der Füttersituation gezogen werden sollte. Es gibt keine wissenschaftlichen Erkenntnisse, welchen Einfluss eine liegende Sonde auf den pharyngealen Bereich und damit auf das Saug-Schluck-Muster ausübt. Manche Autoren empfehlen, die Sonde für die Untersuchung zu ziehen und danach wieder zu legen. Für viele Kinder ist das erneute Legen einer nasogastralen Sonde jedoch eine Erfahrung, die schmerzhafte Assoziationen und aversive Gefühle weckt. Es ist daher abzuwägen, ob das Ziehen der Sonde für die klinische Einschätzung nützlich ist oder dem Kind eher schadet. Dies lässt sich meist schon im Gespräch mit den Eltern und aus den anamnestischen Angaben heraus entscheiden.

Bei der Essensbeobachtung achtet man primär auf Anzeichen für eine Dysphagie oder eine Aspirationsgefahr (➤ Tab. 8.3, ➤ Tab. 8.8). Doch sollte man den dritten Punkt, die Freude an der Mahlzeit, nicht außer Acht lassen. Man analysiert also das Gesamtbild. Beim Füttern des Säuglings spielt z. B. die Interaktion zwischen Mutter und Kind eine große Rolle. In den wenigsten Fällen sind Schlucktherapeuten gleichzeitig ausgebildete Psychologen, die eine Interaktionsstörung sicher erkennen. Schlucktherapeuten sollten jedoch Stresssymptome und Auffälligkeiten hinsichtlich der Mutter-Kind-Interaktion kennen, beachten und in ihre Gesamteinschätzung einfließen lassen. Oftmals lässt sich eine anstrengende Füttersituation gar nicht auf organische Ursachen zurückführen, sondern muss psychologisch betreut und entspannt werden.

8.5.3 Klinische Dysphagiediagnostik bei Kleinkindern und älteren Kindern

Anamnese beim älteren Kind

Die klinische Diagnostik beginnt auch bei dieser Patientengruppe mit den medizinischen Informationen über Diagnose und Zustand, die in der Krankenakte zu finden sind. Alle Aspekte der Anamnese werden ausführlich erhoben, bevor man die funktionelle Untersuchung und die Essensbeobachtung angeht. Bei Kleinkindern und älteren Kindern ist es wichtig, auf die verschiedenen Settings einzugehen, in denen sie essen, da sie vielleicht schon eine Einrichtung (Kindertagesstätte, Spielkreise) besuchen, in denen sie sich möglicherweise anders als zu Hause verhalten. Man erkundigt sich auch nach möglichen Hilfsmitteln, die das Kind nutzt (besonderer Löffel, besondere Sitzschale …).

Ruhebeobachtung und funktionelle Untersuchung beim älteren Kind

Eine Beurteilung der Kinder in Ruhe und die Untersuchung der gesamtkörperlichen und oralen Strukturen und Funktionen, insbesondere der orofazialen, ist auch bei diesen Kindern Voraussetzung. Mit der Veränderung der anatomischen Strukturen und Gegebenheiten entwickeln sich die oralmotorischen und -sensorischen Funktionen und Fertigkeiten des Kindes, die aufgenommene Nahrung und deren Aufnahme.

!

Essen ist ein Lernprozess.

Diese These sollte jeder Therapeut verinnerlichen. Jedes Kind muss lernen, Nahrung vom Löffel an- und abzunehmen. Die Nahrung wird zunehmend fester und erfordert jeweils spezifische Bewegungsabläufe der oralen Strukturen. Hinzu kommen der Zahnstatus und seine Veränderungen. Die bei der Ruhebeobachtung und bei der funktionellen Untersuchung zu erfassenden Aspekte sind in ➤ Kapitel 8.4.2, ➤ Tabelle 8.6 und ➤ Tabelle 8.7 zusammengefasst.

Essensbeobachtung beim älteren Kind

Die Essensbeobachtung bei Kleinkindern und älteren Kindern sollte in einem möglichst alltagsnahen, normalen Rahmen stattfinden, der für das Kind nicht wie eine Untersuchungssituation wirkt. Besteht die Möglichkeit, einen Hausbesuch dafür einzuplanen, wäre dies sehr hilfreich für alle Beteiligten, da es die natürlichste Situation wäre. Während der Untersuchung sollte das Kind Hunger haben, es sollte also vorher nicht gefüttert worden sein und entsprechend motiviert sein, zu essen und zu trinken. Dies ist vorher den Eltern bei der Terminabsprache mitzuteilen.

Zunächst sollte „alles wie zu Hause“ ablaufen. Die Lagerung und Positionierung des Kindes sollten die Eltern durchführen, so wie sie es sonst tun, und sie sollten die gewohnten Fütterutensilien nutzen. Manche Eltern besitzen zwar eine dem Kind angepasste Sitzschale, füttern es aber täglich auf dem Schoß, weil das aus ihrer Sicht angenehmer für beide ist. Dann beurteilt man die Essensbeobachtung auch in dieser Situation.

Mit welcher **Konsistenz** wird begonnen? Generell gilt: Man fängt am besten mit dem an, was das Kind gerne isst. Die Eltern sollten die Untersuchungsspeisen für das Kind zum Termin mitbringen. Sie können am besten beurteilen, welche das sind. Manchmal sind die sprachlichen und kommunikativen Fähigkeiten des Kindes schon so ausgereift, dass es mitbestimmt, was es zuerst essen oder trinken will. Dann sind die Wünsche des Kindes unbedingt zu berücksichtigen, um eine Verweigerungshaltung seitens des Kindes zu vermeiden. Manche Kinder verweigern beispielsweise die Nahrung oder den Löffel, wenn sie als Erstes Flüssigkeit oder ein bestimmtes Utensil erhalten, z. B. die Flasche. Dies sollte man mit den Eltern vorher abklären.

Im Verlauf der Essensbeobachtung kann man **therapeutische Veränderungen** durchführen. So kann man andere Löffel, Becher oder Trinkaufsätze einführen und beobachten, ob dadurch Besserungen eintreten. Dazu gehören auch Veränderungen der Lagerung oder der Positionierung. Dabei ist es wichtig, die Fütteranamnese im Hinterkopf zu haben.

!

Die **adäquate Fütterposition für ein älteres Kind** ist möglichst aufrecht, so dass Rumpf, Kopf und Hals eine möglichst gerade Linie bilden und damit die oralen Strukturen gut stützen können.

Berichten die Eltern, diese Positionierung sei für das Kind trotz angepasster Sitzschale oder Stuhl für die ganze Mahlzeit zu anstrengend und es esse in halbliegender Position besser, wird dies berücksichtigt. Nicht immer schätzen die Eltern die Situation richtig ein. Doch sollte man ihre Urteilsfähigkeit nicht unterschätzen, da sie ihr Kind und dessen Signale am Besten kennen.

Im Verlauf sollte man **Veränderungen der Konsistenz** einführen. Hat man als Therapeut den Eindruck, das Kind komme mit breiiger Kost sehr gut zurecht, kann man grob pürierte bzw. weiche Kost (z. B. gekochte Karotten, Stampfkartoffeln, Banane) ausprobieren, um die nächste Entwicklungsstufe zu fördern. Bei der Einführung festerer Kost gilt es das Risiko zu minimieren, das heißt, man fängt mit Nahrungsmitteln an, die das Kind durch Mampfen, Lutschen und ausdauerndes Einspeicheln gut zu einem Bolus formen kann und noch keine adäquaten und ausgereiften Kaubewegungen erfordern (z. B. Babykekse, Pom-Bär-Chips, Laugenbrezel, Toastbrot etc.). Erscheint das Trinken erschwert und hat man den Eindruck, das Andicken der Flüssigkeit würde dem Kind helfen, probiert man das in der Untersuchungssituation aus, bevor man Empfehlungen ausspricht.

Beim **Füttern mit dem Löffel** lassen sich Beeinträchtigungen in der oralen Phase gut beurteilen. Man achtet darauf, ob das Kind in der Lage ist, selbstständig Nahrung vom Löffel abzunehmen und einen adäquaten Mundschluss zu bilden, ob es relevante Mengen Nahrung aus dem Mund verliert, und auf die Art und Weise der Nahrungsgabe durch die Mutter. Verliert das Kind größere Teile der gegebenen Portion, lässt dies den Schluss zu, dass es nicht in der Lage ist, die gesamte Menge Nahrung aufzunehmen. Man kann die Zungenbewegungen betrachten und dann mit der Beobachtung der pharyngealen Phase fortfahren.

Man spürt Kraft und Ausmaß der **Larynxelevation** und erfasst die **Schluckfrequenz**. Man ertastet **Zungenbewegungen** am Mundboden/Zungengrund stellt einen möglichen Zusammenhang zwischen Zungenbewegungen und Schluckvorgang her. Arbeitet das Kind beispielsweise sehr lange mit seiner Zunge und braucht es lange, bis es einen Schluck auslöst, sagt das etwas über den Grad der Anstrengung und Kraft aus, die das Kind zum Essen braucht. Ein lautes Schluckgeräusch erklärt sich durch eine pharyngeale Dyskoordination beim Schlucken. Die Stimmqualität (z. B. heiser oder gurgelig) lässt Rückschlüsse über das mögliche Vorhandensein pharyngealer Residuen zu. Diese weisen ihrerseits auf ein erhöhtes Aspirationsrisiko hin.

Veränderungen der **Atmung** sind zu registrieren, da sie Aussagen über der Sicherheit der pharyngealen Phase ermöglichen. Eine Veränderung der Atmung kann auf Anstrengung beim Schlucken, eine Dyskoordination der Schluck-Atem-Koordination oder auf pharyngeale Residuen hinweisen. Husten, Räuspern und Würgen können Anzeichen für Schwierigkeiten beim Schluckakt sein und sind genau wahrzunehmen. Manche klinischen Aspekte, Müdigkeit und Aufmerksamkeitsverlust lassen sich meist erst im Verlauf mehrerer ganzer Mahlzeiten erfassen.

!

Eine mögliche Atmungsveränderung nach dem Schlucken ist ein klinischer Hinweis auf eine Aspiration.

In der Essenssituation können auch Bewegungen und Reaktionen auftreten, die in vorherigen Untersuchungen nicht zum Vorschein kamen. Aus der klinischen Erfahrung ist bekannt, dass manche Kinder bei Gabe des Löffels zubeißen und ihren Biss nicht mehr lösen können. Dies ist ein wichtiger Befund für weitere therapeutische Maßnahmen, hilft aber auch, beispielsweise die sensorische Abwehr des Kindes gegenüber oralen Stimulationen zu erklären. Eine solche Beißreaktion kann mit schmerzhaften Erfahrungen zusammenhängen (durch Eigenstimulation oder Beißerfahrung auf harten Gegenstand), die zur Verweigerung oraler Stimuli/Nahrung führen.

Bei Kindern mit einer Abwehr gegenüber sensorischen Reizen oder erhöhter Spannung kann es vorkommen, dass sie ihre Lippen stark anspannen, zurückziehen und so die Nahrungsgabe in den Mund verweigern. Sie öffnen den Mund nicht und nehmen den Becher oder den Löffel nicht an. Sobald man das Kind im Mundbereich berührt, kommt es immer wieder zu einer sensorischen Abwehrreaktion. Dies und eine übermäßige Anspannung können Bewegungsstörungen im Bereich des gesamten Körpers und Beeinträchtigungen der Körperhaltung nach sich ziehen. Bei Verdacht auf eine **sensorische Integrationsstörung** ist eine gezielte Diagnostik durch einen Fachtherapeuten in die Wege zu leiten.

Für den untersuchenden Therapeuten liegt die Schwierigkeit darin, die auftretenden Phänomene richtig einzuordnen. Die nicht erkannte sensorische Störung kann beispielsweise als psychisch bedingte Fütterstörung und Nahrungsverweigerung fehlinterpretiert werden. Deshalb spielt die vorausgehende Untersuchung der oralmotorischen und -sensorischen Funktionen und die ausführliche Anamnese eine so wichtige Rolle. So lässt sich das Phänomen als Puzzleteil in das Gesamtbild einsetzen.

Bei der Essenssituation ist ein Augenmerk auf die **Eltern-Kind-Interaktion** zu richten: Erkennt die fütternde Person die Signale des Kindes und kann sie sie richtig deuten? Hat sie Schwierigkeiten beim Füttern des Kindes, die sich auf die Gesamtsituation auswirken? Als Schlucktherapeut kann und muss man zwar keine hieb- und stichfeste Diagnose zu einer Interaktionsstörung stellen. Eine grobe Einschätzung kann aber dazu beitragen, die Probleme beim Essen besser zu verstehen.

Alle genannten Aspekte sind bei sämtlichen Konsistenzen zu untersuchen, die das Kind zu Hause bekommt.

8.6 Zusammenfassung

!

Die klinische Dysphagiediagnostik schließt mit der Antwort auf die Frage ab, ob das Kind sicher und ausreichend oral essen und trinken kann.

Man stellt eine Diagnose, dass das Kind eine oropharyngeale Dysphagie aufweist oder „nur“ eine oralmotorische Beeinträchtigung, welche die sichere Nahrungsaufnahme und die Ernährung nicht behindert. Besteht eine oropharyngeale Dysphagie, gilt es festzustellen, ob der Verdacht auf eine Aspiration besteht und wenn ja, bei welchen Konsistenzen.

Studien mit Kindern und Erwachsenen (Mathers-Schmidt and Kurlinski 2003; Martino, Pron and Diamant 2004; Bateman, Leslie and Drinnan 2007, Kneifel 2009) haben die klinische Schluckdiagnostik und ihre Variablen analysiert. Die Autoren erfragten z. B., welche klinischen Aspekte Therapeuten für die Befundung des Schluckakts verwenden und welche Gewichtung sie ihnen beimessen. Es gibt keine Belege darüber, welche Aspekte oder Parameter für die Feststellung einer akuten Aspirationsgefahr am wichtigsten und aussagekräftigsten sind. McCullough, Wertz und Rosenbek (2001) zufolge ist es schwierig, eindeutige klinische Zeichen für eine mögliche Aspiration zu definieren, da dieser Teil der Befunderhebung sehr stark von der individuellen Einschätzung des behandelnden Therapeuten abhängt. Die Art und Weise der Anamneseerhebung, der Untersuchung und Einschätzung des Schluckakts variieren von Therapeut zu Therapeut. Zudem variieren pädiatrische Patienten in ihrem Erscheinungsbild sehr.

Daher ist es sehr wichtig, dass der Therapeut seinen Aspirationsverdacht immer stichhaltig begründet, da er durch die Verdachtsäußerung weiterführende Maßnahmen einleitet, die für das Kind weitreichende Konsequenzen bringen können. Besteht Aspirationsverdacht, empfiehlt sich eine apparative Untersuchung, um den Verdacht zu erhärten. Diese ist für das Kind meist unangenehm, sodass man sicher sein sollte, dass der geäußerte Verdacht gut begründet ist. Eine apparative Diagnostik ist ausgehend von der klinischen Befundung auch dann empfehlenswert, wenn Veränderungen des therapeutischen Managements angebracht erscheinen, deren Indikation man durch eine apparative Diagnostik absichern will (z. B. wenn sich die Problematik eines Kindes nach therapeutischer Förderung verbessert hat).

Bestehen Zeichen, die auf eine frühkindliche Fütterstörung oder eine ösophageale Störung hinweisen, dann sollte man den Verdacht gegenüber dem Kinderarzt äußern oder, wenn möglich, Interventionen und Konsultationen durch die Vertreter der jeweiligen Fachdisziplinen in die Wege leiten.

Über die Ergebnisse der Untersuchung und weitere geplante Maßnahmen sind die Eltern des betroffenen Kindes umfassend zu informieren und aufzuklären. Außerdem ist es wichtig, die regelmäßige Wiedervorstellung des Kindes zu begründen und zu organisieren.

!

Ein einziger Untersuchungsaspekt ermöglicht keine ausreichende Einschätzung der Dysphagie in der Pädiatrie. Nur alle 3 Säulen der Diagnostik zusammen liefern ein adäquates umfassendes Bild über ein Kind mit Dysphagie.

8.7 Befundbeispiel

Im Folgenden werden die klinische Befunderhebung und ihre Folgen anhand eines Beispiels konkret dargestellt. Das Kind wurde im Rahmen einer interdisziplinären Ambulanz vorgestellt und von einer Sprachtherapeutin, einem Psychologen und einer Ärztin untersucht.

Beispiel

X (weiblich, zum Zeitpunkt der Untersuchung 9 Monate alt)

Medizinische Diagnosen:
- ehemaliges hypotrophes Neugeborenes mit Zustand nach schwerer primärer Asphyxie mit mehrfacher straffer Nabelschnurumschlingung
- Zustand nach Krampfanfällen im neugeborenen Alter
- Nasogastralsonde seit Geburt
- X hat einen zusätzlichen Daumen an der linken Hand

Grund der Vorstellung:
- Abklärung einer Dysphagie und der Möglichkeit der Sondenentwöhnung

Ernährungsstatus:
- Gewicht: 4.850 g (1,5 kg unter P3)
- Größe: 62 cm (4 cm unter P3)
- Ernährung per Nasogastralsonde: 850 ml Beba HA2/Tag
- Dauer und Menge einer Sondierung: 30–40 min für 180–200 ml

Infekte:
- letzter Infekt der oberen Luftwege vor 6 Monaten
- bis jetzt keine Lungenentzündung

Atmung:
- kein erhöhter Sauerstoffbedarf
- dauerhaft verschleimter Zustand
- keine Kanülenversorgung

Ösophageale Aspekte:
- erbricht häufig, meist 1 Stunde nach Sondierung

Bisherige Oralisierungsversuche:
- Die Eltern und Therapeuten haben versucht, X mit Finger Feeder und Spritze wenige Milliliter oral einzuflößen. Dies war sehr anstrengend für X und ihre Eltern.
- Vor 3 Monaten hat X ein paar Wochen 2–3 TL Brei nach vorangegangener Stimulation zugelassen, seitdem nicht mehr.

Ruhebeobachtung:
- X schläft während des Gesprächs mit den Eltern zunächst auf dem Arm des Vaters, weißliches Sekret dringt aus der Nase. Nach ca. 20 min wacht sie auf und zeigt keine Zeichen der Irritation beim Wachwerden in fremder Umgebung. Sie exploriert visuell den Raum und die anwesenden Personen.
- X ist mit Hörgeräten versorgt.
- Eine Kopfkontrolle gelingt ihr nur mit Unterstützung.
- Rumpfkontrolle ist stark eingeschränkt.

Untersuchung der oralen Strukturen und Funktionen:
- Die Struktur der Gesichtszüge ist symmetrisch.
- Der Mundschluss ist inkomplett und teilweise komplett möglich.
- Die Zungenposition ist adäquat; die Zungenbeweglichkeit ist hypoton und schwach.
- X hat einen hohen Gaumen
- X hat noch keine Zähne.
- Etwas Speichel läuft aus dem Mund.
- Die Atmung ist brodelig.
- X ist im orofazialen Bereich sehr sensibel.

Befundung der Füttersituation:
- X wird komplett per Sonde ernährt. Sie lässt oral aktuell keine Nahrung zu und ist es nicht

gewöhnt, Nahrung oral angeboten zu bekommen. Daher wird untersucht, wie X auf faziale und orale Stimulation reagiert.

- Bei Stimulation der orofazialen und oralen Strukturen vermehrt sich die Speichelbildung.
- Der Speichel wird teilweise abgeschluckt, die Schluckfrequenz ist deutlich erniedrigt.
- Stimulation mit dem Finger im Mund lässt sie zu. Die Atmung verändert sich, wird schneller und hörbar brodeliger.
- Keine Sauginitiierung am Finger trotz Stimulation.
- Bei Stimulation des Mundbodens und Streichen über den Hals hustet X und stößt schaumigen Speichel aus dem Mund.
- Sie ist während der Stimulation aufmerksam und wach.
- Nach etwa 15 min sind Zeichen der Anstrengung und der Müdigkeit sichtbar.

Zur Eltern-Kind Interaktion (durch Psychologen):

- Die Eltern gehen liebevoll und führsorglich mit X um und zeigen eine hohe Sensitivität für ihre Signale. Beide beschreiben, wie schwierig es für sie war, als X noch weniger aktiv an ihrer Umwelt teilgenommen hat. Ein Schlüssel für den Beziehungsaufbau zu X war der enge Körperkontakt. Aktuell ist zu sehen, wie gut X auf ihre Eltern reagiert und wie sehr sich das gemeinsame Bemühen um einen Beziehungsaufbau ausgezahlt hat.

Gesamtbeurteilung:

- *Medizinische Diagnose:* X zeigt klinische Zeichen einer gastroösophagealen Refluxkrankheit (GÖR-K).
- *Dysphagiebefund:* X hat eine oropharyngeale Dysphagie. Aufgrund der Beobachtung in Ruhe, bei und nach Stimulation mit taktilen Reizen, der Dauerverschleimung, der stagnierenden Gewichtszunahme und der neurologischen Grunderkrankung besteht der klinische Verdacht auf Aspiration von Speichel. Bei anderen Konsistenzen ist der Aspirationsverdacht nicht auszuschließen.
- *Psychologischer Befund:* X ist bereits bei intraoraler Stimulation überfordert. Eine Umstellung von Sonden- auf orale Ernährung würde X zum momentanen Zeitpunkt mit Sicherheit massiv überfordern. Aus psychologischer Sicht ist eine perkutane Sondenanlage zu befürworten. X zeigt großes Interesse an der oralen Stimulation. Diese sollten in bisheriger Form weitergeführt werden.

Abschließende Empfehlungen:

- Empfohlen wird die Abklärung, ob und wie ausgeprägt eine GÖR-K vorliegt, mittels kombinierter Broncho-, Ösophago-, Gastroduodenoskopie.
- Da die oropharyngeale Schluckstörung eine schnelle, vollständige und sichere Oralisierung ausschließt, wird eine PEG-Anlage empfohlen.
- Nach Abklärung der GÖR-K und ihrer Konsequenzen sollte eine Vorstellung zur erneuten klinischen und eventuell apparativen Dysphagiediagnostik erfolgen.
- Weiterhin therapeutische Förderung der Schluckfunktionen.

8.8 Anhang

Ernährungsprotokoll

Name: Protokolldatum:		Geburtsdatum: Wochentag:	
Mahlzeit: Beginn (Uhrzeit), Dauer (min)	Lebensmittel einschließlich Getränken: Art, Markenname und Zubereitungsart	Menge (g)	Besonderheiten (z. B. Erbrechen, Ablehnung, Ablenkung etc.)

LITERATURVERZEICHNIS

Arvedson JC, Brodsky L. Pediatric swallowing and feeding: assessment and management. 2nd ed. Albany, NY: Singular/Thomson Learning, 2002.

Arvedson JC. Assessment of pediatric dysphagia and feeding disorders: clinical and instrumental approaches. Dev Disab Res Rev 2008; 14: 118–127.

Arvedson J, Rogers B, Buck G et al. Silent aspiration prominent in children with dysphagia. Int J Pediatr Otorhinolaryngol 1994; 28(2–3): 173–181.

Arvedson JC, Lefton-Greif MA. Pediatric videofluroscopic swallow studies: a professional manual with caregiver guidelines. San Antonio, TX: Communication Skill Builders; 1998.

Bateman C, Leslie P, Drinnan MJ. Adult dysphagia assessment in the UK and Ireland: are SLTs assessing the same factors? Dysphagia 2007; 22(3): 174–186.

Burklow KA, Phelps AN, Schultz JR, McConnell K, Rudolph C. Classifying complex pediatric feeding disorders. J Pediatr Gastroenterol Nutr 1998; 27(2): 143–147.

Clemente C, Barnes J, Shinebourne E et al. Are infant behavioural feeding difficulties associated with congenital heart disease? Child Care Health Dev 2001; 27(1): 47–59.

Field D, Garland M, Williams K. Correlates of specific childhood feeding problems. J Pediatr Child Health 2003; 39(4): 299–304.

Gisel EG, Tessier MJ, Lapierre G et al. Feeding management of children with severe cerebral palsy and eating impairment: an exploratory study. Phys Occup Ther Pediatr 2003; 23 (2): 19–44.

Kneifel T. Klinische Diagnostik bei pädiatrischen Dysphagien, eine deutschlandweite Fragebogenstudie. Masterarbeit. Universität Bielefeld; 2009.

Lefton-Greif MA, Arvedson JC. Pediatric feeding and swallowing disorders: state of health, population trends and application of the International Classification of Functioning, Disability and Health. Semin Speech Language 2007; 28(3): 161–165.

Linden P, Kuhlemeier KV, Patterson C. The probability of correctly predicting subglottic penetration from clinical observations. Dysphagia 1993; 8(3): 170–179.

Mathisen B, Worrall L, Masel J et al. Feeding problems in infants with gastrooesophageal reflux disease: a controlled study. J Pediatr Child Health 1999; 35(2): 163–169.

McCullough GH, Wertz RH, Rosenbek JC. Sensitivity and specifity of clinical/bedside examination signs for detecting aspiration in adults subsequent to stroke. J Commun Disord 2001; 34(1–2): 55–72.

Martino R, Pron G, Diamant NE. Oropharyngeal dysphagia: surveying practice patterns of the speech-language pathologist. Dysphagia 2004; 19: 165–176.

Mathers-Schmidt B, Kurlinski M. Dysphagia evaluation practices: inconsistencies in clinical assessment and instrumental examination decision-making. Dysphagia 2003; 18: 114–125.

Miller CK, Wilging JP. Advances in the evaluation and management of pediatric dysphagia. Curr Opin Otolaryngol Head Neck Surg 2003; 11: 442–446.

Morgan AT, Ward E, Murdoch B, Kennedy B, Murision B. Incidence, characteristics and predictive factors for dysphagia after pediatric traumatic brain injury. J Head Trauma Rehabil 2003; 18 (3): 239–251.

Morgan A, Reilly S. Clinical sign, aetiologies and characteristics of pediatric dysphagia. In: Cichero J, Murdoch B (eds.): Dysphagia. Chichester: Wiley; 2006. S. 381–465.

Morris SE. Development of oral-motor skills in the neurologically impaired child receiving non-oral feedings. Dysphagia 1989; 3(3): 135–154.

Morris SE, Klein MD. Pre-feeding skills: A comprehensive resource for feeding development. San Antonio, TX: Therapy Skill Builders; 1987.

Munro FD. Dysphagia in children: a pediatric surgical perspective. Int J Pediatr Otorhinolaryngol 2003; 67: 103–105.

Murray J, Langmore S, Ginsberg S, Dostie A. The significance of accumulated oropharyngeal secretions and swallowing frequency in predicting aspiration. Dysphagia 1996; 11: 99–103.

Reynolds EW, Vice FL, Gewolb IH. Variability of swallow-associated sounds in adults and infants. Dysphagia 2009; 24: 13–19.

Rommel N. Assessment techniques for babies, infants and children. In: Cichero J, Murdoch B (eds.) Dysphagia. Chichester: Wiley; 2006. p. 466–486.

Rommel N, DeMeyer A-M, Feenstra L, Veereman-Wauters G. The complexity of feeding problems in 700 infants and young children presenting to a tertiary care institution. J Pediatr Gastroenterol Nutr 2003; 37: 75–84.

Symington A, Ballantyne M, Pinelli J, Stevens B. Indwelling versus intermittent feeding tubes in premature neonates. J Obstet Gynecol Neonat Nurs 1995; 24: 321–326.

Wolf L, Glass RP. Clinical feeding evaluation. In: Feeding and swallowing disorders in infancy. San Antonio, TX: Therapy Skill Builders; 1992. p. 85–149.

KAPITEL

9

Sophie Frey

Voraussetzungen des Dysphagiemanagements in der Pädiatrie

Dysphagiemanagement besteht aus der Diagnostik – klinisch und bildgebend – und den daraus resultierenden therapeutischen Maßnahmen zur Kompensation oder Rehabilitation der Schluckstörung. Ihm sollte immer eine Beurteilung durch ein interdisziplinäres Team zugrunde liegen, an die sich eine individuelle und durchdachte Behandlung anschließt.

EXKURS

Beim Wort „**Management**" handelt es sich um einen Anglizismus, der vom italienischen „maneggiare" für „an der Hand führen" abstammt, das seinen Ursprung seinerseits im lateinischen „manus" für „Hand" hat.

In Bezug auf das Management von Dysphagien bei Kindern ist der Ausdruck „an der Hand führen" sehr zutreffend: Aufgabe des Dysphagiologen ist, einen passenden Behandlungsplan mit dem Kind und seinen Eltern zu erarbeiten und so die Familie auf dem Weg durch die Dysphagiebehandlung ihres Kindes *an die Hand zu nehmen*. Es ist essenziell, das Kind nicht nur zu therapieren, sondern die Behandlung ganzheitlich auszurichten – nach den medizinisch notwendigen Kriterien und unter Berücksichtigung des sozialen Umfelds.

!

Dysphagiemanagement bezeichnet den ganzheitlichen Behandlungsplan einer Schluckstörung.

Für eine erfolgreiche Behandlung ist die Mitarbeit der Kinder wie ihrer Eltern von großer Bedeutung. Eltern verstehen die therapeutischen Maßnahmen leichter, wenn der Therapieplan gemeinsam mit ihnen diskutiert und erstellt wurde; solch ein Kommunikationsprozess verbessert dann auch die Umsetzung der Maßnahmen durch die Eltern. Das Schlucken ist so allgegenwärtig – vom Speichelschlucken, um Sabbern zu verhindern, bis zu den zahlreichen Mahlzeiten am Tag –, dass Kinder mit Schluckstörung permanent mit ihrer Einschränkung konfrontiert sind und ein 24-Stunden-Konzept brauchen. Dies bedeutet keineswegs, dass die Kinder 24 Stunden lang therapiert werden, sondern vielmehr, dass die Eltern – die ja ebenfalls ständig mit der Schluckproblematik konfrontiert sind – umsetzbare und individuelle Hilfestellungen und Anleitungen erhalten, wie sie ihr Kind im Alltag unterstützen können.

Dysphagiemanagement zielt immer darauf ab, sowohl die Ernährung ohne Aspirationsgefahr sicherzustellen als auch die Lebensqualität durch Freude am Essen für das Kind zu erhalten. Die Versorgung des Körpers mit Nahrung, Flüssigkeiten und eventuell Medikamenten ist zum einen ganz grundsätzlich zunächst als Existenzgrundlage zu sehen, zum anderen ist richtige Ernährung eine wichtige Grundlage für gute körperliche und geistige Entwicklung. Eine Fehlernährung vermag umgekehrt das Entwicklungspotenzial eines Kindes auf allen Ebenen erheblich zu beeinträchtigen. Dysphagiemanagement kann die Empfehlung zur Sondierung zur Sicherstellung der Ernährung beinhalten; zusätzlich kann es aus kompensatorischen oder adaptiven Therapieempfehlungen bestehen, um eine aspirationsfreie Ernährung zu gewährleisten. Für die Kinder bedeuten Essen und Trinken in den meisten Fällen Lebensqualität, daher ist es für ihre psychosoziale Entwicklung bedeutsam, diese Freude so weit wie möglich zu erhalten.

!

- Der Behandler muss sich beim Dysphagiemanagement überlegen, wie das Kind mit seinen vorhandenen Fähigkeiten essen und trinken, mindestens aber schmecken kann.
- Um ein dysphagisches Kind vor weitreichenden gesundheitlichen Risiken , wie z. B. einer Lungenentzündung zu bewahren und seine orofaziale Entwicklung zu fördern, bedarf es eines individuell angepassten und interdisziplinär durchdachten Dysphagiemanagements.

In den Abschnitten dieses Kapitels wird zunächst aufgezeigt, wie ein strukturiertes Vorgehen aussehen kann und wonach sich Experten richten können. Leitlinien und „Behandlungspfade" werden vorgestellt und sollen bei der Weichenstellung im Verlauf des Dysphagiemanagements helfen. Sie bieten jungen Kollegen Hilfestellung für die Planung der Abfolge der verschiedenen Maßnahmen und erfahreneren Kollegen eine Möglichkeit, die eigenen Behandlungskonzepte zu überdenken.

!

Dysphagiemanagement bedeutet ...

..., die Ernährung eines dysphagischen Kindes so zu gewährleisten, dass gesundheitliche und psychosoziale Aspekte sowie die Lebensqualität des Kindes dabei Berücksichtigung finden.
Mit anderen Worten: Es reicht nicht, die Pathologie eines Kindes zu betrachten. Es gilt vielmehr die Beeinträchtigung der Lebensqualität durch die Pathologie mit einbeziehen. Die Therapie muss immer darauf ausgerichtet sein, die Lebensqualität des Kindes zu steigern.

9.1 Wurzeln des Dysphagiemanagements

Eine Schluckstörung kann – insbesondere wenn sie nicht behandelt wird – zu gravierenden medizinischen Komplikationen wie Pneumonie, Malnutrition und Dehydratation, in seltenen Fällen sogar zum Tode führen.

Die Dysphagiologie ist ein junges Fachgebiet, das meist den Sprachtherapeuten (➤ Kap. 9.2.2) zugeordnet wird. Dieser Arbeitsbereich kann im Gegensatz zu dem anderer medizinischer Hilfsberufe Entscheidungen beinhalten, die zu lebensbedrohlichen Komplikationen führen können. Aus diesem Grund ist es im Dysphagiemanagement wichtig, überlegt und strukturiert zu handeln, und zwar unabhängig vom Alter des Betroffenen.

In den folgenden Abschnitten werden bestehende Klassifikationen und Leitlinien für die Dysphagiebehandlung vorgestellt und kritisch betrachtet. Verschiedene Modelle werden vorgestellt, sodass der Leser sich ein eigenes Bild machen und relevante Aspekte für seinen Arbeitsalltag vertieft betrachten kann.

9.1.1 Internationale Klassifikation der Funktionsfähigkeit, Behinderung und Gesundheit (ICF)

Die ICF der WHO ist ein **internationales, fächerübergreifendes Modell** zur Beschreibung des Gesundheitszustands, der Behinderung, der sozialen Beeinträchtigung und der relevanten Umgebungsfaktoren einer Person (➤ Kap. 8.2). Eine deutschsprachige Übersetzung gibt das Deutsche Institut für Medizinische Dokumentation und Information (DIMDI 2005) heraus. Die ICF basiert auf einer ganzheitlichen Betrachtung des Menschen; dabei berücksichtigt sie nicht nur die funktionellen körperlichen Probleme, sondern stellt diese in den Kontext von Aktivität und Teilhabe im Alltag und lotet den Einfluss von Umweltfaktoren aus.

„Allgemeines Ziel der ICF-Klassifikation ist, in einheitlicher und standardisierter Form eine Sprache und einen Rahmen zur Beschreibung von Gesundheits- und mit Gesundheit zusammenhängenden Zuständen zur Verfügung zu stellen." (DIMDI 2005)

Die ICF besteht aus 2 Teilen mit je 2 Unterkomponenten:

1. Funktionsfähigkeit und Behinderung
   a. Körperfunktionen und -strukturen
   b. Aktivität und Teilhabe (Partizipation)
2. Kontextfaktoren
   a. Umweltfaktoren
   b. personenbezogene Faktoren

ICF und ICD-10

Die ICD-10 (10. Revision der International Classification of Diseases) klassifiziert Pathologien, wie Krankheiten, Gesundheitsstörungen und Verletzungen aufgrund ihrer Ätiologie. Die ICF hingegen beschreibt die Funktionsfähigkeit und Behinderung einer Person im Zusammenhang mit einer Krankheit. ICF und ICD-10 ergänzen sich: Die mit der ICD-10 gestellte Diagnose wird durch in der ICF klassifizierte Informationen zu Funktionsfähigkeit,

Behinderung und Kontextfaktoren ergänzt. Die reine Diagnose eines Kindes reicht zur ganzheitlichen Betrachtung nicht aus, es müssen außerdem die Auswirkungen dieser Krankheit auf das Leben der Betroffenen (und ihrer Eltern) beschrieben und berücksichtigt werden. Diese einheitliche Sprache soll nicht nur die internationale Kommunikation verbessern, sondern auch die interdisziplinäre (➤ Kap. 6.1).

ICF und Dysphagiemanagement

In der Schlucktherapie hat die Partizipation schon immer eine bedeutende Rolle gespielt. Hauptthema ist, wie etwas gegessen werden kann. Dies erfordert auch zu überlegen, in welchem Kontext (wie und wo) ein Kind essen kann. Diese Betrachtungsweise führt allerdings häufig dazu, dass Therapieansätze wenig ursachenorientiert sind, sondern sich vielmehr am raschen Erfolg orientieren, beispielsweise daran, dass das Kind wieder oral isst. Dies spiegelt sich in häufigen und oft wenig differenzierten Empfehlungen zu angedickten Getränken und perfekter Sitzposition wider.

Ungenauigkeiten der ICF

Hofmayer, Burek und Stanschus (2009) kommen zu dem Schluss, „dass Dysphagien mit Hilfe der ICF nur unzureichend klassifiziert werden können". Komponenten der Körperfunktion könne man nur in allgemein gehaltenen Beschreibungen klassifizieren. Es ist zwar möglich, eine „erheblich ausgeprägte pharyngeale Schädigung" zu kodieren, nicht aber das Auftreten und exakte Beschreiben von Aspirationen. Auch in der ICD-10 kann eine Dysphagie nicht hinreichend differenziert beschrieben werden.

!

> „Am Ende ist es für das Dysphagiemanagement entscheidend, dass alle Komponenten, von der Funktion über die Aktivität bis zur Teilhabe einschließlich der Kontextfaktoren, in die Outcome-Betrachtung mit einbezogen werden, um für den Patienten das Optimum an Versorgung gewährleisten zu können." (Hofmayer, Burek und Stanschus 2009)

Gröne (2009) weißt darauf hin, dass die Beschreibung der Partizipationsebene nur unzureichend möglich ist. So wird in der ICF sowohl beim Essen („Speisen … zum Mund zu führen und auf kulturell akzeptierte Weise zu verzehren") als auch beim Trinken („in kulturell akzeptierter Weise zu trinken") offen gelassen, wie diese kulturell akzeptierte Weise genau aussieht. Ist es kulturell akzeptiert, wenn ein Kind mit 5 Jahren gefüttert werden muss? Oder ist es akzeptabel, dass ein behindertes Kind mit 10 Jahren allein isst, aber aufgrund des starken Sabberns einen großen Latz braucht und „unordentlich" isst?

9.1.2 Leitlinien als Orientierung

Leitlinien allgemein

Medizinische Leitlinien sind von einer Expertengruppe entwickelte Behandlungspfade zur Unterstützung von Entscheidungen medizinisch Tätiger wie von Ärzten, Therapeuten, Pflegenden usw. bei der Patientenversorgung. Sie sind anders als Richtlinien in der Entscheidungsfindung nicht bindend. Leitlinien sollen den aktuellen fachlichen Entwicklungsstandard („state of the art") darstellen. Sie bieten Orientierung in der Entscheidungsfindung, lassen aber auch Spielraum, um den Behandlungspfad individuell anzupassen. In Deutschland werden Leitlinien meist von wissenschaftlich-medizinischen Fachgesellschaften oder Berufsverbänden entwickelt. Die Arbeitsgemeinschaft der Wissenschaftlichen Medizinischen Fachgesellschaften (AWMF) entwickelt und klassifiziert medizinische Leitlinien, wobei sie 3 Entwicklungsstufen unterscheidet:

- S1: informell von einer Expertengruppe entwickelte Empfehlung
- S2: formale Konsensfindung oder formale Evidenzrecherche
- S3: Leitlinie mit allen Elementen systematischer Entwicklung (, wie z. B. regelmäßiger Überprüfungen)

Leitlinie „Neurogene Dysphagie"

Die Leitlinie „Neurogene Dysphagie" (Prosiegel et al. 2008) zielt darauf ab, die Rehabilitation *erwachsener*

9

Patienten mit neurogener Dysphagie zu optimieren. Zunächst werden darin verschiedene Epidemiologien erläutert, gefolgt von einer Beschreibung diagnostischer und therapeutischer Interventionen. Die Diagnostik beginnt mit einem Screening-Verfahren zur Einschätzung des Aspirationsrisikos und wird ergänzt durch die apparative Diagnostik. Im therapeutischen Kapitel werden zunächst pharmakologische und chirurgische Verfahren beschrieben, darauf folgen Aspekte von Sondenernährung und Tracheostoma, weiterführend werden die funktionell-orientierte Schlucktherapie, die F.O.T.T. (➤ Kap. 16.4) sowie die Interventionen beim akuten Schlaganfall beschrieben. Die Leitlinie ist eine Weiterentwicklung der Leitlinie „Neurogene Dysphagie“ der Deutschen Gesellschaft für Neurotraumatologie und klinische Neurorehabilitation e. V. (DGNKN; ➤ Abb. 9.1) von 2003.

Für das Vorgehen bei *kindlicher* Dysphagie gibt es keine publizierte Richtlinie oder Leitlinie. Orientiert man sich am Algorithmus für Erwachsene und versucht diesen für Kinder zu modifizieren, merkt man schnell, wie kompliziert das wird. Bei Kindern muss das Vorgehen an das Entwicklungsalter, den Reifungsprozess, die soziokulturelle Situation und letztendlich die häufig bestehende Multimorbidität angepasst werden. Weiterhin ist bei der Therapieplanung zu berücksichtigen, dass es sich bei den Krankheitsbildern von Kindern nicht ausschließlich um das Wiedererlernen verloren gegangener Funktionen (z. B. bei erworbener Hirnschädigung) handelt, sondern um eine Kombination aus dem Wiedererlernen alter und dem Erlernen neuer Fähigkeiten. Ausgehend davon ist im pädiatrischen Dysphagiemanagement zu berücksichtigen, dass es sich um eine angeborene oder erworbene Grunderkrankung handeln kann. Bei Ersterer lässt sich ein Remissionsprozess, z. B. bei prognostischen Überlegungen, ausschließen.

Wird nun aber eine ganzheitliche Betrachtung der Kinder mit Ess- und Schluckproblemen angestrebt, müssen nicht nur die Aspekte der oropharyngealen Dysphagien Berücksichtigung finden, sondern auch die der ösophagealen Dysphagien und der frühkindlichen Fütterstörungen (➤ Kap. 6.2.1 bis ➤ Kap. 6.2.3).

➤ Abbildung 9.1 stellt den allgemein anerkannten Algorithmus in der Neurologie von Prosiegel et al. (2008) zum „Prozedere bei dysphagischen Patienten mit akut-neurologischen Erkrankungen“ dar. Wird er in der Neuropädiatrie herangezogen, ist zu bedenken, dass folgende Aspekte darin *nicht* integriert sind:

- Differenzialdiagnostik zu ösophagealer Dysphagie und frühkindlicher Fütterstörung
- kindliche Entwicklungsprozesse
- soziokulturelle und familiäre Hintergründe
- Begleiterkrankungen der Kinder
- Unterscheidung zwischen erworbener und angeborener Dysphagie

Unter besonderer Berücksichtigung dieser Punkte kann der Algorithmus von Prosiegel als Wegweiser im Management einer rein oropharyngealen Dysphagie eines Kindes herangezogen werden. Für eine erfolgreiche und zufriedenstellende Behandlung ist es grundsätzlich wichtig, sich zu Beginn die Krankenakte anzuschauen, um dann die Kinder, zwar vorrangig im eigenen Kompetenzbereich, aber dennoch im Kontext all ihrer Probleme zu untersuchen.

Leitlinie „Stufenweises Vorgehen…“

Arvedson und Brodsky stellten 2002 einen Algorithmus zum stufenweisen Vorgehen bei Ess- und Schluckstörungen vor (➤ Abb. 9.2). Bei genauerer Betrachtung wird klar, dass es sich hierbei ausschließlich um das diagnostische Prozedere bei oropharyngealen Dysphagien handelt. Ösophageale und psychosomatische Aspekte finden keine Berücksichtigung. Es ist ein Algorithmus, in dem zwar kindliche Entwicklungsstufen angesprochen werden, aber ohne detaillierte Darstellung und Erläuterung.

Flussdiagramm „Ess- und Schluckprobleme bei Kindern“

Das „Flussdiagramm: Ess- und Schluckstörungen bei Kindern“ (➤ Abb. 9.3) stellt eine (nicht leitliniengeprüfte) Empfehlung zum Vorgehen bei kindlichen Nahrungsaufnahmestörungen dar.

Aufgezeigt werden Vorgehensweisen bei Monomorbidität; liegt eine Multimorbidität vor, muss – insbesondere in den Zeitschienen (B) und (C) – ein mehrdimensionaler Weg verfolgt werden.

- In **Abschnitt A** wird die erste Kontaktaufnahme und Erstbeurteilung der Symptomatik beschrie-

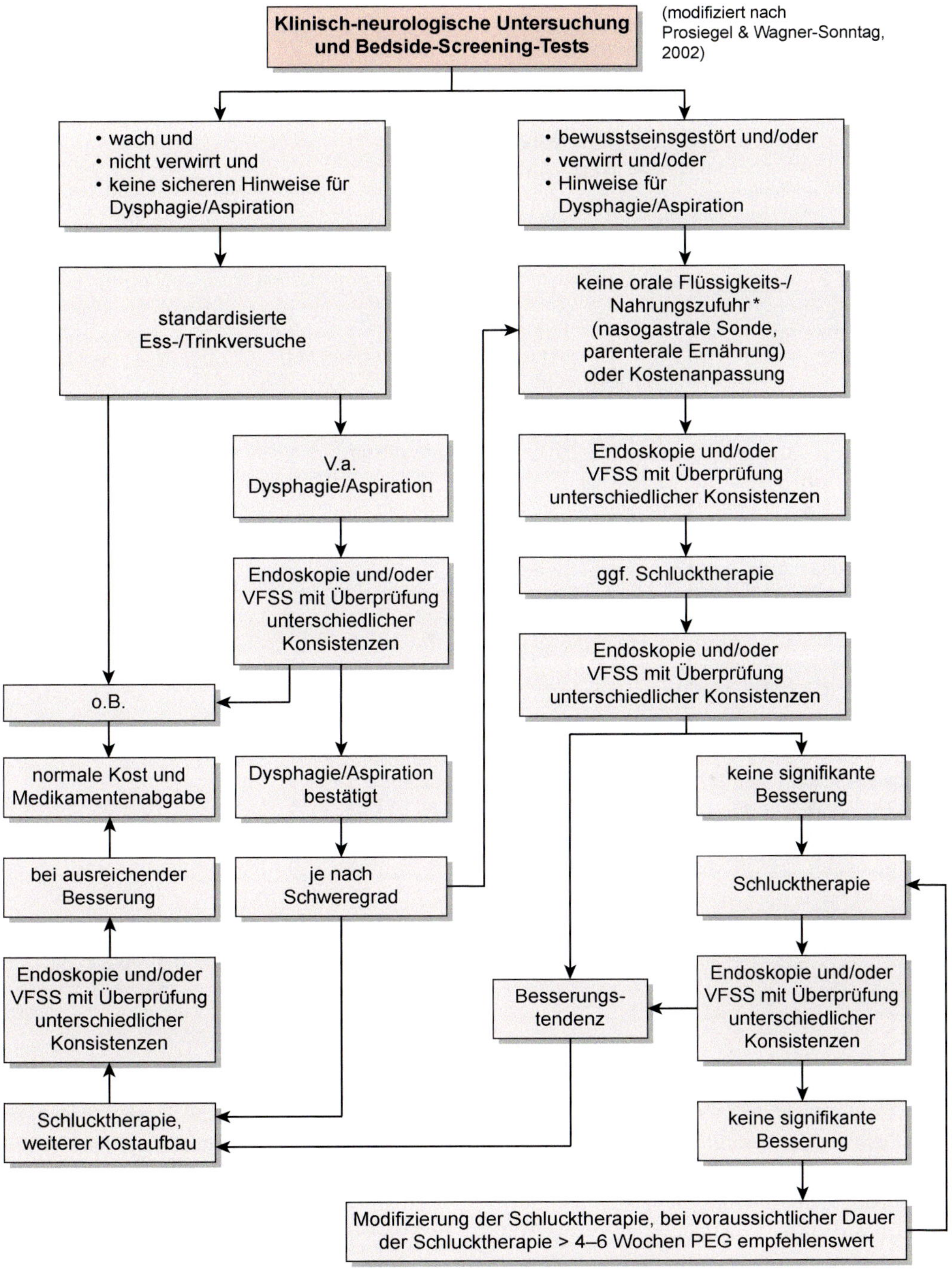

* wenn sehr schwere Dysphagie vorliegt und langfristige Schlucktherapie sehr wahrscheinlich ist, frühzeitig Indikation zur PEG-Anlage überdenken; bei massiver (Speichel-)Aspiration und (Gefahr von) Aspirationspneumonien bzw. bei beidseitiger Stimmbandparese Indikation zu (möglichst plastischer, nicht dilatativer) Tracheostoma-Anlage überdenken

Abb. 9.1 Algorithmus – Prozedere bei dysphagischen Patienten mit akut-neurologischen Erkrankungen/neurogener Dysphagie – Leitlinie der DGNKN 2003

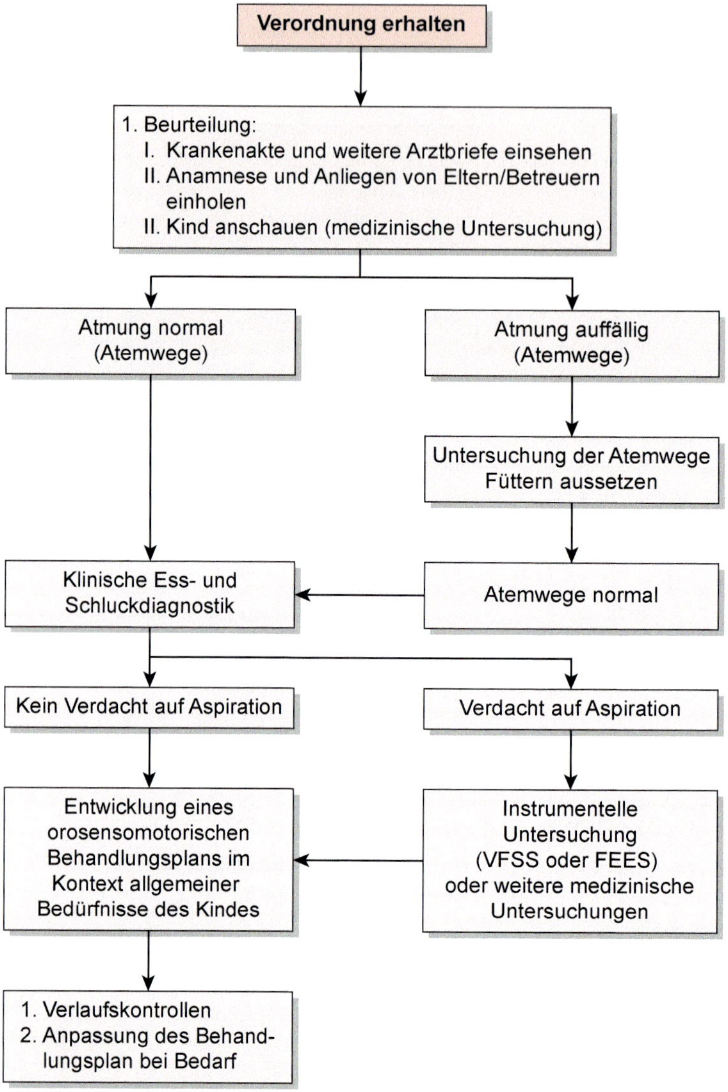

Abb. 9.2 Stufenweises Vorgehen zur Beurteilung von Ess- und Schluckfunktionen bei Säuglingen und Kindern

ben. Hierbei werden auch die Erwartungen, die an die Institution gestellt werden, angesprochen. Diese fließen in die Gesamtbeurteilung mit ein, was gegebenenfalls eine frühzeitige Richtigstellung erlaubt. Zum Abschluss des ersten Termins sollte ein vorläufiger Behandlungsplan vorgestellt werden, der je nach Notwendigkeit Empfehlungen zu weiteren spezifischen Untersuchungen auf medizinischer, schlucktherapeutischer und/oder psychosozialer Ebene enthält.

- **Abschnitt B** beinhaltet die erste fachspezifische Untersuchungsschiene, in der sich die verschiedenen Fachdisziplinen ein genaues Bild von dem Kind machen und die Ergebnisse zur weiteren Beratung in das interdisziplinäre Team einbringen. Wie schon bei der ersten Kontaktaufnahme spielen auch hier Ergebnisse vorangegangener Untersuchungen eine entscheidende Rolle, um überflüssige Belastungen des Kindes durch Doppeluntersuchungen zu vermeiden.
- **Abschnitt C**: Das interdisziplinäre Team sammelt Ergebnisse und entscheidet über notwendige weiterführende Behandlungen; dabei können

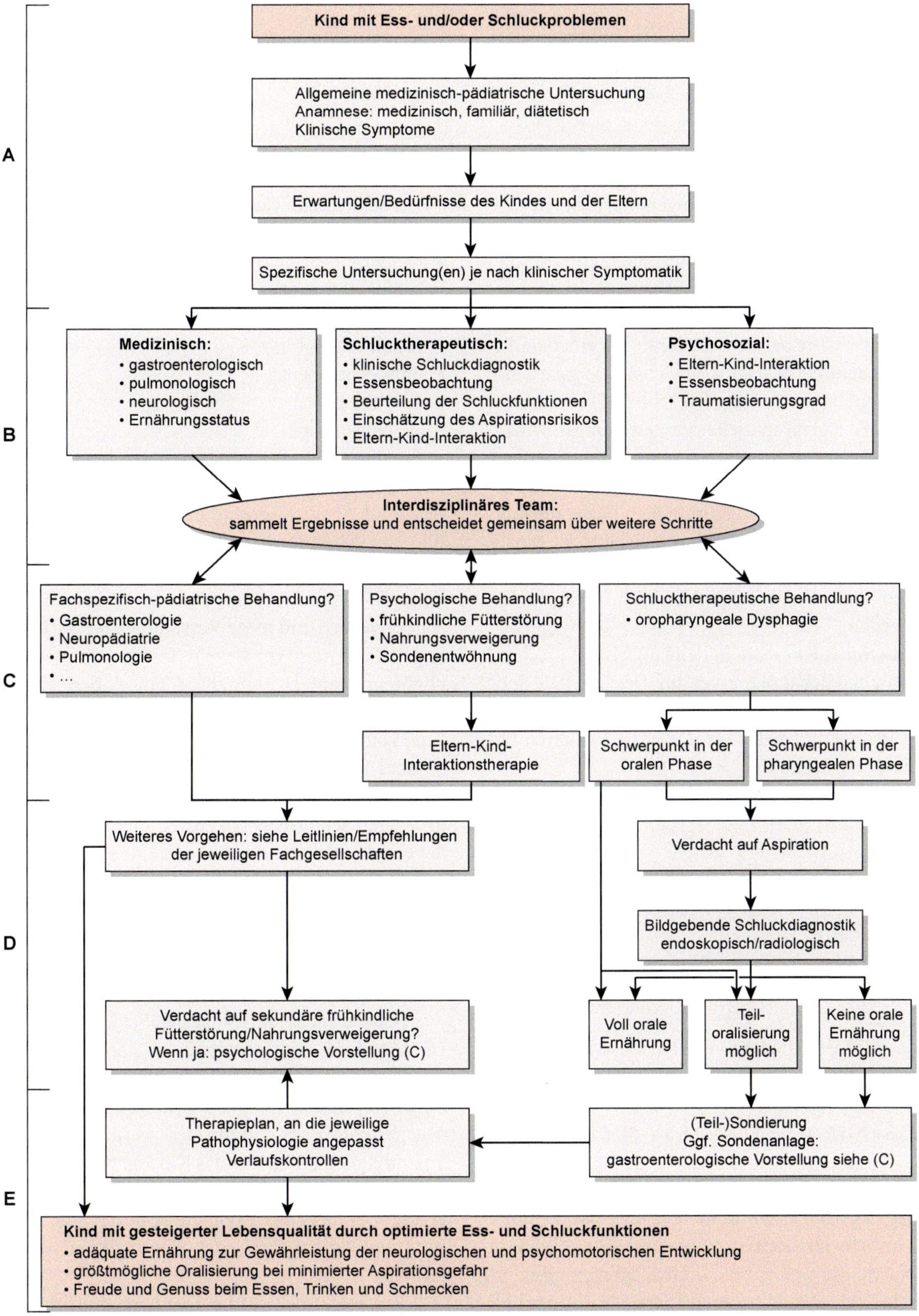

Abb. 9.3 Flussdiagramm zu Ess- und Schluckproblemen bei Kindern: A: Erster Kontakt/Beurteilung der Symptomatik; B: Erste fachspezifische Untersuchungsschiene; C: notwendige weiterführende Behandlungen; D: fachspezifische Diagnostik; E: fachspezifische Behandlung

zeitliche Priorisierungen für Behandlungen erfolgen, um die Belastbarkeit des Kindes und seiner Familie nicht zu überstrapazieren.
- **Abschnitt D** beinhaltet die zweite fachspezifische Untersuchungs- und Behandlungsschiene. Sie beinhaltet notwendige weiterführende Untersuchungen und Behandlungen. Bei oropharyngealer Dysphagie mit Aspirationsgefahr wird auf die Notwendigkeit einer bildgebenden Schluckdiagnostik hingewiesen. Aufbauend auf diesen Befund wird dann über die weiteren Oralisierungsschritte beraten. Ist daraufhin eine Sondierung erforderlich, wird zunächst eine gastroenterologische Vorstellung (Abschnitt C) unumgänglich. Bezüglich spezieller Fragestellungen wird auf die ausführlichen Leitlinien der entsprechenden Fachgesellschaften verwiesen. Kommt es zu einer sekundären frühkindlichen Fütterstörung, z. B. nach schwerer oropharyngealer oder ösophagealer Dysphagie, muss auch hier eine psychosoziale Vorstellung (Abschnitt C) empfohlen werden.
- **Abschnitt E** beschreibt den langfristigen fachspezifischen Behandlungsverlauf. Der jeweilige Spezialist informiert das multidisziplinäre Team regelmäßig und dieses berät über den weiteren Behandlungsverlauf.

!

Eine Leitlinie für die Behandlung von Ess- und Schluckstörungen im Kindesalter wartet noch darauf, von einem interdisziplinären Expertengremium erarbeitet zu werden.

9

9.2 Interdisziplinäres Team

9.2.1 Interdisziplinäres Arbeiten

Kinder mit Ess- und Schluckstörungen haben häufig zusätzlich auch **somatische** und/oder **psychosomatische Schwierigkeiten**. Selten besteht ein isoliertes Problem, das sich auf die orale Nahrungsaufnahme beschränkt. Dieser voraussehbaren **Multimorbidität** gerecht zu werden und die Kinder ganzheitlich zu behandeln bedarf einer Betreuung dieser Patientengruppe durch ein interdisziplinäres Team. Ein solches Team kann sich folgendermaßen zusammensetzen:
- Kinderärzte unterschiedlicher Spezialisierung, z. B.:
  - Neuropädiater
  - Pädiatrischer Gastroenterologe
  - Pädiatrischer Pneumologe
- Kinderpflegefachkraft
- Schlucktherapeut
- Logopäde
- Ergotherapeut
- Physiotherapeut
- Psychologe
- Sozialpädagoge
- Ernährungsberater

Jedes Teammitglied bringt seine eigene Fachkompetenz und Sichtweise ein, sodass ein umfassendes Bild des Kindes entsteht. Erlangen die einzelnen Fachleute dabei auch über die Arbeitsinhalte ihrer Kollegen Kenntnis, können sie ihren eigenen Horizont erweitern und mehr Verständnis für die jeweils andere Sichtweise entwickeln. Im bunten interdisziplinären Team besteht die Chance, den eigenen fachspezifischen Tunnelblick zu weiten und das Kind von vielen relevanten Seiten zu betrachten.

Jedes Teammitglied ist Teil des ganzen Therapieprozesses, in dessen Mittelpunkt das Kind mit seiner Ess- oder Schluckstörung steht. Die **Eltern** haben dabei eine sehr wichtige Rolle: Sie sind nicht nur die wichtigste Bezugsperson des Kindes, sondern
- entweder Teil der Behandlung – im Rahmen einer Eltern-Kind-Therapie, z. B. bei frühkindlicher Fütterstörung oder Sondenentwöhnung
- oder Begleiter des Kindes im Therapieprozess – z. B. bei einer oropharyngealen Schlucktherapie.

Die Mitglieder des Teams müssen über die Arbeitsinhalte ihrer Kollegen im Bilde sein und in regelmäßigen Abständen (1- bis 2-mal wöchentlich) über den weiteren Verlauf informiert werden. Wenn alle Teammitglieder über die das Kind betreffenden Prozesse informiert sind, können sie durch die eigene erlangte umfassende Kompetenz durch eine offene Kommunikationspolitik den Eltern Sicherheit vermitteln.

Wie hierarchisch solche Teams strukturiert sind, hängt vom jeweiligen Team ab. Rein formal dürfen die „Therapeuten", also die Vertreter therapeutischer

Berufe wie Logopäden, Sprach-, Ergo- und Physiotherapeuten, als Angehörige der sog. **Gesundheitsfachberufe** nur auf Verordnung eines Arztes tätig werden. Ihre diagnostischen Erkenntnisse und Vorschläge sind für das Dysphagiemanagement formal als „Empfehlungen" zu sehen. Gleichwohl werden diese Empfehlungen von Ärzten im guten (und gerechtfertigten) Vertrauen auf die Fachkompetenz der Schlucktherapeuten häufig als Verordnungen übernommen.

Es ist sinnvoll, einen **ärztlichen Teamleiter** zu haben, der die übergeordnete Verantwortung für die Beschlüsse des Teams hat. Jedes andere Teammitglied hat darüber hinaus in allem, was es unternimmt, seine eigene Durchführungsverantwortung, die es dazu verpflichtet, nach bestem Wissen und Gewissen innerhalb seines jeweiligen Kompetenzrahmens zu handeln.

Innerhalb einer Klinik ist es sicherlich einfacher, ein interdisziplinäres Team zur Behandlung von Ess- und Schluckstörungen zusammenzustellen, da die betreffenden Personen in der Regel im selben Gebäude arbeiten und „nur" ein gemeinsamer Termin und Ort für den gemeinsamen Austausch gefunden werden muss. Vorausgesetzt, dass die Notwendigkeit zur Bildung eines solchen Teams sowohl von den potenziellen Mitgliedern als auch von der Klinikleitung anerkannt wird.

Beispiel

Fachspezifischer Kompetenzrahmen

- Die **Pflegefachkraft** muss bei der Essensausgabe überprüfen, ob die gelieferte Mahlzeit der verordneten Kostform und der veranschlagten Kalorienzufuhr entspricht, gegebenenfalls das Essen austauschen oder ergänzen.
- Der **Physiotherapeut** muss wissen, ob und was das Kind mit den individuellen Schluckfunktionen z. B. zwischendurch trinken oder essen soll und kann und wie sich therapeutisches Trinken möglicherweise in die motorisch-funktionelle Therapie integrieren lässt.
- Der **Schlucktherapeut** muss im Rahmen der Therapie mit Schluckproben auf eventuell bestehende Nahrungsmittelunverträglichkeiten oder Stoffwechselprobleme des Kindes Rücksicht nehmen. Er muss psychosomatische Aspekte bei Nahrungsverweigerungen in Betracht ziehen und diese gegebenenfalls mit dem Psychologen besprechen.

Im ambulanten Bereich mag es dagegen zunächst als große Herausforderung erscheinen, ein multidisziplinäres Team an einen Tisch zu bekommen. Diese effiziente und lohnende Herangehensweise wird im Übrigen von den Kostenträgern honoriert: Die Kostenträger stellen für **ambulante Fallkonferenzen** Mittel zur Verfügung, die durch die entsprechenden Frühförderstellen beantragt werden können. Auch im ambulanten Bereich sollte unbedingt ein gemeinsamer Behandlungsplan erstellt werden, Aufgaben sollten klar abgegrenzt und zugeteilt werden und eine Priorisierung von Therapieschritten ist gemeinsam vorzunehmen. Auf diese Weise lässt sich verhindern, dass Eltern mit ihren Kindern täglich – womöglich im Anschluss an den Kita-Besuch – unter großer Belastung versuchen, alle Therapien und Arzttermine wahrzunehmen.

Da jede Therapieform für sich in Anspruch nimmt, Kinder möglichst frühzeitig und intensiv zu fördern und Nichtinanspruchnahme die „optimale" Förderung gefährden würde, sind Eltern in der Regel überfordert, essenzielle von wünschenswerten Therapien zu unterscheiden. Wie sehr die „optimale Förderung" durch Übertherapieren und Terminstress von Kind und Eltern belastet ist, wird dabei leider oft vernachlässigt. Unbestreitbar ist es für die Entwicklung jedes Kindes von immenser Bedeutung, Ruhe und Geborgenheit bei den Eltern zu erfahren. Dies können Eltern ihren Kindern nur geben, wenn sie nicht permanent das Gefühl haben, elementare Hilfsangebote für ihr Kind zu versäumen.

Allein für Kinder mit „normalem" Entwicklungsverlauf gibt es vom Säuglingsalter an eine Vielzahl von „Fördermöglichkeiten", die wahlweise für die motorische-, musikalische-, sprachliche-, soziale-, etc. Entwicklung der Kinder entscheidend sind: PEKiP, Babyschwimmen, Musikschule, „toytalk" in allen Sprachen, Spiel-, Bastel- und Krabbelgruppen. Diese Angebote sind, jedes für sich und in der richtigen Dosierung, sicherlich gut für die Kinder. Dennoch ist bekannt, dass eine stabile emotionale Bindung des Kindes zu den Eltern das Wichtigste überhaupt ist.

Offene Aussprachen in interdisziplinären Fallkonferenzen mit den Eltern können eine optimale

Nutzung aller Ressourcen gewährleisten: Das Kind wird optimal gefördert, weder über- noch unterfordert, die Eltern werden mit ihren Bedürfnissen ernstgenommen und die Therapeuten können zielgerichtet arbeiten – eventuell sogar in Tandembehandlungen (was zudem möglicherweise das Therapiebudget des Kinderarztes schont).

9.2.2 Interdisziplinäre Kompetenzen

Bei der Zusammenstellung eines **pädiatrischen Dysphagieteams** könnte man es sich mit folgender Auflistung leicht machen: Kinderarzt, Logopäde, Psychologe, Kinderpflegefachkraft und Diätassistent. Es gibt aber keine festgeschriebenen Qualifikationskriterien für die Arbeit mit dysphagischen Kindern in Deutschland. Außerdem variiert die Intensität, mit der die jeweiligen Ausbildungen auf die (pädiatrische) Dysphagie eingehen, sehr stark. Es kann z. B. weder bei einem Logopäden noch bei einem Kinderarzt vorausgesetzt werden, dass spezifische, über die Schluckphysiologie hinausgehende Qualifikationen vorliegen.

Mit anderen Worten: Es ist wichtig, dass bestimmte Bereiche und Grundqualifikationen in einem pädiatrischen Dysphagieteam vertreten sind; wie die konkrete personelle Besetzung aussieht, sollte nur an inhaltlichen Kriterien festgeschrieben werden. So kann z. B. ein Dysphagieteam aus einem Neuropädiater, einem Ergotherapeuten (Dysphagietherapie), einem Sozialpädagogen (psychosoziale Betreuung) und einer Kinderpflegefachkraft (Pflege und Ernährungsberatung) – alle mit dysphagiologischer Zusatzqualifikation –, bestehen.

Im Folgenden wird eine Liste der benötigten Kompetenzbereiche für das interdisziplinäre Dysphagieteam vorgestellt (➤ Abb. 9.4).

Medizinisch-pädiatrische Kompetenz

Die medizinisch-pädiatrische Kompetenz ist in der Regel durch einen Pädiater vertreten, da nur er die langjährige Zusatzqualifikation zur Behandlung von Kindern und Jugendlichen durchlaufen hat.

! Der Kinderarzt hat die medizinische Verantwortung für das Kind.

Der Kinderarzt entscheidet – meist in Rücksprache mit den betreffenden Fachleuten – welche Maßnahmen und Therapien verordnet werden und wie häufig. Er ist in der Regel der erste Ansprechpartner, an den sich die Eltern eines Kindes mit Ess- und Schluckproblemen wenden. Deshalb ist es nicht selten der Kinderarzt, der die erste Anamnese des Kindes erhebt und erste Entscheidungen beim Dysphagiemanagement trifft. Dabei ist abzuwägen, welchen Spezialisten das Kind vorgestellt werden sollte: Dies kann ein spezialisierter Kinderarzt, ein Therapeut

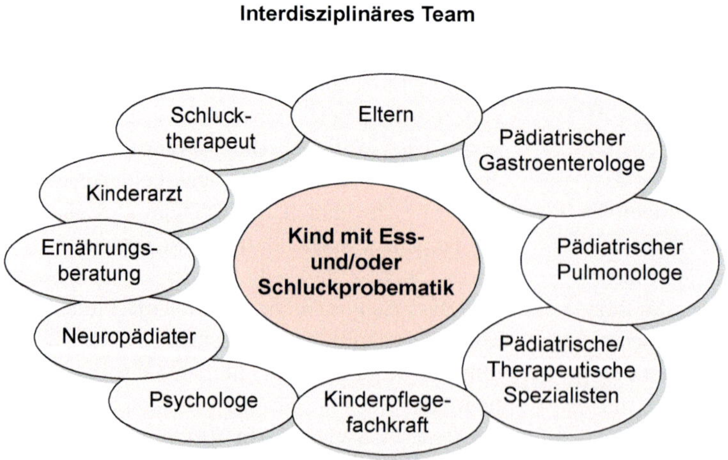

Abb. 9.4 Interdisziplinäres Team: Im Fokus aller Bemühungen stehen immer die Lebensqualität und die Gesundheit des Kindes

(Schlucktherapeut/Psychologe) oder eine interdisziplinäre Spezialambulanz sein. Folgende **pädiatrische Fachbereiche** kommen unter anderem in Betracht:

- Gastroenterologe
- Pneumologe
- Neuropädiater
- Kardiologe
- Endokrinologe
- Nephrologe

Weiterhin obliegt es dem Kinderarzt, den Gesamtkontext des kindlichen Problems – soweit möglich – im Auge zu behalten. Er kennt das Kind meist seit der Geburt und kann beurteilen, ob z. B. eine Schlucktherapie oder eine Mutter-Kind-Therapie zum jeweiligen Zeitpunkt indiziert sind oder andere Behandlungen gerade Priorität haben. In einigen Fällen kann zunächst eine Einschätzung der Ess- und Schluckproblematik sinnvoll sein und die Therapie erst zu einem späteren Zeitpunkt geplant werden.

Pädiatrisch-psychosoziale Kompetenz

!

Dem „Psychologen" im Team obliegt die psychologische Diagnostik und Betreuung der Kinder und ihrer Eltern.

Die psychosoziale Kompetenz wird in der Regel durch einen Psychologen eingebracht. Der Psychologe im Team kümmert sich um die psychologische Diagnostik und Behandlung. Ein **Kinder- und Jugendpsychologe** ist für die Kinder zuständig. Außerdem hat es sich als hilfreich erwiesen, einen „Erwachsenenpsychologen" im Team zu haben, um Sorgen, Bedürfnisse und gegebenenfalls Traumatisierungen der Eltern auffangen zu können.

In erster Linie wird ein Psychologe, der sich mit kindlichen Ess- und Schluckstörungen beschäftigt, die Eltern und Kinder betreuen, die mit frühkindlichen Fütterstörungen oder zur Sondenentwöhnung (➤ Kap. 7) kommen. Kinder mit oropharyngealen oder ösophagealen Dysphagien, aber auch ihre Eltern können bei der Krankheitsverarbeitung psychologische Unterstützung benötigen und als hilfreich empfinden. Die Mittelung, dass ihr Kind gravierende Einschnitte bei der oralen Ernährung in Kauf nehmen muss oder dass ihr schwer behindertes Kind einen operativen Eingriff benötigt (z. B. GÖR-OP), ist für Eltern häufig nicht leicht zu verarbeiten.

Die psychologische Betreuung kann auch von Angehörigen **verwandter Berufsgruppen** übernommen werden. Entscheidend dabei ist, dass die Einzelnen entsprechende Zusatzqualifikationen erworben haben, die sie dazu befähigen, Personen in Krisensituationen gezielt zu unterstützen. Das können z. B. Sozialpädagogen oder (Kinder-)Ärzte mit psychotherapeutischer Zusatzausbildung sein.

Bei der psychosozialen Betreuung der Kinder und ihrer Eltern ist es wichtig, Krisensituationen auffangen zu können. Das beinhaltet bei tief verwurzelten Problemen, entsprechende Fachleute zu Rate zu ziehen.

Pädiatrisch-schlucktherapeutische Kompetenz

!

Der „**Schlucktherapeut**" im Team ist für die Beurteilung der für Essen, Trinken und Schlucken erforderlichen Funktionen zuständig.

Die Schluckfunktionen sind im Kontext des Entwicklungsalters des Kindes zu beurteilen. Wie alle Teammitglieder muss auch der Schlucktherapeut gut mit der Schluckphysiologie und den Entwicklungsschritten der Ess- und Schluckfunktionen vertraut sein.

Zunächst führt der Schlucktherapeut eine Essensbeobachtung und eine klinische Befunderhebung durch, aus der dann die Fragestellung für die bildgebende Diagnostik abgeleitet wird. Daraufhin erprobt und bespricht er mit den Eltern erste Schritte des Dysphagiemanagements. Alle Empfehlungen zum weiteren Vorgehen (Kostformänderungen, bildgebende Diagnostik, ...) bespricht er zunächst mit dem zuständigen Kinderarzt und erst anschließend mit den Eltern. Geplante Veränderungen der Nahrungszusammensetzung müssen außerdem mit einem Ernährungsberater besprochen werden, um nutritive und hydrative Aspekte altersentsprechend zu berücksichtigen.

Der Schlucktherapeut stellt in Rücksprache mit dem Kinderarzt und dem durchführenden Arzt die Indikation zur **bildgebenden Diagnostik**. Er bereitet die Untersuchung vor und führt sie gemeinsam mit dem Arzt als **Tandemdiagnostik** durch. Der Schlucktherapeut legt die Reihenfolge der Nahrungsgaben fest:

- auf der Grundlage der in der vorangegangenen Essensbeobachtung gewonnenen klinischen Erkenntnisse über die Schluckfunktionen
- mit seiner Kenntnis der allgemeinen Standards der jeweiligen Untersuchungen.

Außerdem trifft der Therapeut „online", noch während der Untersuchungen, Entscheidungen und adaptiert gegebenenfalls den ursprünglichen Plan zur Verabreichung von Schluckproben. Da das Ergebnis der Untersuchung immer auch funktionell-therapeutische Aspekte beinhaltet, ist es wichtig, dass der Therapeut selbst die ausführliche **Auswertung** der Diagnostik (Bild-zu-Bild-Analyse) vornimmt. In Rücksprache mit dem Kinderarzt werden dann die weiteren Maßnahmen des Dysphagiemanagements festgelegt.

Der „Schlucktherapeut" kann als **Grundausbildung** eine sprach-, ergo- oder physiotherapeutische Ausbildung haben. Entscheidend dabei ist, dass er sich intensiv mit dem Thema kindliche Dysphagiologie auseinandergesetzt hat und die entsprechenden anatomisch-physiologischen Grundlagen beherrscht; darüber hinaus sollte er die Qualifikation zur Einschätzung der sensomotorischen und funktionellen Aspekte der kindlichen Entwicklung haben.

- Ein **Sprachtherapeut** bringt dank seiner Ausbildung ein hohes Maß anatomischer und physiologischer Kenntnisse der Sprech-, Schluck- und Atemfunktionen mit, muss sich darüber hinaus aber sensomotorische und funktionelle Aspekte der gesamtkörperlichen Entwicklung aneignen, um dysphagische Kinder behandeln zu können.
- Ein **Ergotherapeut** ist ausgebildet in sensomotorischen und funktionellen Aspekten mit einem Schwerpunkt ganzheitlicher Betrachtung von Patienten. Ergotherapeuten müssen sich in die spezifische Anatomie und Physiologie der schluckrelevanten Strukturen einarbeiten.
- Ein **Physiotherapeut** verfügt durch seine funktionell orientierte Ausbildung über eine gute Qualifikation motorisch-funktioneller und entwicklungsspezifischer Aspekte und muss sich – wie der Ergotherapeut – in die spezifische Anatomie und Physiologie der Schluckfunktionen einarbeiten.

9

Pädiatrisch-pflegerische Kompetenz

!

Kinderkrankenpfleger oder Erzieher haben im Dysphagieteam eine entscheidende Rolle: Sie sind diejenigen, die mit den Kindern und ihren Eltern täglich rund um die Uhr zu tun haben.

Die Pädiatrisch-pflegerische Kompetenz wird häufig von **Kinderpflegefachkräften** – in Kinderheimen häufig auch von **Erziehern mit pflegerischer Qualifikation** – ausgeübt. Die Fachkraft für Gesundheits- und Kinderkrankenpflege hat in der stationären Versorgung, aber auch im Bereich der ambulanten Pflege eine sehr wichtige Rolle. Deshalb ist es von großer Bedeutung, dass Kinderpflegefachkräfte bei den Dysphagie-Teambesprechungen aktiv beteiligt sind, da sie wertvolle Informationen über den Stationsalltag einbringen können , wie z. B. die Compliance der Kinder und Eltern gegenüber therapeutischen Maßnahmen im Alltag. Die Entscheidungen des Dysphagieteams müssen bei der Pflegeübergabe kommuniziert werden, sodass alle, die mit dem Kind zu tun haben, auf dem aktuellen Stand sind.

Die Kinderpflegefachkraft ist die **erste Ansprechpartnerin der Eltern**, wenn diese Fragen haben. In der Klinik sind es die Kinderpflegefachkräfte die – im Schichtdienst – rund um die Uhr ansprechbar sind, während Therapeuten und Ärzte meist Termine vereinbaren oder bei akuten Anliegen, zunächst angerufen werden müssen. Sie erleben die Kinder im Stationsalltag bei den Mahlzeiten, zwischendurch und in der Nacht. Sie bemerken klinische Anzeichen einer Dysphagie im Tagesverlauf. Kinderpflegefachkräfte werden aber auch von den Eltern häufig als primäre Ansprechpartner genutzt, wenn es um Fragen der Ernährung, der Essensdarreichung oder um Rückfragen zu Diagnose und Dysphagiemanagement geht. Pflegekräfte dürfen nur in ihrem Kompetenzbereich Auskünfte geben und müssen sich gegebenenfalls abgrenzen, bei Bedarf Kontakte mit Fachpersonal anbahnen und Beobachtungen weitergeben. Ihr jeweiliger Kompetenzbereich kann – je nach Qualifikation – variieren.

Pädiatrisch-diätetische Kompetenz

> **!** Ein Ernährungsberater ist dafür zuständig, dass das Kind im Kontext seiner Nahrungsaufnahmeschwierigkeiten eine ausgewogene Ernährung erhält.

Eine **Fachkraft der Ernährungsberatung**, ob **Ökotrophologe, Diätassistent** (A: „Diaetologe", CH: „dipl. Ernährungsberater HF/FH") oder eine andere Fachkraft mit entsprechender Zusatzqualifikation, hat darauf zu achten, dass das Kind nutritiv und hydrativ altersentsprechend ausreichend versorgt ist. Sie wertet **Ernährungsprotokolle** (➤ Kap. 8.8) aus und beurteilt sie hinsichtlich Angemessenheit. In Kooperation mit dem Team wird die Form der Ernährung festgelegt. Gemeinsam mit dem Schlucktherapeuten überlegt sie, welche Kostform das jeweilige Kind aufgrund seiner dysphagischen Problematik erhalten kann, damit das Essen weiterhin vollwertig und genussvoll ist. **Ernährungspläne** sind zu erstellen. Diese unterscheiden sich bei sondierten und teilsondierten Kinder – letztere sind teiloralisiert und bekommen nur bestimmte Konsistenzen und Mengen sondiert.

Alle Maßnahmen müssen den Eltern verständlich dargelegt werden, um sicherzustellen, dass sie praktisch umsetzbar sind.

Beispiel

Ernährungsberatung – Teilsondierung

- Bei einem Kind, das Breikost und Festes essen kann und bei dem aufgrund einer Schluckstörung die Flüssigkeiten sondiert werden müssen, beinhaltet der Ernährungsplan, wann und wie viel Flüssigkeit es benötigt.
- Ein Kind mit wechselnder Vigilanz (Wachheit) isst so viel Nahrung, wie es aufnehmen kann; die restliche Menge an Nahrung und Flüssigkeit wird sondiert. Bei ihm muss der Ernährungsplan beinhalten, wie die Eltern – ohne komplizierte Berechnungen – dafür sorgen können, dass das Kind die „verbleibende" Nahrung sondiert bekommt?

Eltern

> **!** Eltern sind als primäre Bezugspersonen ihrer Kinder wichtige Kooperationspartner des Teams.

Eltern müssen die Maßnahmen, Vorschläge und Verordnungen, die das Team ihnen unterbreitet, verstehen können. Sonst werden sie kaum einsehen, warum ihr Kind beispielsweise Einschränkungen bei der Ernährung in Kauf nehmen soll! Eltern haben die Aufgabe, Beobachtungen und Schwierigkeiten ihres Kindes etwa bei der Nahrungsaufnahme möglichst exakt an das Team weiterzugeben. Sie sollten nicht zögern, sich Sachverhalte – auch mehrfach – erklären zu lassen (➤ Kap. 14.2).

Bei Heimkindern wird die Rolle der Eltern häufig von einem Bezugsbetreuer der Einrichtung übernommen.

> **!** Schluckfunktionen sind bereits für sich genommen sehr kompliziert. Bestehen daneben weitere Erkrankungen, können die Schluckfunktionen zusätzlich beeinträchtigt werden. Für medizinische Laien sind diese Vorgänge dann nicht immer auf Anhieb zu verstehen, schon gar nicht im Kontext emotionaler Belastung.

LITERATUR

Arvedson JC, Brodsky L. Pediatric swallowing and feeding: assessment and management. Albany, NY: Singular Thomson Learning, 2002.

Bartolome G, Schröter-Morasch H. Schluckstörungen. Diagnostik und Rehabilitation. 3. A. München: Elsevier, 2006.

Deutsches Institut für Medizinische Dokumentation und Information (DIMDI). Internationale Klassifikation der Funktionsfähigkeit, Behinderung und Gesundheit. 2005. www.dimdi.de/static/de/klassi/icf/index.htm.

Gröne B. Schlucken und Schluckstörungen. München: Elsevier, Urban & Fischer, 2009.

Hofmayer A, Burek A, Stanschus S. ICF in der Dysphagietherapie. In: Grötzbach H, Iven C (Hrsg.) ICF in der Sprachtherapie. Umsetzung und Anwendung in der logopädischen Praxis. Idstein: Schulz-Kirchner, 2009. S. 103–118.

Prosiegel M et al. Neurogene Dysphagien. In: Diener HC, Putzki N, Deutschen Gesellschaft für Neurologie, „Kommission Leitlinien" (Hrsg.) Leitlinien für Diagnostik und Therapie in der Neurologie. Stuttgart: Thieme; 2008. S. 908–919.

KAPITEL 10

Rainer O. Seidl und Ricki Nusser-Müller-Busch

Endoskopische Schluckuntersuchung (FEES) bei Kindern

Die **fiberoptisch-endoskopische Untersuchung des Schluckens** („fiberoptic endoscopic examination of swallowing", FEES) ist heute eine gut eingeführte Methode zur Beurteilung des Schluckens bei Menschen jeden Alters. Ziel der diagnostischen Bemühungen ist es, ein möglichst genaues Bild der Schluckstörung zu erhalten. Neben der Videofluoroskopie gilt die FEES als Standard bei der Untersuchung von Störungen des Schluckens. Zwar stimmen parallele Befunde von Videofluoroskopie und FEES zu über 90 % überein, dennoch ergänzen sich beide Untersuchungsverfahren gut. Die Indikationen für eine FEES fasst ➢ Tabelle 10.1 zusammen.

Vorteile der fiberoptisch-endoskopischen Untersuchung:

- Sie ist bei jedem Patienten, unabhängig vom Alter, Bewusstseinsstand und Schweregrad der Grunderkrankung „vor Ort" durchführbar.
- Die Untersuchung ist wenig invasiv und ohne Belastung für den Patienten beliebig oft wiederholbar und dient somit zur Therapiekontrolle.
- Die Endoskopie bietet eine direkte Sicht auf die anatomischen und funktionellen Strukturen.
- Der Umgang mit Speichel und Sekret im Larynx und Pharynx ist beurteilbar.
- Funktion und Position einer Trachealkanüle sind beurteilbar. Nach dem Entfernen der Kanüle lassen sich Tracheostoma und Trachea beurteilen.
- Die Methode ist kostengünstig.

Nachteile der fiberoptischen endoskopischen Untersuchung:

- Eine vollständige Beurteilung des Schluckvorgangs ist nicht möglich – präorale und orale Phase sind nicht beurteilbar.
- Die Verschlussmechanismen des Pharynx und Larynx limitieren die Beurteilung der pharyngealen Phase und der unteren Atemwege während des Schluckens. Durch den Pharynxverschluss kommt es zu einem „white out".
- Eine Untersuchung des Ösophagus ist nicht möglich.

In der Zusammenschau von Anamnese, klinischer und endoskopischer Untersuchung lässt sich in den meisten Fällen eine sehr umfassende Beurteilung erstellen, die eine weiterführende Videofluoroskopie nicht erforderlich macht.

Tab. 10.1 Indikationen der FEES bei Kindern
• Untersuchung auf anatomische oder funktionelle Veränderungen
• Prüfung der Fähigkeit, mit Speichel umzugehen und ihn zu schlucken
• Prüfung der Fähigkeit, verschiedene Konsistenzen zu schlucken
• Prüfung der Reinigungsmechanismen im Pharynx und am Larynx und damit des Schutzes der unteren Atemwege
• Planung chirurgischer Rekonstruktionsmaßnahmen bei anatomischen und funktionellen Veränderungen in Mundraum, Pharynx, Larynx, Trachea oder Ösophagus
• Prüfung der Möglichkeit einer oralen Ernährung nach einer Phase der Sondenernährung
• Prüfung der Möglichkeit einer Statusänderung einer Kanüle, einer Dekanülierung oder eines Tracheostomaverschlusses
• fehlende Möglichkeit einer Videofluoroskopie
• fehlende Möglichkeit der Positionierung und Mitarbeit des Patienten in einer videofluoroskopischen Untersuchung
• Prüfung auf Therapiemöglichkeiten bei pathologischen videofluoroskopischen Befunden

!

Momentaufnahme

Bei der Interpretation der erhobenen Befunde ist grundsätzlich zu bedenken, dass klinische und instrumentelle Untersuchungen nur einen kurzen Einblick ermöglichen. Schwankungen über einen Tageszeitraum (z. B. während der Schlafperiode) oder der Vigilanz lassen sich nicht direkt beurteilen. Sie sind aber immer in die Beurteilung einzubeziehen.

10.1 Rahmenbedingung der Untersuchung

10.1.1 Untersucher, Therapeut und Eltern oder Helfer

In Deutschland dürfen, im Gegensatz zu anderen Ländern (z. B. USA), nur Ärzte endoskopisch untersuchen. Der Nachweis einer speziellen Ausbildung für die Durchführung einer FEES ist bisher nicht notwendig. Daher führen unterschiedliche Fachärzte (HNO-Ärzte, Kinderärzte, Neurologen) diese Untersuchungen heute nach sehr unterschiedlichen Standards durch.

Eine FEES sollte immer **interdisziplinär durch Arzt und Therapeut** erfolgen. Die Aufgabe der Therapeuten ist dabei, den klinischen Befund zu erheben, bei der Endoskopie zu assistieren sowie zur Bewertung der Ergebnisse und zum weiteren Vorgehen aus der klinisch-therapeutischen Perspektive beizutragen. Die **Eltern** und nach Möglichkeit die behandelnden Therapeuten sind bei der Anamneseerhebung, der Vorbereitung des Patienten und bei der Durchführung der Untersuchung unerlässliche Helfer.

10.1.2 Anamnese und Fragestellung

Entscheidend für den Erfolg der endoskopischen Untersuchung sind eine ausführliche Anamneseerhebung und die Festlegung der Fragestellung vor der Untersuchung. Für die Anamneseerhebung von Schluckstörungen stehen Fragebögen zur Verfügung (➤ Kap. 8), die die Angehörigen und Begleiter/Therapeuten vorab ausfüllen sollten. In einem Gespräch vor der Untersuchung ist dann zu klären, ob sich die Fragestellung tatsächlich mit der endoskopischen Untersuchung hinreichend beantworten lässt:

- Orale Störungen können **nicht** durch eine endoskopische Untersuchung geprüft werden, ebenso wenig die Frage nach den Gründen einer Nahrungsverweigerung.
- Ursachenforschung bei rezidivierenden Pneumonien oder die Frage nach einer Änderung des Kanülenstatus ist hingegen möglich.

Schon während des Gesprächs beobachtet der Untersucher das Kind hinsichtlich seiner Bewegungs-, Interaktions- und Kommunikationsmöglichkeiten, seiner orofazialen Aktivitäten und des Speichelschluckens.

10.1.3 Endoskope und Dokumentation

Standardmäßig kommt ein **flexibles Endoskop** zum Einsatz – im Speziellen Kinderendoskope, Kinderbronchoskope oder Rhinolaryngoskope. Ein für HNO-Untersuchungen geeignetes Rhinolaryngoskop mit 3,5–4 mm Durchmesser ist für alle Altersklassen ausreichend. Für spezielle Situationen stehen dünnere Endoskope (2,0 mm) zur Verfügung, die allerdings einen deutlich kleineren Bildausschnitt haben und damit die Orientierung und Beurteilung erschweren. **Starre Laryngoskope** haben aufgrund der notwendigen Mitarbeit nur eine sehr eingeschränkte Indikation bei Kindern. Sie kommen vor allem bei der Abklärung einer möglichen laryngotrachealen Stenose zum Einsatz.

Endoskope mit zusätzlichem Arbeitskanal (z. B. Bronchoskope) ermöglichen eine sensorische Stimulation, z. B. des Larynx, durch Luftinsufflation oder die Entnahme von Proben. Sie müssen nach jedem Einsatz in einer Waschmaschine gereinigt und desinfiziert werden. Endoskope ohne Arbeitskanal sind dagegen nach kurzer Einwirkzeit in einer Desinfektionslösung oder nach Wischdesinfektion erneut einsatzbereit.

Um ein Beschlagen der Optik zu vermeiden, benetzt man die Endoskopspitze mit einem Antibeschlagmittel. In den meisten Fällen ist dies nicht notwendig, da Speichel ein gutes Antibeschlagmittel ist. Kommt es in der Untersuchung zu einer Sichtbehinderung durch Verlegung der Endoskopspitze, kann diese an der Rachenhinterwand oder bei einem Schluck gereinigt werden.

Eine an das Endoskop angeschlossene Kamera ermöglicht die Aufzeichnung der Befunde und die Übertragung der Untersuchung auf einen Monitor, sodass alle Beteiligten die Untersuchung verfolgen können. So lassen sich die Befunde demonstrieren, um die folgende Beurteilung und deren Konsequenzen nachvollziehbar zu machen. Zusätzlich sollte eine 2. Kamera die Untersuchungssituation im Überblick aufzeichnen, um Haltung, Bewegung und Aktivitäten des Kindes später besser auswerten zu können. Eine Tonaufzeichnung der Untersuchung ermöglicht es im Nachhinein, verbale Anweisungen, Äußerungen der Patienten wie Husten etc. in die Bewertung der Untersuchungsergebnisse einzubeziehen.

Es ist heute Standard, fiberoptische Untersuchungen aufzuzeichnen. Dafür stehen leistungsfähige Computerprogramme zur Verfügung. Dies ermöglicht eine Verlaufsdokumentation sowie eine exakte postinterventionelle Befundung. Für die standardisierte Befundung sind ebenfalls verschiedene Computerprogramme verfügbar.

10.1.4 Komplikationen

Komplikationen sind bei der flexiblen Endoskopie sehr selten – schwerwiegende (Synkope) traten laut retrospektiven Untersuchungen in weniger als 1 % auf. Über einen Abbruch der Untersuchung wegen einer Komplikation wurde bisher nur in Einzelfällen berichtet.

!

Apparative Sicherheitsmaßnahmen

Bei einer endoskopischen Untersuchung – insbesondere schwer erkrankter Kinder – müssen immer eine einsatzbereite und passende **Absaugvorrichtung** (➤ Kap. 10.2.1) und eine **Notfallausrüstung** (z. B. für eine Notintubation) vorhanden sein. Je nach Grunderkrankungen sind **Überwachungsmöglichkeiten** (EKG, pO_2-Messung) notwendig.

10.1.5 Kontraindikationen

Eine Kontraindikation für eine endoskopische Untersuchung ist die **fehlende Einwilligung** eines gesetzlichen Vertreters in die Untersuchung. Wenig sinnvoll ist die Untersuchung bei einer ausgeprägten Abwehrreaktion. Jedoch lassen sich die – anfangs fast immer auftretenden – natürlichen Abwehrreaktionen der Kinder durch umsichtiges, langsames Vorgehen meist entschärfen. Es hilft zudem oft, wenn das Kind auf dem Schoß eines Elternteils sitzt.

Eine Behandlung mit Marcumar, Heparin oder eine Blutungsanamnese ist *keine* Kontraindikation für die Untersuchung mit einem flexiblen Endoskop.

10.2 Vorbereitung der endoskopischen Schluckuntersuchung

Vor einer FEES ist eine **Aufklärung** der Eltern oder Betreuer notwendig, bei der eine **Einwilligung** in die Untersuchung und ihre Aufzeichnung erfolgen muss.

Eine Nahrungskarenz der Patienten von 6 Stunden vor der Untersuchung – wie sonst bei endoskopischen Untersuchungen üblich – ist *nicht* notwendig. Ein Abstand von ca. 2 Stunden zwischen der letzten Nahrungsaufnahme und der Untersuchung ist aber sinnvoll, um die Bereitschaft zur notwendigen oralen Nahrungsaufnahme des Kindes während der Untersuchung zu fördern.

10.2.1 Absaugvorrichtung/ Absaugbereitschaft

Eine funktionsbereite Absaugvorrichtung muss bei jeder FEES vorhanden und vorbereitet sein. Die vorbereiteten Absaugkatheter müssen einen für das jeweilige Kind angemessenen Durchmesser aufweisen. Als Richtschnur gilt: Der Durchmesser des kleinen Fingers eines Kindes entspricht dem Durchmesser seiner Trachea. Der **Durchmesser des Absaugkatheters** muss daher kleiner sein als der Fingerdurchmesser.

10.2.2 Trachealkanülen

Prüfung von Kanüle, Tracheostoma und Trachea

Bei Kindern mit einer Trachealkanüle ist deren **Funktion** vor Beginn der eigentlichen endoskopischen Schluckuntersuchung in jedem Fall zu **prüfen**. Dazu wird die Trachealkanüle entblockt und aus der

Trachea entfernt. Zuvor muss ein Sauger vorbereitet sein, da sich sonst Speichel oberhalb der Kanülenblockung nach dem Entfernen der Kanüle in den Bronchialbaum ergießen kann.

Das **Tracheostoma** ist auf Zeichen einer Entzündung, Granulationen etc. zu **untersuchen**:

- Eine gerötete Umgebung des Tracheostomas weist auf den Austritt von Speichel auf die das Tracheostoma umgebende Haut und damit indirekt auf eine Aspiration hin.
- Granulationen am Tracheostoma entstehen durch das Reiben eines harten Gegenstandes am Gewebe, hier der Trachealkanüle am Tracheostoma. Eine zu straffe Befestigung der Trachealkanüle, eine falsche Positionierung der Trachealkanüle oder das Material der Trachealkanüle kann dies verstärken.

Besonderes Augenmerk ist auf den **Zustand der Trachea** zu richten, den man über das Tracheostoma **endoskopisch kontrolliert**:

- Eine Rötung der Tracheaschleimhaut weist auf eine Aspiration hin.
- Verletzungen der Schleimhaut können durch die Trachealkanüle entstehen und werden durch eine gleichzeitige Aspiration verstärkt.

In solchen Fällen ist eine andere Kanülenart zu prüfen bzw. die Kanüle neu zu positionieren.

!

Prävention von Komplikationen und Langzeitschäden

Um Verletzungen der Tracheaknorpel, des Ringknorpels oder Tracheastenosen zu vermeiden, muss man die Trachea regelmäßig kontrollieren und jede neue Kanüle nach ihrer Positionierung endoskopisch kontrollieren.

Einfluss von Trachealkanülen auf das Schlucken

Trachealkanülen können das Schlucken auf unterschiedliche Weise verändern:

- Die Fixierung der Trachealkanüle an der Halshaut kann die Beweglichkeit des Kehlkopfes mechanisch einschränken. Mögliche Folge sind eine limitierte Kehlkopfhebung und ein beim Schlucken veränderter oberer Ösophagussphinkter.
- Der Druck der Tubusmanschette kann den Ösophagus einengen verbunden mit erschwerter Passage und Rückstau von Speichel.
- Eine Trachealkanüle vermag die Sensibilität von Larynx, Pharynx und Trachea zu beeinträchtigen und damit die Schlucktriggerung sowie die Schutzmechanismen Husten und Räuspern zu reduzieren.
- Mögliche Folgen während des Schluckens sind ein verkürzter laryngealer Verschluss sowie eine gestörte Koordination von Schlucktriggerung, Stimmlippenverschluss und Apnoe.

Verschiedene Autoren bestreiten den Einfluss einer Trachealkanüle auf das Schlucken bei Erwachsenen. Untersuchungen an Kindern liegen bisher nicht vor. Eine Trachealkanüle bleibt ein Fremdkörper, der die physiologischen Verhältnisse und die physikalischen Bedingungen im Larynx und Pharynx verändert. So erfordert das Beurteilen der tatsächlichen Fähigkeiten eines Patienten beim Schlucken und insbesondere der Schutzfunktionen der Atemwege (Husten und Räuspern) in einer Schluckuntersuchung das Entfernen der Trachealkanüle. Soweit für das Kind tolerabel, wird das Tracheostoma während der Untersuchung manuell (z. B. mit dem Finger) und intermittierend verschlossen, um möglichst physiologische subglottische Druckverhältnisse zu erzeugen.

10.2.3 Nasogastrale Sonde (NgS)

Nasogastrale Sonden sind übergangsweise für die Ernährung vieler Patienten unerlässlich, können aber auch die folgenden **Schluckbeschwerden verstärken** oder gar **auslösen**:

- mechanische Einschränkung des Schluckvorgangs
- Sensibilitätsstörungen durch den Druck auf den Plexus pharyngeus
- verstärkte Speichelproduktion durch den mechanischen Reiz im Rachen

Eine gleichzeitig vorhandene Trachealkanüle verkleinert den Ösophagusraum zusätzlich und vermindert die Sensibilität im Pharynx. Nasogastrale Sonden können die negativen Effekte einer Trachealkanüle auf den Schluckvorgang also noch verstärken. Das Risiko für Tracheawandschäden steigt an.

Nasogastrale Sonden sind vor einer Schluckuntersuchung möglichst zu entfernen. Dies ist bei allein über eine nasogastrale Sonde ernährte Kinder jedoch nicht möglich.

10.2.4 Anästhesie

!

- Eine Sedierung des Kindes vor der Untersuchung ist fahrlässig und in jedem Fall zu unterlassen!
- Eine Lokalanästhesie ist in den meisten Fällen verzichtbar – sie verbessert die Untersuchungsbedingungen nicht deutlich und bringt den Patienten keinen Vorteil.

Die anästhesiebedingte Sensibilitätsänderung im Rachen und Larynx hat Einfluss auf die Schluckvorgänge und somit auf das Untersuchungsergebnis. Das Bestreichen des Endoskops mit einem Lokalanästhetikum (2 % Lidocain-Gel) anästhesiert durch die Zilientätigkeit der Nasenschleimhaut den Rachen bereits nach kurzer Zeit.

Ist eine Anästhesie unbedingt notwendig, eignet sich eine 1:1-Mischung aus einem schleimhautabschwellenden und betäubenden Medikament (Oxymetazolin und 2 % Tetracain) oder 2 % Lidocain-Gel. Da Tetracain eine systemische Wirkung (kardial mit Herzrhythmusstörungen und zentral mit Senkung der Krampfschwelle) entfalten kann, ist die Dosis auf 0,3 ml pro kg Körpergewicht zu beschränken und sind vorgeschädigte Kinder kardiorespiratorisch zu überwachen.

Bei sehr enger Nase und erschwerter Passage mit dem Endoskop lässt sich die Nasenschleimhaut durch Applikation von Oxymetazolin abschwellen. Bei Kindern ist hierbei die Dosierung anzupassen, um drohende systemische Nebenwirkungen zu vermeiden:

- 0,01 % Säuglinge bis 1 Jahr
- 0,025 % Kinder von 1–6 Jahre
- 0,05 % Kinder ab 7 Jahren und Erwachsene

10.2.5 Positionierung des Patienten

Die Schluckuntersuchung findet vorzugsweise in der Position statt, in der das Kind in seinem häuslichen Umfeld Nahrung zu sich nimmt. Säuglinge untersucht man in der Regel auf dem Arm, Kleinkinder sitzend auf dem Schoß der Eltern. Ältere Kinder positioniert man an einem Tisch. Dabei ist bei einer ersten Untersuchung darauf zu achten, dass Eltern oder Begleiter das Kind vorbereiten. So lässt sich am besten beurteilen, wie sicher das Schlucken im Alltag ist und welche Fähigkeiten und Probleme das Kind hat.

Im 2. Schritt korrigiert man die Positionierung gegebenenfalls und prüft das Schluckvermögen während einer Änderung der Körperposition. Durch Kippen des Beckens nach ventral kann man versuchen, Wirbelsäule und Kopf aufzurichten („langer Nacken"). Es empfiehlt sich, Lagerungsmaterial vorrätig zu halten, um je nach Körperbefund Rumpf, Schultern, Arme, Beine und/oder Knie ggf. mit Decken, Kissen, Handtüchern oder Packs stabil zu lagern. Auch bei Untersuchungen im Bett, Kinderwagen oder Rollstuhl ist eine optimierte Ausgangsstellung anzustreben.

10.2.6 Untersucherposition

Der Untersucher sitzt dem Patienten gegenüber, um dessen Reaktionen zu registrieren und ggf. Notfallmaßnahmen einleiten zu können. Diese Position begünstigt auch die für die Beurteilung wichtige zentrierte Kopfhaltung des Patienten. Ein zur Seite gedrehter Kopf kann z. B. Reste in den entsprechenden Sinus piriformis nach sich ziehen.

10.2.7 Speisen

Die Speisen zur Prüfung der Schluckfähigkeit der Patienten sind vor der Untersuchung vorzubereiten. Grundsätzlich prüft man möglichst mehrere Konsistenzen in verschiedenen Mengen, um genaue Aussagen über das Schluckvermögen zu erhalten.

Die einzelnen Speisen oder Konsistenzen lassen sich vor der Untersuchung für eine bessere Kontrastierung gegen die Schleimhaut mit Lebensmittelfarben einfärben. Eine zu starke Einfärbung färbt die Schleimhäute jedoch bleibend und erschwert die weitere Untersuchung deutlich.

Bei den Flüssigkeiten kommen meist gefärbtes Wasser oder Tees zum Einsatz, bei passierter Kost diverse Nahrungsmittel wie grüne Götterspeise oder Apfelmus. In besonderen Fällen werden diese Nahrungsmittel gekühlt angereicht, um einen zusätzliche Reiz zu bieten. Als feste Nahrung bieten sich 1 cm^2 große Brotstücke ohne Rinde an, die mit Aufstrich versehen sind. Bei besonderen Fragestellungen können weitere Speisen geprüft werden.

Die zu untersuchenden Speisen sind in Konsistenz und Anreichungsform dem Alter und ggf. der Behinderung des Kindes anzupassen. Oft wird dünn- und evtl. dickflüssige Nahrung aus der Flasche gereicht. Im Vorfeld fordert man die Eltern immer dazu auf, sowohl Nahrungsmittel und Getränke mitzubringen, die ihr Kind schlucken kann, als auch solche, die Probleme bereiten.

10.3 Untersuchungsablauf

10.3.1 Inspektion des Mund- und Rachenraums

Vor Beginn der endoskopischen Untersuchung stehen die Beobachtung des Kindes im vorbereitenden Gespräch mit den Eltern sowie die klinische Untersuchung durch die Therapeuten. Dabei gilt es, **anatomisch-funktionelle Veränderungen** im Mundraum, angeborene Fehlbildungen der Kiefer, der Zunge und des Gaumens festzustellen (➤ Kap. 5). Tonsillen und Adenoide sind unbedingt zu kontrollieren, da sie allein durch ihre Größe bereits erhebliche Schluckstörungen auslösen können.

Vor der endoskopischen Untersuchung ist immer zu prüfen, ob sich **Speichel- oder Nahrungsreste** in Nase und/oder Mundhöhle befinden. Residuen sind auf jeden Fall zu entfernen, da sonst die Sicht auf die anatomischen Strukturen erschwert und eine Beurteilung der tatsächlichen Fähigkeiten nicht möglich ist. Die strukturierte Reinigung der Mundhöhle, z. B. manuell mit feuchter Gaze nach den Prinzipien der F.O.T.T.-Mundstimulation (Facio-Orale Trakt-Therapie; ➤ Kap. 16.4), ist der oralen Absaugung vorzuziehen, um Abwehrreaktionen zu vermeiden. Eine orale oder nasale Absaugung sollte nur in dringenden Fällen erfolgen, letztere ermöglicht eine gründlichere Reinigung des Pharynx und des Larynx.

Schleimhaut. Im Mundraum beurteilt man den Zustand der Schleimhaut. Dieser hat bedeutenden Einfluss auf das Schluckverhalten.

- Eine regelgerechte Schleimhaut hat eine blasse Farbe.
- Ist die Schleimhaut gerötet oder hellrot, besteht in den meisten Fällen eine Entzündung, die sehr schmerzhaft sein kann.
- Eine trockene Schleimhaut imponiert fast weiß. In diesem Fall finden sich häufig Auflagerungen von zähem Schleim, die schwer zu entfernen sind.

Schluckfrequenz. Einen entscheidenden Hinweis auf die Schluckfähigkeit eines Patienten gibt die Schluckfrequenz. Man erfasst sie während der gesamten Konsultation und Untersuchung. Die normale Schluckfrequenz beträgt ca. 1–2 Schluck pro Minute und kann sich im Schlaf vermindern. Eine eingeschränkte Schluckfrequenz weist unter Umständen auf Störungen der Sensibilität und/oder der motorischen Ausführung hin. Eine normale Schluckfrequenz sagt aber nichts darüber aus, ob ein Schluckablauf effizient und sicher ist.

10.3.2 Endoskopische Untersuchung von Anatomie und Funktion

Auch wenn einzelne pathoanatomische Veränderungen keinen Einfluss auf die Schluckfunktion haben müssen, gibt die Untersuchung der Anatomie und Funktionen der beteiligten Strukturen Auskunft über die Voraussetzungen und Fähigkeiten, die sich später unter Umständen im Rahmen einer Therapie nutzen lassen. Die Untersuchung läuft in folgenden **Schritten** ab:

1. Beurteilung von Form, Lage und Beschaffenheit der endoskopisch beurteilbaren anatomischen Strukturen in Ruhe
2. Beurteilung der pharyngealen Bewegungen und des Speichelschluckens hinsichtlich Bewegungsausmaß, Tempo, zeitlichem Auftreten und Dauer sowie ggf. Untersuchung der Sensibilität
3. Beurteilung von Tonus, Tempo, Bewegungsradius und Erfolg des Schluckes (Abschlucken in den Ösophagus) beim Schlucken verschiedener Speisen (➤ Kap. 10.3.3)

10

Zu Beginn führt man das Endoskop nach Auswahl des Nasenloches mit dem breiteren Durchgang durch die Nase ein. In den meisten Fällen bietet sich dabei eine Passage zwischen unterer und mittlerer Nasenmuschel an. Dabei ist auf **Veränderungen der Schleimhaut** zu achten:

- Eine starke **Schwellung** der Nasenschleimhäute kann Ausdruck einer chronischen Entzündung oder Allergie sein.
- Im Bereich der hinteren Nase ist auf eine eventuelle **Choanalatresie** zu achten, die die Passage durch die Nase in den Rachen unmöglich macht bzw. deutlich einschränkt.

!

Führung und Sicherung des Endoskops

Ein Endoskop wird immer unter direkter visueller Kontrolle vorgeschoben. Dabei muss die das Endoskop führende Hand mit 1 oder 2 Fingern im Gesicht des Patienten, an seiner Wange oder Nase, abgestützt sein. Bei plötzlichen Bewegungen des Kopfes, z. B. im Rahmen einer Abwehrbewegung, kann die Hand dieser Bewegung folgen – das Endoskop ist gesichert und verursacht keine Verletzungen.

Gaumen

Die Beobachtungsposition des Endoskops zur Beurteilung des Gaumens befindet sich in der hinteren Nase. Von dort aus lassen sich der Befund, die Beweglichkeit des Gaumensegels und etwaige Einschränkungen am besten beurteilen. Zu achten ist auf eine Symmetrie der Gaumensegel und etwaige Defekte infolge von Operationen oder angeborenen Fehlbildungen.

Viele Kinder weisen im Epipharynx **Adenoide** verschiedener Grade auf, die die weitere Passage erheblich erschweren können. Folgen sind eingeschränkte Atmung, Schnarchen, rezidivierende Infekte, Hörminderungen und Sprachentwicklungsverzögerungen. Bei klinischer Symptomatik ist in jedem Fall eine Operation angeraten.

Ein Prüfkriterium ist der **Gaumenverschluss** beim Speichelschlucken oder – bei älteren Kindern – durch Nachsprechen von Verschlusslauten. Bestehen Zweifel am vollständigen Verschluss, muss jede Seite durch Positionierung des Endoskops über der Seite gesondert geprüft werden. Ein eingeschränkter Gaumenschluss führt zum nasalen Übertritt einer geringen Menge des Geschluckten. Ist der Gaumenverschluss nicht möglich, kommt es zum ungehinderten Überlauf von Speisen aus dem Rachen in die Nase.

Rachen

Die Rachenhinterwand wird in ihrer gesamten Ausdehnung inspiziert. Hyperplasien treten bei Kindern meist infolge von Entzündungen (z. B. Adenoiden) auf und können Schlucksymptomatiken verstärken.

Die **Bewegungen der Rachenhinterwand** sind schwer und nur mit Erfahrung zu beurteilen. Im Rahmen der Überprüfung der Beweglichkeit achtet man beim Speichelschluck oder bei einer Würgereaktion auf eine Bewegung zwischen den hinteren Gaumenbögen und der Rachenhinterwand. Die Beurteilung richtet sich nach der Seitengleichheit der Bewegung im Bereich des Übergangs zwischen Rachenseitenwand und -hinterwand. Sind die Pharynxbewegungen physiologisch, ist die Bewegung durch den auftretenden „White-out-Effekt" nicht vollständig überschaubar.

Bei älteren Kindern sind gegebenenfalls zusätzlich sinnvoll:

- **„Pharyngeal squeeze test":** Das Kind spricht einen Ton hoch und laut.
- **Valsalva-Manöver:** Das Kind bläst die Wangen fest auf und dehnt und bewegt dabei die pharyngeale Konstriktormuskulatur.

Für die Beurteilung befindet sich das Endoskop in Höhe der Schlussposition des Gaumens zur Rachenhinterwand.

Zungengrund

Der Zungengrund lässt sich aus einer Position wenig unterhalb des weichen Gaumens beurteilen. Manchmal ist es schwierig, eine Asymmetrie als **Hyperplasie** der einen oder als Defekt der anderen Seite zu erkennen. Bei einer Vermehrung des Zungengrundgewebes ist in den meisten Fällen lymphatisches Gewebe hyperplastisch. Dieser Fall tritt bei Kindern häufig im Rahmen chronisch-entzündlicher Erkrankungen auf. Auch bei Kindern ist dann bereits eine Refluxerkrankung auszuschließen. In seltenen Fällen liegt eine bösartige Erkrankung (z. B. ein malignes Lymphom) vor.

Die **Bewegung des Zungengrundes** lässt sich vor und zu Beginn eines Schlucks oder bei älteren Kindern durch die Aufforderung „Zeig mir deine Zunge" beurteilen. Einseitige Bewegungseinschränkungen sind dabei insbesondere bei Läsionen des N. hypoglossus zu erwarten. Einschränkungen der Bewegung des Zungengrundes können eine Verminderung der Kehlkopfelevation und der Larynxverschlussfunktion nach sich ziehen.

Sinus piriformis

Zur Untersuchung der Sinus wird das Endoskop oberhalb oder in der Mitte des Zungengrundes positioniert. Die Sinus piriformis finden sich rechts und links neben dem Kehlkopf und entziehen sich in den meisten Fällen einer vollständigen Beurteilung, da sie neben dem Kehlkopf bis zum Ösophaguseingang reichen. Die **Beweglichkeit** der Sinus piriformis ist von entscheidender Bedeutung für den Schluckvorgang.

Sind die Sinus durch **Speichel- oder Speisereste** verlegt, ist eine Veränderung unterhalb der Sinus wahrscheinlich. So sind Residuen oft Zeichen einer gestörten Ösophagusöffnungsstörung, die mit der klinischen Beobachtung oder Palpation einer verminderten Kehlkopfhebung korrelieren. Stauen sich Speichel oder Nahrung in den Recessus piriformis auf, können Speichel und Nahrung in den Kehlkopf überlaufen („Überschlucken"), verbunden mit einer Penetration oder Aspiration.

10

!

Mittige Kopfposition hilft Fehlbeurteilungen zu vermeiden

Bereits geringe Kopfwendungen erzeugen einen falschen Befund: Ein rotierter oder seitlich geneigter Kopf des Patienten kann zu einer falschen Aussagen führen, z. B. bezüglich der Symmetrie oder Beweglichkeit des Gaumens oder der Symmetrie oder Füllung der Recessus piriformis usw.

Kehlkopf

Anatomie

Der Beurteilung des Kehlkopfes als Zugang zu den unteren Atemwegen kommt eine besondere Bedeutung zu. Von der Mitte des Zungengrundes aus beobachtet man die Anatomie und die Funktion des Kehlkopfes. Eine Berührung der anatomischen Strukturen des Kehlkopfes mit dem Endoskop ist zu vermeiden, da sie einen Laryngospasmus oder eine vasovagale Synkope auslösen kann.

Je nach Alter des Kindes befindet sich der Kehlkopf auf unterschiedlichem Niveau:

- Bei einem Neugeborenen liegt er fast im Oropharynx, die Epiglottisspitze ragt bis in den Epipharynx. Diese hohe Position ermöglicht ihm, gleichzeitig zu saugen und zu atmen.
- Mit zunehmendem Alter und Wachstum verändern sich die Strukturen und der Kehlkopf befindet sich weiter unten, bis in Höhe C6 nach Abschluss der Pubertät (➤ Kap. 1). Mit zunehmender Separation von Luft- und Speiseweg steigt die Notwendigkeit, mittels körpereigener Schutz- und Abwehrmechanismen gegen Fremdkörper, die in den Larynx eindringend, vorzugehen (➤ Kap. 2).

Bereits mit der Geburt machen sich **Veränderungen der Atemwege** durch einen Stridor oder Atemstillstand bemerkbar. Sind diese Komplikationen lebensbedrohlich, muss sofort intubiert werden. Im Weiteren ist unter gesicherten Bedingungen eine Evaluation der Ursachen notwendig. Dies können angeborene Stenosen des Larynx und der Trachea sein, die eine operative Therapie erfordern; in einigen Fällen sind es nur kleine Fehlbildungen, die sich mit einem einfachen operativen Eingriff korrigieren lassen. In jedem Fall gehören diese Kinder in die Hand erfahrener Behandler.

Der **Epiglottis**, die sich während des Schluckens wie ein Deckel über den Kehlkopfeingang legt, wird häufig eine große Bedeutung beim Schlucken beigemessen. Doch für einen Verschluss des Kehlkopfeingangs ist nicht das Vorhandensein der Epiglottis, sondern die Bewegung des Kehlkopfes gegen den Zungengrund notwendig. Da die Epiglottis keine eigenen Muskeln besitzt, ist sie nur passiv beweglich. Zu beachten sind angeborene Fehlbildungen, die den Schluckvorgang oder die Atmung („floppy Epiglottis") beeinflussen.

Anatomische Veränderungen am Kehlkopf, insbesondere in der **Postkrikoidregion**, d.h. im Bereich der **Aryknorpel**, haben erheblichen Einfluss auf das Schlucken. **Taschenfalten** und **Stimmbänder** sind indirekt am Schluckvorgang beteiligt und beim Schutz der Trachea wichtig, um das Eindringen von Fremdkörpern zu vermeiden. Eine Reihe angeborener Veränderungen des Larynx wie Spaltenbildungen, Zysten oder Defekte können Einfluss auf den Schluckvorgang nehmen. Sie sind allerdings selten.

Funktion

Phonation. Die Funktion der Stimmbänder wird während einer Phonation beobachtet und geprüft. Seitengleiche **Beweglichkeit** bedeutet, dass aus der geöffneten Ausgangsstellung ein vollständiger, symmetrischer Stimmlippenschluss erfolgt. Bei einer Bewegungseinschränkung kann die Öffnung der Stimmbänder unvollständig sein, z. B. durch schwellungsbedingte Veränderungen, oder aber der Stimmlippenschluss, z. B. bei einem ovalären Spalt. Als Folge einer nervalen Läsion kann eine oder können beide Stimmlippen stillstehen, das Stimmband befindet sich dann in einer Mittelposition. Bei den Ursachen eines **Stimmbandstillstands** differenziert man unter anderem:

- **Zentrale Läsion** der Stimmbänder: Das Stimmband bewegt sich beim Sprechen aus der Mittelposition in eine Phonationsposition, verbleibt dort und kehrt erst nach längerer Entspannungsphase in die Mittelposition zurück.
- **Periphere Läsion:** Das Stimmband bewegt sich bei Phonation nicht und verbleibt in einer Mittelstellung.
- Eine **Verknöcherung der Arygelenke** infolge einer Beatmung kann in einzelnen Fällen ebenfalls als Stimmbandstillstand imponieren.

Sensibilitätsprüfung. Für die Einleitung zeitgerechter Abwehrmaßnahmen, wie Husten oder Räuspern nach einem Fehlschluck, ist ein intakter sensomotorischer Regelkreis notwendig. Durch einen Reiz im Bereich des Larynx kommt es zu einer Hustenreaktion. Diese lässt sich durch **Auslösen des laryngealen Adduktorreflexes** (LAR) prüfen. Dabei setzt man direkt mechanisch oder durch die Insufflation von Luft mit definiertem Druck (2,5–10 mmHg) einen Reiz im Bereich der aryepiglottischen Falte:

- Bei intaktem Regelkreis kommt es zu einer reflektorischen Einwärtsbewegung des Stimmbandes der gereizten Seite.
- Fehlt diese Reaktion oder ist sie erst bei erhöhtem Luftdruck (> 4,5 mmHg) auslösbar, weist dies auf ein erhöhtes Aspirationsrisiko hin.

Für die definierte Luftinsufflation stehen heute spezielle Endoskope (Pentax) zur Verfügung. Obwohl ein solcher Reiz theoretisch das Risiko birgt, einen Laryngospasmus auszulösen, ist dies praktisch bisher noch nicht beschrieben worden.

Atem anhalten. Die Überprüfung willkürlicher Aktivitäten wie „Atem anhalten" und „Pressen" wird wichtig, wenn sie als willentliche einzusetzende Schutzmechanismen bzw. im Rahmen von Kompensationstechniken („supraglottisches Schlucken") infrage kommen. Dies ist erst bei älteren Kindern möglich. Untersuchungen zufolge weisen nach der Aufforderung „Halte den Atem an" nur 57 % aller gesunden Untersuchten und 17 % einer Patientengruppe einen vollständigen Glottisschluss auf. Erst nach Variation des Satzes – z. B. „Halte den Atem an, wie wenn du etwas Schweres hochhebst" –, erhöhte sich die Rate.

Respiration. Die Überprüfung der Respiration liefert Informationen bezüglich der Möglichkeit, ein vorhandenes Tracheostoma zu verschließen. Um die Respiration zu überprüfen, muss eine vorhandene Trachealkanüle entfernt und das Tracheostoma mechanisch vorübergehend verschlossen werden. Alternativ lässt sich eine Trachealkanüle entblocken und die Kanüle verschließen, wenn der Durchmesser der Kanüle kleiner ist als die Trachea. Einschränkungen der Respiration sind z. B. durch angeborene Fehlbildungen in Larynx und Trachea, Ödeme oder Schwellungen im Bereich der Taschen- und Stimmbänder oder einen beidseitigen Stimmbandstillstand möglich.

10.3.3 Schluckversuche

Altersgerechte Reihenfolge der Speisen. Im 3. Teil der FEES wird die Fähigkeit des Patienten geprüft, Speichel und Speisen unterschiedlicher Konsistenz zu schlucken. Am Anfang steht die Beurteilung des Speichelschluckens, die nur in der endoskopischen Untersuchung möglich ist. Die anschließende Beurteilung der einzelnen Speisen erfolgt getrennt (➤ Tab. 10.2). Im Gegensatz zu Erwachsenen, bei denen häufig die Reihenfolge passiert → flüssig → fest sinnvoll ist, sind bei Kindern Alter, Entwicklungsstand und motorische Fertigkeiten zu berücksichtigen. Man reicht deshalb zunächst bereits handhabbare Konsistenzen, also eher flüssig – passiert, und anschließend ggf. feste Konsistenzen.

Wiederholung und Variation. **Mindestens 3 Versuche pro Konsistenz** sind möglichst durchzuführen. Tritt eine Penetration oder Aspiration nur beim 1. Schluck auf, gibt das wichtige Hinweise darauf, dass der Patient eine orale Vorbereitung braucht. Dies kann zu der Empfehlung führen, das Kind in der Therapie sorgfältig orofazial zu stimulieren. Im Untersuchungsverlauf variiert man zusätzlich die angebotene Menge, registriert unwillkürliche Reinigungsmechanismen und beurteilt sie auf ihre Wirksamkeit.

Es gilt, die Untersuchungssituation immer der Fragestellung anzupassen. Dann reichen die Eltern ihren Kindern in gewohnter Position und Füttertechnik sowie mit ihren eigenen Hilfsmitteln (spezielle Becher, Trinkschläuche etc.) manchmal auch etwas größere Mengen an. Dies erfordert vom Untersucher einen flexiblen Umgang mit dem Endoskop, um den Vorgang endoskopisch einzufangen.

Tab. 10.2 Nahrungsmittel bei einer Schluckuntersuchung

• 3× ¼ TL gekühlte Götterspeise
• 3× ein kleiner Schluck angefärbtes, stilles Wasser
• 3× Graubrot (1 cm^2) mit Aufstrich (ohne Rinde)

!

Aspirationspneumonie: Hauptrisikofaktor Speichel

Nahrungsmittel gelten zwar allgemein als gefährlichste Auslöser für eine Aspirationspneumonie. Speichel stellt durch seine Besiedlung mit den Keimen des Mundraums jedoch eine deutlich größere Gefahr dar, auch weil er über 24 Stunden geschluckt werden muss.

Positionierung des Endoskops. Das Endoskop wird zur Schluckuntersuchung in Höhe des Gaumens positioniert („home position"). Zur Beurteilung einer Aspiration nähert sich das Endoskop dem Kehlkopf an, um selbst geringe Mengen von Speichel oder Nahrung zu erfassen.

Beurteilung des Schluckerfolgs

Zentralen Stellenwert in der endoskopischen Untersuchung nimmt die Bewertung des Schluckerfolgs ein. Diese setzt sich aus 2 Aspekten zusammen:
- Erfolgt die Auslösung des Schluckens, die Schlucktriggerung, zeitgerecht?
- Ist das Schlucken erfolgreich? Landen Speichel und Nahrung in der Speiseröhre?

Auslösen des pharyngealen Schluckens. Nach Abschluss der oralen Phase löst die Zungenretraktion beim Übergang von Speichel oder Speisen in den Pharynx das eigentliche Schlucken aus. Verantwortlich sind dafür Rezeptoren der Gaumenbögen, der Pharynxseitenwände und des Zungengrundes. Das Auslösen eines Schluckvorgangs erfolgt normalerweise unwillkürlich, daher verzichtet man in einer Untersuchung initial auf eine explizite verbale Aufforderung („Jetzt schlucken …").

Leaking. Speichel oder Speisen treten vorzeitig in den Pharynx über, ohne dass ein Schluckvorgang ausgelöst wurde. Ursache kann z. B. eine fehlende Bolusverarbeitung oder eine insuffiziente Boluskontrolle in der oralen Phase sein. Die Speisen gleiten ohne stattgehabten Schluck den Zungengrund hinab. In vielen Fällen läuft der Bolus dann über die Vallecula in die Sinus piriformis und wird erst dort,

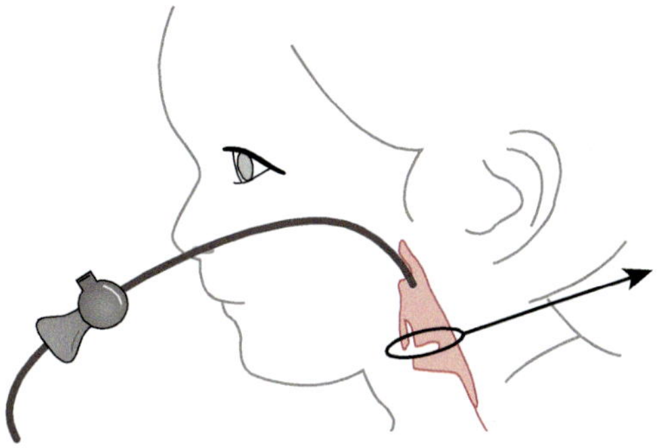

Abb. 10.1a Endoskop-Position und Leaking. Das Endoskop wird durch den Nasopharynx hindurch mit seiner Spitze in Höhe der Uvula platziert. In dieser Position hat man einen guten Überblick über den Larynx, die Zungenbasis und die Bewegungen des Larynx.

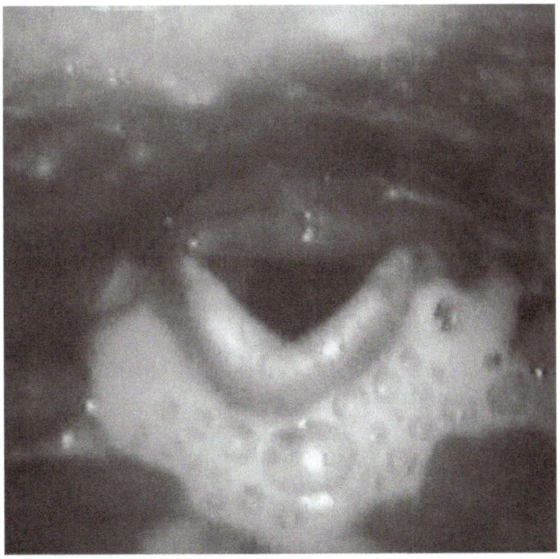

Abb. 10.1b Endoskop-Position und Leaking. Leaking – Übertritt von Flüssigkeit ohne zeitgerechte Auslösung des Schluckvorgangs

mittels verspäteter Schlucktriggerung, geschluckt (➤ Abb. 10.1).

Die Auslösung des Schluckvorgangs unterliegt erheblichen individuellen Schwankungen. So kann das Fehlen jeder Schluckbewegung durchaus ohne pathologischen Stellenwert sein, wenn jemand eine Flasche Wasser „in einem Zug“ austrinkt. Es ist somit immer darauf zu achten, welche direkte Folgen (Penetration oder Aspiration) ein Leaking hat. Erst durch diese Folgen wird aus einem Leaking eine Bedrohung für den Patienten. Auslösend für ein pathologisches Leaking ist in den meisten Fällen eine insuffiziente orale Boluskontrolle.

Residuen. Sie bezeichnen den Verbleib von Speiseresten nach Abschluss der Schluckphase im Rachenraum (➤ Abb. 10.2). Das Vorhandensein eines Residuums bedeutet nicht unbedingt eine tatsächliche Gefährdung des Patienten. Wichtig ist die Fähigkeit des Patienten, diese Residuen zu bemerken und mit ihnen umzugehen, z. B. einen neuen Schluckversuch zu starten (Nachschlucken), um das Residuum vollständig zu entfernen.

Nachschlucken. Dies ist die Fähigkeit, Residuen im Pharynx ohne Aufforderung von außen mit einem neuen Schluckversuch oder einem Schluck Wasser („Nachspülen“) zu entfernen. Voraussetzung ist eine intakte Sensomotorik, die sich z. B. mit dem LAR prüfen lässt. Durch das Nachschlucken

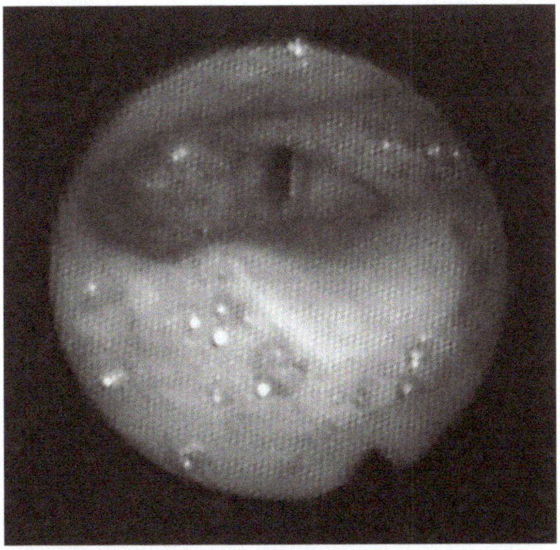

Abb. 10.2 Speichelresiduen in den Sinus piriformis und den Valleculae, die in den Larynx überlaufen

werden Speichel- oder Nahrungsreste weitergeleitet und der Pharynx von diesen gereinigt. Fehlt das Nachschlucken, steigt das Risiko einer Aspiration.

Penetration und Aspiration

Von entscheidender Bedeutung für die Bewertung des Schluckerfolgs ist die Beurteilung eines Schlucks am Larynx.

a)

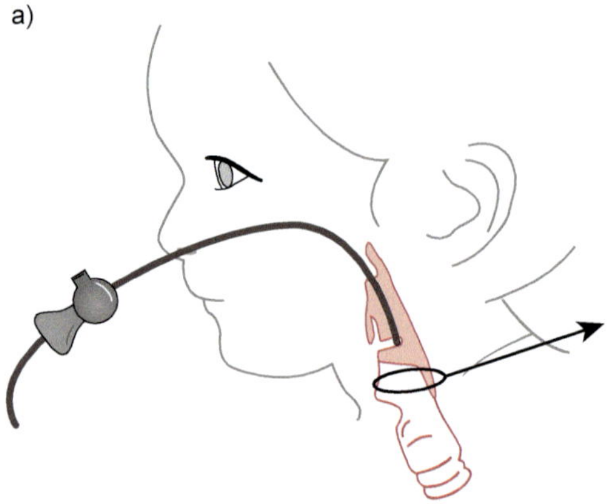

Abb. 10.3a Endoskop-Position und Speichelpenetration. Für eine Beurteilung des Larynx wird das Endoskop tiefer positioniert, um eine besseren Einblick in Kehlkopf und Trachea zu erhalten.

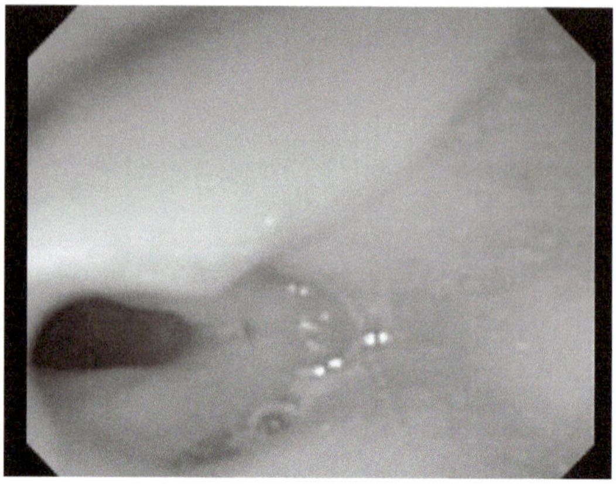

Abb. 10.3b Endoskop-Position und Speichelpenetration. Speichelpenetration im Bereich der vorderen Stimmbänder

√

Als **Penetration** wird der Eintritt von Speichel (➤ Abb. 10.3), Sekret und Speisen in den Kehlkopf bis in Höhe der Stimmbänder bezeichnet, als **Aspiration** das Eindringen in die Trachea, unterhalb der Stimmbandebene.

Eine Aspiration ist in der endoskopischen Untersuchung schwierig zu beurteilen. Fehlen Larynxbewegungen – kommt es also nicht zum „White-out-Effekt" während des Schluckablaufs – lässt sich der Übertritt in den subglottischen Raum direkt beobachten. In den übrigen Fällen ist eine Aspiration nur

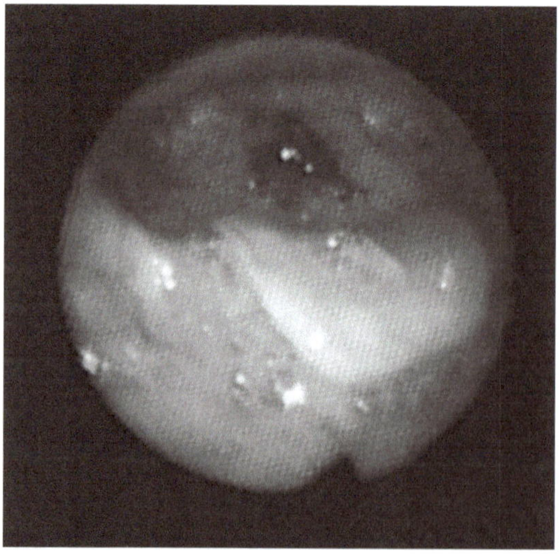

Abb. 10.4 Aspiration von Götterspeise

am Aushusten der Nahrung zu erkennen. Manchmal sind nach dem Schluck subglottische Residuen in der oberen Trachea zu sehen (➤ Abb. 10.4). Bei einem Tracheostoma ist nach der Nahrungsaufnahme in jeden Fall eine Kontrolle der Trachea und des subglottischen Raumes erforderlich, um den Eintritt von Speichel oder Nahrung nachweisen oder ausschließen zu können.

Als Standard in der Bewertung einer Penetration oder Aspiration gilt heute die für die Videofluoroskopie entworfene **Penetrations-Aspirations-Skala** (PAS) nach Rosenbek (➤ Tab. 10.3).

Schutz- und Abwehrmaßnahmen

Die Sicherheit einer Handlung ist nicht allein durch ihren Erfolg definiert, sondern auch durch die Fähigkeit, mit einem Misserfolg umzugehen. Für ein gutes Schluckvermögen ist ein effizientes Risikomanagement bei einem Fehlschluck notwendig: Bei einem Fehlschluck müssen Schutz- und Abwehrmaßnahmen vorhanden sein. Gemeint sind die Schutzreaktionen Husten und Räuspern.

!

Husten und Räuspern

Ein gutes Schluckvermögen beinhaltet immer auch die Fähigkeit, effizient mit Fehlschlucken umzugehen. Ein wirkungsvoller Schutz der unteren Atemwege erfordert das unwillkürliche, prompte und effiziente Auslösen der Schutzreaktionen Husten und Räuspern sowie einen produktiven Hochtransport von Sekret.

Tab. 10.3 Penetrations-Aspirations-Skala (PAS) nach Rosenbek

Grad	Beschreibung
Penetration	
1	Material dringt nicht in die Atemwege vor
2	Material erreicht die Atemwege, verbleibt oberhalb der Stimmlippen und wird im weiteren Verlauf ausgestoßen
3	Material erreicht die Atemwege, verbleibt oberhalb der Stimmlippen und wird im weiteren Verlauf nicht ausgestoßen
4	Material erreicht die Atemwege, kontaktiert die Stimmlippen und wird im weiteren Verlauf ausgestoßen
5	Material erreicht die Atemwege, kontaktiert die Stimmlippen und wird im weiteren Verlauf nicht ausgestoßen
Aspiration	
6	Material erreicht die Atemwege, dringt bis unter die Stimmlippen vor und wird im weiteren Verlauf aus der Trachea in den Larynx befördert oder aus den Luftwegen entfernt
7	Material erreicht die Atemwege, dringt bis unter die Stimmlippen vor und wird im weiteren Verlauf trotz Anstrengung nicht aus der Trachea entfernt
8	Material dringt in die Atemwege bis unter die Stimmlippen vor; im weiteren Verlauf wird keine Anstrengung zum Entfernen unternommen

Wichtig ist das „Schicksal" des Aspirats. Das hochgehustete Aspirat muss ohne Aufforderung regelgerecht abtransportiert, geschluckt oder ausgespuckt werden. Erforderlich ist das möglichst vollständige Abhusten des Aspirats, der Sekrettransport muss also produktiv sein. Ist der Hustenstoß zu schwach, sodass nicht das gesamte Aspirat abtransportiert wird, kann es – trotz eines Hustenstoßes – über die Zeit zum Sekretstau in den Bronchien und zu einer Pneumonie kommen. Verbleiben Reste des Aspirats im Rachen, ist das Schlucken nach Husten (➤ Kap. 10.3.3, Abschnitt „Nachschlucken") unvollständig.

Bei **eingeschränkten Schluckfähigkeiten** kann das Schlucken nach dem Husten zu einer erneuten Aspiration und wieder zum Auftreten von Husten führen. Es entsteht ein Circulus vitiosus, der den Patienten rasch erschöpfen kann. In diesem Fall ist die Aufforderung zum Ausspucken notwendig, manchmal ist auch eine Tracheotomie indiziert, damit der Patient sich nicht vollständig erschöpft, sondern ausreichend Kraft für eine Therapie behält.

Endoskopie und Therapie

Nach der Statuserhebung kann man bereits in der endoskopischen Untersuchung versuchen, das Schluckergebnis durch therapeutische oder kompensatorische Maßnahmen zu verändern. Zusätzlich sind Änderungen der Körperposition oder der Nahrungsmittel (Andicken, Änderung des Geschmacks) möglich. Bei älteren Kindern ist die Visualisierung ihres „Innenleben" im Sinne einer Feedbacktechnik einsetzbar.

10.4 Bewertung der Schluckversuche

Die Schluckuntersuchung zielt darauf ab, die Fähigkeiten des Patienten beim Schlucken von Speichel und Nahrung zu bewerten. Menschliche Fertigkeiten lassen sich in sehr vielfältiger Weise beschreiben. Einer der häufigsten Ansätze ist die Beschreibung der positiven und negativen Aspekte. Bei einer Schluckuntersuchung könnte man sich an einem „idealen" Schluckvorgang orientieren. Dies ist für den unerfahrenen Untersucher in den meisten Fällen eine erste Möglichkeit der Beurteilung, sie wird aber den tatsächlichen Fähigkeiten der Patienten in den meisten Fällen nicht gerecht.

Durch ihre Anpassungsfähigkeit können Patienten auch mit nichtidealen motorischen Abläufen ein Ziel erreichen. Ein Mensch mit einem nichtidealen Gangbild ist durchaus in der Lage, sein Ziel zu Fuß zu erreichen, Gleiches gilt für das Schlucken: Ein nichtidealer Schluck kann durchaus eine sichere und ausreichende Ernährung ermöglichen.

!

Pragmatische Ziele

Zur Beurteilung der Schluckversuche schaut man nach den **für den Erfolg des Schluckens notwendigen Fähigkeiten**. Pragmatische Ziele sind komplikationsfreies Schlucken und eine die Ernährung sichernde Nahrungsaufnahme.

Während eines Schluckvorgangs bedeutet das zum einen die Fähigkeit, Speichel und Nahrung ohne Aspiration oder Penetration zu schlucken, und zum anderen die Fähigkeit, mit einem Fehlschluck umzugehen. Ein Modell für die Beschreibung der notwendigen Fähigkeiten beim Schlucken ist der Schutz der unteren Atemwege.

10.4.1 Schutz der unteren Atemwege

Zwei **Mechanismen** schützen die unteren Atemwege:

- ein regelgerechter Schluckvorgang (Schluckfähigkeit) – seine Mechanik verhindert wirkungsvoll eine Aspiration.
- Die Fähigkeit, Aspirat nach einer Penetration und Aspiration mittels Schutzmechanismen (➤ Kap. 10.3.3, Abschnitt „Schutz- und Abwehrmaßnahmen") wieder aus dem Kehlkopf und der Trachea zu entfernen.

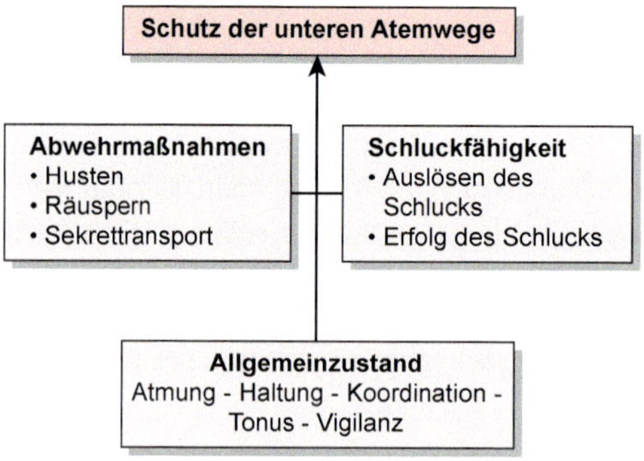

Abb. 10.5 Faktoren, die für den Schutz der unteren Atemwege notwendig sind

Die Wirksamkeit und das Zusammenspiel dieser Mechanismen sind abhängig von den Fähigkeiten, die durch den Allgemeinzustand des Patienten beschrieben werden (➤ Abb. 10.5). Die einzelnen Faktoren müssen für einen Schutz nicht herausragend gut sein. So lassen sich fehlende Abwehrmaßnahmen durch gutes Schlucken oder Einschränkungen der Schluckfähigkeit durch effiziente Abwehrmaßnahmen ausgleichen.

10.4.2 Berliner Dysphagie-Index

Der **Berliner Dysphagie-Index** ist entwickelt und für Erwachsene evaluiert worden, um die Bewertung des Schutzes der unteren Atemwege zu erleichtern. Es handelt sich um einen **Erhebungsbogen**, der die Anatomie, die Funktionen, die Schluckfähigkeit für die einzelnen Konsistenzen sowie die Abwehrmaßnahmen ermittelt und durch eine Indexierung bewertet (➤ Abb. 10.6a–c).

Aus den Ergebnissen lässt sich auch das weitere Trachealkanülenmanagement ableiten. Bei Kindern, die entwicklungsbedingt noch nicht in der Lage sind, bestimmte Nahrungsmittel zu sich zu nehmen, sind hier Abstriche notwendig.

10.4.3 Entscheidungsgrundlagen

!

Bei der Bewertung des Schluckens ist unbedingt darauf zu achten, dass man nur beurteilt, was sich sichtbar ereignet! Oft ziehen Untersucher aus der Anwesenheit eines eventuell gefahrvollen Befundes Rückschlüsse auf die Möglichkeit eines Risikos (z. B. der Aspiration). Mit einem solchen verständlichen Sicherheitsdenken läuft man jedoch Gefahr, den Patienten zu schlecht zu beurteilen.

Der Untersucher schließt die Untersuchung mit der **Beantwortung der ursprünglichen Fragestellung** zu Beginn der Untersuchung. Von ihm wird nun erwartet, dass er in der Zusammenschau aller erhobenen

FIBEROPTISCHE UNTERSUCHUNG DES SCHLUCKENS
Berliner Dysphagie Index

Name: ______________________ **geb.:** ________	**Etikett**

Diagnosen:

Datum:

Fragestellung:

Stat.: ☐ **Amb.:** ☐

Erstuntersuchung			**Verlaufskontrolle**		**Videodokumentation**			
Ernährung	Oral		Enteral PEG		Enteral MS		Parenteral	
Trachealkanüle	Keine		Sprechkanüle		Geblockt		Ungeblockt	
	Beim Essen ungeblockt				Beim Essen geblockt			
Therapie	Keine		F.O.T.T.		Funktionell		Frequenz: .../W	
Lokalanästhesie	Nase		Rachen		Larynx			
Untersuchung	Nase re		Nase li		Mundraum		Tracheostoma	
Ausgangsstellung	Sitzen		Rollstuhl		Bett			
Glasgow-Coma-Scale				**Früh-Reha Index**				
Barthel-Index								

Schlucken

Speichel

			Untersuchung/Schlucken nicht möglich			8
Hilfen	Spontan	0	Nur n. Aufforderung	4	Nur n. Fazilitation	4

Pharynx

Leaking	Nein	0	Ja	1
Residuen		Re	Li	
Rachenhinterwand		0		
Vallecula		0		
Sinus piriformis		1		
Nachschlucken	Ja	0	Nein	3

Penetration/Aspiration

Ohne Befund	0
Supraglottisch mit abhusten	1
Supraglottisch ohne abhusten	3
Glottisch mit abhusten	3
Glottisch ohne abhusten	6
Subglottisch mit abhusten	7
Subglottisch ohne abhusten	8

Abb. 10.6a Erhebungsbogen für die endoskopische Untersuchung auf der Grundlage des Schutzes der unteren Atemwege

FIBEROPTISCHE UNTERSUCHUNG DES SCHLUCKENS
Berliner Dysphagie Index

Passierte Kost

Keine Untersuchung notwendig		0	Untersuchung/Schlucken nicht möglich			8
Hilfsmittel	Teelöffel					
Nahrungsmittel	Götterspeise				Menge	
Hilfen	Spontan	0	Nur n. Aufforderung	4	Nur n. Fazilitation	4

Pharynx

Leaking	Nein	0	Ja	1
Residuen		Re		Li
Rachenhinterwand		0		
Vallecula		0		
Sinus piriformis		1		
Nachschlucken	Ja	0	Nein	3

Penetration/Aspiration

Ohne Befund	0
Supraglottisch mit abhusten	1
Supraglottisch ohne abhusten	3
Glottisch mit abhusten	3
Glottisch ohne abhusten	6
Subglottisch mit abhusten	7
Subglottisch ohne abhusten	8

Dünnflüssig

Keine Untersuchung notwendig		0	Untersuchung/Schlucken nicht möglich			8
Hilfsmittel	Teelöffel		Tasse		Halm	
Nahrungsmittel	Blue dye				Menge	
Hilfen	Spontan	0	Nur n. Aufforderung	4	Nur n. Fazilitation	4

Pharynx

Leaking	Nein	0	Ja	1
Residuen		Re		Li
Rachenhinterwand		0		
Vallecula		0		
Sinus piriformis		1		
Nachschlucken	Ja	0	Nein	3

Penetration/Aspiration

Ohne Befund	0
Supraglottisch mit abhusten	1
Supraglottisch ohne abhusten	3
Glottisch mit abhusten	3
Glottisch ohne abhusten	6
Subglottisch mit abhusten	7
Subglottisch ohne abhusten	8

Fest
Bei Kindern < 4 Jahre „Keine Untersuchung notwendig" anzukreuzen.

Keine Untersuchung notwendig		0	Untersuchung/Schlucken nicht möglich			8
Hilfsmittel	Löffel		Gabel			
Nahrungsmittel	Brot				Menge	
Hilfen	Spontan	0	Nur n. Aufforderung	4	Nur n. Fazilitation	4

Pharynx

Leaking	Nein	0	Ja	1
Residuen		Re		Li
Rachenhinterwand		0		
Vallecula		0		
Sinus piriformis		1		
Nachschlucken	Ja	0	Nein	3

Penetration/Aspiration

Ohne Befund	0
Supraglottisch mit abhusten	1
Supraglottisch ohne abhusten	3
Glottisch mit abhusten	3
Glottisch ohne abhusten	6
Subglottisch mit abhusten	7
Subglottisch ohne abhusten	8

Abb. 10.6b Erhebungsbogen für die endoskopische Untersuchung auf der Grundlage des Schutzes der unteren Atemwege

FIBEROPTISCHE UNTERSUCHUNG DES SCHLUCKENS
Berliner Dysphagie Index

Schutz der Atemwege

Husten, Räuspern, Sekrettransport und Schlucken nach Husten werden während der Schluckuntersuchug beurteilt. Die Gewichtung des Schluckvermögens erfolgt getrennt nach den Speisen. Dabei sollte folgende Tabelle zur Bewertung herangezogen werden.

Auswertung Schlucken

Score	Bedeutung	Bewertung
0 ≤ 3	Normale bis geringe Einschränkungen	Vollständig
4 < 8	Einschränkungen die eine Therapie notwendig machen	Unvollständig
≥ 8	Massive Einschränkungen, die eine Therapie unbedingt notwendig machen	Unmöglich

Husten/Räuspern	Willkürlich	0	Unwillkürlich	0	Fehlt	2
Sekrettransport	Produktiv	0	Eingeschränkt	1	Unproduktiv	2
Schlucken nach Husten	Ja	0	Unvollständig	1	Nein	2
Schlucken von Speichel	Vollständig	0	Unvollständig	1	Unmöglich	2
Schlucken von Flüssigkeit	Vollständig	0	Unvollständig	1	Unmöglich	2
Schlucken von passierter Kost	Vollständig	0	Unvollständig	1	Unmöglich	2
Schlucken von fester Nahrung	Vollständig	0	Unvollständig	1	Unmöglich	2

Score Schutz	
Gesamt	

Therapieempfehlung

Folgende Therapieempfehlung auf Grund des Score Schutz zu prüfen:

Score	Bedeutung	Therapie
0	Funktional normal	Keine Therapie notwendig Vorhandene Trachealkanüle kann entfernt werden
≤ 3	Funktion mäßig eingeschränkt	Ggf. Therapie
≥ 4	Hustenreflex vollständig, Schluckpassage unvollständig	Therapie notwendig, Sprechkanüle ohne Blockung möglich, Indikation für enterale Ernährung überprüfen
≥ 6	Hustenreflex unvollständig, Schluckpassage unvollständig	Therapie notwendig, Tracheotomie notwendig, vorhandene Trachealkanüle kann ggf. zeiweilig entblockt werden, entereale Ernährung notwendig
≥ 8	Fehlender Hustenreflex, stark eingeschränkte Schluckpassage	Therapie notwendig, Tracheotomie notwendig, Kanüle muss geblockt werden, enterale Ernährung notwendig

Untersucher/in: ______________________ **Datum:** ______________

Abb. 10.6c Erhebungsbogen für die endoskopische Untersuchung auf der Grundlage des Schutzes der unteren Atemwege

10

Befunde und der Grunderkrankung eine Entscheidung fällt. In dieser Situation geraten Untersucher nicht selten in einen Konflikt zwischen der Wunschhaltung der Angehörigen und Betreuer einerseits und ihrer eigenen Bewertung der Befunde andererseits.

Die Bewertung der Untersuchungsergebnisse und ihre Einordnung in einen Kontext, der eine Entscheidung ermöglicht, sind nicht immer leicht. Dabei kann das Modell zum Schutz der unteren Atemwege (➤ Abb. 10.5) hilfreich sein. Fragen im Rahmen einer Endoskopie beziehen sich in den meisten Fällen auf die Möglichkeiten der oralen Ernährung und den Wechsel oder das Entfernen einer Trachealkanüle. Zu Beginn der Beurteilung sind die Voraussetzungen für die notwendigen Aktionen Atmung, Koordination und Kraft zu prüfen. Sie manifestieren sich z. B. in der Körperhaltung oder der Fähigkeit, den Kopf zu halten.

Im Weiteren gilt es dann, **Schluckfähigkeit und Abwehrverhalten** zu untersuchen:

- Ist das Schlucken unvollständig und kommt es z. B. zu gelegentlichen Aspirationen mit effektiver Hustenreaktion und reinigendem Schlucken, kann eventuell eine Nahrungsaufnahme unter kontrollierten Bedingungen erfolgen.
- Ist der Hustenstoß schwach, das Schlucken aber problemlos möglich, kann eventuell ebenfalls eine orale Nahrungsaufnahme stattfinden.

Der **Allgemeinzustand** und die **Konstitution des Patienten** sind in solche Überlegungen in jedem Fall einzubeziehen.

Untersucher müssen sich immer darüber im Klaren sein, dass ihre eigene **Persönlichkeit und Weltsicht** erheblichen Einfluss auf ihre therapeutische Sichtweise und ihre Entscheidungen haben:

- So wird ein sportlicher, leistungsorientierter Mensch eher eine offensive Haltung einnehmen. Eine zu offensiven Haltung gepaart mit Unwissen über die zugrunde liegende Erkrankung kann jedoch eine Gefährdung begünstigen.
- Ähnlich schädlich ist die Haltung des omnipotenten Spezialisten, der nur seine Meinung gelten lässt. („Wenn Sie sich nicht daran halten, machen Sie sich schuldig.")
- Im Gegensatz dazu kann eine zu defensive Haltung Fortschritte verhindern, insbesondere wenn man in der Bewertung der endoskopischen Untersuchung nicht sehr erfahren ist.

!

> Die Möglichkeit einer Fehleinschätzung im Rahmen der Untersuchung ist stets zu bedenken. So gilt es, Entscheidungen möglichst im Team aus Untersucher, Therapeuten und Eltern zu diskutieren und zu überprüfen und dabei eine Atmosphäre zu schaffen, die eine offene Diskussion über die Therapieentscheidung und eine Änderung des Therapieregimes bei einem Fehler zulässt.

10.5 Ambulante Untersuchung

Werden Kinder zu einer ambulanten Schluckuntersuchung vorgestellt, besteht bei den beteiligten Eltern, Therapeuten und Angehörigen in den meisten Fällen ein erheblicher **Informationsbedarf**. Die endoskopische Untersuchung nimmt zeitlich und in manchen Fällen auch inhaltlich nur einen kleinen Teil der (30- bis 60-minütigen) Gesamtkonsultation ein.

- **Eltern** sind daran interessiert, dass sie ihre aktuellen Fragen diskutieren können, und wollen oft ihrem Kind die als belastend empfundene endoskopische Untersuchung ersparen.
- **Behandelnde Therapeuten** formulieren Fragen zur Sicherheit des Schluckvorgangs, sind daher sehr an einem visualisierten Untersuchungsergebnis interessiert, um den Pathomechanismus besser verstehen zu können, und erhoffen sich Therapieempfehlungen.
- **Erzieher** oder **Lehrer** formulieren Fragen zum Handling bei den Mahlzeiten in der Einrichtung, in der das Kinder tagsüber unter ihrer Obhut ist.
- Begleitende **Großeltern** haben oft eine eigene Sicht der Dinge und wollen ihre Gedanken und Hypothesen ebenfalls berücksichtigt wissen.

Verunsicherte Familienangehörige. Sie haben zum einen die Sorge, das Kind nicht ausreichend ernähren zu können, und fühlen sich zum anderen nicht selten schuldig an der zugrunde liegenden Erkrankung. Zusätzlich verunsichern vielfältige Informationsquellen die Eltern oft nach der Entlassung ihres Kindes aus der stationären Betreuung. In diesen Fällen ist eine ausführliche Beratung notwendig, in der Schuldzuweisungen an frühere Untersucher oder Therapeuten unterlassen werden sollten, um die Verunsicherung nicht noch zu verstärken. Das Formulieren erreichbarer Ziele ist für alle Beteiligten von Vorteil.

10.6 Stationäre Untersuchung

Im Rahmen einer stationären Behandlung werden mit der endoskopischen Untersuchung Rahmenbedingungen festgelegt, welche therapeutischen Maßnahmen notwendig und möglich sind. Auch hier geht es in den meisten Fällen darum, das Ernährungsmanagement zu prüfen. Ein stationärer Rahmen bietet durch die professionelle Umgebung günstigere Bedingungen als ein ambulanter. Einzelne Maßnahmen lassen sich anders als im ambulanten Sektor unmittelbar erproben. Dabei sind eine direkte Kommunikation und die Einbeziehung der Eltern und Pflegenden unabdingbar. Vor einer Entlassung sollen auch die Therapeuten der Untersuchung beiwohnen, die in Zukunft das Kind betreuen, um einen reibungsarmen Übergang zu gewährleisten. Ist dies z. B. aufgrund einer räumlichen Trennung nicht möglich, sollten auf jeden Fall Untersuchungsbefunde , wie z. B. Video zur Verfügung gestellt werden.

Beispiel

Konrad (9 Monate)

Diagnose

Trisomie 14, Pierre-Robin-Sequenz, Laryngomalazie (krankhaft erweichter Kehlkopf durch unzureichenden Kalziumeinbau in das Larynxskelett)

Anamnese

Konrad kommt mit seiner Mutter, Großmutter und der behandelnden Logopädin zur Untersuchung. Er ist mit einer ungeblockten Trachealkanüle und einer Magensonde versorgt. Mehrmals in der Stunde muss er abgesaugt werden. Anamnestisch berichtet die Mutter, dass bei der Geburt bereits Atemprobleme vorlagen. Nach einem laserchirurgischen Therapieversuch am Kehlkopf verschlechterte sich die Atmung und Konrad wurde notfallmäßig tracheotomiert.
Das Kind nimmt Flüssigkeiten (Milch etc.) in kleinen Mengen ab. Brei spuckt es aus. Die Mutter verdünnt Brei mit Milch, damit Konrad verschiedene Geschmacksrichtungen kennenlernt. Der erforderliche Kalorien- und Flüssigkeitsbedarf wird über eine Magensonde ergänzt. Seit 3 Wochen wird die Trachealkanüle gelegentlich versuchsweise mit einem Sprechaufsatz versehen. Diesen toleriert Konrad aber nur 2 Minuten.

Befund

Während wir mit den Anwesenden sprechen, liegt Konrad im Kinderwagen und saugt an seinem Schnuller. Die Stimme des Doktors fasziniert ihn so, dass er seinen Körper auf die linke Seite dreht und den Kopf dabei nach hinten rotiert, um die interessante Lautquelle sehen zu können. Er bewegt Arme und Beine und wendet den Kopf zu den jeweils sprechenden Anwesenden, nimmt Blickkontakt auf und lacht stimmlos freundlich.
Er umfasst mit seinen Händen einen Finger seiner Mutter. Mit den Fingern seiner linken Hand exploriert er wiederholt seinen Mund. Seine Arme können mittig zusammenkommen. Sobald die Mutter im Gespräch seinen Rumpf am Brustbein stabilisiert, wird die Bewegungsqualität der Extremitäten lebhafter und sicherer. Konrad hat 4 Zähne, jeweils 2 oben und 2 unten. Seine Zunge ist aktiv – er streckt sie öfter zwischen den Zähnen aus dem Mund heraus. Meistens steht sein Mund offen. Es kommt immer wieder zu spontanem Mundschluss und Schlucken sowie zu sichtbarem Schlucken nach Gähnen.
Bei Konrad ist ein motorisches Entwicklungsalter von 4–5 Monaten zu konstatieren, er zeigt eine beginnende Körperrotation. Die Protrusion der Zunge herrscht (noch) vor, Flüssigkeiten werden transportiert, hingegen befördert er Brei aus dem Mund heraus.

Endoskopische Untersuchung

Während der Tracheainspektion liegt Konrad im Kinderwagen. Nach Entfernen der Kanüle

zeigt sich eine stabile Trachea (➤ Abb. 10.7). Eine Atmung über den Kehlkopf ist bei digitalem Tracheostomaverschluss nicht möglich. Wie die endoskopische Untersuchung über das Tracheostoma (➤ Abb. 10.8) bestätigt, ist sein Kehlkopf dafür zu eng.
Für die Endoskopie wird Konrad auf dem Schoß der untersuchenden Logopädin platziert, die ihn umfasst (➤ Abb. 10.9). Die endonasale Untersuchung ergibt eine „weiche“ Epiglottis, die bei der Atmung in den Larynx eingesogen wird, und ein ausgeprägtes Aryödem links, auf der Seite der Magensonde. Beim Einatmen saugt das Kind die ödematösen Strukturen an, seine Atmung ist deutlich erschwert. Der Schluckvorgang für flüssige Nahrung zeigt keine Hinweise auf Penetration oder Aspiration.

Beratung

Es wird empfohlen, die logopädische Therapie fortzusetzen, um die motorischen Fertigkeiten des Kindes zu stabilisieren und auszubauen. Die nächste Nahrungsstufe, Brei, sollte weiter angeboten werden. Die derzeitige Kanülengröße ist notwendig, um die Sauerstoffversorgung zu gewährleisten. Die Kanüle füllt die Trachea aus, sodass ein Sprechaufsatz nicht genutzt werden kann. Eine Atemtherapie zur Verbesserung der Atemfunktion sollte in nächster Zeit Schwerpunkt sein. Hinsichtlich der Laryngomalazie wird geraten, vor operativen Maßnahmen das weitere Wachstum abzuwarten.
Dem Vorschlag der Großmutter, die Sondennahrung auszulassen, damit das Kind Hungergefühl entwickeln kann und in der Folge mehr isst, kann nicht gefolgt werden. Konrad erschöpft sich bei der Nahrungsaufnahme sehr schnell. Er ist z. Zt. funktionell, pulmonal und kräftemäßig noch nicht in der Lage, die notwendigen Mengen aufzunehmen. Zur Magensonde gibt es deshalb derzeit keine Alternative. Sie sollte nach der oralen Gabe beschickt werden.

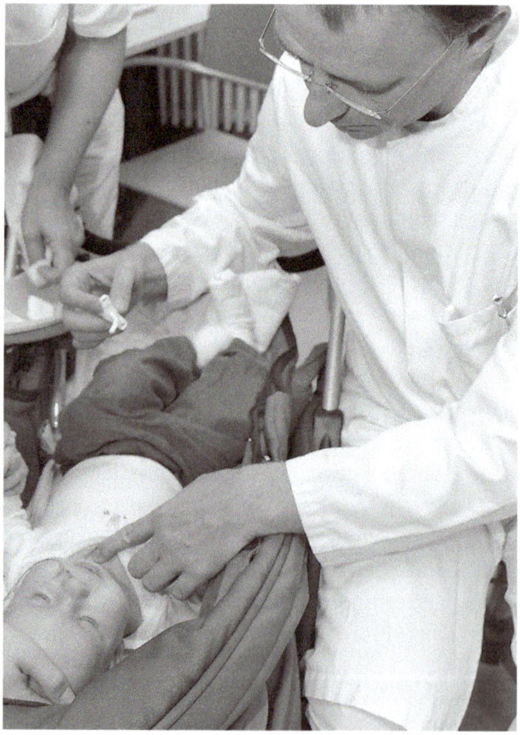

Abb. 10.7 Entfernen der (nicht blockbaren) Trachealkanüle

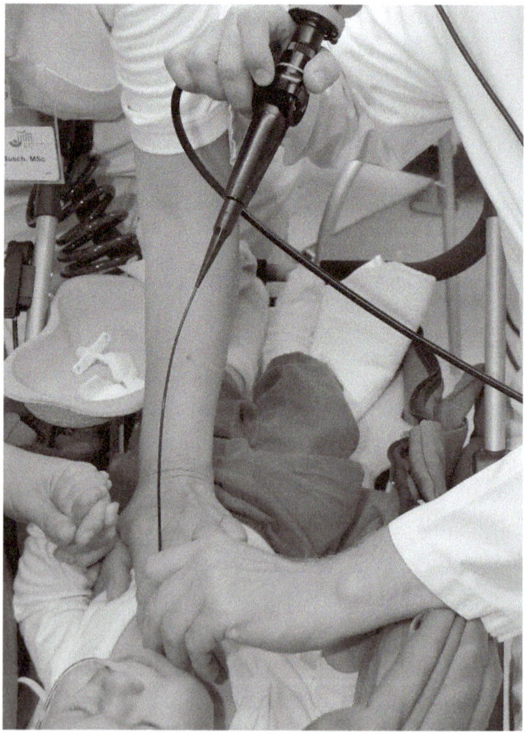

Abb. 10.8 Endoskopie der Trachea nach Entfernen der Trachealkanüle

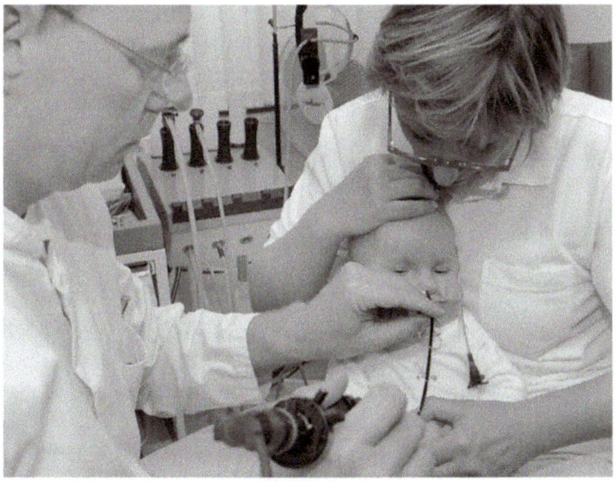

Abb. 10.9 Endoskopische Untersuchung eines Kleinkindes

Beispiel

Bert (2,2 Jahre)

Diagnose

Asphyxia neonatorum (bei der Geburt nicht [rechtzeitig] einsetzende Atemtätigkeit)

Anamnese

Bert wird von seinem Vater und der behandelnden Logopädin vorgestellt, die die Therapie vor kurzem übernommen hat. Sie fragt, ob Bert sicher schluckt. Bis vor einem halben Jahr hatte er regelmäßig Pneumonien und Bronchitiden. Jetzt fängt er an, zu trinken sowie Brei und Brötchen zu essen.
Wie der Vater berichtet, musste Bert nach der Geburt 30 Minuten reanimiert werden und trug eine leichte bis mittelgradige Zerebralparese davon. Zu Hause sitzt er beim Essen schon allein im Tripp-Trapp-Hochstuhl. Die Physiotherapeutin will dadurch die dynamische Stabilität des Jungen fördern, was Bert im weiteren Verlauf eindrucksvoll demonstriert.

Befund

Bert sitzt angelehnt auf dem Schoß seines Vaters, kratzt sich mit der linken Hand am Kopf und lächelt verschmitzt. Er kann Arme und Beine bewegen, den Kopf bei noch nicht sicherer Kopfkontrolle zur Seite drehen. Sein Rumpf ist nach vorn geneigt. Er stützt sich auf Vaters Unterarm ab. Der Nacken ist überstreckt, aber es gelingt Bert immer wieder, den Kopf in Mittelposition zu bringen und kurz zu halten, bis er wieder nach vorn oder nach hinten fällt.
Der Vater bietet Bert viel Halt und Unterstützungsfläche zur Stabilisation an. Bert versucht, sich aufzurichten. Die Beinfunktion ist kräftig, seine Arme sind dabei seitlich weit ausgestreckt. Es hat den Anschein, als suche er mit den Armen das Gleichgewicht zu halten. Dieses Bewegungsmuster zeigt sich später wieder beim Keksessen. Bert führt uns all sein Können vor: Er kann auf Aufforderung effektiv husten und imitiert es immer wieder. Er saugt mit einem dünnen Schlauch Flüssigkeit aus einer Flasche und versucht immer wieder nach der Flasche zu greifen. Dabei ist sein Rumpf wieder nach vorn geneigt und Bert stützt sich mit den Armen zwischen seinen Beinen ab. Nach kurzem Blick auf den vom Vater gereichten Keks beißt er ein kleines Stück ab. Hier zeigt sich wieder die noch nicht stabile Kopfkontrolle: Beim Abbeißen hält er den Kopf im Nacken. Beim anschließenden vertikalen Zerdrücken des Kekses kommt der Kopf langsam leicht schwankend zur Mitte. Beim Bolustransport ist der Nacken lang und beim Schlucken fällt Bert leicht nach vorn. Seine Arme balancieren dabei nach auswärts.

Endoskopische Untersuchung

Die Anatomie von Larynx und Pharynx ist regelrecht, das Schlucken gelingt ohne Hinweiszeichen auf eine Aspiration.

Beratung

Bert befindet sich in einer Phase des Aufbaus von Rumpf- und Kopfkontrolle in dynamischen, bewegten Situationen. Rumpf- und Kopfstabilität sowie später die Körperrotation sind Voraussetzungen für die Entwicklung des Kauens. In der Therapie und bei allen Aktivitäten, auch bei der Nahrungsaufnahme, ist in Zukunft verstärkt auf die Rumpfstabilität zu achten und beim Schlucken sollte seine Kopfposition („langer Nacken") intermittierend manuell korrigiert und/oder sein Kiefer stabilisiert werden. Bert sollte alltagsorientiert seine Arme in das Geschehen einbeziehen, z. B. seine Flasche oder den Teller selbst festhalten.

LITERATUR

Aviv JE, Kim T, Sacco RL et al. FEESST: a new bedside endoscopic test of the motor and sensory components of swallowing. Ann Otol Rhinol Laryngol 1998; 107: 378–387.

Bader C-A, Niemann G. Dysphagia in children with cerebral palsy – fiberoptic-endoscopic findings. Laryngo Rhino Otol 2010; 89(2): 90–94.

Bartolome G, Schröter-Morasch H. Schluckstörungen: Diagnostik und Rehabilitation. 4. A. München: Elsevier, Urban und Fischer, 2010.

Casas MJ, Kenny DJ, McPherson KA. Swallowing/ventilation interactions during oral swallow in normal children and children with cerebral palsy. Dysphagia 1994; 9: 40–46.

Darrow DH, Harley CM. Evaluation of swallowing disorders in children. Otolaryngol Clin North Am 1998; 31: 405–418.

Langmore SE. Endoscopic evaluation and treatment of swallowing disorders. New York, Stuttgart: Thieme, 2001.

Nusser-Müller-Busch R. Die Therapie des facio-oralen Trakts. 3. A. Berlin: Springer, 2011.

Murray J. The laryngoscopic evaluation of swallowing or FEES. In: Murray J (ed.). Manual of dysphagia assessment in adults. San Diego, London: Singular Publishing Group Inc., 1999. p. 153–190.

Schröter-Morasch H. Klinische Untersuchung des Oropharynx und videoendoskopische Untersuchung der Schluckfunktion. (Kap. 8) In: Bartolome G, Schröter-Morasch H (Hrsg.). Schluckstörungen: Diagnostik und Rehabilitation. 4. A. München: Elsevier, Urban und Fischer, 2010.

Willging JP. Endoscopic evaluation of swallowing in children. Int J Pediatr Otorhinolaryngol 1995;Jun,32 Suppl: 107–108.

Joan C. Arvedson
(Übersetzung: Christiane Lücking; deutsche Bearbeitung: Sophie Frey)

KAPITEL 11

Videofluoroskopische Schluckstudie bei Säuglingen und Kleinkindern

Eine umfassende Beurteilung von Säuglingen und Kleinkindern mit Dysphagien und Fütter- bzw. Essstörungen verlangt häufig sowohl nach klinischen als auch nach instrumentellen Verfahren. Ob eine weiterführende instrumentelle Diagnostik indiziert ist, wird auf Grundlage einer gründlichen Bedside- oder klinischen Untersuchung entschieden. Dabei obliegt die Entscheidung den Klinikern, welches instrumentelle Verfahren das geeignetste ist, um die nötigen Befunde zu liefern. Diese Befundergebnisse ermöglichen es, die Entscheidungen zu treffen, die in der gegebenen Situation angezeigt sind. Ferner müssen die Kliniker den Grad der Invasivität jedes instrumentellen Verfahrens bedenken.

Die beiden bekanntesten **bildgebenden Verfahren** sind die *Schluckuntersuchung per Videofluoroskopie*, genannt: Videofluoroskopische Schluckstudie (VFSS) und die *Fiberoptisch-Endoskopische Untersuchung* des Schluckens mit Sensibilitätstestung (FEES-ST, ➤ Kap. 10). Außerdem kommt die Sonografie – umgangssprachlich auch Ultraschalluntersuchung genannt – als Untersuchungsmethode infrage. Obwohl die Ultraschalluntersuchung in den meisten klinischen Behandlungsabläufen nicht routinemäßig zum Einsatz kommt, ist sie ein wertvolles Forschungsinstrument, das relevante Informationen/Daten zu einigen Aspekten der oralen und pharyngealen Schluckphase liefern kann. Ultraschall nutzt reflektierenden Schall zur Erzeugung von Bildern, was die Darstellung von zeitlichen Relationen zwischen Bewegungsmustern – von oralen und pharyngealen Strukturen beim fetalen Schlucken, bei Frühgeborenen, Kleinkindern und älteren Kindern sowie Erwachsenen – ermöglicht (vgl. Bosma et al. 1990; Smith et al. 1985; Weber, Woolridge & Baum 1986; Fanucci et al. 1994; Yang et al. 1997).

Dieses Kapitel konzentriert sich auf die Videofluoroskopie.

11.1 Überblick: Was ist Videofluoroskopie?

Die Videofluoroskopie (VFS) ist eine allgemeine Bezeichnung für das Zusammenspiel von fluoreszierender bildgebender Technik in der Radiologie und Videodokumentation. Ergänzend zur Videofluoroskopischen Schluckstudie (VFSS) kann die Fluoroskopie auch für Untersuchungen und Ösophagogramme des oberen Gastrointestinaltrakts genutzt werden. Die VFSS dient der Beobachtung des Schluckablaufs von der Platzierung der Nahrung oder Flüssigkeit in den Mund bis zu ihrem Eintritt in den Magen. Der Schluckvorgang kann damit von der oralen Vorbereitungsphase zur oralen Phase über die Auslösung und den Ablauf der pharyngealen sowie der zervikalen bzw. oberen ösophagealen Phase genau beobachtet werden.

Es gibt weder im Englischen noch im Deutschen einen einheitlichen Begriff, der dieses Verfahren beschreibt, sondern eine Fülle synonymer Bezeichnungen; im Englischen z. B.:

- „Videofluoroscopic Swallow Study" (VFSS)
- „Modified Barium Swallow Study" (MBS)
- „Cookie Swallow"
- „Oral Pharyngeal Motility Study" (OPMS)
- „Three-Phase Swallow Study"
- „Rehabilitation Swallow Study"
- „Videofluoroscopic Examination of Swallowing" (VFES)

und im Deutschen z. B.:

- Videofluoroskopische Schluckstudie (VFSS)
- Röntgenbreischluck
- Barium-Breischluck
- Röntgenschluckdiagnostik
- Videofluoroskopische Schluckuntersuchung (VFS)
- Röntgenkinematographie

Bei der „Videofluoroskopischen Schluckstudie" (VFSS) handelt es sich um die Eindeutschung des gängigsten US-amerikanischen Terminus „videofluoroscopic swallow study". Sie findet sich sowohl in wissenschaftlichen Publikationen wie auch in klinischen Untersuchungsberichten. Der Begriff spiegelt das Grundprinzip und die Zielsetzung von Logemann (1983, 1993, 1998) wieder und findet in der Pädiatrie Anwendung (Arvedson and Lefton-Greif 1998; Arvedson 2007, 2008).

!

Terminologie (Anm. d. Hrsg.)

- **„Videofluoroscopic Swallow Study" (VFSS)** ist der international am häufigsten verwendete Begriff, der das Grundprinzip sowie die Zielsetzung basierend auf dem Konzept von Jeri Logemann (am besten) reflektiert.
- **Videofluoroskopische Schluckstudie** (VFSS) ist der in Deutschland am häufigsten verwendete Terminus.
- Als **Kliniker** („clinician") werden in diesem Kapitel alle klinisch tätigen Menschen – *Ärzte und Therapeuten* – bezeichnet, d. h. das mit (und an den) Patienten arbeitende Fachpersonal (im Unterschied zu reinen Wissenschaftlern).

Die VFSS ermöglicht eine 2-dimensionale dynamische Darstellung des Ablaufs der Bolusbildung, und zwar der oralen, pharyngealen und der oberen ösophagealen Phase des Schluckvorgangs. Üblicherweise werden die Schluckphasen als einzelne, getrennte Vorgänge beschrieben, obwohl sie sich in der Realität typischerweise überlappen. Kliniker dürfen sich der Erkenntnis nicht verschließen, dass die VFSS detaillierte Informationen hinsichtlich Struktur und Funktion des oralen, pharyngealen und oberen ösophagealen Komplexes liefert. Diese Informationen ermöglichen, den potenziellen Nutzen verschiedener Behandlungsstrategien zu evaluieren (Gates, Hartnell and Gramigna 2006).

Dabei ist die **laterale Betrachtung** der Standard. Die **posterior-anteriore (PA-)Ansicht** wird hingegen benötigt, wenn ein Verdacht auf Asymmetrie der Strukturen besteht. Zudem gestattet die PA-Betrachtung die Visualisierung der Gaumenmandeln (Tonsillen), im Falle von Läsionen kann eine Einschätzung des Schweregrades von oraler oder pharyngealer Obstruktion (Verengung) getroffen werden. Zusätzlich kann der Ösophagus während des Bolustransports gescannt werden. Werden allerdings weitere Untersuchungen der ösophagealen Strukturen und Funktionen benötigt, kann ein **Ösophagogramm** bzw. **eine obere Magen-Darm-Passage (oMDP)** das Prozedere komplettieren.

Das weitere Kapitel behandelt:

- Hinweise zur Durchführung der VFSS (➤ Kap. 11.2)
- Allgemeine Überlegungen zur VFSS (➤ Kap. 11.3)
- Ablauf der VFSS (➤ Kap. 11.4)
- Vor- und Nachteile der VFSS (➤ Kap. 11.5)
- Auswertung und Interpretation der Untersuchungsergebnisse aus der VFSS (➤ Kap. 11.6)
- Dysphagiemanagement und Behandlungsplanung (➤ Kap. 11.7)

11.2 Hinweise zur Durchführung der VFSS

Zur Abgrenzung vorweg: Eine VFSS wird *nicht* durchgeführt, um

- die An- oder Abwesenheit von Aspirationen nachzuweisen,
- eine Mahlzeit zu simulieren,
- orale Fähigkeiten der Bolusbildung zu überprüfen,
- Kaufunktionen zu beurteilen oder
- ösophageale Funktionen zu testen.

Die VFSS ist die Untersuchung der Wahl, wenn das Fachpersonal exakte Informationen hinsichtlich der Schluckfunktion mit Fokus auf den oralen Transport und die pharyngeale Phase benötigt. Zusätzlich beurteilt die Untersuchung die einfache ösophageale Transportzeit, wobei es sich allerdings nicht um eine Untersuchung der Ösophagusmotilität handelt. Kommt es zur Aspiration, muss der Kliniker überprüfen, ob Bariumkontrastmittel *vor, während oder nach dem Schlucken* in der Trachea zu sehen ist, *bei welcher Konsistenz und aus welchen physiologischen Gründen* die Aspiration auftritt. Eine grobe Schätzung der aspirierten Menge und der Anzahl der Aspirationsereignisse (oder deren Anteil an der Gesamtzahl der Schlucke) kann bei Entscheidungen

11

über das Dysphagiemanagement hilfreich sein, in den meisten Untersuchungen wird eine quantitative Messung des aspirierten oder penetrierten Materials bisher noch nicht routinemäßig vorgenommen. Die gewonnenen Ergebnisse tragen dazu bei, eine Prognose über das Potenzial einer möglicherweise rein oralen Ernährung zu stellen.

!

VFSS dient *nicht* zum Nachweis von Aspirationen, sondern ist die Methode der Wahl, um den oralen Transport und die pharyngeale Phase darzustellen.

Die überweisenden Fachkollegen, die die Untersuchung üblicherweise nicht selbst durchführen, müssen über die gewonnenen Informationen unterrichtet werden. Ihre Aufgabe ist es, die aus der Diagnostik resultierenden Empfehlungen und Richtlinien umzusetzen. Für alle Fachkollegen gilt es dabei zu berücksichtigen, dass diese Untersuchungsergebnisse nur „Teile des Puzzles“ sind, die zu einem ganzheitlichen Bild – des Kindes mit Schluckstörung – gehören, welches wiederum die Grundlage für einen optimalen Behandlungsplan bildet.

Dysphagiemanagement-Entscheidungen sind üblicherweise am effektivsten, wenn sie von einem interdisziplinären Fachkräfteteam getroffen werden, das mit den Eltern und Betreuern zusammenarbeitet, um ein „Gesamtbild“ zu erstellen. Die gleichen Untersuchungsergebnisse zweier Säuglinge oder Kleinkinder können je nach zugrunde liegender Ätiologie, Diagnose und kurz- und langfristiger Prognose zu verschiedenen Empfehlungen für die orale Nahrungszufuhr führen:

- Zum Beispiel kann ein Kleinkind mit einer progressiven neuromuskulären Erkrankung gelegentliche Aspirationen, die auf eine gestörte Auslösung des pharyngealen Schluckens zurückzuführen sind, nicht tolerieren.
- Andererseits wird sich ein Kind mit einer neurologischen Diagnose (etwa einer Zerebralparese) mit dem gleichen, in der VFSS festgestellten Defizit wahrscheinlich mit der Zeit insgesamt verbessern. Der Grund dafür ist, dass seine neurologische Entwicklung voranschreitet, aber nicht die Erkrankung. Ihm wird eine orale Nahrungsaufnahme mit relativ geringen Modifikationen möglich sein; allerdings sollte diese mit engmaschigen pulmonologischen Verlaufskontrollen gepaart sein.

!

Es gibt keine 1:1-Beziehung zwischen einem bestimmten VFSS-Ergebnis und der Entscheidung über das weitere Vorgehen.

In dieser Hinsicht stehen Dysphagie-Experten in der Pädiatrie – aufgrund der Vielfalt der Schluckprobleme in der oralen, pharyngealen und ösophagealen Schluckphase – bei ihrer Behandlungsplanung stärkeren Herausforderungen gegenüber, als ihre Fachkollegen, die mit Erwachsenen arbeiten. So sind dann auch ein umfangreiches Wissen und Erfahrung für die Entscheidungsfindung bei Kleinkindern und Kindern mit multiplen und komplexen Problemen rund um das Essen, erforderlich. Das Fachpersonal muss dementsprechend auf zahlreichen Gebieten zugleich kompetent sein (Arvedson & Lefton-Greif 1998), z. B.:

- normaler oder typischer Entwicklungsverlauf beim Schlucken und Essen
- Anatomie, Physiologie und Neurophysiologie des Schluckvorgangs
- Pathophysiologie und Schluckstörungen bei Säuglingen und Kleinkindern
- Grundlagen und Abläufe klinischer und instrumenteller Untersuchungsverfahren
- Bandbreite der Interventionen oder therapeutischer Möglichkeiten
- Ursachen und Diagnosen, die Schluckstörungen zugrunde liegen

11.3 Allgemeine Überlegungen zur VFSS

Objektive Messungen oral-sensomotorischer Funktionen und Schluckfunktionen sind besonders dann wichtig, wenn es klinische Indikationen oder Symptome gibt, die auf Probleme in der pharyngealen und ösophagealen Phase hinweisen. Eine sorgfältige klinische Untersuchung, die die Prüfung der Hirnnerven einschließt, liefert wichtige Hinweise auf mögliche Schluck- und Essprobleme. Jeder Kliniker sollte eine **körperliche Untersuchung** durchführen, um einen Eindruck über den Status der oberen Atemwege und den Stand der neuronalen Entwicklung zu gewinnen. Die spezifischen Sichtweisen und Details werden in Abhängigkeit vom Beruf des Untersuchers unterschiedlich ausfallen. Außerdem müssen Informationen hinsichtlich des Nutritions- und Hydrationsstatus gesammelt werden.

!

Therapeutische Empfehlungen für die orale Nahrungsaufnahme dürfen weder die pulmonale Stabilität noch den Nutritions-/Hydrationsstatus gefährden.

Instrumentelle Verfahren liefern ergänzende Informationen hinsichtlich der Funktionen, die in der klinischen Untersuchung nicht direkt getestet werden können. Jede Untersuchung muss als Teil einer Gesamtbeurteilung betrachtet werden; sie kann lediglich eine Momentaufnahme zu einem bestimmten Zeitpunkt im gesamten Schluckablauf sein.

Viele Aspekte des Schluckens können ausschließlich aus klinischen Beobachtungen geschlussfolgert werden, und dies unabhängig davon, wie viel Erfahrung oder Wissen die Kliniker vorweisen. Dabei können wichtige Schlussfolgerungen beispielsweise aus der klinischen Essensbeobachtung gewonnen werden, ein objektives Ergebnis des pharyngealen Schluckens ist jedoch ohne eine instrumentelle Schluckuntersuchung nicht möglich. Kommt es während der VFSS zur Aspiration, muss der Kliniker alle Aspekte genau beschreiben – wann und wo die Aspiration stattgefunden hat und bei welcher Konsistenz. Die Auswertung der Untersuchung muss die für die Aspiration infrage kommenden physiologischen Gründe (sowie jegliche andere „nichtnormalen" Befunde) beinhalten. Die zugrunde liegenden Ursachen bilden dann sowohl für die therapeutischen Maßnahmen in der Radiologie als auch für die Empfehlungen zur weiteren Behandlung die Basis.

!

Mit einem relativ begrenzten Training können Kliniker zwar die Durchführung des Verfahrens lernen. Die Fähigkeit, „online" – noch während der Untersuchung – therapeutische Maßnahmen vorzunehmen, sowie die gezielte Auswertung der Ergebnisse erfordern jedoch umfassenderes Wissen und Erfahrung.

11.3.1 Indikationen für die VFSS

Die Kriterien für die Indikation einer VFSS beziehen sich auf die strukturellen und funktionellen Informationen, die aus der VFSS (➤ Tab. 11.1) zusammen mit klinischen Erkenntnissen gewonnen werden können (ASHA 2000). Diese sind unter anderen:

- Aspirationsrisiko, ersichtlich aus der Anamnese und/oder der klinischen Beobachtung
- Aspirationspneumonien in der Vergangenheit
- Verdacht auf pharyngeale oder laryngeale Probleme auf Grundlage der Ätiologie
- gurgelige Stimmqualität und
- der Bedarf, die oralen, pharyngealen und oberen ösophagealen Komponenten des Schluckens zu beurteilen, um eine Managemententscheidung treffen zu können.

Das letztgenannte Kriterium beschreibt das primäre Anliegen der VFSS und kann auch andere Kriterien einschließen.

Die VFSS ist für diagnostische Zwecke und für die Entscheidungsfindung bei der Behandlung nützlich. Die Dauer der Fluoroskopie (Durchleuchtung) wird so kurz wie möglich gehalten, um hinreichend erforderliche Informationen zu bekommen. In einigen Fällen kann es indiziert sein, therapeutische Maßnahmen während der Fluoroskopie anzuwenden.

Die VFSS ist Teil eines umfassenden diagnostischen Vorgehens bei Säuglingen und Kleinkindern mit Schluckstörungen. Auch Frühgeborene können zur VFSS in die Radiologie gebracht werden, wenn Kliniker zur Erstellung von Empfehlungen für das orale Ernährungspotenzial die Ergebnisse aus der VFSS benötigen. Auch dabei sind die Kliniker stets angehalten, eine radiologische Untersuchung unter Berücksichtigung ihrer Vor- und Nachteile zu bewerten und gleichzeitig die Strahlenbelastung auf ein Minimum zu reduzieren.

√

Bei der Fluoroskopie („Durchleuchtung") handelt es sich um ein radiologisches Verfahren zur Darstellung dynamischer Vorgänge. Ihre Dauer ist gleichzusetzen mit der Dauer der Bestrahlung. Sobald die Durchleuchtung eingeschaltet ist, werden die Vorgänge des Schluckens sichtbar. Da dies eine Strahlenexposition des Kindes bedeutet, ist diese Durchleuchtungszeit zu minimieren. Bei moderner Röntgentechnik ist die Strahlenbelastung einer VFSS gering.

Tab. 11.1 Strukturelle und funktionelle Erkenntnisse, die sich aus der VFSS gewinnen lassen

• Platzierung von Zunge und Lippen und deren Funktion bei der Boluskontrolle
• orale Transitzeit
• Residuen auf oder unter der Zunge, zwischen einzelnen Schlucken
• velopharyngeale Funktion, pharyngonasaler Rückfluss (nasale Penetration)
• Bariumkontrastmittel und/oder Sekretionen in die Valleculae und die Sinus piriformes vor dem Schlucken
• laryngeale Exkursion/Elevation und Hyoidbewegungen
• Stimmlippenfunktion zum Schutz der Atemwege
• Zungenbasisretraktion
• Aktivität des M. constrictor pharyngis
• pharyngeale Transitzeit
• Koordination der hyolaryngealen Exkursion/Elevation und der Auslösung des pharyngealen Schluckens
• laryngeale Penetration: – bis zur Unterseite (Medialseite) der Epiglottisspitze? – bis zum supraglottischen Bereich? – bis zu den Stimmlippen? – bei welchen Konsistenzen?
• Anzahl der Schlucke, die pro Bolus benötigt werden, um Material aus der Mundhöhle und dem Rachen zu befördern
• tracheale Aspiration: – vor, während oder nach dem Schluck? – bei welchen Konsistenzen?
• Reaktion oder ausbleibende Reaktion bei Aspiration
• Lokalisierung von Sekret- und Kontrastmittelresiduen – erfolgt die Reinigung mit oder ohne Intervention?
• Boluspassage in und durch den oberen Ösophagussphinkter

11.3.2 Überlegungen zur Strahlensicherheit

Kliniker müssen sich stets darüber im Klaren sein, dass jede Strahlenbelastung Risiken birgt und möglicherweise Langzeiteffekte verursacht, die noch nicht ausreichend erforscht sind (Weir et al. 2007; Arvedson 2004). Sprachtherapeuten (oder Dysphagietherapeuten mit schlucktherapeutischer Kompetenz, ➤ Kap. 9.2.2) tragen die Verantwortung und müssen sich mit Leitlinien, Empfehlungen und Vorsichtsmaßnahmen vertraut machen, um ihre eigene Strahlenbelastung und die ihrer Patienten zu minimieren (Hayes et al. 2009; Zammit-Maempel, Chapple & Leslie 2007). Ein Prinzip, das für sämtliche radiologische Verfahren gilt, lautet kurz **ALARA für „as low as reasonably achievable“** („so gering wie vertretbar“) (Willis und Slovis 2004; Tolbert 1996).

Eine Minimierung der Röntgenstrahlen ist in der Pädiatrie besonders wichtig, da Säuglinge und Kleinkinder besonders empfindlich auf Strahlung reagieren, wobei die empfindlichsten Körperregionen die Schilddrüse und die Augenhöhlen sind. Die Schilddrüse kann jedoch bei dieser Untersuchung aus dem Strahlengang nicht herausgenommen werden. Wenn sich kleine Kinder bewegen, ist es ebenfalls schwierig, ihre Augen aus dem Strahlengang herauszuhalten.

Neue Technologien werden mit dem Ziel entwickelt, die Bildqualität zu verbessern, während der Patient, durch geschickte Auswahl automatisierter Programme und Einstellungen bei der Durchleuchtung, einer geringeren Strahlenbelastung ausgesetzt ist (z. B. Bernhardt, Lendl und Deinzer 2006; Lu et al. 2005). Weiterhin wurde herausgefunden, dass gepulste Durchleuchtung die Strahlendosis reduziert und dies bei einer Verbesserung der Auflösung der bewegten Bilder. Paradoxerweise wird dabei das beste Videostandbild bei der niedrigsten Durchleuchtungspulsrate und damit der niedrigsten Durchleuchtungsstrahlendosis generiert (Cohen 2008). Jedoch sind gepulste Durchleuchtung und verminderte Durchleuchtungspulsrate ungeeignet, um die Strahlendosis einer VFSS zu verringern, weil dabei supraglottische Penetrationen mit flüssigem Barium und Aspirationsereignisse (Cohen 2009) übersehen werden können.

!

Die Methode der Wahl, um die Strahlenbelastung zu minimieren, ist die **Minimierung der Durchleuchtungszeit**. Dazu muss die Fragestellung für die Untersuchung im Voraus genau festgelegt und das Untersuchungsziel klar abgegrenzt sein. Das Kind muss außerdem in einer guten, kooperationsbereiten Verfassung sein.

11

Obwohl es weder standardisierte Empfehlungen dazu gibt, wie viele Schluckversuche für eine verlässliche und valide Untersuchung gebraucht werden noch darüber, wie viele verschiedene Konsistenzen verwendet werden sollen, müssen sich Experten über das Ziel der Untersuchung im Klaren sein und bei minimierter Strahlenbelastung optimale Untersuchungsergebnisse erzielen.

11.4 Ablauf der VFSS

Die Durchführung einer VFSS beinhaltet:
1. Vorbereitung des Patienten und seiner Betreuer/Eltern für die VFSS
2. Positionierung des Patienten: Sitzen, Körperhaltung und Positionsänderungen
3. Untersuchungsablauf bei Säuglingen (➤ Tab. 11.2) und bei Kleinkindern (➤ Tab. 11.3)

Dieser Abschnitt beschreibt einige der Richtlinien, er ist aber keine umfassende Anleitung zur Durchführung einer VFSS. Einzelheiten finden sich in Arvedson & Lefton-Greif (1998) sowie in Logemann (1993). (Anmerk. d. Hrsg.: Deutschsprachige Literatur zur Durchführung von VFSS in der Pädiatrie ist zum Zeitpunkt der Drucklegung dieses Buches leider nicht bekannt.)

11.4.1 Vorbereitung

Nur durch intensive **Information der Eltern vor der Untersuchung** vermögen sie, Zielsetzung und Ablauf der VFSS zu verstehen. Darüber hinaus sollten sie aufgeklärt werden, was sie durch die Untersuchung über das Schlucken ihres Kindes lernen können. Eltern können bei der Vorbereitung ihres Kindes auf die Untersuchung in der Radiologie helfen. Insbesondere für Kinder, die bereits zuvor einer radiologischen oder medizinischen Behandlung oder einem chirurgischen Eingriff unterzogen wurden, kann es eine angsteinflößende Situation sein.

Grundsätzlich sollte gewährleistet sein, dass das **Kind möglichst kooperativ und ruhig** ist: Zappelige und weinende Kinder haben ein erhöhtes Aspirationsrisiko, da sie beim Schreien das pharyngeale Schlucken bei der Nahrungs- oder Flüssigkeitsaufnahme möglicherweise unkoordiniert auslösen. Lethargische Kinder tragen ebenfalls ein erhöhtes Aspirationsrisiko. Ist das Kind typischerweise auch beim Essen lethargisch, sollte die VFSS trotzdem vollständig durchgeführt werden, da die Lethargie für dieses Kind den Alltagszustand darstellt und diese Informationen dann gebraucht werden, um festzustellen, ob das Kind auch in diesem Zustand sicher essen und trinken kann. Entscheidungen für das weitere therapeutische Vorgehen werden für diese Verfassung benötigt.

Die meisten Kinder essen und trinken üblicherweise am liebsten, wenn ihre Eltern ihnen Nahrung und Flüssigkeit anbieten, sodass die Anwesenheit der Eltern bei der Untersuchung hilfreich ist. Wenn bekannt ist, dass ein Kind Angst vor der Untersuchung hat, kann es sinnvoll sein, dass die Eltern vor Beginn der Untersuchung mit ihrem Kind für einige Minuten in den Durchleuchtungsraum gehen. Manchmal braucht ein Kind 2 oder sogar 3 „Probedurchläufe" über einen Zeitraum von einigen Tagen oder Wochen verbunden mit einer stetigen Annäherung an die reale Testsituation, bevor die Untersuchung komplett erfolgen kann.

! Ergebnisse der VFSS gelten nicht als repräsentativ und valide, wenn das dabei gezeigte Verhalten des Kindes nicht typisch für seinen Alltag ist.

Das Kind sollte bei der Untersuchung **wach, aufmerksam und hungrig** sein – allerdings nicht übermäßig hungrig. Die Eltern sollten etwa 3–4 Stunden vor der geplanten Untersuchung Nahrung und Flüssigkeit zurückhalten, aber es ist nicht nötig, einen NPO-Status (non per os) über einen ausgedehnten Zeitraum aufrechtzuerhalten. Eltern können ein angemessenes Zeitintervall für das Zurückhalten von Nahrung für ihr Kind vorhersagen. Auch kann es sich als hilfreich erweisen, eine VFSS zeitlich eng an den üblichen Mahlzeiten des Kindes zu orientieren. Ausschlaggebend für die nötige Kooperationsbereitschaft des Kindes kann eine harmlose und spielerische Atmosphäre sein. Falls nötig, können Lieblingsgegenstände gemeinsam mit vertrautem Essen, Behältern und Utensilien mitgebracht werden, obwohl eine typische Mahlzeit nie komplett gegeben wird.

Grundsätzlich sollte sich das Kind in **gutem Allgemeinzustand** befinden. Erfolgt die Untersuchung, wenn das Kind akut erkrankt ist oder in einer frühen Genesungsphase nach einer Kopfverletzung oder bei schwankendem Allgemeinzustand, dann können die Untersuchungsergebnisse nur für diesen Tag Gültigkeit haben. Dann ist die Wahrscheinlichkeit hoch, dass sich rasch Veränderungen einstellen, wodurch in kürzester Zeit eine Folgeuntersuchung erforderlich wäre. In diesem Fall bietet es sich an, dem Kind lediglich Geschmackserlebnisse – zunächst durch kleinste Bolusmengen – anzubieten und sein Schlucken so zu stimulieren und die VFSS dann zu einem späteren Zeitpunkt durchzuführen, wenn das Kind wieder in einer stabileren Verfassung ist.

Ein solches Vorgehen gestattet es Klinikern, Pflegepersonal und Eltern, den Zustand des Kindes einzuschätzen und so zur bestmöglichen Planung der VFSS beizutragen. Dadurch unterstützen die Ergebnisse die Entscheidungsfindung für das weitere Vorgehen im Rahmen des Dysphagiemanagements optimal.

Sondenernährte Kinder in der VFSS

Hat ein Kind eine Ernährungssonde, sind folgende Aspekte zu berücksichtigen:

- Unabhängig vom Typ der Sonde sollte das Kind zumindest geringe orale Erfahrungen mit Nahrung und/oder Flüssigkeiten haben, auch wenn diese ausschließlich im Kontext therapeutischer oral-sensomotorischer Schluckübungen gemacht wurden.
- Einem Kind, das einer strengen oralen Nahrungskarenz (NPO) unterliegt, sollte man orale Geschmacksproben – ohne dadurch das Risiko pulmonaler Komplikationen einzugehen – anbieten, die zugleich aber ausreichen, das kindliche Interesse an der oralen Nahrungsaufnahme zu erkennen und produzierte Schlucke sichtbar nachzuweisen.
- **Nasogastralsonden** (NgS) sind nach Möglichkeit zu entfernen, es gibt Ausnahmen.
- **Nasoduodenalsonden** (NdS) bleiben bei Kindern, die ganz offensichtlich noch nicht für eine deutlich zu steigernde orale Nahrungsaufnahme bereit sind, liegen. Die NdS müsste sonst unter radiologischer Durchleuchtung neu gelegt werden.

Eine **Bolusgröße** von 2–3 ml ist normalerweise ausreichend, um die Schluckfunktion zu beobachten. Dieses Volumen entspricht der Speichelmenge bei einem typischen Schluck. Vorzugsweise wird mit Volumina von 15–30 ml getestet. Diese Menge wird bei einer kleinen Zwischenmahlzeit gefüttert. Eine sichere, zuverlässige und valide Untersuchung ist das Ziel. Wenn ein Kind bislang keinerlei gustatorischen Erfahrungen gemacht hat und nun als erstes Geschmackserlebnis in der Radiologie ein mit Bariumkontrastmittel angereichertes Essen angeboten bekommt, wird dieses Kind vermutlich kein „typisches Verhalten" zeigen. In einem solchen Fall erhält man kein valides und zuverlässiges Ergebnis.

Die täglichen Medikamentengaben sollten die Eltern zeitlich möglichst beibehalten. Anpassungen können für bestimmte Medikamente erforderlich werden, wenn diese im Zusammenhang mit der oralen Nahrungsaufnahme gegeben werden müssen (z. B. Medikamente für die Epilepsiekontrolle und gastroösophagealen Reflux). Medikationspläne können wiederum in Rücksprache mit dem Kinderarzt, verändert werden, beispielsweise bei Mitteln, die lethargisch machen. Letztlich sollten die Eltern mit ihren Kindern so weit wie möglich an ihren alltäglichen Routinen festhalten.

11.4.2 Geräteausstattung

Die technologischen Entwicklungen der letzten Jahre haben die Methoden der Bilderfassung verändert, aber unabhängig vom angewandten System sind die Prinzipien dieselben geblieben. Fluoroskopie ist ein radiografisches Verfahren, das es erlaubt, bewegte Bilder in Echtzeit zu erfassen. Die Bilder werden dabei direkt in ein Videosystem übertragen. Details über die verschiedenen Digitalisierungssysteme, die im Handel erhältlich sind, überschreiten den Umfang dieses Kapitels.

Die Geräteausstattung ist vom Alter der Patienten unabhängig. Die Grundausstattung (➤ Abb. 11.1) für die VFSS beinhaltet:

- Standard-Durchleuchtungskipptisch
- Bildverstärkerröhre, die die Röntgenstrahlen aufnimmt

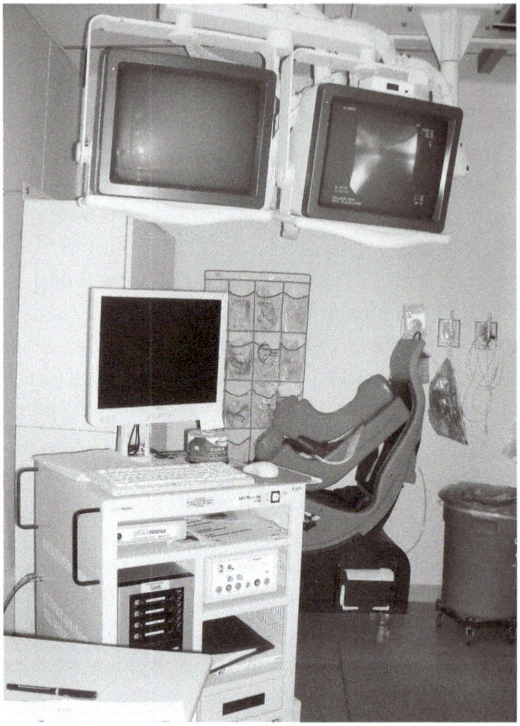

Abb. 11.1 Bilderfassungssystem (Digital Swallowing Workstation, KayPENTAX) (www.kayelemetrics.com) mit Deckenmonitoren, die mit dem Durchleuchtungsgerät verbunden sind. Im Hintergrund erkennt man die Spezialstühle „Tumble Forms Feeder Seats" in kleiner und mittlerer Größe (www.tumbleforms.com) sowie „VESS Chair" (www.vesschairs.com)

- Videomonitor
- Bildspeichersystem

!

Die Aufnahmefrequenz sollte etwa 30 Bilder pro Sekunde betragen. Für eine gute Auswertung sollten eine Zeitlupen- oder „Slow-motion-Analyse" und eine Standbild- oder „Frame-by-frame"-Analyse möglich sein.

11.4.3 Untersuchungsablauf

Positionierung des Kindes

Die Standardeinstellung bei der VFSS ist die **Lateralansicht**, in der das Kind in einer typischen Essenshaltung aufgenommen wird. Wenn Positionsveränderungen die Effizienz oder die Sicherheit der Nahrungsaufnahme verbessern können, kann das Kind für die Beobachtung ausgewählter Schlucke in eine andere Position gebracht werden. Bei bekannten oder vermuteten anatomischen Asymmetrien kann eine **anterior-posterior Einstellung** hilfreich sein.

Säuglinge und Kleinkinder werden in den meisten pädiatrischen Radiologien (Anm. d. Hrsg.: in den USA) in speziellen **Sitzsystemen** positioniert, da zwischen Durchleuchtungstisch und Durchleuchtungseinheit nur wenig Platz ist (ca. 38–46 cm) (➤ Abb. 11.2 a und b und ➤ Abb. 11.3). Eine detaillierte Beschreibung spezieller Sitzsysteme würde den Umfang dieses Kapitels übersteigen, da (in den USA) eine Vielzahl individuell anpassbarer Systeme erhältlich sind. Das Kind sollte so nah wie möglich an der Durchleuchtungseinheit sein, um die Bildqualität zu optimieren und die Notwendigkeit einer Bildvergrößerung zu reduzieren. Die meisten Rollstühle, selbst die für Kleinkinder, passen hingegen nicht zwischen Tisch und Durchleuchtungsröhre. Zudem sind Rollstühle meist zu niedrig, um radiologische Aufnahmen von Mundhöhle, Rachen und oberer Speiseröhre bei der Fluoroskopie zu gewährleisten. In einigen Fällen sind individuell Anpassungen möglich, sodass der Rollstuhl, sofern er schmal genug ist, zwischen den Durchleuchtungstisch und die Bestrahlungseinheit gebracht werden kann.

Säuglinge, speziell solche mit einseitiger Stimmbandparalyse, -parese oder schweren Muskeltonusstörungen, können in **Seitenlage** auf dem Radiologietisch untersucht werden. Die Kinder können in ein „Nest" gelegt werden, um eine adäquate Saugposition zu simulieren. Säuglinge, die mit der Flasche gefüttert werden, werden üblicherweise *nicht* in seitlich-liegender Position gefüttert. Bei einigen Kindern kann diese Lage aber zu sicherem und effizientem Saugen, Schlucken und einer guten Atemkoordination führen. Die seitlich-liegende Position kann dann als therapeutische Intervention dienen, nachdem ihre Effizienz in der VFSS bestätigt wurde. Hat ein Säugling Schwierigkeiten in der pharyngealen Phase – möglicherweise sogar verbunden mit Aspirationen – während er anfänglich in einer typischen halbaufrechten Position (➤ Abb. 11.3 und ➤ Abb. 11.4) untersucht wird, wäre die seitliche Liegeposition der nächste logische Schritt.

Hypo- oder **hypertone Kinder** benötigen oft zusätzliche Unterstützung, um den Kopf in einer neutralen Position zu halten. Die meisten Kinder mögen

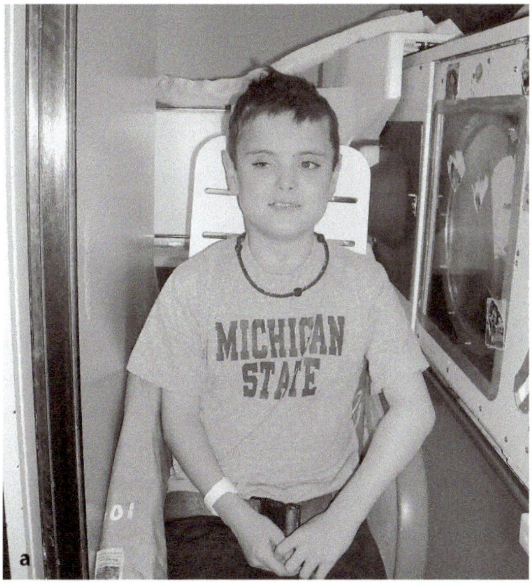

Abb. 11.2a Kind in aufrechter Sitzposition im „MAMA chair" (Multiple Application Multiple Articulation Seating System, MAMA systems, Oconomowoc, WI; www.mamachair.com) zur lateralen Untersuchung der oralen, pharyngealen und oberen Ösophagusphase

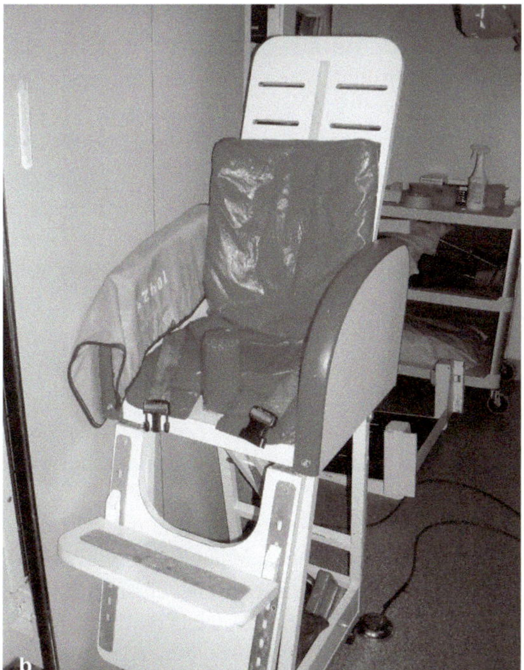

Abb. 11.2b „MAMA chair", Einstellmöglichkeiten: Neigung der Rückenlehne, Länge der Sitzfläche, Höhe und Neigung der Fußstütze, Sitzpelotte und Anschnallgurt. Beachte die griffbereite Bleischürze seitlich am Stuhl

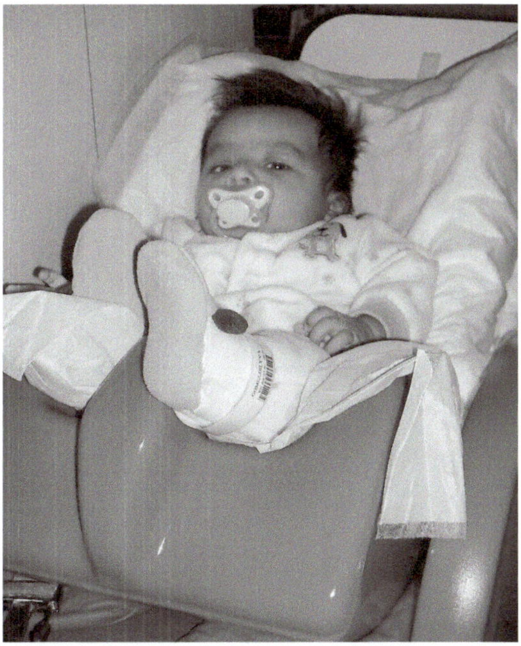

Abb. 11.3 Säugling in kleinem „Tumbleform Seat" gelagert in halbaufgerichteter Position zur lateralen Durchleuchtung. Schnullern beruhigt ihn, während er noch auf seine Flasche wartet (> Abb. 11.4)

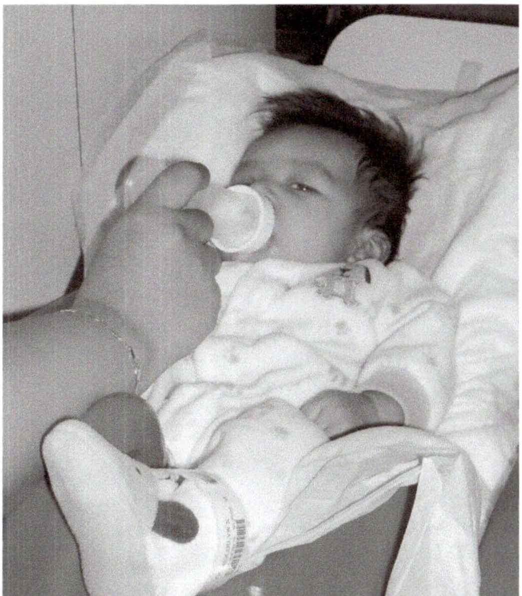

Abb. 11.4 Der Säugling bekommt von seiner Mutter die Flasche, während er auf Saug-, Schluck- und Atemkoordination untersucht wird

es nicht, wenn ihr Kopf fixiert wird. Deshalb ist der Einfallsreichtum des Klinikers gefordert, um die Untersuchung für das Kind so stressfrei wie möglich zu gestalten und dabei trotzdem aussagekräftige dynamische Aufnahmen zu erhalten, die eindeutige Managemententscheidungen ermöglichen. Der Erfolg der Untersuchung hängt zum großen Teil von der stabilen Positionierung des Kindes ab (Arvedson & Lefton-Greif 1998). Es ist eher selten, dass ein Kind in den Durchleuchtungsraum „spaziert", sich hinstellt oder hinsetzt und begierig Nahrung und Flüssigkeiten zu sich nimmt.

!

Kliniker benötigen Einfallsreichtum, um die Untersuchung für das Kind stressfrei zu gestalten und gleichzeitig die nötigen Aufnahmen für das weitere Management zu bekommen. Der Erfolg der Untersuchung hängt wesentlich vom stabilen Sitzen und der Position des Kindes ab.

Teamarbeit in der VFSS

Die Bezugsperson des Kindes wird ermutigt, an der Untersuchung teilzunehmen. Das hat in den meisten Fällen 2 Gründe:

1. Das Kind kooperiert eher, wenn ein Elternteil an dem Untersuchungsablauf aktiv beteiligt ist.
2. Die Bezugsperson bekommt genau mit, was während der Untersuchung geschieht.

Es ist für Kliniker sehr hilfreich zu wissen, ob das aktuelle Verhalten des Kindes dem von zu Hause entspricht. Bisweilen berichten Eltern, dass ihr Kind kooperativer sei, wenn sie nicht anwesend sind. In einem solchen Fall wird die Untersuchung vom Fachpersonal allein durchgeführt. Direkt im Anschluss an die Untersuchung werden die Ergebnisse mit den Eltern besprochen.

✓

Behandelndes VFSS-Team:

- Radiologe:
  - bedient das Fluoroskopiegerät
  - identifiziert strukturelle Anomalien
- Sprachtherapeut:
  - legt die Bolusgröße fest
  - reicht Flüssigkeit und Nahrung (in dieser Reihenfolge) an
  - bestimmt die Anzahl der Schlucke, die beobachtet werden
  - bespricht das Video mit den Eltern
- Radiologe und Sprachtherapeut: legen im Tandem fest, wann die Untersuchung beendet wird

Das Behandlungsteam setzt sich üblicherweise aus einem Sprachtherapeuten (oder Dysphagietherapeuten mit schlucktherapeutischer Kompetenz; ➤ Kap. 9.2.2) und einem Radiologen bzw. einem gut eingearbeiteten Assistenzarzt zusammen. In den USA sollten Sprachtherapeuten anhand der Leitlinien der American Speech Language Hearing Association (ASHA 2003, 2004) das erforderliche Wissen und die erforderlichen Fähigkeiten besitzen. Derzeit fehlt allerdings eine Zertifizierung, um dies gezielt zu verifizieren. (Anm: d. Hrsg.: In Deutschland gibt es hierzu bislang keine entsprechend spezifizierten Richtlinien, weder für die Durchführung einer VFSS noch für die Qualifikation der Durchführenden. Es empfiehlt sich daher, sich an den im angloamerikanischen Raum etablierten ASHA-Leitlinien zu orientieren.)

- Die Aufgabe des Radiologen ist es, das Röntgengerät zu bedienen, um strukturelle Anomalien zu diagnostizieren und, falls ein inakzeptables Risiko für Gesundheit und Sicherheit des Kindes besteht, mit dem Sprachtherapeut gemeinsam festzulegen, wann die Untersuchung zu beenden ist.
- Der Sprachtherapeut bestimmt die Bolusgröße, die Reihenfolge der Präsentation der Flüssigkeiten und Speisen sowie die Anzahl der zu beobachtenden Schluckversuche. Er schaut sich das Video direkt nach der Untersuchung gemeinsam mit den Eltern an.

Die Untersuchung von Säuglingen und Kleinkindern erfordert ein höheres Maß an Flexibilität als die von Erwachsenen: Grund dafür ist die Tatsache, dass Säuglinge und Kleinkinder oder Kinder mit eingeschränkten kognitiven Fähigkeiten oder reduziertem Sprachverständnis noch nicht in der Lage sind, einen Bolus in der Mundhöhle zu halten und auf Aufforderung zu schlucken. Zudem kann es sein, dass die Reihenfolge der Konsistenzen aufgrund der zu erwartenden kindlichen Akzeptanz (oder Ablehnung) der Nahrungsmittel verändert werden muss. Die Kliniker sollten dennoch den Prinzipien von Logemann (1993), die primär für ältere Kinder und Erwachsene formuliert wurden, so weit wie möglich folgen.

Bariumkontrastmittel

Dieser Abschnitt kann nicht auf die Vielzahl der existierenden verschiedenen Kontrastmitteltypen und die Bandbreite der Materialien eingehen. Um die Ergebnisse für die Patienten untereinander und zwischen medizinischen Institutionen innerhalb eines Landes und über die Landesgrenzen hinaus vergleichen zu können, wird eine Standardisierung dringend benötigt. Die Validität der VFSS-Ergebnisse basiert darauf, dass radioopake (röntgenstrahlenundurchlässige) Flüssigkeit den Flüssigkeiten, die Säuglinge und Kleinkinder täglich konsumieren, ähnelt – was aber nicht immer der Fall ist.

Es existieren keine einheitlichen Rezepte für die Herstellung radioopaker Nahrung/Getränke. Nach dem Kenntnisstand der Autorin gibt es (in den USA) einen kommerziellen Anbieter (E-Z-E-M Varibar®), der gebrauchsfertige dünne Flüssigkeit, nektarähnliche Flüssigkeit, Honigflüssigkeit und Pudding anbietet. Diese Produkte bieten **standardisierte Viskositäten**, minimale Beschichtung, gleichmäßige Strahlenundurchlässigkeit, angenehmen Geschmack und Konsistenz und sollen nach Herstellerbeschreibung zeiteffizient sein (www.ezem.com).

Die Rezepte zur Beimischung von Bariumkontrastmittel zu üblichen Flüssigkeiten und Nahrungsmitteln, die von Kindern normalerweise konsumiert werden, variieren stark. Selbst bei E-Z-E-M-Produkten können Kliniker eine Konsistenzänderung herbeiführen: Wird beispielsweise „dünne Flüssigkeit Varibar" mit 50 % Wasser weiter verdünnt – um eine ultradünne Flüssigkeit zu erhalten –, erhöht sich das Aspirationsrisiko (Fink & Ross 2009). Mit Wasser verdünnte Suspensionen differieren auch hinsichtlich Dichte und Viskosität (Li et al. 1992; Mills 2000).

Eine weitere Variable, die berücksichtigt werden muss, ist die **Bolusgröße**. Steele und van Lieshout (2005) benutzten Daten gesunder Erwachsener, um mit diesen die Bolusgröße radioopaker Getränke in der VFSS an die Bolusgröße nichtradioopaker Flüssigkeit, die der Patient gewohnt ist, anzugleichen.

Der **Geschmack** stellt noch eine weitere Variable dar. Der Einfluss der geschmacklichen Veränderung bei der Verwendung von Kontrastmittel auf die vom Patienten gewöhnlich konsumierten Flüssigkeiten ist in der Literatur bislang wenig beachtet worden (Logemann et al. 1995; Pelletier and Lawless 2003). Es erscheint jedoch logisch, dass sich die Schluckfunktion einerseits in Abhängigkeit von unterschiedlichen Geschmacksrichtungen und andererseits auch durch dezente Änderungen der Viskosität, Konsistenz und der Bolusgröße verändern kann. Ein Beispiel für Änderungen in der Geschmackstoleranz ist, dass Kinder bis zum Alter von ca. 7 Monaten Säuglingsmilchnahrung noch akzeptieren, sie aber ab diesem Alter häufig ablehnen (Mennella, Griffin & Beauchamp 2004).

Reihenfolge der Konsistenzen

!

Als Standard gilt: Die Kliniker sollten die Untersuchung mit einer kleinen kontrollierten Bolusgröße – der dünnsten Flüssigkeit – beginnen.

Geben Eltern jedoch an, dass ihr Kind andere Nahrungskonsistenzen ablehnt, wenn die dünnste Flüssigkeit zuerst gegeben wird, muss die Reihenfolge der Gaben geändert werden. Eine Ausnahme zu diesem Standard stellt die Situation dar, bei der ein Kind voraussichtlich nur bei 1–2 Schluckproben kooperieren wird. Dann verabreicht der Kliniker zuerst die Konsistenz, die für die Untersuchung von größtem Interesse ist, weil diese Nahrung/Flüssigkeit wahrscheinlich das Einzige sein wird, was das Kind zu sich nehmen wird.

Wenn ferner die Zungenbasisretraktion und pharyngeale Muskelaktion schwach sind, könnte dies nach dem Schlucken von pürierter Nahrung oder angedickten Flüssigkeiten zu **Residuen in den pharyngealen Rezessus** führen. Diese Rückstände können die Beurteilung physiologischer Funktionen beeinträchtigen, falls anschließend dünnflüssige Nahrung und Flüssigkeit gegeben werden soll. Ein Kind könnte beispielsweise aufgrund solcher Residuen aspirieren, obwohl das gerade geschluckte Material dünnflüssig ist, die Initiierung des Schluckvorgangs zeitgerecht war und das Kind einen sicheren Schluckvorgang gezeigt hat.

Wie viele Schlucke?

Wie viele Schlucke müssen untersucht werden, um zuverlässige und valide Ergebnisse zu erhalten? Leider gibt es auf diese Frage keine definitive Antwort. Das Ziel ist immer, ein Maximum an Information bei einem Minimum an Strahlenbelastung zu erlangen:

- Bei einem Säugling, der nach einer Saug- und Schlucksequenz keine Aspirationszeichen und keine pharyngealen Defizite zeigt, kann die Durchleuchtung vorübergehend beendet werden, während er sein Fläschchen einige Minuten weiter trinkt. Später kann die Durchleuchtung dann erneut eingeschaltet werden. Zeigt sich dann Bariumkontrastmittel in der Trachea, ist es nun nicht mehr möglich festzustellen, wann genau das Aspirationsereignis stattgefunden hat oder aus welchem physiologischen Grund. Insbesondere dann nicht, wenn das Kind weder gehustet noch eine andere Reaktion gezeigt hat, die als mögliche Aspiration interpretiert werden kann. In einem solchen Fall sollten weitere Schlucke unter Durchleuchtung beobachtet werden, um hinreichende Informationen für den weiteren Behandlungsplan zu gewinnen. Therapeutische Interventionen können bei Bedarf vorgenommen werden (siehe unten).
- Ein Kind, das verschiedene Konsistenzen isst, aber gegen Ende der Mahlzeit Ermüdungserscheinungen mit vermehrten Schluckproblemen zeigt, kann zunächst bei mehreren Schlucken aller bekannten Konsistenzen (➤ Abb. 11.5) untersucht werden. Danach kann die Mahlzeit (ohne Bariumkontrastmittel) fortgesetzt werden, um am Ende erneut einige Bissen und Schlucke unter Zuhilfenahme der Durchleuchtung zu beobachten. Klinische Anzeichen für Probleme können zunehmender Husten, verlangsamtes Kauen und Schlucken, zunehmende orale Bolusreste oder ein reduzierter Wachheits- bzw. Aufmerksamkeitsgrad sein. Durch die zielgerichtete Auswertung der Untersuchung kann verglichen werden, ob sich im Laufe der Zeit – Anfang und Ende der Mahlzeit – physiologische Unterschiede einstellen.

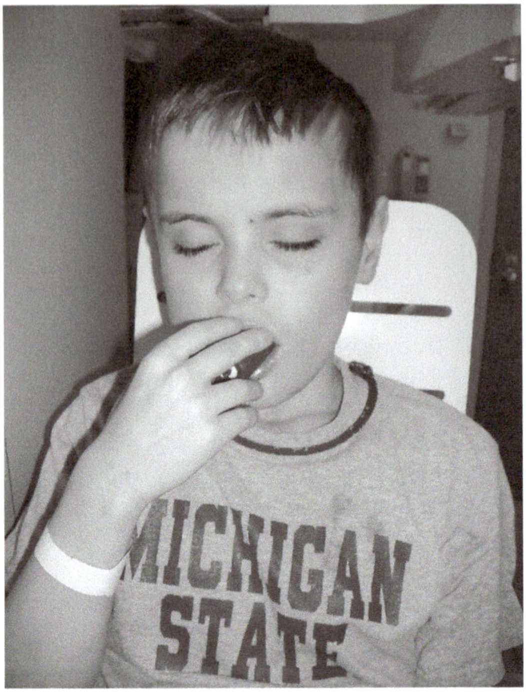

Abb. 11.5 Ein Junge nimmt bei lateraler Durchleuchtung feste Konsistenz zu sich. Dem Nahrungsmittel wurde Bariumkontrastmittel beigemengt

Interventionen während der VFSS

Die „Online"-Entscheidungen durch den Sprachtherapeuten (oder Dysphagietherapeuten mit schlucktherapeutischer Kompetenz; ➤ Kap. 9.2.2) während der VFSS sind für die Optimierung des Untersuchungsergebnisses vor dem Hintergrund der Minimierung der Strahlenbelastung und der ganzheitlichen Betrachtung des Kindes ausschlaggebend. Die Fähigkeit, „Online (Ad-Hoc)"-Entscheidungen, also therapeutische Interventionen, reibungslos in den Untersuchungsablauf einzubauen, erfordert ein umfangreiches Wissen der zugrunde liegenden Ätiologie, des kardiopulmonalen und gastrointestinalen Status, des neurologischen Entwicklungsstatus, des Nahrungsbedarfs und der Prognose des Kindes, letztere zum Teil in Beziehung zum neurologischen Potenzial. Die Ergebnisse der VFSS sind nur ein Teil des Puzzles, wenn auch ein sehr wichtiges.

Sprachtherapeut und Radiologe beurteilen gemeinsam den genauen Ablauf des Schluckens. Im Falle einer Aspiration ist es dringend erforderlich, die genauen Umstände zu beschreiben (vgl. dazu den folgenden Kasten).

Beobachtungen des Untersuchungsteams

- Timing der Schluckreflexauslösung
- Zungenbasisretraktion
- pharyngeale Kontraktionen
- Residuen in den pharyngealen Rezessus vor/nach dem Schlucken
- laryngeale Penetration
- Aspiration:
  - vor, während oder nach dem Schlucken?
  - Häufigkeit?
  - Menge (Anteil des Gesamtbolus)?
  - Husten
  - weitere Reaktionen?

Es ist wichtig, die Frequenz der Aspirationsereignisse zu erkennen, das Volumen abzuschätzen (gewöhnlich wird das im klinischen Alltag nicht gemessen) und festzustellen, ob sich Husten oder andere Reaktionen einstellten. Die Bedeutung für das Dysphagiemanagement (siehe unten) variiert je nach Ergebnis der oben aufgezählten Erkenntnisse.

Einstellungen bei der VFSS

Die **laterale Einstellung** ist die wichtigste und sie ist bei pädiatrischen Patienten oft ausreichend, wenn kein Anhaltspunkt für eine Asymmetrie vorliegt. Sie liefert die nützlichsten Informationen, da sie die Beobachtung von Lippen, Zunge, Gaumen, Epiglottis, der laryngealen Strukturen und des oberen Ösophagus erlaubt (➤ Abb. 11.6 und ➤ Abb. 11.7).

Die Ergebnisse der VFSS müssen im Kontext der zugrunde liegenden physiologischen Funktionen festgehalten werden, um Behandlungsentscheidungen treffen zu können:

- Residuen in den Valleculae und den Sinus piriformes mit vorausgegangener Auslösung des pharyngealen Schluckens werden häufig aufgrund reduzierter Zungenfunktion und/oder verzögerter Initiierung des pharyngealen Schluckens beobachtet.
- Residuen in den Valleculae nach Beendigung des pharyngealen Schluckens sind häufig das Ergebnis einer reduzierten Zungenbasisretraktion.

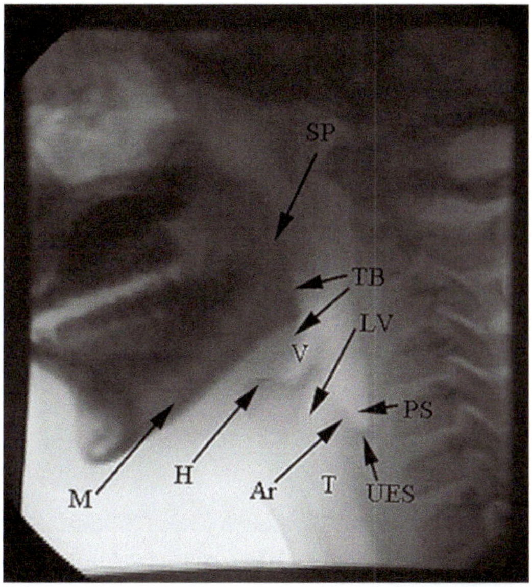

Abb. 11.6 Achtjähriger Junge im lateralen Strahlengang [weicher Gaumen (SP), Zungenbasis (TB), Valleculae (V), Larynxvestibulum (LV), Sinus piriformes (PS), oberer Ösophagussphinkter (UES), Aryhöcker (Ar), Trachea (T), Hyoid (H), Unterkiefer (M)]

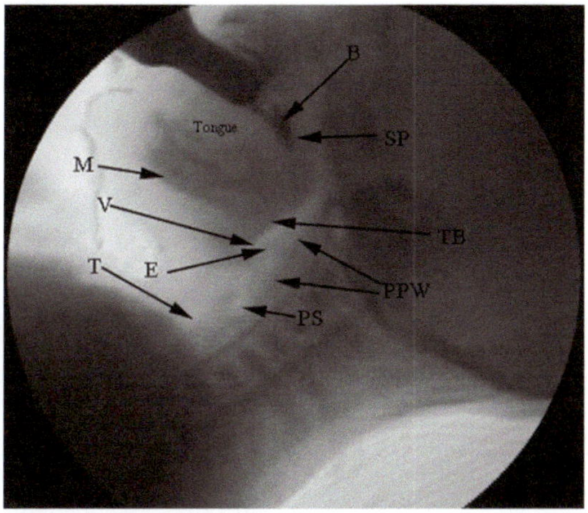

Abb. 11.7 Einmonatiger Säugling im lateralen Strahlengang [Zunge, flüssiger Bolus via Sauger (B), weicher Gaumen (SP), Zungenbasis (TB), Pharynxrückwand (PPW), Sinus piriformes (PS), Trachea (T), Epiglottis (E), Valleculae (V), Unterkiefer (M)]

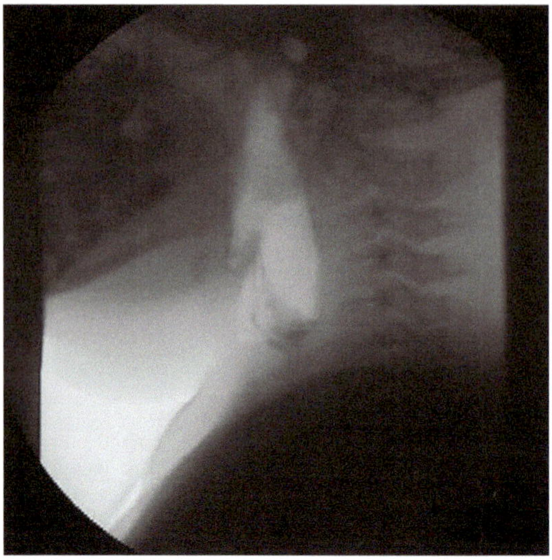

Abb. 11.8 Residuen in beiden Sinus piriformes sind nach dem Schlucken zu erkennen; das Kind hat den Kopf leicht gedreht, keine Anzeichen einer laryngealen Penetration oder Aspiration

- Residuen in den Sinus piriformes nach Beendigung des pharyngealen Schluckens sind auf eine reduzierte Aktivität der Pharynxkonstriktoren (➢ Abb. 11.8) zurückzuführen.
- Residuen an der Oberseite des weichen Gaumens oder oben im Nasopharynx sind meist das Ergebnis eingeschränkter oder verlangsamter velopharyngealer Elevation und Retraktion sowie einer reduzierten Zungenbasisretraktion.
- Laryngeale Penetrations- und Aspirationsereignisse (➢ Abb. 11.9a+b und ➢ Abb. 11.10) müssen im Kontext eines gestörten zeitlichen Ablaufs oder einer eingeschränkten Muskelfunktion (Kraft) betrachtet werden.

Verschiedene Konsistenzen können ebenfalls zu unterschiedlichen Ergebnissen einer radiologischen Schluckdiagnostik führen; diese zusätzlichen Aspekte beeinflussen die prognostischen und die Managementüberlegungen ebenfalls.

Die **posterior-anteriore (PA) Ansicht** wird eingesetzt, um Asymmetrien während der Boluspassage durch den Pharynx zu beurteilen. Diese Aufnahmerichtung kann bei Kindern mit schlechter Kopfkontrolle schwierig sein. Jedoch ist gerade diese VFSS-Ansicht bei Kindern wichtig, die eine stärker gebeugte oder gestreckte Kopfhaltung – als die „optimale" – beim Essen benötigen. Durch „kreative" Problemlösung/Untersuchungspositionen kann die Wahl für eine sichere orale Nahrungsaufnahme unterstützt werden, obwohl die meisten Eltern und Fachkollegen diese Position vorab vermutlich nicht als ideal einstufen würden.

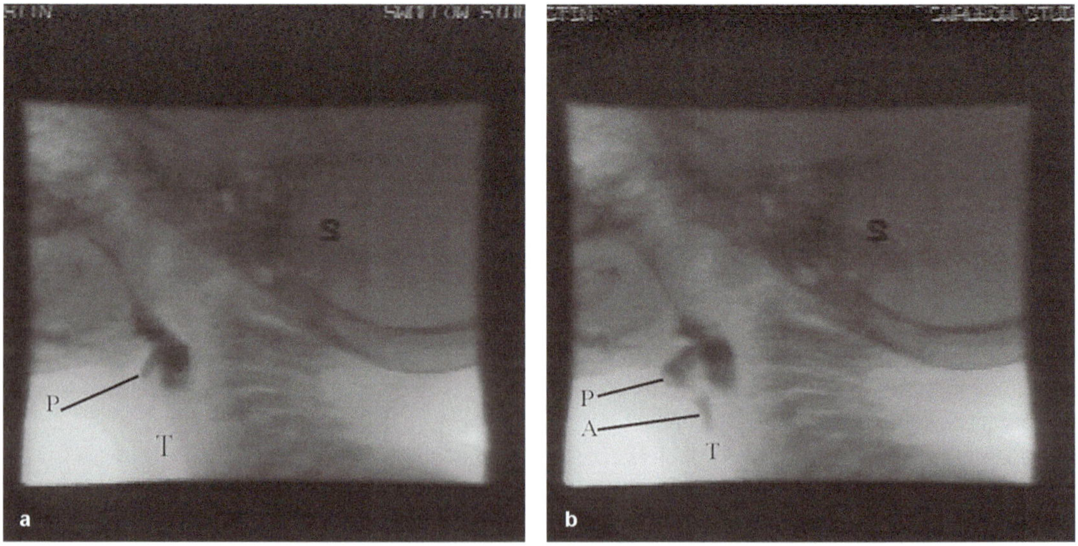

Abb. 11.9 Bildfolge eines Kleinkindes:
a Übergang von Penetration (P) zu Aspiration (A) mit deutlichem Bolusanteil in der Trachea (T);
b Bolus (Bariumkontrastmittel) im Mund, entlang der Zungenbasis, in den Valleculae und in den Sinus piriformes (Beschriftungen vorangegangener Abbildungen wurden der Übersichtlichkeit halber nicht wiederholt)

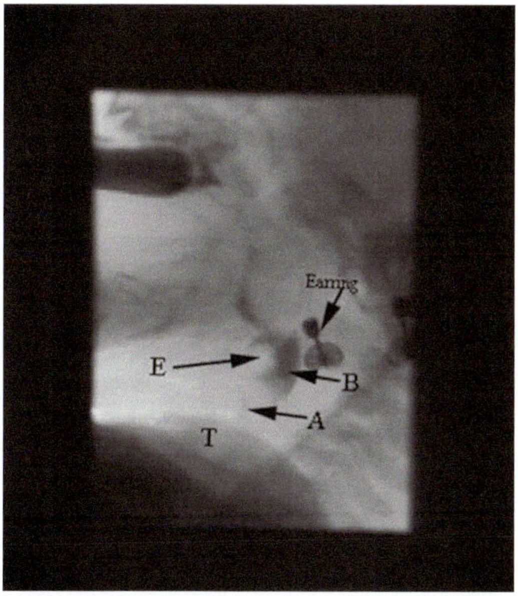

Abb. 11.10 Aspiration (A) bei einem Säugling vor Auslösung des pharyngealen Schluckes, erkennbar unterhalb der Glottisebene an der posterioren Trachealwand [Epiglottis (E), Bolus (B), Trachea (T)]

Die Funktion des oberen Ösophagussphinkters (oÖS) kann im weiteren Verlauf in der PA-Ansicht ebenfalls überprüft werden. Dabei lassen sich Verengungen oder Spasmen des oÖS aufdecken. Auch die ösophageale Transitzeit kann geschätzt oder gemessen werden. Ein eventueller retrograder Transport von Bariumkontrastmittel vom Ösophagus in den Pharynx kann ebenfalls diagnostiziert und muss ggf. dokumentiert werden. Plötzlicher gastroösophagealer Reflux (GÖR) kann beobachtet werden.

Die VFSS ist für die Beurteilung der Ösophagusmotilität nicht geeignet. Mit einem **Ösophagogramm** können die Strukturen und die Funktionen der Speiseröhre in Rücken- und Seitenlage – allerdings nicht in typischen Positionen beim Essen – untersucht werden. Bei einer Untersuchung des oberen Gastrointestinaltraktes (der oberen Magen-Darm-Passage, oMDP) wird die Anatomie desselben untersucht und ein gastroösophagealer Reflux, wenn er innerhalb der kurzen Durchführungszeit vorkommt, diagnostiziert. Die Beschreibung weiterer Untersuchungsmethoden zur GÖR-Diagnostik würde allerdings den Umfang dieses Kapitels übersteigen.

Untersuchungsdauer und Anzahl der Schluckproben

!

Derzeit gibt es noch kein standardisiertes Protokoll für die VFSS in der Pädiatrie, insbesondere nicht für Säuglinge und Kleinkinder. Für ältere Kinder, besonders für jene mit erworbener Dysphagie, und für Erwachsene existiert ein standardisiertes Protokoll (Logemann 1993), das jedoch für Säuglinge und Kleinkinder adaptiert werden kann (Arvedson & Lefton-Greif 1998; Arvedson, Brodsky & Christiansen 2002).

➤ Tabelle 11.2 und ➤ Tabelle 11.3 (modif. nach Arvedson & Lefton-Greif 1998, p. 102, und nach Arvedson & Lefton-Greif 1998, p. 98) enthalten altersabhängige Leitlinien für die Durchführung einer VFSS bei Kindern, die auf dem Wissen über die globale Entwicklung, die der Dysphagie zugrunde liegenden Ätiologien, der Physiologie des Schluckens und den oral-sensomotorischen Funktionen basieren.

Die Kliniker müssen entscheiden, wie viele Schlucke der jeweiligen Konsistenz und wie viele Schlucke insgesamt überprüft werden. Die Durchleuchtungszeit sollte so kurz wie möglich, aber dennoch genügend lang gehalten werden, um die für eine valide und reliable Auswertung erforderlichen Informationen zu erhalten. Hauptanliegen der Untersuchung ist die Evaluation der pharyngealen Phase des Schluckvorgangs, **nicht aber,** Schluckproben in jeder Variation der Konsistenzen, die ein Kind zu sich nimmt, zu überprüfen. Ausgewählte Modifikationen der Bolusgröße, der Konsistenz, der Nahrungs- und Flüssigkeitstemperatur können jedoch nützliche Informationen hinsichtlich der physiologischen Funktion bringen. Diese können wiederum bei der Formulierung einer Empfehlung für eine sichere orale Ernährung hilfreich sein.

Die Strahlenbelastung wächst mit jedem zusätzlich getesteten Schluck. Damit standardisierte Protokolle entwickelt werden können, würden Daten (Untersuchungsergebnisse) sowohl normal schluckender als auch dysphagischer Kinder benötigt. Da Säuglinge und Kleinkinder ihre Empfindungen nicht verbal mitteilen können – was die Kommunikation erschwert –, ist es dem Kliniker bewusst, dass weiterhin ein gewisses Maß an spezifischer Entscheidungsfindung benötigt wird.

Tab. 11.2 Leitlinien für die Durchführung einer VFSS bei Säuglingen mit flüssiger Konsistenz

Untersuchungsparameter	Richtlinie
Zustand/Bereitschaft	ruhig, wach und hungrig
Position	halbsitzend mit Rumpf, Hals und Kopf in neutraler, gerader Linie
	seitlich liegend (z. B. bei einem Kleinkind mit halbseitiger Stimmbandlähmung, gesunde Seite nach unten)
	weitere Adaptationen können bei speziellen Fällen indiziert sein
Essenszubehör	Flüssigkeit, die der Säugling gewöhnt ist, angereichert mit Bariumkontrastmittel (Konsistenz/Viskosität der Flüssigkeit darf sich dabei nicht verändern)
	Sauger, Fläschchen, Medizinbecher, Löffel, Spritze (vorsichtig im Mund anwenden)
Seitlicher Strahlengang	kurze Ansicht der Strukturen: Lippen vorn, Gaumen oben, hinten Pharynxwand und oberer Ösophagussphinkter unten
	Schluckfunktion: Fokus auf orale und pharyngeale Phasen beim Flaschentrinken
	Ösophageale Transportzeit: einmaliger „Schwenk" nach unten, den Ösophagus entlang
	unmittelbar zum Pharynx zurückkehren, um ggf. Residuen zu erfassen
Posterior-anteriorer Strahlengang	nicht routinemäßig, nur bei Verdacht auf Asymmetrie
Nahrungsanreichung	dünne Flüssigkeit mit vom Kind bevorzugtem Sauger, Sequenzen von mindestens 10–15 Mal Saugen (keine standardisierte Anzahl der Saug-/Schlucksequenzen)
	wenn 1. Sequenz unauffällig, kann das Kind bei ausgeschalteter Durchleuchtung zunächst weiter saugen und schlucken, bis man später erneut eine Sequenz unter Fluoroskopie beobachtet
	den letzten Schluck, nachdem der Sauger aus dem Mund genommen wird, unbedingt beobachten
	bei Hochrisikosäuglingen mit reduziertem Saugverhalten: mit nur 1–2 Tropfen Flüssigkeit auf einem Löffel oder aus der Spritze beginnen, bevor der Sauger gegeben wird
Online-Adaptation (Ad-Hoc-Adaptation)	Positions- und Haltungsänderungen
	Konsistenzen (z. B. dünn- oder dickflüssiger)
	Saug-Schluck-Sequenzen als initiale Präsentation
	Hilfsmittel (z. B. Sauger, Löffel, Spritze, Schnuller/Nuckel, Medizinbecher)
	Temperatur (z. B. warme oder gekühlte Flüssigkeiten)
Durchleuchtungszeit	Durchleuchtungszeit so kurz wie möglich halten, am besten 60–90 s (oder weniger)

Was tun bei Aspiration?

!

Beim ersten Erkennen einer Aspiration sollte die VFSS **nicht** gestoppt werden. Es gäbe dann keine Information darüber, ob auch bei anderen Konsistenzen aspiriert wird und ob vor, während oder nach dem Schluck aspiriert wird.

Die eigentliche Untersuchung beginnt in vielen Fällen erst mit dem Aspirationsereignis. Würde die Durchleuchtung bereits beim ersten Aspirationsereignis ausgeschaltet, wäre nur festgehalten, *dass* eine Aspiration stattgefunden hat. Verborgen bliebe, ob auch bei anderen Konsistenzen und ob vor, während oder nach dem Schluck aspiriert wird. Ferner würden Informationen über die Häufigkeit der Aspirationsereignisse fehlen. Das alles würde bei der Behandlungsplanung nicht weiterhelfen.

Tab. 11.3 Leitlinien zur VFSS-Durchführung bei Kindern, die nicht mehr ausschließlich gestillt oder über eine Saugerflasche ernährt werden (6 Monate und über dieses Entwicklungsalter hinaus)

Untersuchungsparameter	Richtlinie
Zustand/Bereitschaft	wach, kooperativ und zum Essen bereit
Position/Haltung	aufrecht, falls nötig mit Unterstützung
	wenn noch aus der Saugflasche getrunken wird: sanftes Zurücklehnen, je nach Angabe der Eltern
	Korrektur je nach motorischem Entwicklungsstand (z. B. eingeschränkte Kopfkontrolle, Skoliose)
Essenszubehör	Flüssigkeiten, Püree (dünnflüssig, dick, klumpig), püriertes und kaubares Essen – je nach Fragestellung sind Unterschiede zu beachten
Seitlicher Strahlengang	kurze Ansicht der Strukturen: Lippen vorn, Gaumen oben, hinten Pharynxwand und oberer Ösophagussphinkter unten
	Schluckfunktion: bei allen Nahrungsgaben Fokus auf orale und pharyngeale Phase
	ösophageale Transportzeit: einmaliger Schwenk nach unten, den Ösophagus entlang
	nach dem 2. Schluck: unmittelbare Rückkehr zum Pharynx, um etwaige Residuen zu erfassen
	3 Gaben pro Konsistenz, wenn sich das Kind kooperativ zeigt und die Durchleuchtungszeit reduziert werden kann
Posterior-anteriorer Strahlengang	nicht routinemäßig; nur bei Verdacht auf Asymmetrien
	kann zur Darstellung der Gaumenmandeln nützlich sein, wenn diese in der lateralen Ansicht auffällig waren
Optionen in der Essensanreichung	Flüssigkeit (mit dem Löffel, 3-mal, dann Sauger-/Fläschchen oder Tasse) – außer die Eltern sagen, dass das Kind andere Konsistenzen ablehnt, nachdem die Flüssige zuerst gegeben wurde
	bei taktiler Abwehrhaltung: mit Flüssigkeit/Nahrung, die am meisten Sorge bereitet, beginnen
	Püree (mit dem Löffel, 3-mal, kleine Mengen, die langsam gesteigert werden, zur repräsentativen Darstellung)
	kaubares Essen (z. B. Stückchen von leicht auflösbarem festem Essen, bestrichen mit Püree der mit Bariumkontrastmittel gemischt ist) Minimierung der Durchleuchtungszeit während Bolusformung und oraler Phase
Online-Adaptation (Ad-Hoc-Adaptation)	Positions- und Haltungsänderungen
	Konsistenzen (z. B. dünn- oder dickflüssiges, gemahlenes oder püriertes Essen)
	Hilfsmittel (z. B. Becher, Löffel oder Spritze)
	Temperatur (z. B. warme oder gekühlte Flüssigkeit/Essen)
	Taktung der Pausen zwischen Nahrungsgaben verändern
	Änderung der Reihenfolge der Nahrungs- oder Flüssigkeitskonsistenz, um die Kooperation zu erhöhen
	taktile Stimulation
	verbale Aufforderungen oder Zeichen zum Anregen von Husten oder Räuspern
Fluoroskopie-Durchleuchtungszeit	Durchleuchtungszeit so kurz wie möglich halten, vorzugsweise ca. 2 min, nicht länger als 3 min (wenige Ausnahmen)

Gewiss muss die Entscheidung zur Fortsetzung der Untersuchung – bei den Anzeichen für eine Aspiration – basierend auf entsprechendem Wissen über den pulmonalen Status des Kindes getroffen werden: Eine anfällige Lunge darf niemals zusätzlich gefährdet werden. Bietet man Flüssigkeit und Nahrung in Etappen, mit systematischer Steigerung der Bolusgröße und Überleitung von flüssiger zu angedickter Konsistenz an, ist das Risiko eines negativen Einflusses auf den Lungenstatus kontrollierbar.

Aspiration bei oraler Ernährung betrifft häufig Personen mit neurologischen Defiziten. Kinder mit einer neurologischen Erkrankung können häufig mit Nahrung, die eine homogene Konsistenz hat, effizienter umgehen als mit Nahrung, die krümelig ist und Reste im Pharynx hinterlässt, oder die an der Schleimhaut haftet wie Pudding (Arvedson & Brodsky 2002). Bei dünnen Flüssigkeiten neigen Kinder eher zu laryngealer Penetration oder Aspiration – in der Regel kurz vor Triggerung des Schluckreflexes – als bei anderen Konsistenzen (z. B. Arvedson et al. 1994; Siebens & Linden 1985). Allgemein aspirieren Säuglinge und Kleinkinder mit einer höheren Wahrscheinlichkeit bei dünnen Flüssigkeiten als bei angedickten Konsistenzen. Eine Ausnahme bilden Kinder mit signifikanten neuromuskulären Ätiologien, wie z. B. spinale Muskelatrophie (SMA) und Muskeldystrophien. Bei reduzierter Zungenbasisretraktion und reduzierten pharyngealen Kontraktionen wird eine Aspiration – aufgrund von Residuen von püriertem Essen – häufiger festgestellt als bei verzögerter Schluckreflexauslösung. Dabei gestaltet sich die Entscheidungsfindung besonders schwierig, wenn nur gelegentliche Mikroaspirationen entdeckt werden.

!

Bei Säuglingen und Kleinkindern sollte NPO die Ausnahme sein!

Die wichtigste Frage, die sich in diesem Zusammenhang stellt, lautet: Wie viel Aspiration kann die Lunge eines Kindes tolerieren, bevor eine chronische Lungenerkrankung entsteht?

Therapeutische Maßnahmen während der VFSS

Der Kliniker kann während der Durchleuchtung therapeutische Maßnahmen anwenden, um festzustellen, ob eine Veränderung sicheres Schlucken erleichtert.

Dazu zählt beispielsweise:

- Die Gabe eines kleinen Bolus dünnflüssiger Konsistenz mit dem Löffel oder als einzelner Becherschluck, um die hohen Anforderungen des Serienschlucks – egal ob vom Sauger oder aus der Tasse – zu reduzieren.
- Flüssigkeiten können angedickt werden, um die zeitliche Koordination der pharyngealen Schlucktriggerung zu erleichtern.
- Nahrung kann verdünnt/verflüssigt werden, um Residuen nach dem Schlucken in den pharyngealen Rezessus zu reduzieren.
- Die Körperhaltung kann verändert werden: Überstreckt ein Kind seinen Hals beim Trinken aus einer Tasse, kann man es dabei unterstützen, den Kopf in neutraler Position zu halten.
- Bei einigen medizinischen Diagnosen kann eine Muskelschwäche – nach dem Schlucken – zu Residuen in den pharyngealen Rezessus führen.

Dabei sind die Residuen bei angedickter Nahrung häufiger ein Problem als bei verdünnter/flüssigerer Nahrung. Die Unterscheidung der Konsistenzen in der Radiologie gibt dazu wichtige Anhaltspunkte für das spätere Dysphagiemanagement. Empfehlungen zur Nahrungsaufnahme oder für die Gestaltung von Mahlzeiten gewährleisten immer die Sicherheit des Kindes und dienen der Effizienz der Schluckfunktionen: So beinhalten Therapieempfehlungen Überlegungen zur Sicherheit beim Schlucken und zur Förderung oraler Funktionen (gemäß des Entwicklungsalters). Außer ihrer Sensibilität gegenüber unterschiedlichen Konsistenzen und Geschmacksrichtungen zeigen einige Kinder auch verbesserte Schluckfunktionen bei verschiedenen Temperaturen, z. B. bei kaltem oder warmem Essen. Hierzu werden allerdings mehr wissenschaftliche Daten benötigt.

Bei der Überlegung, therapeutische Maßnahmen während der Fluoroskopie durchzuführen, muss die Fähigkeit der Kinder bedacht werden, verbalen oder gestischen Instruktionen folgen zu können. Säuglinge und Kleinkinder, die verbale Anweisungen – wie zu husten, sich zu räuspern, den Atem anzuhalten und danach zu schlucken – noch nicht kognitiv verstehen und befolgen können, profitieren möglicherweise nicht von den Interventionen, die üblicherweise bei Erwachsenen zum Einsatz kommen.

Therapeuten sollten auch Aspekte der Stimmqualität beachten:

- Eine **gurgelige Stimme** kann ein Hinweis darauf sein, dass sich Sekret, Speichel oder Flüssigkeit/Nahrung im Pharynx aufgestaut haben, möglicherweise in das Larynxvestibulum (den supraglottischen Raum) überlaufen und in die Atemwege eindringen können. Diese Stimmveränderung kann unmittelbar nach den Schlucken auftreten, wenn Residuen in das Larynxvestibulum überlaufen, was das Risiko für Aspirationen erhöht.
- Eine **gehauchte Stimmqualität** kann auf einen inkompletten Stimmbandschluss und damit auf ein erhöhtes Aspirationsrisiko während des pharyngealen Schluckens hinweisen.

!

Die oben genannten Beispiele für hörbare Anzeichen möglicher Probleme während der pharyngealen Schluckphase unterstreichen, dass Kliniker *alle* Hinweise auf sichere oder unsichere orale Nahrungsaufnahme beachten müssen, nicht nur jene, die in der VFSS untersucht werden.

11.5 Vor- und Nachteile der VFSS

11.5.1 Vorteile

- Darstellung der oralen, pharyngealen und oberen ösophagealen Strukturen
- Möglichkeit, die Untersuchung verlangsamt in Zeitlupe oder „von Bild zu Bild" zu beurteilen
- Beurteilung der Dynamik des pharyngealen Timings, seiner Motilität und Koordination
- Beurteilung der Koordination pharyngealer Funktionen mit den Zungenaktivitäten und der Öffnung und Schließung des oÖS
- Beurteilung von Residuen in den pharyngealen Rezessus mit Volumenschätzung („geringfügig" und „mehr als gering") und in Abhängigkeit zur Konsistenz
- bei Aspiration: Erkennen des Zeitpunktes (vor, während oder nach dem Schlucken) und der Konsistenz sowie Korrelation mit physiologischer Ursache zur Ermittlung funktionaler Defizite
- Berechnung oraler und pharyngealer Transitzeiten
- umfangreiche Literatur, die klinische Erkenntnisse und VFSS-Ergebnisse verbindet
- radiologisches Standardverfahren (Anm. d. Hrsg.: in den USA)
- in den meisten Einrichtungen verfügbar (Anm. d. Hrsg.: in den USA)

11.5.2 Nachteile

- Belastung mit ionisierender Strahlung
- Positionierung erfordert unhandliche/außergewöhnliche Ausstattung
- erfordert spezifisch geschulte Fachleute
- Bariumkontrastmittel beeinflusst den Geschmack und die Zusammensetzung von Flüssigkeiten und manchen Nahrungsmitteln
- Aspiration von Nahrung und/oder Flüssigkeit möglich, birgt zusätzliches Risiko für den kindlichen Lungenstatus

11.6 Auswertung und Interpretation der Untersuchungsergebnisse

11.6.1 Beurteilung der Ergebnisse

Eine erste Beurteilung erfolgt durch den Sprachtherapeuten (oder Dysphagietherapeuten mit schlucktherapeutischer Kompetenz; ➤ Kap. 9.2.2) gemeinsam mit den Betreuungspersonen direkt nach Beendigung der VFSS. Eine Tonaufzeichnung ist dann für die Eltern hilfreich, wenn das Kind auf eine Aspiration reagiert oder still aspiriert hat. Es ist eine anschauliche Erfahrung, den Verlauf der Aspiration zu visualisieren, besonders wenn – wie meist der Fall – die Eltern den fehlenden Husten bisher als „keine

11

Aspiration" fehlinterpretierten. Andererseits kann ein Husten nicht effektiv gewesen sein, auch wenn die Eltern sagen: „Ich weiß, dass sie in Ordnung ist, weil sie jedes Mal hustet, wenn sie aspiriert." Kommt es zu einem Husten, ohne dass die Atemwege gereinigt werden, fangen die Eltern an, sowohl die fehlende Korrelation zwischen Aspirationsereignis und Husten zu begreifen als auch ihre Unfähigkeit, die Effektivität von Husten selbst festzustellen.

Der Sprachtherapeut muss darauf hinweisen, dass die untersuchten Schlucke nur „ein kleines Zeitfenster" darstellen. Die meisten Säuglinge und Kleinkinder zeigen üblicherweise eine große Variabilität ihrer Schluckfunktionen: während einer Mahlzeit, bei verschiedenen Mahlzeiten an einem Tag und auch von Tag zu Tag. Trotz dieser eingeschränkten Betrachtung und der großen Variabilität können Funktionsmuster der oralen und pharyngealen Phasen beurteilt werden; sie bilden somit die Grundlage für eine Beurteilung der oralen Fähigkeiten und der Schluckfunktionen des Kindes.

!

Begleitet ein niedergelassener Therapeut eine Familie und ist er bei der Auswertung der VFSS-Ergebnisse und Besprechung der anschließenden Empfehlungen anwesend, kann er diesen Empfehlungen häufig besser folgen, als wenn die fachliche Kommunikation auf ein Telefonat oder einen schriftlichen Bericht begrenzt ist.

11.6.2 Interrater- und Intrarater-Reliabilität des Untersuchers

Wissenschaftliche Studien berichten bis dato von einer beträchtlichen Variabilität der Inter- und Intrarater-Reliabilität der Untersucher bei den Parametern der oralen und pharyngealen Phase. Eine geringe „Interrater-Reliabilität" wurde bei den meisten Parametern außer beim Auftreten von Aspiration festgestellt (Ekberg et al. 1993; Gibson and Phyland 1995; Scott, Perry & Bench 1998; Milcox, Liss & Siegel 1996; Kuhlemeier, Yates & Palmer 1998; Stöckli et al. 2003).

Eine Schulung verbessert nachweislich die Genauigkeit der Ergebnisanalyse (Logemann et al. 2000). In einer groß angelegten Zufallsstudie (Hind et al. 2009) wurden die Ergebnisse geschulter und ungeschulter Beurteiler bei der VFSS mit jenen für erwachsene Probanden verglichen: Geschulte Beurteiler (Sprachtherapeuten) identifizierten das Vorliegen von Aspiration mit hoher Reliabilität. Obwohl die Genauigkeit bei der Identifikation einer Aspiration bereits hervorragend war, empfehlen die Autoren eine noch intensivere Schulung und/oder eine Bildvergrößerung für eine präzise Anwendung der Penetrations-Aspirations-Skala (Rosenbek et al. 1996).

11.6.3 VFSS-Ergebnisse abgestimmt auf die einzelnen Schluckphasen

Die VFSS verdeutlicht strukturelle und funktionelle Schluckprobleme, die mit bestimmten Pathophysiologien korreliert werden können (➤ Tab. 11.4; modif. nach Arvedson und Lefton-Greif 1998, p. 253). Die Beurteilung der Kliniker basiert auf einer Betrachtung des Videos in Echtzeit, Zeitlupe und per Bild-zu-Bild-Analyse. Dadurch wird eine gründliche Beschreibung aller Schluckphasen mit sämtlichen Konsistenzen gewährleistet. Die so gewonnenen Erkenntnisse müssen exakt beschrieben werden, um

Tab. 11.4 Ausgewählte Einzelbefunde der Videofluoroskopie und die ihnen zugrunde liegende Pathophysiologie

Videofluoroskopische Erkenntnis/Schluckproblem	Zugrunde liegende Pathophysiologie
Bolusbildung	
Verlust von Speise oder Flüssigkeit aus dem Mund	↓ Mundschluss
Material im anterioren Sulkus	↓ Lippenspannung oder -tonus
Material im lateralen Sulkus	↓ Wangenspannung oder -tonus
Material wird mit der Zunge herausgestoßen	Zungenstoß, ↓ Zungenkontrolle
eingeschränktes/unreifes Kauen	↓ Kiefer- und Zungenkontrolle
> 3 Saugvorgänge pro Schluck (am Sauger)	↓ Saugkraft/Koordination

11

Tab. 11.4 Ausgewählte Einzelbefunde der Videofluoroskopie und die ihnen zugrunde liegende Pathophysiologie (Forts.)

Videofluoroskopische Erkenntnis/Schluckproblem	Zugrunde liegende Pathophysiologie
Oraler Transport	
suchende Zungenbewegungen	Schluckapraxie, ↓ orale Sensibilität
Vorwärtsbewegungen der Zunge, um Bolus zu bewegen	Zungenstoß
Material verbleibt im anterioren Sulkus	↓ Lippenspannung, reduzierte Zungenkontrolle
Material verbleibt im lateralen Sulkus	↓ Zungenbewegung/-kraft
Material verbleibt auf der Zunge	↓ Zungenbewegung/-kraft
Material verbleibt am harten Gaumen	↓ Zungenkraft; hoher/schmaler Gaumen
eingeschränkte Zungenbewegungen	↓ Zungenkoordination, unkoordinierte anterior-posteriore Bewegungen
Zungen-Gaumen-Kontakt unvollständig	↓ Zungenelevation
oraler Transport > 3 Sekunden	verzögerter oraler Transport
Auslösung der pharyngealen Phase	
Material vor der Auslösung in den Valleculae	kurzfristig: dann keine verzögerte Initiierung des pharyngealen Schluckens
Material vor der Auslösung in den Sinus piriformes	verzögerte Initiierung des pharyngealen Schluckens
Material im/auf dem Tonsillengewebe	Tonsillen blockieren den Bolustransport, verzögerte Initiierung des pharyngealen Schluckens
Material an der hinteren Pharynxwand	verzögerte Initiierung des pharyngealen Schluckens
Pharyngeale Phase	
pharyngonasaler Rückfluss	↓ velopharyngealer Abschluss, ↓ oÖS-Öffnung
Penetration an die Unterseite des oberen Teils der Epiglottis	Dyskoordination, ↓ pharyngeale Kontraktion
Penetration in den Eingang der Atemwege	↓ Verschluss der Atemwege
Residuen nach dem Schluckvorgang in den Valleculae	↓ Zungenbasisretraktion
Residuen in den Sinus piriformes	↓ pharyngeale Kontraktionen, ↓ oÖS-Öffnungsdurchmesser (anterior-posteriorer)
Aspiration vor dem Schlucken	verzögerte Initiierung des pharyngealen Schluckens
Aspiration während des Schluckens	unilaterale Stimmbandparalyse, Dyskoordination
Aspiration nach dem Schlucken	reduzierter pharyngealer Druck
Residuen in den pharyngealen Rezessus	↓ Zungenbasisretraktion, ↓ pharyngeale Kontraktionen, ↓ AP-oÖS-Öffnung
Residuen, die mit dem nächsten Schluck beseitigt werden	↓ Sensibilität
Verbleiben der Residuen	↓ Sensibilität, Hypotonie
Obere ösophageale Phase	
langsame Boluspassage durch den oÖS	Prominenz des oÖS, ↓ oÖS-(AP) Öffnungsdurchmesser, reduzierter pharyngealer Druck kann dazu beitragen
Residuen auf/im oÖS	strukturelle Anomalien oder ↓ AP-oÖS-Öffnungsdurchmesser
retrograde Bolusbewegungen aus dem Ösophagus in den Pharynx	ösophageale Dysmotilität; strukturelle Anomalien
retrograde Bolusbewegungen aus dem unteren zum oberen Ösophagus	ösophageale Dysmotilität, strukturelle Anomalien

sie mit den pathophysiologischen Ursachen des Problems in Zusammenhang bringen zu können.

Bolusbildung (orale Vorbereitung) und orale Schluckphase

Der erste Schritt des Schluckvorgangs ist die Bolusbildung bzw. die orale Vorbereitung. In der VFSS sollte die Vorderseite des Mundes sichtbar gemacht werden. Eine Voraussetzung für den posterioren Transport des Bolus durch die Mundhöhle ist die Fähigkeit, den Bolus – konsistenzunabhängig (Nahrung oder Flüssigkeit) – mit geschlossenen Lippen im Mund zu halten und zu formen. Sind die Lippen geöffnet, können Speisen aus dem Mund herausfallen und die Zungenbewegung wird bei der Bolusbildung und dem oralen Bolustransport behindert. Die Fähigkeit des Kindes, einen Bolus zu formen, kann aufgrund von Wangen- und Zungenhypotonie, unkoordinierter Zungenbewegungen oder auch verminderter oraler Sensibilität beeinträchtigt sein. Bei eingeschränkter Unterkieferbewegung kann es zum Schlucken in Stückchen („piecemeal deglutition") kommen.

Sobald ein Kind den Übergang zur Nahrungsaufnahme über das Füttern mit dem Löffel und das Trinken aus der Tasse vollzogen hat, erfolgt die **Bolusbildung** bei allen Konsistenzen, einschließlich Flüssigkeiten. Säuglinge, die noch aus der Flasche trinken, zeigen hingegen noch keine richtige Bolusbildung/orale Vorbereitungsphase. Das „Andocken" am Sauger, das initiale Ansaugen und das Aufrechterhalten des Lippenschlusses um den Sauger können als orale Vorbereitungsphase des Säuglings betrachtet werden. Während die Nahrung aus dem Sauger gezogen wird, findet bereits eine posteriore Propulsion der Nahrung statt. Dies kann als orale Transportphase betrachtet werden.

Da sich die **orale Vorbereitung** in den meisten Fällen direkt visuell inspizieren und begutachten lässt, sollte sie nicht im Mittelpunkt der VFSS stehen (Arvedson & Lefton-Greif 1998). Die videofluoroskopische Schluckstudie sollte dennoch kurze Beobachtungen dieser Funktionen beinhalten, da bei der Bolusbildung auftretende Probleme die nachfolgenden Schluckphasen beeinflussen können. Die Funktionen der oralen Phase stehen unter willkürlicher neuronaler Kontrolle und sind somit direkten therapeutischen Interventionen zugänglich. Wenn sich Nahrung oder Flüssigkeit im Mund verteilt, lässt sich dies während der VFSS in den frontalen und lateralen Sulci, unter der Zunge, am harten Gaumen haftend und stückchenweise in den hinteren Teil der Mundhöhle wandernd verfolgen. Bevor ein pharyngeales Schlucken ausgelöst wird, können Speise oder Flüssigkeiten – bei Defiziten in der Boluskontrolle – in die pharyngealen Rezessus fallen. Dünne Flüssigkeiten bergen das größte Aspirationsrisiko, solange der Atemweg vor Auslösung des pharyngealen Schluckens immer noch geöffnet ist (z. B. Arvedson et al. 1994).

Die **orale Schluckphase** (oraler Transport) wird durch die Bewegung des Bolus durch die Mundhöhle mithilfe der Zungenpropulsion charakterisiert. Sie steht unter willkürlicher neuronaler Kontrolle, findet bei geöffneten Atemwegen statt und hat eine entscheidende Bedeutung für die Auslösung der pharyngealen Phase. Die orale Phase beginnt damit, dass die Zungenvorderseite die rückwärtsgerichtete Bewegung des Bolus – durch eine aufwärts- und rückwärtsgerichtete Bewegung „von der Mittellinie der Zunge ausgehend" – initiiert. Die orale Phase endet mit der Auslösung des pharyngealen Schlucks (Kahrilas et al. 1993; Miller 1982, 1986; Shawker et al. 1983).

Säuglinge zeigen ein ähnliches Muster, die Zungenaufwärtsbewegungen sind in frühen Saugstadien allerdings geringer ausgeprägt als bei Kindern, die bereits den Übergang zum Löffelessen absolviert haben. Aber auch bei einem frühgeborenen Säugling konnten mithilfe eines 4-dimensionalen Ultraschalles vertikale Zungenbewegungen dargestellt werden, die normalerweise erst bei einem 6 Monate alten Kind zu erwarten sind (Miller & Kang 2007). Dabei zeigte dieser Säugling beim nutritiven Saugen häufiger vertikale Zungenbewegungen als beim nichtnutritiven Saugen. Dieses Beispiel verdeutlicht, wie wichtig es für Kliniker ist, die VFSS-Ergebnisse zu beurteilen und mit neuesten Erkenntnissen über die vielen Facetten der Physiologie der Schluckfunktion vertraut zu sein.

Die **orale Transportzeit** („oral transit time", OTT) ist die Zeit vom Beginn der Zungenbewegung bis zur Initiierung/Triggerung des pharyngealen Schluckens. Die ungefähre Dauer beträgt 1–1,25 s **bei Erwachsenen** und ist unabhängig von der Konsistenz der Nahrung sowie der Flüssigkeit (Mandelstam & Lieber 1970; Tracy et al. 1989, Logemann, Kahrilas et al. 1989).

Ähnliche Normdaten/-zeiten sind derzeit für **Säuglinge und Kleinkinder** nicht verfügbar. Es gibt jedoch vorläufige Ergebnisse aus einer Gruppe von 15 Säuglingen und Kleinkindern im Alter von 2–48 Monaten zu einzelnen Schluckproben mit Flüssigkeit (deren Volumen nicht gemessen wurde). Dabei ergaben sich keine statistisch nachweisbaren Unterschiede sowohl im Hinblick auf einen Altersvergleich als auch im Hinblick auf einen Vergleich von Trinkmethoden (Sauger oder Becher) (➤ Tab. 11.5; modif. nach Weckmueller, Easterling & Arvedson 2010).

Die Transportzeit unterscheidet sich hingegen leicht bei verschiedenen Viskositäten und Bolusgrößen. Dass eine Verlangsamung des oropharyngealen Schluckens Teil des normalen Alterungsprozesses ist, konnte ebenfalls bereits nachgewiesen werden (Robbins et al. 1992). Dabei werden Zeitmessungen bei einer Untersuchungsauswertung für rein klinische Zwecke gewöhnlich nicht erhoben. Es übersteigt den Umfang dieses Kapitels, auf die Messungen, die eher in der Forschung als in klinischen Beurteilungen von Bedeutung sind, einzugehen; sie sind deshalb aber nicht weniger interessant. Außerdem können Zeitmessungen leichter, d. h. automatisch, erfolgen, seit die Aufnahmegeräte digital sind.

Die Serienschlucke mit Flüssigkeit – ob beim Säugling als Saugen und Schlucken, oder beim älteren Kind als Becherschluck – können bei der VFSS-Beurteilung eine große Herausforderung sein, da die oralen und pharyngealen Transportzeiten überlappen. Diese Überschneidung erschwert dabei die Zuordnung, welche Aspekte noch zum gerade beendeten Schluckvorgang gehören, während dessen eine weitere Saug-Schluck-Sequenz bereits begonnen hat. Es ist hierbei wichtig, dass der Kliniker eine verspätete Schluckreflextriggerung aufmerksam analysiert und dann erkennt, ob Bolusanteile vor Auslösung des Folgeschluckes in den pharyngealen Rezessus zu sehen sind und diese pharyngealen Residuen möglicherweise von einem vorherigen Schluck stammen.

Tab. 11.5 Orale Transportzeiten für einzelne Schlucke mit Flüssigkeit bei Säuglingen und Kleinkindern ($N = 15$; NS: Chi-Quadrat = 1,2, df = 2–1, $p > 0,05$)

Gruppe (Alter bzw. Methode)	Orale Transportzeit (in s)
I (2–3 Monate)	0,35 ±0,05 bis 1,02 ±0,14
II (8–13 Monate)	0,40 ±0,07 bis 1,70 ±0,44
III (24–48 Monate)	0,66 ±0,24 bis 1,79 ±1,96
A (Fläschchen/Sauger)	0,38 ±0,05 bis 1,77 ±0,43
B (Becher)	0,62 ±0,11 bis 2,25 ±1,21

Die OTT endet mit dem letzten Bild (der Bild-zu-Bild-Analyse), auf dem Bolusmaterial in den Valleculae zu sehen ist, bevor es die Sinus piriformes erreicht.

!

Damit Schlucksequenzen exakt beurteilbar sind, muss das Untersuchungsvideo mit mindestens 30 Bildern pro Sekunde aufgenommen werden; dies ermöglicht Betrachtungen in Zeitlupe und im Bild-zu-Bild-Modus.

Während Säuglinge saugen und schlucken, kann sich Kontrastmittel in der hinteren Mundhöhle oder in den Valleculae sammeln. Weiter hinten sollte es allerdings nicht auftreten (Newman et al. 1991).

Alles, was die OTT stark verzögert, kann zu ineffizientem Schlucken führen, was dann seinerseits wiederum ein erhöhtes Aspirationsrisiko bedingt. Säuglinge und Kleinkinder mit eingeschränkten Zungenbewegungen haben häufig eine verzögerte OTT. Diese muss dann in engem Zusammenhang mit der pharyngealen Transportzeit (PTT) betrachtet werden. Die OTT ist bei Schluckuntersuchungen mit Flüssigkeiten und festen Boli bei Kindern mit spastischer Zerebralparese (ICP) im Vergleich zu normal entwickelten Kindern verzögert. Kinder mit ICP kommen dabei mit flüssigen Boli schlechter zurecht als mit festen (Casas, McPherson & Kenny 1995; Patrick et al. 1986).

Triggerung der pharyngealen Phase

Orale und pharyngeale Transportfaktoren werden aus praktischen Überlegungen getrennt von der Auslösung des pharyngealen Schluckens betrachtet. Wenn es zu einem deutlichen Stillstand der Bolusbewegung in den Valleculae – allerdings nicht zur Unterbrechung oder zum Stillstand des Bolusflusses im Hypopharynx – kommt, gilt der Schluck als verzögert. Normdaten/-zeiten sind für Säuglinge und Kleinkinder bisher leider nicht verfügbar. Eine Pause von mindestens 2 s wird gewöhnlich als Verzögerung der Initiierung des pharyngealen Schluckens bei Erwachsenen und älteren Kindern angesehen. Diese Spanne kann bei Säuglingen und Kleinkindern kürzer sein. Wissenschaftliche Daten werden dringend gebraucht.

Der Schluck wird ebenfalls als verzögert eingestuft, wenn vor Auslösung des Schluckens Bolusmaterial in den Sinus piriformes gesehen wird. Dem Kliniker obliegt es dann, die Wahrscheinlichkeit laryngealer Penetrationen und Aspirationen bei künftigen Schlucken einzuschätzen. Ein gehäuftes Auftreten verzögerter Schlucke – insbesondere in Saug- und Schluckserien oder in Becherschlucksequenzen – kann ein Indikator für ein erhöhtes Risiko dafür sein, dass ein Teil des Bolus in das Larynxvestibulum (Penetration) oder sogar unterhalb der Stimmlippenebene (Aspiration) gelangt.

Pharyngeale Phase

Zur Einordnung und Beschreibung videofluoroskopischer Untersuchungsergebnisse fehlt derzeit gerade in der pharyngealen Phase eine dringend benötigte Standardisierung. Deshalb gibt ➤ Tabelle 11.4 ausführliche Informationen zu Symptomen, gepaart mit möglichen zugrunde liegenden pathophysiologischen Ursachen. Diese Auflistung erhebt jedoch keinen Anspruch auf Vollständigkeit. Zukünftige Forschungen werden weitere Beschreibungen, die erforderlich sind, hervorbringen; zusätzlich werden mehr zeitliche Angaben benötigt. (Vorläufige) Messungen der pharyngealen Transportzeit von Säuglingen und Kleinkindern mit einer begrenzten Anzahl von Schluckproben (deren Flüssigkeitsvolumen nicht gemessen wurde) ergaben keine signifikanten Unterschiede zwischen den Altersgruppen (➤ Tab. 11.6; modif. nach Weckmueller, Easterling & Arvedson 2010).

Tab. 11.6 Pharyngeale Transportzeiten für einzelne Schlucke mit Flüssigkeit bei Säuglingen und Kleinkindern ($N = 15$; NS: Chi-Quadrat = 1,86, df = 2–1, $p > 0,05$)

Gruppe (Alter bzw. Methode)	Pharyngeale Transportzeit (in s)
I (2–3 Monate)	0,09 ±0,02 bis 0,51 ±0,10
II (8–13 Monate)	0,13 ±0,03 bis 1,38 ±0,64
III (24–48 Monate)	0,11 ±0,03 bis 0,70 ±0,50
A (Fläschchen/Sauger)	−0,02 ±0,01 bis −0,31 ±0,42
B (Becher)	−0,18 ±0,55 bis −0,44 ±0,08

Penetration und Aspiration

!

Bei einer **Aspiration** muss der Kliniker
- angeben, *wann* sie aufgetreten ist: vor, während oder nach Schluckauslösung,
- angeben, *bei welcher Konsistenz* sie aufgetreten ist,
- die aspirierte Bolusmenge schätzen (z. B. „gering" oder "deutlich") und
- die Frequenz der Aspirationsereignisse angeben.

Der Kliniker muss neben konkreten Angaben zum Aspirationsgeschehen auch eventuelle laryngeale Penetrationen genau lokalisieren: Kann beispielsweise Bariumkontrastmittel nur an der Unterseite der oberen Epiglottis lokalisiert werden, welches nach dem Schlucken nicht mehr zu sehen ist, so handelt es sich vermutlich um ein geringeres Risiko, als wenn Kontrastmittel tiefer im Larynxvestibulum – insbesondere an der Oberseite der Stimmlippen – zu liegen kommt. Dass ein Säugling, bei dem häufig tiefe Penetrationen festgestellt wurden, eine komplette Flaschenmahlzeit ganz ohne Aspirationsereignisse beendet, ist eher unwahrscheinlich – auch wenn bei der VFSS Bariumkontrastmittel nicht unter die Stimmlippenebene gelangte. Ähnliches kann man bei Kleinkindern, die Serienschlucke aus dem Becher trinken, antizipieren.

Im Befundbericht ist es erforderlich, die **Lokalisation der Residuen** nach dem Schluckvorgang zu benennen. Die pathophysiologischen Gründe unterscheiden sich je nach Lokalisation der Residuen. Einige Beispiele:

- Residuen *entlang des Zungengrundes und in den Valleculae* können aufgrund einer reduzierten Zungenbasisretraktion entstehen. Ursachen für eine eingeschränkte Zungenbasisretraktion sind unter anderem eine muskuläre Hypotonie oder Kraftlosigkeit oder auch vergrößerte Zungen- oder Gaumenmandeln, die den Kontakt der Zungenbasis mit der hinteren Rachenwand behindern.
- Residuen *in den Sinus piriformes* können durch eingeschränkte pharyngeale Kontraktionen entstehen, die eine adäquate hyolaryngeale Exkursion verhindern.
- Residuen *an der hinteren Pharynxwand* können entweder durch eine reduzierte Zungenbasisretraktion oder durch eingeschränkte pharyngeale Kontraktionen verursacht werden. Wenn deutli-

che Residuen außerdem in den Valleculae oder den Sinus piriformes zu erkennen sind, ist die Pathophysiologie vermutlich bei der reduzierten pharyngealen Kontraktion zu suchen.

- Residuen, die *im gesamten Pharynx einschließlich des Nasopharynx* verteilt sind, beruhen auf einer Dyskoordination des pharyngealen Schluckens, für die es viele Ursachen geben kann.
- Residuen *im Nasopharynx, die entweder isoliert oder in Kombination mit vereinzelten pharyngealen Residuen auftreten,* können pathophysiologisch einer velopharyngealen Insuffizienz (fehlende Retraktion und/oder Elevation des Gaumensegels) oder einer noch unentdeckten Gaumenspalte zugeordnet werden. Eine ausbleibende Velumelevation und -retraktion kann durch eine Hypotonie oder Schwäche des weichen Gaumens, eine verborgene submuköse Gaumenspalte oder durch eine zeitlich ungünstige Initiierung des pharyngealen Schluckens verursacht sein.

Obere ösophageale Schluckphasen

Der obere Ösophagussphinkter (hauptsächlich der M. cricopharyngeus) muss durch die Aktivität des hyolaryngealen Komplexes aufgezogen werden. Nach Relaxation der Sphinktermuskulatur wird der oÖS, der in muskulärer Verbindung zum Larynx steht, durch die hyolaryngeale Bewegung nach superior-anterior aufgezogen. In den meisten Fällen sind außerdem interaktive Faktoren wie Muskelkraft und Timing involviert. Bei Säuglingen und Kleinkindern kommt es selten zu einer echten Achalasie (Öffnungsstörung) des oberen Ösophagus. Es gibt jedoch Fälle, bei denen der oÖS nicht ausreichend lang geöffnet ist, sodass der Bolus nicht vollständig verschwinden kann und sich Residuen auf dem oÖS bilden. Je nach Menge der Residuen kann es dann in der Folge zum Eindringen von Bariumkontrastmittel in die Sinus piriformes und gelegentlich auch in die oberen Atemwege kommen.

!

Der Kliniker muss berücksichtigen, dass ab dem Zeitpunkt der pharyngealen Schluckreflexauslösung die neuronale Kontrolle bis zur Beendigung des gesamten Schluckvorgangs unwillkürlich ist. Dies bedeutet, dass direkte therapeutische Interventionen nicht möglich sind.

Sind die Kliniker bemüht, allen Säuglingen und Kleinkindern unter Berücksichtigung nutritiver und hydrativer Aspekte orale Ernährung zu ermöglichen, und dies in einer Weise, die für Kinder und ihre Eltern angenehm und nicht stressbesetzt ist, so wird die Behandlungsplanung nun zu einer Herausforderung.

In seltenen Fällen kann bei einer VFSS gesehen werden, dass Bolusmaterial – unabhängig von der Konsistenz – den oÖS gar nicht passieren kann. Die Ursache kann hierbei in erster Linie eine eingeschränkte Pharynxfunktion sein, obwohl es wie ein offensichtlicher Ausfall der oÖS-Öffnung erscheint. Zur Differenzialdiagnostik sind zusätzliche Tests erforderlich, vorzugsweise eine Ösophagomanometrie, die im Rahmen einer Videofluoroskopie durchgeführt werden kann und den pharyngealen und ösophagealen Druck ermittelt.

!

Ein Behandlungsplan kann (auch in diesem Fall) nur erstellt werden, wenn die der Dysphagie zugrunde liegende Physiologie beschrieben worden ist.

11.7 Empfehlungen zur Behandlungsplanung

Die Ergebnisse der VFSS liefern Teile eines Puzzles, die für die Behandlungsplanung wichtig sind. Nur so kann eine Beurteilung der Sicherheit der oralen Ernährung und der Einschätzung der Risiken – wie eines negativen Einflusses für den Atemwegsstatus – stattfinden. Sie werden im Zusammenhang mit der Anamnese des Kindes, seinem medizinischen/chirurgischen Status, der klinischen Beobachtung und den Angaben der Eltern interpretiert. Die Empfehlungen und Prognosen zur oralen Ernährung stehen immer im Kontext der zugrunde liegenden Ätiologien der Ess- und Schluckprobleme und dürfen nicht allein durch die Erkenntnisse determiniert werden, die bei einer kleinen Auswahl von Schlucken während einer radiologischen Untersuchung gewonnen worden sind.

!

Die wichtigste Frage ist:

„Macht das Kind einen guten und sicheren Eindruck bei der oralen Ernährung?"
Ist die Antwort „Ja", dann stellt sich darüberhinaus die Frage:
„Sind Modifikationen der Nahrungskonsistenzen erforderlich, um die orale Ernährung noch sicherer zu machen?"

Wenn ein Kind nicht „sicher" bei der oralen Nahrungsaufnahme wirkt, muss überlegt werden, welche Modifikationen implementiert werden können, um dem Kind sicheres Essen zu ermöglichen, und dies egal, ob es komplett oral oder teiloral ernährt wird. In einigen Fällen kann die Entscheidung aber auch in einer Weise ausfallen, dass orale Ernährung substanziell reduziert wird und somit orale Nahrungskarenz (NPO) für nutritive und flüssigkeitsversorgende Zwecke verordnet werden muss. Dann sollten dem betroffenen Kind minimale orale Geschmacksangebote gemacht werden, um das Speichelschlucken anzuregen.

!

Man sollte möglichst vermeiden, ein Kind auf totale orale Nahrungskarenz zu setzen, weil ihm dadurch für seine Entwicklung bedeutende orofaziale Erfahrungen fehlen.

Hier einige Möglichkeiten therapeutischer Maßnahmen (Arvedson & Lefton-Greif 1998, p. 146):

- Die Art der Ernährung und der Flüssigkeitsversorgung kann modifiziert werden.
- Ernährungsrichtlinien eines Diätassistenten sind einzuholen.
- Positions- und Haltungsänderungen
- Nahrungszubereitung (z. B. Konsistenzen, Geschmack, Temperatur)
- Veränderung der Hilfsmittel
- Veränderung des Essenszeitplans und der Häufigkeit des Essens
- Im Rahmen der Therapie können oral-sensomotorische Übungen mit Nahrungsgaben ergänzt werden.
- Nichtnutritive oral-sensomotorische Programme (in den meisten Fällen mit Geschmack) können im Rahmen der Therapie oder auch als Heimprogramm erstellt werden.

Die Empfehlungen für Säuglinge und Kleinkinder mit multiplen und komplexen Problemen werden meist durch interdisziplinäre Teams entwickelt, in denen die Fachkräfte eng mit den Eltern oder anderen Bezugspersonen zusammenarbeiten. Weiterführende Literatur vertieft die in diesem Kapitel angesprochenen Aspekte (z. B. Arvedson & Lefton-Greif 1998; Arvedson & Brodsky 2002; Arvedson 2007). Siehe dazu auch die ➤ Kapitel 13–17.

11.8 Stand der Forschung

Für den praktischen Alltag werden evidenzbasierte Standards benötigt, insbesondere wenn der Patient während der VFSS penetriert und/oder aspiriert. Allerdings gibt es derzeit keine evidenzbasierten Richtlinien mit Handlungsempfehlungen, z. B. für flaschenernährte Säuglinge, bei denen multiple laryngeale Penetrationsereignisse, aber keine Aspirationen festgestellt werden: Eine Penetration an der Innenseite der oberen Epiglottis wird bei Säuglingen während aufeinander folgender Saug- und Schlucksequenzen häufig beobachtet, üblicherweise kurz vor Auslösung des Schluckreflexes. Wird das Bariumkontrastmittel nach Beendigung des Schluckvorgangs ohne tiefe Penetration aus dem Pharynx wieder entfernt, kann dieses Ergebnis „normal" sein. Für die typischen Entwicklungsstadien von Säuglingen fehlen bislang Daten, die bei der Ergebnisinterpretation sehr hilfreich wären.

Koordination von Schlucken und Atmen

Es gab und gibt Bestrebungen, Atemgeräusche mit der Schluckaktivität zu korrelieren (Selley et al. 1994) und mithilfe der Videofluoroskopie abzugleichen (Leslie et al. 2004). Die Reliabilität der individuellen Bewertungen variierte stark, als man **zervikale Auskultation** (das „Abhören" des Halses mit dem Stethoskop) und Videofluoroskopie bei 10 gesunden Kontrollschluckern und bei 10 Dysphagiepatienten verglich. Daher überraschte es nicht, dass die Übereinstimmung zwischen verschiedenen Untersuchern („interrater agreement") gering ausfiel. Sowohl die Untersuchung als auch die verwendete Ausstattung müssen standardisiert werden, damit

Kliniker die zervikale Auskultation akzeptieren (Cichero & Murdoch 2002); dies wird bei Säuglingen und Kleinkindern jedoch noch schwieriger als bei älteren Kindern und Erwachsenen sein. So unterscheiden sich die Stethoskope hinsichtlich Größe und akustischen Eigenschaften von neonatologischen bis pädiatrischen Modellen.

Es gibt weitere Bestrebungen, die mit Hilfe der **Pulsoxymetrie** gemessene Sauerstoffsättigung mit Aspirationsereignissen (Colodny 2000) und VFSS-Ergebnissen (z. B. Sellers, Dunnet & Carter 1998) in Zusammenhang zu bringen. In Studien mit Erwachsenen konnte man dazu bisher keine Korrelation finden; Studien mit Säuglingen und Kleinkindern liegen hierzu nicht vor. Auf der Grundlage klinischer Beobachtungen von Säuglingen und Kleinkindern konnte allerdings eine Korrelation zwischen einer in der VFSS beobachteten Aspiration und dem mit der Pulsoxymetrie gemessenen Sauerstoffsättigungsgrad festgestellt werden, allerdings mit individueller Variabilität. Bei einigen Probanden kam es zu einem deutlichen Aspirationsereignis, allerdings ohne begleitende Veränderung der Sauerstoffsättigung. Bei anderen konnte das Gegenteil beobachtet werden: ein deutlicher Abfall der Sauerstoffsättigung während des Schluckens ohne Aspiration. Bei wieder anderen konnte man einen Zusammenhang zwischen Entsättigung und Aspiration klar feststellen.

Aufgrund der Kürze der VFSS lässt diese keine zuverlässigen Rückschlüsse zu, ob das, was während der Untersuchung geschieht, für die Gesamtdauer einer kompletten Mahlzeit zu Hause ebenfalls Gültigkeit hat. Die Pulsoxymetrie als zuverlässiger Aspirationsindikator scheidet somit aus.

Die große Variabilität sowohl bei der zervikalen Auskultation als auch bei der Pulsoxymetrie bedeutet, dass Kliniker weiterhin keine Untersuchungsmethoden zur Beurteilung pharyngealer Funktionen zur Verfügung haben, die zugleich „nichtinvasiv" und zuverlässig sind. Diese Tatsache unterstreicht erneut die dringende Notwendigkeit instrumenteller Schluckuntersuchungen, insbesondere der VFSS, um eine klare Bildgebung der Schluckphysiologie zu erhalten.

11.9 Zusammenfassung

Die Schluckuntersuchung mittels Videofluoroskopie ist für die Beurteilung eingeschränkter oropharyngealer Schluckfunktionen bei Säuglingen und Kleinkindern wichtig, die Anzeichen einer pharyngealen Schluckstörung zeigen. In den Händen geschulter und erfahrener Therapeuten sowie Radiologen kann die Untersuchung ein Maximum an Informationsgewinn bei einem Minimum an Strahlenbelastung liefern.

Da die Schlucksequenzen äußerst rasch ablaufen, muss die Standardaufnahmegeschwindigkeit mindestens 30 Bilder pro Sekunde betragen. Dies ermöglicht eine anschließende Betrachtung und Auswertung in Zeitlupe sowie eine Bild-zu-Bild-Analyse. Die VFSS betrachtet dabei lediglich ein kurzes „Zeitfenster" im gesamten Schluckprozess und kann keine typische Essenserfahrung simulieren. Sie ist aber derzeit die gründlichste und umfassendste Technik zur Darstellung physiologischer Schluckfunktionen. Eine VFSS sollte nur dann wiederholt werden, wenn Änderungen im therapeutischen Vorgehen geplant sind oder der aktuelle Behandlungsplan überprüft werden muss, beispielsweise wenn eine vorausgegangene Untersuchung stille Aspirationsereignisse oder signifikante Risiken für die Lunge ergeben hat. Für eine erneute VFSS gelten die gleichen Kriterien wie für eine erstmalige Videofluoroskopie und nicht ein festes Zeitintervall.

LITERATUR

American Speech Language Hearing Association. Clinical indicators for instrumental assessment of dysphagia (guidelines). ASHA 2000; Suppl20: 18–19.

American Speech Language Hearing Association. Knowledge and skills needed by speech-language pathologists performing videofluoroscopic swallowing studies. ASHA 2003; Suppl24: 76–92.

American Speech Language Hearing Association. Guidelines for speech-language pathologists performing videofluoroscopic swallowing studies. ASHA 2004; Suppl24: 77–92.

Arvedson JC. Assessment of pediatric dysphagia and feeding disorders: clinical and instrumental approaches. Dev Disabil Res Rev 2008; 14: 118–127.

Arvedson JC. Balance between radiation risks and obtaining a complete videofluoroscopic swallow study in pediatric patients. Persp Swall Swall Disord 2004; 13(3): 18–23. doi:10.1044/sasd13.3.18.

Arvedson JC. Interpretation of videofluoroscopic swallow studies of infants and children. A study guide to improve diagnostic skills and treatment planning. Gaylord, MI: Northern Speech Services, 2007. www.nss-nrs.com.

Arvedson JC, Brodsky L. Pediatric swallowing and feeding: assessment and management. 2nd ed. Albany, NY: Singular/Thomson Learning, 2002.

Arvedson JC, Brodsky L, Christensen S. Instrumental evaluation of swallowing. In Arvedson JC, Brodsky L. (eds). Pediatric swallowing and feeding: assessment and management. 2nd ed. Albany, NY: Singular/Thomson Learning, 2002. p. 341–388.

Arvedson JC, Lefton-Greif MA. Pediatric videofluoroscopic swallow studies: a professional manual with caregiver guidelines. San Antonio, TX: Communication Skill Builders, 1998

Arvedson JC, Rogers B, Buck G, Smart P, Msall M. Silent aspiration prominent in children with dysphagia. Int J Pediatr Otorhinolaryngol 1994; 28: 173–181.

Bernhardt P, Lendl M, Deinzer F. New technologies to reduce pediatric radiation doses. Pediatr Radiol 2006; 36(Suppl2): 212–215.

Bosma JF, Hepburn LG, Josell SD, Baker K. 1990. Ultrasound demonstration of tongue motions during suckle feeding. Dev Med Child Neurol, 32: 223–229.

Brown PH, Silberberg PJ, Thomas RD, Strife JL, Towbin RB. A multihospital survey of radiation exposure and image quality in pediatric fluoroscopy. Pediatr Radiol 2000; 30: 236–242.

Casas MJ, McPherson KA, Kenny D. Durational aspects of oral swallow in neurologically normal children and children with cerebral palsy: An ultrasound investigation. Dysphagia 1995; 10(3): 155–159.

Cichero JAY, Murdoch BE. Detection of swallowing sounds: Methodology revisited. Dysphagia 2002; 17: 40–49.

Cohen MD. Can we use pulsed fluoroscopy to decrease the radiation dose during video fluoroscopic feeding studies in children? Clin Radiol 2009; 64(1): 70–73.

Cohen MD. Optimizing the use of pulsed fluoroscopy to reduce radiation exposure to children. J Am Coll Radiol 2008; 5(3): 205–209.

Colodny N. Comparison of dysphagics and nondysphagics on pulse oximetry during oral feeding. Dysphagia 2000; 15(2): 68–73.

Ekberg O, Nylander KV, Tippett DC, Lynch C. Interobserver variability in cineradiographic assessment of pharyngeal function during swallow. Dysphagia 1993; 3: 46–48.

Fanucci A, Cerro P, Ietto F, Brancaleone C, Berardi F. Physiology of oral swallowing studied by ultrasonography. Dentomaxillofac Radiol 1994; 23: 221–225.

Fink TA, Ross JB. Are we testing a true thin liquid? Dysphagia 2009; 24: 285–289.

Gates J, Hartnell GG, Gramigna GD. Videofluoroscopy and swallowing studies for neurologic disease: a primer. Radiographics 2006; 26: e22.

Gibson E, Phyland D. Rater reliability of the modified barium swallow. Aust J Comm Dis 1995; 23: 54–60.

Hayes A, Alspaugh JM, Bartelt D et al. Radiation safety for the speech-language pathologist. Dysphagia 2009; 24: 274–279.

Hind JA, Gensler G, Brandt DK, et al. Comparison of trained clinician ratings with expert ratings of aspiration on videofluoroscopic images from a randomized clinical trial. Dysphagia 2009; 24: 211–217.

Kahrilas PJ, Lin S, Logemann JA, Ergun GA, Facchini F. Deglutitive tongue action: Volume accommodation and bolus propulsion. Gastroenterology 1993; 104: 152–163.

Kuhlemeier KV, Yates P, Palmer JB. Intra- and interrater variation in the evaluation of videofluorographic swallowing studies. Dysphagia 1998; 13: 142–147.

Leslie P, Drinnan MJ, Finn P, Ford GA, Wilson JA. Reliability and validity of cervical auscultation: a controlled comparison using videofluoroscopy. Dysphagia 2004; 19: 231–240.

Levine M, Rubesin S, Laufer I. Barium studies in modern radiology: Do they have a role? Radiology 2009; 250: 18–22.

Li M, Brasseru JG, Kern K, Dodds WJ. Viscosity measurements of barium sulfate mixtures for use in motility studies of the pharynx and esophagus. Dysphagia 1992; 7: 17–30.

Logemann J. Manual for the videofluorographic study of swallowing. 2nd ed. Austin, TX: Pro-Ed, 1993.

Logemann, JA. Evaluation and treatment of swallowing disorders. Austin, TX: Pro-Ed, 1983 (2nd ed. 1998).

Logemann JA, Lazarus CL, Keely SP, Sanchez A, Rademaker AW. Effectiveness of four hours of education in interpretation of radiographic studies. Dysphagia 2000; 15: 180–183.

Logemann J, Pauloski BR, Colangelo L, Lazarus C, Fujiu M, Kahrilas PJ. Effects of a sour bolus on oropharyngeal swallowing measures in patients with neurogenic dysphagia. J Speech Lang Hear Res 1995; 38: 556–563.

Lu ZF, Nickoloff EL, Ruzal-Shapiro CB, So JC, Dutta AK. New automated fluoroscopic systems for pediatric applications. J Appl Clin Med Phys 2005; 6(4): 88–105.

Mandelstam P, Lieber A. A cineradiographic evaluation of the esophagus in normal adults. Gastroenterology 1970; 58: 32–38.

Mennella JA, Griffin CE, Beauchamp GK. Flavor programming during infancy. Pediatrics 2004; 113(4): 840–845.

Miller AJ. Deglutition. Physiol Rev 1982; 62: 129–184.

Miller AJ. Neurophysiological basis of swallowing. Dysphagia 1986; 1: 91–100.

Miller JL, Kang SM. Preliminary ultrasound observation of lingual movement patterns during nutritive versus non-nutritive sucking in a premature infant. Dysphagia 2007; 22: 150–160.

Mills RH. Increasing the precision of the videofluoroscopic swallowing examination. In: RH Mills (ed.) Evaluation of dysphagia in adults: Expanding the diagnostic options. Austin, TX: Pro-Ed, 2000. p. 103–144.

Newman LA, Cleveland JG, Blickman RE, Hillman RE, Jaramillo D. Videofluoroscopic analysis of the infant swallow. Invest Radiol 1991; 26: 870–873.

Patrick J, Boland M, Stoski D, Murray GE. Rapid correction of wasting in children with cerebral palsy. Dev Med Child Neurol 1986; 34: 734–739.

Pelletier CA, Lawless HT. Effect of citric acid and citric acid-sucrose mixtures on swallowing in neurogenic oropharyngeal dysphagia. Dysphagia 2003; 18: 231–241.

Robbins JA, Hamilton JW, Lof GL, Kempster GB. Oropharyngeal swallowing in normal adults of different ages. Gastroenterology 1992; 103: 823–829.

Rosenbek JC, Robbins JA, Roecker EB, Coyle JL, Wood JL. A penetration-aspiration scale. Dysphagia 1996; 11: 93–98.

Scott A, Perry A, Bench J. A study of interrater reliability when using videofluoroscopy as an assessment of swallowing. Dysphagia 1998; 13: 223–227.

Sellars C, Dunnet C, Carter R. A preliminary comparison of videofluoroscopy of swallow and pulse oximetry in the identification of aspiration in dysphagia patients. Dysphagia 1998; 9: 82–86.

Selley WG, Ellis RE, Flack FC, Bayliss CR, Pearce VR. The synchronization of respiration and swallow sounds with videofluoroscopy during swallowing. Dysphagia 1994; 9: 162–167.

Shawker TH, Sonies B, Stone J, Baum G. Real-time ultrasound visualization of tongue movement during swallowing. J Clin Ultrasound 1983; 11: 485–494.

Siebens A, Linden P. Dynamic imaging for swallowing reeducation. Gastroint Radiol 1985; 10: 51–253.

Smith WI, Erenberg A, Nowak A, Franken EA. 1985. Physiology of sucking in the normal term infant using real-time US. Radiology 156: 379–381.

Steele CM, van Lieshout PHHM. Does barium influence tongue behaviors during swallowing? Am J Speech Lang Pathol 2005; 14: 27–39.

Stoeckli SJ, Huisman TAGM, Seifert B, Martin-Harris BJW. Interrater reliability of videofluoroscopic swallow evaluation. Dysphagia 2003; 18: 53–57.

Tolbert D. Sources of radiation exposure. In: Jandower M, Linton O (eds.) Radiation risk: a primer. Reston: American College of Radiology, 1996. p. 3–4.

Tracy JE, Logemann JA, Kahrilas PJ, Jacob P, Kobara M, Crugler C. Preliminary observations on the effects of age on oropharyngeal deglutition. Dysphagia 1989; 4: 90–94.

Weber F, Woolridge MW, Baum JD. An ultrasound study of the organization of sucking and swallowing by newborn infants. Dev Med Child Neurol 1986; 28: 19–24.

Weckmueller J, Easterling C, Arvedson J. Preliminary temporal measurement analysis of normal oropharyngeal swallowing in infants and young children. Dysphagia 2010, Jun 9 [Epub ahead of print].

Weir KA, McMahon SM, Long G, Bunch JA, Pandeya N., Coakley KS, Chang AB. Radiation doses to children during modified barium swallow studies. Pediatr Radiol 2007; 37: 283–290.

Wilcox F, Liss JM, Siegel GM. Interjudge agreement in videofluoroscopic studies of swallowing. J Speech Hear Res 1996; 39: 144–152.

Willis CE, Slovis TL. The ALARA concept in pediatric CR and DR: dose reduction in pediatric radiographic exams – a white paper conference executive summary. Pediatr Radiol 2004; 34(Suppl 3): 162–164.

Yang WT, Loveday EJ, Metreweli C, Sullivan PB. Ultrasound assessment of swallowing in malnourished disabled children. Brit J Radiol 1997; 709: 992–994.

Zammit-Maempel I, Chapple C-L, Leslie P. Radiation dose in videofluoroscopic swallow studies. Dysphagia 2007; 22: 13–15.

KAPITEL

12

Sophie Frey

Symptome im Überblick

In diesem Kapitel werden klinische Symptome der kindlichen Dysphagie tabellarisch aufgelistet und möglichen Pathophysiologien zugeordnet, aufgrund derer dann konkrete Behandlungsvorschläge unterbreitet werden. Die Behandlungsvorschläge für die einzelnen Symptome sind unbedingt im Kontext der jeweiligen Pathophysiologie zu sehen, sonst ergeben sie z. T. keinen Sinn. So ist es im Falle der Mehrdeutigkeit eines Symptoms zunächst erforderlich, über eine eingehende Untersuchung die zugrunde liegende Pathophysiologie zu erkunden.

!

Eine Behandlungsstrategie kann nur unter Berücksichtigung der dem zu behandelnden Symptom zugrunde liegenden Ursache zielführend sein.

Möchte man beispielsweise das Symptom „prädeglutitives Leaking", das eine erhebliche Aspirationsgefahr birgt, abstellen, ist es unerlässlich zu wissen, ob die Ursache eher im Bereich der Sensibilität oder im Bereich der Motorik liegt – beide Optionen haben unterschiedliche Implikationen für die Behandlungsansätze. In den meisten Fällen wird eine bildgebende Diagnostik Aufschluss über die Ursache der Störung geben. Die Pathophysiologie lässt sich in der Regel gut bestimmen, wenn eine ausführliche klinische Schluckdiagnostik (➤ Kap. 8) eine klare Fragestellung für die FEES oder VFS (➤ Kap. 10 und ➤ Kap. 11) ergibt und man die Diagnostik präzise auswertet.

!

Die Symptome sind der Übersichtlichkeit halber den jeweiligen Schluckphasen, in denen sie primär auftreten, zugeordnet – wohl wissend, dass bestimmte Symptome nicht an „Phasengrenzen" enden.
Die Therapievorschläge sind in diesem Kapitel kurz benannt und jeweils versehen mit Verweisen zu Textstellen, die diese ausführlich abhandeln bzw. die Kontexte vorstellen, in denen die Vorschläge zu betrachten sind.

12.1 Präoral

Symptom	Pathophysiologie	Behandlungsmöglichkeit
Abwehr gegenüber Berührungen	Angst vor Berührungen, evtl. aufgrund von Traumatisierung	Vertrauensbildung
		entspannte Therapieatmosphäre
		indirekte Berührungen
		therapeutisches Spiel
		… (➤ Kap. 15.11)
	taktile Abwehr aufgrund sensorischer Integrationsstörung	Rücksprache mit Experten für sensorische Integrationstherapie (➤ Kap. 15.11)
unruhiges/ablenkendes Verhalten/ Desinteresse	mangelnde proximale Stabilität	Korrektur der Lagerung/Positionierung (➤ Kap. 15.2)
	reduzierte Körperwahrnehmung	Unterstützung der Eigenwahrnehmung (➤ Kap. 13.3.1)
	reduzierte Aufmerksamkeit/ Konzentration	Förderung der situativen und selektiven Aufmerksamkeit für das „Schlucken" (➤ Kap. 13.3.2)
	sich unverstanden fühlen	Veränderung der Kommunikationsstrategie (➤ Kap. 13.2)
reduzierte Kopfkontrolle/eingeschränkte Rumpfkontrolle	muskuläre Dystonie	Anpassung der Lagerung bzw. der Therapieposition (➤ Kap. 15.2.3 + ➤ Kap. 15.3.1)
Dystonie der Extremitäten	mangelnde proximale Stabilität	Korrektur der Lagerung/Positionierung (➤ Kap. 15.2.3 + ➤ Kap. 15.3.1)
	reduzierte Körperwahrnehmung	Unterstützung der Eigenwahrnehmung (➤ Kap. 13.3.1)
rasche Ermüdung beim Essen/Trinken		Anpassung der Portionsgröße
		Anpassung der Bolusgröße (➤ Kap. 14.4.3)
orofaziale Hypertonie/Hypotonie	Dystonie	Tonusregulierung (➤ Kap. 15.7)
		Fazilitation physiologischer Bewegung (➤ Kap. 15.8)
zu wenig –altersentsprechende – selektive Mundmotorik	mangelnde proximale Stabilität	Korrektur der Lagerung/Positionierung (➤ Kap. 15.2)
		Kieferstabilisierung (➤ Kap. 15.9)
		Zaubersäckchen (➤ Kap. 15.13)
		Zugfahren (➤ Kap. 15.12)
Sialorrhö	herabgesetzte Schluckfrequenz	bewusste Erinnerung, willkürlich zu schlucken (➤ Kap. 15.17.1)
	reduzierte intraorale Wahrnehmung	Verbesserung der intraoralen Wahrnehmung (➤ Kap. 15.17.2)
		Zugfahren (➤ Kap. 15.12)
Sialorrhö	eingeschränkte Mundmotorik	Verbesserung der Mundmotorik (➤ Kap. 15.17.3)

12.2 Orale Vorbereitung

Symptom	Pathophysiologie	Behandlungsmöglichkeit
mundmotorische Einschränkungen	mangelnde proximale Stabilität	Korrektur der Lagerung/Positionierung (➢ Kap. 15.2)
	reduzierte Körperwahrnehmung	Unterstützung der Eigenwahrnehmung (➢ Kap. 13.3.1)
	reduzierte Aufmerksamkeit / Konzentration	Förderung der situativen und selektiven Aufmerksamkeit für das „Schlucken" (➢ Kap. 13.3.2)
zu wenig –altersentsprechende – selektive Mundmotorik	mangelnde proximale Stabilität	Korrektur der Lagerung/Positionierung (➢ Kap. 15.2)
		Kieferstabilisierung (➢ Kap. 15.9)
	orofaziale Dystonie	Zugfahren (➢ Kap. 15.12)
		Zaubersäckchen (➢ Kap. 15.13)
Einschränkung der oralen Boluskontrolle und Bolusbildung	eingeschränkte Mundmotorik	Nahrungskonsistenzen an die Fähigkeiten anpassen: Brei oder weiche Kost (➢ Kap. 15.4.1 + ➢ Tab. 15.3)
		Zaubersäckchen (➢ Kap. 15.13)
eingeschränkter Mundschluss	orofaziale Dystonie/orofaziale Dyskoordination	Kieferstabilisierung (➢ Kap. 15.9)
		orofaziale Tonusregulierung insb. im Bereich der Lippen (➢ Kap. 15.7)
		„textured spoon" (➢ Kap. 17.5)
		Zugfahren (➢ Kap. 15.12)
		Knallbrause (➢ Kap. 15.19)
		Zaubersäckchenklau (➢ Kap. 15.13)
orofaziale Hypertonie /Hypotonie	Dystonie	Tonusregulierung (➢ Kap. 15.7)
		Zugfahren (➢ Kap. 15.12)
		Zaubersäckchen (➢ Kap. 15.13)
		Fazilitation physiologischer Bewegung (➢ Kap. 15.8)
eingeschränkte Zungenfunktion		Kieferstabilisierung (➢ Kap. 15.9)
		Zaubersäckchen (➢ Kap. 15.13)
		Zugfahren (➢ Kap. 15.12)
hypotone Zunge	mangelnde proximale Stabilität	Tonusregulierung (➢ Kap. 15.7)
		Lagerung (➢ Kap. 15.2)
	reduzierte Wahrnehmung	Geschmacksreize (➢ Kap. 15.14.1)
		thermische Reize
		Zaubersäckchen (➢ Kap. 15.13)
		„textured spoon" (➢ Kap. 17.5)

Symptom	Pathophysiologie	Behandlungsmöglichkeit
hypertone Zunge	Kompensationsstrategie für mangelnde Stabilität an anderer Stelle	Tonusregulierung (➢ Kap. 15.7)
		Lagerung (➢ Kap. 15.2)
		gezielte Tonusregulierung an der Zunge (➢ Kap. 15.14.2)
Zungenstoß (➢ Kap. 15.14.3 + ➢ Tab. 15.7)	reduzierte intraorale Wahrnehmung	Verbesserung der intraoralen Wahrnehmung; s. u.
	fehlender Mundschluss	Verbesserung des Mundschlusses
	verlegte Nasenatmung	Rücksprache mit Pädiater oder HNO-Arzt
	persistierendes frühkindliches Muster	Verbesserung der selektiven Mundmotorik; s. u.
eingeschränkte Zungenlateralisation	eingeschränkte grobmotorische Entwicklung	Rücksprache mit Physio-/Bobath-Therapeuten
	Zungendystonie	Verbesserung selektiver Zungenfunktionen (➢ Kap. 15.14.4)
Kauen schwierig	mangelnde proximale Stabilität	Korrektur der Lagerung/Positionierung (➢ Kap. 15.2)
	Einschränkung der Mundmotorik	Nahrungskonsistenzen: Brei, weiche bis halbfeste Kost (➢ Tab. 15.3)
		Zaubersäckchen (➢ Kap. 15.13)
		Kauübungen mit geräuschvollen Nahrungsmitteln , wie z. B.: Reiswaffeln, Knusperbrot oder Salzstangen
Hypertonus/Hypotonus der mimischen Muskulatur	Dystonie	Tonusregulierung und Fazilitation physiologischer Bewegungen (➢ Kap. 15.8)
		Zaubersäckchen (➢ Kap. 15.13)
		Zugfahren (➢ Kap. 15.12)
eingeschränkte orale Wahrnehmung des Bolus	orale Sensibilitätsstörung (reduzierte selektive Aufmerksamkeit: s. o.)	Bolus mit starkem sensorischem Reiz (➢ Kap. 15.4.2)
		Bolus, der gekaut werden muss, um orale Wahrnehmung zu provozieren
		angepasste Struktur der Nahrung (➢ Kap. 15.4.2)
		großes Bolusvolumen (➢ Kap. 15.4.2)
		bei Flüssigkeiten: Anpassung von Viskosität und Temperatur (➢ Kap. 15.4.1 + ➢ Tab. 15.3)
		Zaubersäckchen (➢ Kap. 15.13)
		Thermostimulation (➢ Kap. 16.15)
		spezielle Löffel (➢ Kap. 17.5)
		verstärkter Druck nach unten auf die Zunge beim Füttern

Symptom	Pathophysiologie	Behandlungsmöglichkeit
prädeglutitives Leaking	• reduzierte orale Boluskontrolle • insuffizienter glossovelarer Abschluss	Übungen zur Verbesserung der Zungenmotorik (➤ Kap. 15.14)
		Zugfahren (➤ Kap. 15.12)
		Zaubersäckchen (➤ Kap. 15.13)
		Flüssigkeiten: Anpassung der Viskosität (➤ Kap. 15.4.1 + ➤ Tab. 15.3)
einseitiger Bolusverlust über Mundwinkel	einseitige orofaziale Parese	Kopfseitenneigung
Saugschwäche	muskuläre Koordinationsstörung	Saugstimulation (➤ Kap. 15.18)
	Wahrnehmungsstörung	Verbesserung der intraoralen Wahrnehmung: Zugfahren (➤ Kap. 15.12 + ➤ Kap. 15.18)
Beißreflex	ungünstiger Haltungshintergrund	Lagerung/Positionierung (➤ Kap. 15.2 + ➤ Kap. 15.20.1)
	Mundhypersensibilität	Desensibilisierung (➤ Kap. 15.11)
		Wahrnehmung (➤ Kap. 13.3)
	willkürliches Zusammenpressen	Vertrauen schaffen und Angst nehmen (➤ Kap. 15.20.1)
Beißreflex lösen (➤ Kap. 15.20.2)	Schreck-/Angstreaktion	Ruhe!
		Rumpf- und Kopfpositionierung korrigieren
		Druck von lateral auf die Kiefergelenke
		ins Gesicht pusten (im Notfall!)

12.3 Oraler Transport

Symptom	Pathophysiologie	Behandlungsmöglichkeit
mundmotorische Einschränkungen	mangelnde proximale Stabilität	Korrektur der Lagerung/Positionierung (➤ Kap. 15.2)
	reduzierte Körperwahrnehmung	Unterstützung der Eigenwahrnehmung (➤ Kap. 13.3.1)
	reduzierte Aufmerksamkeit/Konzentration	Förderung der situativen und selektiven Aufmerksamkeit für das „Schlucken" (➤ Kap. 13.3.2)
zu wenig – altersentsprechende – selektive Mundmotorik	mangelnde proximale Stabilität	Korrektur der Lagerung/Positionierung (➤ Kap. 15.2)
eingeschränkter oraler Bolustransport	eingeschränkte Mundmotorik	angepasste Nahrungskonsistenzen: Brei oder weiche Kost (➤ Kap. 15.4.1 + ➤ Tab. 15.3)

Symptom	Pathophysiologie	Behandlungsmöglichkeit
eingeschränkter oraler Bolustransport	reduzierte Zungenfunktion	Zugfahren (➢ Kap. 15.12)
	eingeschränkter Mundschluss	s. o. (➢ Kap. 12.2)
	reduzierte Wangentonisierung	s. o. (➢ Kap. 12.2)
verzögerte Schluckreflextriggerung mit prädeglutitivem Leaking (➢ Kap. 15.1.1 + ➢ Kap. 15.1.2)	• orale + pharyngeale Sensibilitätseinschränkung (➢ Kap. 13.3.1) • eingeschränkte Mundmotorik	veränderte Getränkekonsistenz (➢ Kap. 15.4.1)
		erhöhter sensorischer Input der Nahrung (➢ Kap. 15.4.2)
		bei Flüssigkeiten: Anpassung der Viskosität (➢ Kap. 15.4.1 + ➢ Tab. 15.3)
		angepasste Nahrungskonsistenzen (➢ Kap. 15.4.1 + ➢ Tab. 15.3)
		thermale Stimulation (➢ Kap. 15.15)
		Kopf-runter-Manöver (➢ Kap. 15.6.1)
orale Residuen, postdeglutitiv	orale Dyskoordination	willkürliches Nachschlucken (➢ Kap. 15.5.1 + ➢ Tab. 15.5)
		Nachtrinken
		kräftiges Schlucken (➢ Kap. 15.5.3)
		Zugfahren (➢ Kap. 15.12)
		Zaubersäckchen (➢ Kap. 15.13)
keine Schluckreflextriggerung/ausbleibendes Schlucken	eingeschränkte Zungenbeweglichkeit (➢ Kap. 15.19)	Kieferstabilisierung (➢ Kap. 15.9)
		Verbesserung der selektiven Zungenfunktionen; s. o.
		Zaubersäckchen (➢ Kap. 15.13)
		Zugfahren (➢ Kap. 15.12)
		Knallbrause (➢ Kap. 15.19)
oraler Bolustransport – von vorn nach hinten – eingeschränkt	eingeschränkte Zungenpropulsion bei gutem Larynxverschluss	Kopf-hoch-Manöver (➢ Kap. 15.6.2)

12.4 Pharyngeale Phase

Symptom	Pathophysiologie	Behandlungsmöglichkeit
pharyngeale Dyskoordination	mangelnde proximale Stabilität	Korrektur der Lagerung/Positionierung (➤ Kap. 15.2)
	reduzierte Körperwahrnehmung	Unterstützung der Eigenwahrnehmung (➤ Kap. 13.3.1)
	reduzierte Aufmerksamkeit/ Konzentration	Förderung der situativen und selektiven Aufmerksamkeit für das „Schlucken" (➤ Kap. 13.3.2)
geringe Schluckaktivität	eingeschränkte Larynxelevation	Schluckfazilitierung (➤ Kap. 15.19)
		Mendelsohn-Manöver (➤ Kap. 15.5.4)
		Zehenschau (➤ Kap. 15.16.1)
		Zugfahren (➤ Kap. 15.12)
Aspirationsgefahr bei Flüssigkeiten	verzögerte Schluckreflextriggerung	Anpassung der Viskosität (➤ Kap. 15.4.1 + ➤ Tab. 15.3)
		thermale Stimulation (➤ Kap. 15.15)
pharyngeale Residuen	reduzierte pharyngeale Wahrnehmung	Erhöhung des sensorischen Inputs (➤ Kap. 15.4.2)
	Dyskoordination pharyngealer Funktionen	Anpassung des Bolusvolumens (➤ Kap. 15.4.3)
		s. o.
	reduzierte pharyngeale Kontraktion	angepasste Nahrungskonsistenzen: Breikost (➤ Kap. 15.4.1 + ➤ Tab. 15.3)
		angepasste Bolusgröße (➤ Kap. 15.4.3)
		willkürliches Nachschlucken (➤ Kap. 15.5.1 + ➤ Tab. 15.5)
		willkürliches Husten (➤ Kap. 15.5.2)
		Nachtrinken
		Zungenklau (➤ Kap. 15.16.2)
		Gurgel-/Gähnübungen (➤ Kap. 15.16.3)
		kräftiges Schlucken (➤ Kap. 15.5.3)
Aspirationsgefahr	eingeschränkter Glottisschluss	supraglottisches Schlucken (➤ Kap. 15.5.5)
einseitige hypopharyngeale Residuen	einseitige hypopharyngeale Parese	Kopfdrehung (➤ Kap. 15.6.3)

12.5 Ösophageal

Symptom	Pathophysiologie	Behandlungsmöglichkeit
postdeglutitive Residuen auf oÖS	eingeschränkte oÖS-Öffnung	angepasste Nahrungskonsistenzen: Breikost (➤ Kap. 15.4.1 + ➤ Tab. 15.3)
		Zehenschau (➤ Kap. 15.16.1)
		Mendelsohn-Manöver (➤ Kap. 15.5.4)
Aufstoßen von Luft und Nahrung nach dem Trinken (Säuglinge)	Reflux (nicht unbedingt pathologisch, Rücksprache mit Pädiater!)	Seitenlagerung (➤ Kap. 15.3.2)
Aufstoßen/Erbrechen nach Nahrungsaufnahme	Reflux (unbedingt Rücksprache mit Pädiater!)	Oberkörperhochlagerung 30–50° in Rückenlage oder Seitenlage
		nach Nahrungsaufnahme 20–30 min sitzen bleiben
		nach Rücksprache; insbesondere Flüssigkeiten leicht andicken

KAPITEL

13 Grundlagen der PÄdiatrischen DYsphagietherapie (PÄDY)

Sophie Frey

PÄDY, die pädiatrische Dysphagietherapie, ist ein Konzept zur Behandlung von Kindern aller Altersklassen mit oropharyngealen Dysphagien. Dieses Konzept wurde auf der Grundlage der allgemein anerkannten Erkenntnisse über das neurogene Dysphagiemanagement entwickelt und speziell für die Arbeit mit Kindern adaptiert. Dysphagiologisches Basiswissen ist altersübergreifend auch im Bereich der Pädiatrie gültig, viele Bausteine der Therapie von Erwachsenen sind – entsprechend modifiziert – bei Kindern anwendbar.

Die PÄDY basiert auf neurophysiologischer Grundlage (➤ Kap. 4), auf Kenntnissen der normalen sensomotorischen Entwicklung von Kindern und langjähriger Erfahrung in der Behandlung von Kindern mit besonderen Bedürfnissen. Das PÄDY-Konzept wird durch kritische Auseinandersetzung mit der pädiatrischen und der allgemeinen Literatur zur Dysphagie sowie durch den regelmäßigen Austausch mit vielen interdisziplinär arbeitenden Kollegen im In- und Ausland ständig adaptiert.

13.1 Arbeit mit besonderen Kindern

!

Maxime der Arbeit mit besonderen Kindern

Alle Kinder sind grundsätzlich neugierig, sie wollen lernen und sich weiterentwickeln. Voraussetzungen dafür sind:

- Kinder lernen lassen:
  - spielen
  - Lernatmosphäre schaffen
  - Neugier wecken
- Therapeutisches Spiel
- Respektvoller Umgang, durch:
  - Mitbestimmung
  - Grenzen setzen
  - Bedürfnisse des Kindes erkennen
  - cave: Sehbehinderung!
- Authentizität des Therapeuten

13.1.1 Lernen

Kinder lernen durch Nachahmung und Ausprobieren, sie beobachten, was andere tun, probieren es selbst aus und verfeinern diese Fähigkeit. Durch passende Anregungen von außen können sie motiviert werden, sich bestimmten Dingen zuzuwenden.

In einer entspannten Atmosphäre, in einer Umgebung, in der man sich wohl fühlt, lernt man leichter als in einer angsteinflößenden, erwartungsvollen Stimmung. Kinder können in einer bekannten Umgebung oder einer Atmosphäre, in der sie leicht Vertrauen fassen, in Ruhe und frei spielen und damit auch lernen. Was Erwachsene leicht irrtümlich als minderwertiges oder weniger wichtiges „Spielen" abtun, ist mit Kinderaugen betrachtet „Lernen": Kinder lernen durch Anfassen und „Begreifen", wie groß oder klein Dinge sind, sie fühlen die Oberflächenstruktur, die Konsistenz und das Gewicht eines Gegenstands. Bewegen sie Gegenstände, erfahren Kinder mehr über die Eigenschaften des Objekts und ihre Umwelt: Was passiert, wenn das große Spielzeugauto über den Boden geschoben wird, bis es an das Sitzkissen stößt, wie leicht lässt sich das Kissen mit dem Auto verschieben? Kinder beschäftigen sich spielerisch mit sich und den Dingen, um sie zu begreifen und kennenzulernen.

Beispiel

Spielen und lernen sind eins!

Was passiert, wenn ich mit dem Finger auf das Brot drücke?

... Es krümelt und ich habe Butter am Finger!

Was ist, wenn ich eine Banane anfasse?
… Sie flutscht ziemlich schnell weg und ich habe schmierige Finger!
Wie schmeckt es, wenn ich diese Dinge in den Mund stecke?
…

All dies können und wollen die Kinder nur erforschen, wenn sie es dürfen. Beim Probieren neuer Nahrungsmittel ist es wichtig, Kindern die Freiheit zu lassen, diese nach dem Probieren auch wieder aus dem Mund herausnehmen zu dürfen, wenn sie ihnen nicht gut schmecken. Sie nehmen Geschmackseindrücke und Gerüche wahr; wie fühlt sich Nahrung in der Hand, auf der Zunge und schließlich im Mund an und wie kann ich etwas schlucken? Die Hände und der Mund sind wichtige Wahrnehmungsorgane des Säuglings und Kleinkinds, die unbedingt genutzt werden müssen.

Zu optimalen Lernbedingungen gehört außerdem, dass das Kind aufnahmefähig ist, das heißt ausgeschlafen, wach, gesund und munter. Einem durch Fieber, Husten, Erbrechen oder Ähnliches geschwächten Kind fällt es schwer, sich auf die Therapie einzulassen und konzentriert mitzuwirken.

!

Das Kind „dort abholen", wo es sich gerade befindet, heißt sensomotorische Fähigkeiten und psychosoziale Umstände sowie den aktuellen (Gesundheits-) Zustand des Kindes zu berücksichtigen.

13.1.2 Therapeutisches Spiel

✓

Therapeutisches Spiel bedeutet, …

… die Zielsetzungen der Therapie so in Spiele einzubauen, dass das Kind nicht (sofort) merkt, dass es an einem Therapieziel arbeitet. Das ist die Herausforderung und Faszination in der pädiatrischen Dysphagiologie!

Die Therapie mit Kindern besteht meist aus „Spielen"! Für Zuschauer (Eltern oder Kollegen) entsteht dabei schnell der Eindruck, das bisschen „Spielen" sei nicht „Therapie" („Arbeit") genug. Wie bereits betont, lernen Kinder beim Spielen, gerade weil es ihnen Freude bereitet. Dies nutzt der Therapeut auch, um Vertrauen und Kooperationsbereitschaft des Kindes anzubahnen. Im nächsten Schritt wird das Spiel dann zum Therapiemedium, also zum Mittel, um ein Therapieziel zu erreichen. Es liest sich zunächst einfach, bedeutet aber, ein hohes Maß an Kreativität, um mit den betroffenen Kindern ein „therapeutisches" Spiel zu inszenieren. Der Therapeut muss die Spiele an das Entwicklungsalter der Kinder anpassen. Und da die Kinder in der Dysphagietherapie das Schlucken lernen sollen, muss der Therapeut sich Spielsituationen rund um das Thema Essen und Trinken einfallen lassen.

Beispiel

Therapeutisches Spielen

- Therapieziel: bewusstes Schlucken
- Spielidee: Ball zuwerfen und diesen erst dann weiterwerfen, nachdem geschluckt wurde

- Therapieziel: Akzeptanz von Kausäckchen
- Spielidee: Gummibärchen wegzaubern und „Zaubersäckchen" herstellen

13.1.3 Respekt

Eine weitere wichtige Voraussetzung für erfolgreiches Lernen und kindliche Kooperationsbereitschaft ist der respektvolle Umgang mit dem Kind. Fühlt es sich ernst genommen, dann vertraut es dem Therapeuten und ist eher bereit zu kooperieren.

Kinder, die sich respektiert fühlen und hin und wieder selbst bestimmen dürfen, werden gern auch bei neuen Anforderungen kooperieren und mitmachen. Keinesfalls darf man den Kindern nun aber die Therapiestundengestaltung überlassen, denn Kinder brauchen Grenzen. Vielmehr ist es wichtig, dem Kind einen vorgegebenen **Gestaltungsspielraum** zuzugestehen, innerhalb dessen der Therapeut fachkompetent lenken kann und das Kind nicht nur das Gefühl hat, selbst mitzubestimmen, sondern dies auch tatsächlich in dem ihm angemessenen Rahmen macht. Therapeut und Kind gestalten die Therapie also gemeinsam, wobei der Therapeut für die grobe Richtung und das Erreichen der Zielgeraden (das Therapieziel) zuständig ist. Die Geschwindigkeit des Therapiefortschritts sollte sich dabei wesentlich am

Kind und seiner **ganzheitlichen aktuellen Situation** orientieren. Am Ende der Therapie sollte immer eine Verbesserung der Lebensqualität stehen.

Beispiel

Bedürfnisse des Kindes respektieren

- Ein Kind wird von seiner Schwester zur Therapie gebracht, die Mutter kommt im Verlauf dazu. Es hat das Bedürfnis, die Mutter zu begrüßen und ihr zu erzählen, was bisher in der Therapie passiert ist. Indem die Therapeutin diesem Wunsch kurz entspricht, signalisiert sie dem Kind, dass sie es mit seinen Bedürfnissen ernst nimmt. Demgegenüber würde die Haltung „wir ziehen die Therapie erstmal durch und dann kannst du zu deiner Mutter" sicherlich großen Protest und langwierige Diskussionen nach sich ziehen.
- Verweigert das Kind Berührungen im Gesicht, muss sich die Therapeutin überlegen, wie sie es mit klaren Ansagen dazu bringt, sich dennoch kurz darauf einzulassen. Sie könnte die Hände des Kindes führen oder eine Handpuppe Berührungen ausführen lassen. Generell sind klare Ankündigungen wichtig, wo und wie lang das Kind berührt wird; Abwehrreaktionen des Kindes müssen respektiert werden, was folglich zu einer Beendigung der Berührung führen muss.

Zum respektvollen Umgang, egal wie kognitiv beeinträchtigt ein Kind auch erscheinen mag, gehört:

- das Kind, nicht nur seine Eltern, zu jeder Therapiestunde zu begrüßen – verbal oder durch ein bestimmtes Begrüßungsritual (z. B. Hand auf seine Schulter legen)
- das Kind persönlich direkt anzusprechen und die Fragen nicht primär an die Eltern zu richten
- dem Kind Zeit zu geben zu reagieren
- dem Kind in angemessener Art und Weise mitzuteilen, was man vor hat
- dem Kind mitzuteilen, dass zunächst bestimmte Dinge mit den Eltern zu besprechen sind, bevor man sich ihm zuwendet
- das Kind zu fragen, ob es damit einverstanden ist, dass man die Eltern über den Therapieverlauf unterrichtet; dazu kann das Kind evtl. auch beitragen
- auf akute Bedürfnisse einzugehen und dem Kind mitzuteilen, dass zunächst dieses beendet wird, bevor jenes getan werden kann.

Besondere Aufmerksamkeit brauchen **sehbehinderte Kinder**, die meist gut hören und eher akustisch als visuell wahrnehmen, was um sie herum passiert. Für diese Kinder ist es besonders wichtig, dass man Handlungen verbal ankündigt und zunächst in einer Geschwindigkeit beginnt, die die Kinder nachvollziehen und bei der sie auf die Behandlung reagieren können.

13.1.4 Authentizität

Kinder durchschauen es, wenn man Dinge vortäuscht, wenn Interesse nur oberflächlich und nicht ehrlich gemeint ist. Sie spüren, wenn man sie nicht ernst nimmt. Diese Qualität der Wahrnehmung gilt auch für Kinder mit Behinderung, gerade sie haben bemerkenswerte „Antennen" für ihre Umgebung und dafür, wem sie vertrauen können. Kinder merken es, wenn ihr Gegenüber nicht 100-prozentig bei der Sache ist oder sich unsicher fühlt. Der Therapeut muss deshalb authentisch sein. Der authentische Therapeut ist sich und dem Kind gegenüber immer ehrlich.

Beispiel

Authentizität

Paul ist ein Kind, das sich gut auf die Therapie einlassen kann und freudig mitarbeitet. Der Therapeut ist aber an diesem Tag unkonzentriert und seine Gedanken schweifen oft zu seinen privaten Problemen ab. Da er sich dessen bewusst ist, hat er sich vorgenommen, nichts Neues zu machen, sondern das Bewährte von letzter Stunde zu wiederholen. So muss er die Therapie nicht ausfallen lassen und kann dem Kind trotzdem eine gute Therapiestunde bieten. Paul merkt, dass sein Therapeut nicht ganz bei der Sache ist, er lenkt häufig ab und testet seine Grenzen in der Stunde aus: Wie weit kann er die Richtung der Therapie beeinflussen? Der Therapeut macht nichts anderes als in der vorangegangenen erfolgreichen Stunde, er schafft es eben nur nicht, so authentisch wie sonst hinter der Therapie zu stehen.

13

13.2 Kommunikation mit Kindern

Die Kommunikation mit geistig und körperlich beeinträchtigten Kindern ist oft anders als mit „normal-gesunden“ Kindern, die schon sprechen können. Die nonverbale Kommunikation, über die sich diese Kinder uns mitteilen, ist oft sehr individuell und die Eltern sind dabei häufig unersetzbare Übersetzer.

Es ist wichtig, sich auf den jeweiligen Kommunikationscode eines Kindes einzulassen. Nur so merkt das Kind, dass wir es ernst nehmen und respektieren. Kinder denen man Respekt entgegenbringt, sind bereit zu kooperieren und motiviert, neue „Spiele“ auszuprobieren.

Ab dem Zeitpunkt der Geburt ist ein Kind ein Kommunikationspartner für seine Eltern, es schaut sie an, bringt Wohlbefinden und Unbehagen zum Ausdruck. Die Fähigkeit, sich mitzuteilen, und der Wunsch, mit der Umwelt in Kontakt zu treten, gehören zu den menschlichen Grundbedürfnissen.

!

Jedes Kind will sich mitteilen, egal wie schwerwiegend seine Behinderung auch erscheinen mag.

Ines Bader (2005) betont: „Kommunikation bedeutet, die Umwelt wahrzunehmen, Interesse an ihr zu entwickeln, mit ihr in Kontakt zu treten, einen Dialog mit beeinflussen und mitgestalten. Diese Fähigkeit hat jeder Mensch, unabhängig vom Grad seiner kognitiven Entwicklung und unabhängig von seiner Fähigkeit, eine aktive verbale Sprache zu erlernen.“

Kinder mit besonderen Bedürfnissen haben häufig aufgrund ihrer Behinderungen Schwierigkeiten, in einen „normalen“ Dialog zu treten, da sie beispielsweise folgende Probleme haben:

- Sie können Blickkontakt teilweise nur kurz oder gar nicht halten.
- Ihre Gestik, Mimik und Körpersprache sind aufgrund körperlicher Einschränkungen häufig erschwert, nicht möglich oder überschießend.
- Signale wie Lautieren, Rufen, Arm- oder Kopfbewegungen sind oft nicht eindeutig; so kann ein Aufschrei sowohl Freude als auch Schreck oder Angst bedeuten.

Wenn Kinder nicht sprechen können, ist es an den Bezugspersonen, ihre individuellen Kommunikationscodes zu entschlüsseln und zu verstehen. Geschieht dies nicht oder unzureichend, sind Frustrationen und sozialer Rückzug möglich. Haben Kinder das Gefühl, nicht an ihrer Umwelt teilhaben zu können, weil man sie nicht versteht oder verstehen will, kann dies zu Verunsicherung bis hin zu depressiven Verstimmungen führen.

Bestimmte **Aspekte der Kommunikation mit Kindern mit Kommunikationsschwierigkeiten** sind zu berücksichtigen, um ihnen den Einstig in einen Dialog zu erleichtern:

- warten lernen, bis das Kind bereit ist
- Signale des Kindes erkennen und entschlüsseln
- Kommunikationscodes des Kindes gegebenenfalls mithilfe der Eltern übersetzen
- echtes Interesse zeigen und dem Kind „Raum“ geben, mit der Bezugsperson in Dialog zu treten
- Wertschätzung und Akzeptanz des Kindes als gleichberechtigten Kommunikationspartner
- sich über Rückfragen versichern, dass man Aussagen korrekt verstanden hat
- Unklarheiten benennen und Rückfragen an das Kind stellen
- Geduld zeigen und haben
- sich zurücknehmen, sodass die Bezugsperson des Kindes den Dialog möglichst wenig dominiert (passiert oft automatisch dadurch, dass der Therapeut alle Aussagen des nicht sprechenden Kindes verbalisiert)

Berücksichtigt man diese Aspekte, entsteht eine von Respekt geprägte Grundhaltung, verbunden mit echtem Interesse an dem, was das nichtsprechende Kind mitzuteilen hat, und an seinen Bedürfnissen. **Kommunikationssignale** können dabei sein:

- Lautieren
- Gestik
- Mimik
- somatische Reaktionen (Veränderung der Atmung, Herzfrequenz)
- Veränderung des Muskeltonus
- Bewegungen der Extremitäten oder des Kopfes

13.3 Wahrnehmung und Aufmerksamkeit

13.3.1 Wahrnehmung

Wahrnehmung ist ein sehr weiter Begriff. Davies (1995) beschreibt die Wahrnehmung als in Sinnesdaten oder Gedächtnis umgewandelte und strukturierte Umweltinformationen. Im Kontext dieses Buches geht es primär um die **Körperwahrnehmung**. Damit sind sowohl **Sinneswahrnehmungen** (Sehen, Riechen, Schmecken, Tasten und Hören) als auch die **Eigenwahrnehmung** oder **Propriozeption** gemeint. Diese Informationen werden bewusst oder unbewusst aufgenommen und verarbeitet. Eine intakte Wahrnehmungsfähigkeit ermöglicht uns, uns selbst zu spüren und einzuordnen, wo wir im Verhältnis zur Umgebung befinden und wie unsere Körperteile zueinander im Raum angeordnet sind. Die Körperwahrnehmung lässt uns wissen, ob wir gerade sitzen oder stehen sie ermöglicht uns erst fließende, koordinierte Bewegungen: Hand-Hand- oder Hand-Auge-Koordination wird z. B. durch die Körperwahrnehmung geleitet.

Will ein Kind einen Löffel zum Mund führen, geht dies automatisch und ohne darüber nachzudenken: Es hat den Weg vom Teller zum Mund im Kleinkindalter gelernt und weiß intuitiv, wie sich der Arm bewegen muss. Ein Kind mit neurologischer Störung hingegen, das nicht spürt, in welcher Position sich sein Arm gerade befindet, wird Schwierigkeiten haben, den Mund zu treffen.

Ähnlich verhält es sich mit dem Sitzen: Über unsere Eigenwahrnehmung wird uns klar, dass wir z. B. auf einem Stuhl stabil sitzen und nicht fallen können. Ein Kind, das seine **Unterstützungsfläche**, z. B. einen Stuhl (➤ Abb. 13.2), nicht spürt, wird unruhig, weil es das Gefühl hat, in ein „tiefes Loch" fallen zu können; entsprechend erhöht es seine Körperspannung massiv, um sich gegen das „Fallen" zu schützen. Erst wenn es seine Unterstützungsfläche deutlich spürt, kann es sich entspannen und sein Muskeltonus senkt sich wieder ab. Aufgabe des Therapeuten ist, einem solchen verunsicherten Kind seine Umwelt bewusst zu machen.

Übung

Eigenwahrnehmung

Setzen Sie sich auf einen Holzstuhl und bewegen Sie sich 10 min lang nicht (weder Arme noch Beine oder Kopf):

- Wann spüren Sie das erste Mal den Impuls, sich „umsetzen" zu wollen?
- Wann wird das Sitzen unangenehm?

Steigerung: Schließen Sie nun zusätzlich Ihre Augen!

- Können Sie gerade sitzen bleiben?
- Spüren sie am Ende noch sicher, wie Sie sitzen?

Jeder Gesunde ist selbst „in Ruhe" tagsüber permanent in Bewegung, meist ohne sich dessen bewusst zu sein. Es sind oft nur kleine Bewegungen, wie sich minimal anders hinzusetzen, das Gesäß etwas neu zu belasten oder sich nicht mehr an die Rückenlehne anzulehnen, sondern sich vorn auf dem Tisch aufzustützen. Unsere Muskulatur ist dabei aktiv und Rezeptoren in der Muskulatur, den Sehnen und Gelenken, sog. **Propriozeptoren**, nehmen Lageinformationen auf und leiten sie an das Gehirn weiter. Nicht nur Muskelaktivität durch Bewegung, sondern auch haltungsbedingte Druck- und Zugimpulse, die auf Muskulatur, Sehnen und Gelenke einwirken, werden von den Propriozeptoren registriert. Dadurch „spüren" wir unsere jeweilige Unterstützungsfläche, die uns trägt. Allerdings unterliegen die Propriozeptoren einem „Fading-out"-Phänomen: Wenn sie immer gleiche Informationen erhalten, reagieren sie irgendwann nicht mehr. Daraus lässt sich auch der „ständige Bewegungsdrang" Gesunder erklären, durch den die Propriozeptoren immer wieder neue Informationen aufnehmen und weiterleiten können.

Beispiel

Wahrnehmung

Wenn wir stehen, spüren wir den Boden unter den Füßen, spüren, ob dieser fest = stabil oder eher weich = instabil ist. Je weniger Stabilität die Unterstützungsfläche bietet, desto höher muss unsere Körperspannung sein, um uns gegen die Schwerkraft aufrecht zu halten. Werden wir müde und stehen vor einer Wand, lehnen wir uns an und nutzen diese zusätzliche Unterstützungsfläche.

Wahrnehmung bei besonderen Kindern

!

Kinder mit Behinderungen haben aufgrund ihrer reduzierten Körperwahrnehmung häufig Schwierigkeiten, ihren Muskeltonus und damit ihre Körperspannung adäquat an ihre Unterstützungsfläche anzupassen. Sie spüren sich und ihre Unterstützungsfläche oft nicht mehr.

Aussagen wie „Ich habe ihn gerade so schön reingesetzt, aber nach 5 min saß er schon wieder vollkommen schief drin“ sind nicht selten, wenn man mit Eltern oder Betreuern motorisch schwer beeinträchtigter Kinder spricht. Könnte es nicht sein, dass diese Kinder sich selbst in eine Schieflage manövrieren bei dem Versuch, sich zu bewegen, um sich dadurch wieder zu spüren (vgl. obige Übung zur Eigenwahrnehmung)?

Wenn wir diesen Kindern helfen wollen, müssen wir ihnen ihre Umwelt erfahrbar/spürbar machen. Konkret heißt das, wir müssen die Voraussetzungen schaffen, dass die Kinder sich selbst so bewegen können, dass sie sich spüren, oder wir müssen sie ihre Unterstützungsfläche (besser) spüren lassen. Muss ein Kind seine ganze Aufmerksamkeit darauf verwenden, seinen Körper und dessen Positionierung zu erspüren, wird es kaum Kapazitäten für andere Dinge, wie z. B. das Schlucken, übrig haben.

!

- Ein Kind, das sich nicht spürt und nicht normal bewegen kann, vermag weder mit seiner Umwelt in Interaktion zu treten noch zu lernen.
- Eine gute körperliche Eigenwahrnehmung ist also eine wichtige Voraussetzung für eine effiziente Therapie.
- Es ist die Aufgabe des Therapeuten, dem Kind die erforderliche Interaktion mit der Umwelt zu ermöglichen.

Wahrnehmung bezieht sich auch auf unsere Umwelt, es bedeutet auch, die Situation, in der wir uns befinden, richtig einzuschätzen und zu begreifen. Dazu gehört es zu verstehen, wann man sich in der Therapie befindet und es um Mundmotorik und Essen geht, auch wenn das Kind die langfristige Zielsetzung (Verbesserung der Schluckfunktionen) nicht immer begreifen wird. Sich auf eine bestimmte Situation einzulassen, erfordert Neugier des Kindes und eine entsprechende Motivation durch den Therapeuten.

Wahrnehmung und Schlucken

Übung

Fehlende präorale Phase

Mit dieser Übung lässt sich eine Wahrnehmungsstörung simulieren, eine lohnende Erfahrung!

Legen Sie verschiedene Nahrungsmittel bereit, z. B. Joghurt, Keks, Gummibärchen, ein Stück Obst, ein Glas Wasser.

Setzen Sie sich auf einen Stuhl und verbinden Sie sich die Augen.

Bitten Sie nun eine zweite Person, Ihnen *ohne Ankündigung* nacheinander einige der zurechtgelegten Nahrungsmittel oder Getränke zu geben.

Überlegungen im Anschluss:

- Wie haben Sie sich gefühlt?
- Konnten Sie die Dinge genießen, die Sie gegessen haben?
- Wie und wann haben Sie erkannt, was sie im Mund hatten?

Berücksichtigt man bei der Betrachtung der präoralen Phase (vgl. Exkurs Präorale Phase, ➤ Kap. 6.1) die oben genannten Aspekte – Wahrnehmung und Erkennen von Situationen –, wird deren Bedeutung für den gesamten Schluckablauf deutlicher: Die präorale Phase ist die „Erkennungs- und Vorbereitungsphase“ für das Essen und Trinken. Das Kind erkennt Nahrung oder ein Getränk als solches sowie die Situation „jetzt gibt es etwas zu schlucken“. Dies führt dazu, dass der Körper – genau genommen: die schluckrelevanten Bereiche – in Erwartung eines Bolus in Bereitschaft geht. Diese Vorbereitungsprozesse werden vom Gehirn aus gesteuert und sind für den weiteren Verlauf des Schluckaktes enorm wichtig. Nur wer gut vorbereitet ist, kann auch gute Leistungen erbringen.

Gesunde Kinder haben die Fähigkeit, plötzlich wahrgenommene Nahrung im Mund oder Rachen (etwa wenn sie beim Essen rumalbern und sich zu verschlucken drohen) aspirationsfrei zu schlucken. Kindern mit neurologischer Beeinträchtigung kann es hingegen sehr schwer fallen oder unmöglich sein, ähnliche Kompensationsstrategien zu zeigen.

!

Sind Kinder (mit neurologischer Beeinträchtigung) nicht darauf eingestellt, etwas zu essen oder zu trinken, kann die orale Boluskontrolle so stark beeinträchtigt sein, dass es zu prädeglutitivem Leaking, verzögerter Schluckreflextriggerung und Aspiration kommt.

Möglichkeiten, die Körperwahrnehmung zu erleichtern

!

Wahrnehmungserleichternde Maßnahmen

- Lagerung
- Interaktion mit der Umwelt ermöglichen
- Förderung des situativen Verständnisses

EXKURS

Affolter-Modell

Felice Affolter entwickelte die „**geführte Interaktionstherapie**" basierend auf der Überlegung, dass Kleinkinder ihre Umwelt durch Tasten begreifen und erfahren. Beeinträchtigungen des Tastsinns bei Kleinkindern können zu Problemen der Wahrnehmung und des Spracherwerbs führen. Diese Erkenntnisse brachten sie zu der Schlussfolgerung, dass eine Therapie von Wahrnehmungsstörungen am Tastsinn ansetzen muss.
Handlungen, die Kinder aufgrund einer Wahrnehmungsstörung nicht durchführen können, werden dabei vom Therapeuten geführt. Durch das **Führen alltäglicher Handlungen** , wie z. B. Zähneputzen oder Trinken können Kinder alltagsbezogen und konkret lernen. Durch geführte Interaktionen werden kognitive, motorische und taktil-kinästhetische Funktionen verbessert. Führen heißt, dass eine Bezugsperson Tätigkeiten so leitet, dass das Kind jeden Schritt der Handlung nachvollziehen und eine Beziehung zur Umwelt (Interaktion mit der Umwelt) entstehen kann.

Lagerung

Eine angepasste Sitzposition erleichtert es dem Kind, sich zu spüren, sich selbst zu bewegen und mit der Umwelt zu interagieren (➤ Kap. 15.2).

Interaktion mit der Umwelt

Das Spüren und Erkennen der Umwelt kann dem Kind zum einen durch eine korrekte Lagerung (➤ Kap. 15.2) erleichtert und zum anderen durch gezielte manuelle Impulse verdeutlicht werden. Diese Impulse können durch **therapeutisches Führen** gegeben werden oder als gezielte Einzelimpulse, wie sie im Affolter-Konzept näher beschrieben sind. Taktil-kinästhetische Informationen über die Körperposition im Verhältnis zur Unterstützungsfläche lassen sich dem Kind über **Bewegung** oder **Druck auf die Gelenke** vermitteln. So kann ein Druckimpuls z. B. im Sitzen auf das Hüftgelenk in Richtung Sitzfläche, von oben auf die Knie in Richtung Fußunterlage, auf die Fußgelenke in Richtung Fußunterlage und gegebenenfalls an den Schultern, gegeben werden. Der Impuls sollte dabei unbedingt flächig mit der ganzen Handfläche übertragen werden, keinesfalls mit den Fingerspitzen. Die Stärke des Druckes muss individuell angepasst werden. Generell gilt jedoch: Ein deutlicher und intensiver Druck ist klarer und besser zu verarbeiten als ein eher diffuser „streichelnder" Impuls. Druck sollte immer auf die Gelenke ausgeübt werden, niemals auf Weichteile!

Förderung des situativen Verständnisses

Das Erkennen bestimmter Situationen lässt sich unterstützen, indem man **Abläufe ritualisiert**. So erkennt ein Kind, das immer zur gleichen Zeit und im gleichen Raum therapiert wird, die Situation leichter wieder. Der grobe Ablauf der Therapieeinheit ist immer gleich zu gestalten, sodass das Kind weiß, was passieren wird und entspannt bei der Therapie mitmacht. Dennoch darf keine Monotonie aufkommen: Es können und müssen – individuell unterschiedlich stark – kleinere oder größere Variationen in den bekannten Ablauf eingebaut werden. Monotonie in der Therapie würde diese für alle Beteiligten schnell langweilig werden lassen.

13.3.2 Aufmerksamkeit

Grundvoraussetzung für den Therapieerfolg ist Aufmerksamkeit. Gerade bei Kindern ist es Aufgabe des Therapeuten, dafür günstige Rahmenbedingungen zu schaffen. Die Aufmerksamkeit ist die zielgerichtete Hinwendung von Bewusstseinsressourcen auf bestimmte Dinge. Schmidt und Schaible (2000) unterscheiden automatisierte (generelle) und kontrollierte (selektive) Aufmerksamkeit. Nur bei der kontrollierten Aufmerksamkeit kommt es zu bewusstem Erleben; diese Form der Aufmerksamkeit erfordert erhöhte Energieressourcen. Die selektive Aufmerksamkeit wird in komplexen und neuen Situationen benötigt. Sie setzt Prioritäten zur Kontrolle von Handlungen und selektiert sensorische Informationsquellen. Teile des präfrontalen Kortex sind dabei für die Zielhierarchie verantwortlich.

!

Voraussetzungen selektiver Aufmerksamkeit

- nicht ablenkendes Umfeld
- realistische Zielsetzung
- erkennbares Ziel

Davies (1995) weist darauf hin, dass Aufmerksamkeit kein isoliertes Phänomen ist, sondern immer „eingebettet in die Empfindungen und in die gesamte Wahrnehmung" betrachtet werden muss. So ist eine die Aufmerksamkeit fördernde Umgebung für deren Erhalt von großer Bedeutung. Damit ist ein nichtablenkendes Umfeld gemeint und eine realistische, individuell angepasste Aufgabenstellung. Ein Kind wird sich schnell anderem zuwenden, wenn es sich vor einer Aufgabe sieht, die es voraussichtlich nicht erfolgreich erfüllen kann und/oder deren Ziel ihm nicht klar ist. Außerdem kann eine unruhige Umgebung – eine Gruppensituation, in der ein Kind am Tisch essen soll, während andere daran spielen oder nebenbei Musik oder gar ein Fernseher läuft – sehr ablenkend sein; auch Schmerzen oder Unwohlsein beeinträchtigen die Aufmerksamkeit.

Wie beeinträchtigt ein Kind auch wirken mag, mit spannenden Reizen und unter den richtigen Voraussetzungen lässt es sich motivieren, seine Aufmerksamkeit auf die Therapie zu lenken, auch wenn dies manchmal nur für 5–10 min möglich sein wird.

!

Die selektive Aufmerksamkeit und klare Wahrnehmung sind wichtige Kriterien für physiologisches Schlucken.

Anzeichen zielgerichteter Aufmerksamkeit

- konzentrierte Kooperation bei den gestellten Tätigkeiten
- Schweigen während der Therapie
- gespannter, erwartungsvoller Gesichtsausdruck
- angemessener Blickkontakt zum Therapeuten oder zur Tätigkeit

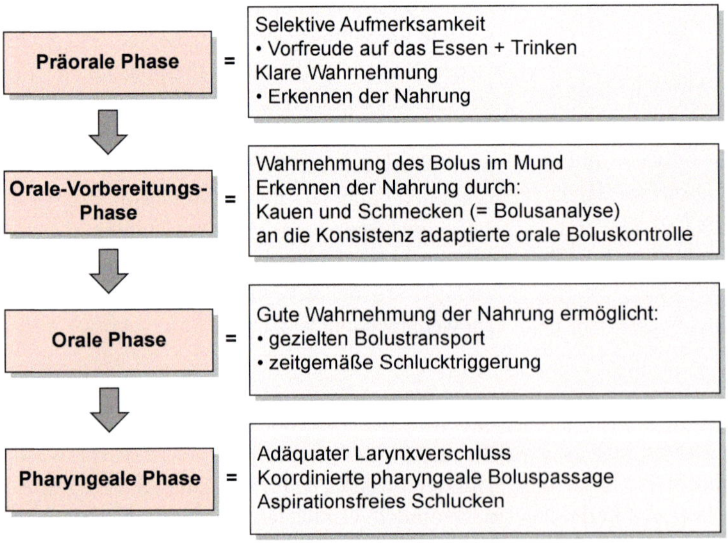

Abb. 13.1 Wahrnehmung und Aufmerksamkeit fördern gesundes Schlucken. Bedeutung einer guten Wahrnehmung in Bezug auf die einzelnen Schluckphasen

Anzeichen fehlender Aufmerksamkeit (durch Über- oder Unterforderung)

- Kind reagiert mit Angst, klammert sich an Bezugsperson
- redet über Dinge, die die Therapie nicht betreffen
- lenkt durch Toilettengänge ab
- insgesamt leicht ablenkbar
- aggressives Verhalten
- Suche nach anderen Reizen
- im Raum umherschweifender Blick

13.4 Normaler Haltungstonus und normale Bewegung

!

Der **normale Haltungstonus** ist abhängig vom Einfluss der Schwerkraft auf den Menschen, der anvisierten Tätigkeit und von der Unterstützungsfläche.
Dabei muss normaler Haltungstonus dem Körper einerseits genügend Stabilität geben, damit dieser sich gegen die Schwerkraft aufrichten kann, und andererseits ausreichend Flexibilität für selektive Bewegungen bieten.

Für die Bereitschaft des Kindes, sich auf die Therapie und neue Lernerfahrungen einzulassen, ist nicht nur die Wahrnehmung von Bedeutung, sondern auch seine Sitzposition. Der Therapeut muss dafür Sorge tragen, dass das Kind gut sitzt! Um gut sitzen zu können, braucht das Kind einen normalen Haltungstonus, der ihm normale Bewegungen ermöglicht.

Bettina Paeth-Rohlfs (1999) stellt fest: „Normale Haltung und Bewegung bedingt also eine beständige Anpassung des Haltungstonus. Zu beachten ist außerdem, dass sie unter Einfluss der Schwerkraft stattfindet." Damit also normale Bewegung stattfinden kann, muss sich der Körpertonus (die Körperspannung) flexibel anpassen können. Normaler Haltungstonus bedeutet Stabilität, in erster Linie im Rumpf, und da Stabilität die Voraussetzung für Mobilität ist, ist Rumpfstabilität unabdingbar für Bewegungen der Extremitäten, dazu zählen auch Kopf und Hals.

13.4.1 Unterstützungsfläche

√

Die Unterstützungsfläche ist die Fläche, auf der der Körper ruht (➤ Abb. 13.2):
- im Stand die Fläche unter den Füßen
- im Sitzen – ohne Anlehnen – die Fläche von den Fußspitzen bis zum Gesäß
- im Sitzen – mit Anlehnen an eine Stuhllehne – die oben genannte Fläche und die Fläche bis zur Lehne

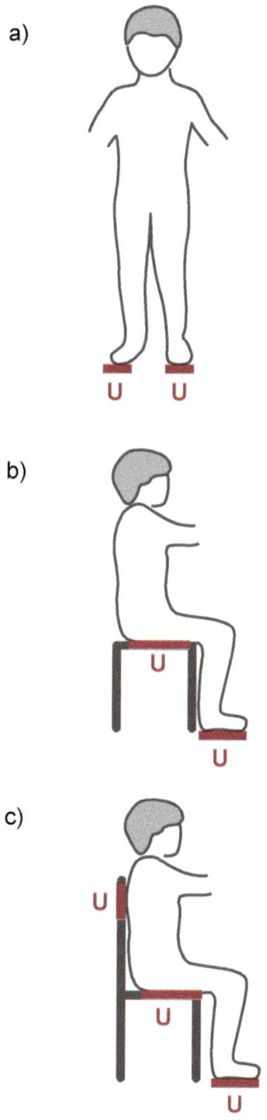

Abb. 13.2 Unterstützungsfläche (U; vgl. Paeth-Rohlfs 1999) im Stand (a), sitzend ohne Lehne (b) und sitzend mit Lehne (c); je kleiner die Unterstützungsfläche, desto höher muss der Haltungstonus sein, um die Schwerkraft zu kompensieren

!

Je größer die Unterstützungsfläche, desto niedriger ist der erforderliche Haltungstonus und umgekehrt.

Nicht jede Unterstützungsfläche kann von jedem Kind angenommen werden. Bei Problemen der Körperwahrnehmung kann das Kind Schwierigkeiten haben, die Unterstützungsfläche zu spüren. Es kann aber auch eine unterstützende Fläche als unangenehm empfinden und deshalb nicht annehmen. In beiden Fällen kommt es zu einer „unphysiologischen" Tonuserhöhung. Die Akzeptanz der Unterstützungsfläche bewirkt eine Reduzierung des Haltungstonus, sodass dieser gerade ausreicht, um der Schwerkraft entgegenzuwirken, dabei aber hoch genug ist, um Bewegungen zu ermöglichen.

Beispiel

Haltungstonus

- **ökonomischer Haltungstonus**: ist niedrig genug, um sich im Stuhl zurücklehnen zu können und gleichzeitig hoch genug, um beim Trinken den Arm anzuheben und das Glas zum Mund zu führen, den Kopf in Position zu bringen und physiologisch zu schlucken.
- **zu niedriger Haltungstonus:** im Stuhl weit zurückgelehnt sitzend, sinkt der Grundtonus, so dass das Anheben des Armes mit dem Ziel, ein Trinkgefäß zu erreichen, nur mit großer Anstrengung möglich ist, der Kopf lässt sich nur mit Unterstützung oder großem Kraftaufwand in Position bringen und das Schlucken ist schwierig aufgrund mangelnder Stabilität.
- **zu hoher Haltungstonus**: die Rückenlehne eines Stuhls kann als Unterstützungsfläche nicht angenommen werden, das aufrechte Sitzen erfordert große Anspannung in Rumpf und Extremitäten, der Arm kann aus dieser Position nicht gelöst werden, um Bewegung zu ermöglichen, der Kopf ist aufgerichtet, der Mund in einer offenen Position fixiert, die Lippen können zum Trinken nicht geschlossen werden. Das Schlucken ist schwierig, selektive Bewegungen sind kaum möglich, da die orofazialen Strukturen fixiert sind!

13.4.2 Normale Bewegung

!

Normale Bewegung erfordert einen normalen Haltungstonus, Haltung und Bewegung erfolgen auf der Grundlage ständiger Adaptation des Haltungstonus.

Normale Bewegung wird entweder von einem körpereigenen oder einem externen Reiz ausgelöst: Beispielsweise bewirkt ein Schmerzreiz (körpereigener Reiz) das Zurückziehen des betroffenen Körperteils von der mutmaßlichen Schmerzquelle. Die Aufforderung, sich etwas anzuschauen (externer Reiz), kann eine Hinwendung zum betonten Objekt bewirken.

√

- Normale Bewegung ist zielgerichtet, ökonomisch und adaptiert.
- Bewegungsmuster haben willkürliche, automatisierte und automatische Komponenten.

- **Zielgerichtet:** Jede Bewegung ist auf das Erreichen eines bestimmten Ziels abgestimmt. Wenn ein Kind Hunger hat, greift es nach einem angebotenen Keks und führt diesen zum Mund. Greift ein Kind mit einer Bewegungsstörung z. B. mit der einen Hand und bringt die andere Hand in eine Beugehaltung, so spricht man von einer assoziierten Bewegung, die unnötig und nicht zielgerichtet ist.
- **Ökonomisch:** Das ZNS plant die Bewegung so, dass jedes Ziel nur mit so viel Muskelaktivität (Kraftaufwand) erreicht wird, wie unbedingt notwendig ist. Ein Kind lernt im Laufe seiner Entwicklung die Mundmotorik präzise auf die dargereichte Nahrung abzustimmen; so wird ein Säugling, der gerade Löffeln lernt, den Mund weiter aufmachen und „schwungvoller" schließen (unkoordiniert und unökonomisch), bis er gelernt hat, Lippen und Kiefer dosiert zu bewegen (ökonomisch). Bei einem Kind mit einer Bewegungsstörung kann ein unökonomisches Muster persistieren.
- **Adaptiert:** Die Bewegung ist an die aktuelle Situation angepasst. Ein Kind hat gelernt, den Mund zum Essen nur so weit zu öffnen, wie es die Porti-

onsgröße erfordert. So wird der Mund beispielsweise zum Reinstopfen eines großen Lieblingskuchenstücks weit geöffnet. Beim Löffeln von Suppe muss der Mund hingegen nur geringfügig geöffnet werden. So lässt sich der Mund auch schneller wieder verschließen, um den flüssigen Bolus im Mund zu behalten. Kindern mit Bewegungsstörungen gelingt diese Feinabstimmung (Adaptation) oft nicht: Sie machen bei jeder Portionsgröße den Mund weit auf.

- **Willkürliche Bewegungen** sind solche, die wir selbst bewusst steuern. Häufig handelt es sich um *neue* oder weniger geläufige Bewegungsmuster. Ein Kind, das das Löffeln lernt, muss sich darauf konzentrieren, den Löffel festzuhalten, den Bolus nicht zu verlieren und den Mund anzusteuern. Ein Kind mit einer Bewegungsstörung benötigt oft viel Willenskraft, um gezielte, ökonomische Bewegungsmuster zu erlernen.
- **Automatisierte Bewegungen** sind willkürliche Bewegungen, die durch vielfache Wiederholungen so gut eingeübt sind, dass wir bei der Ausführung nicht mehr über sie nachdenken müssen. Das Kleinkind, das Löffeln gelernt hat, muss sich nicht mehr auf die Einzelkomponenten dieser Tätigkeit konzentrieren, es löffelt automatisiert. Der intraorale Bolustransport – die spezifische Zungen-, Wangen- und Kieferaktivität – ist in der Regel ebenfalls automatisiert. Kinder mit Bewegungsstörungen brauchen oft ein Vielfaches an Wiederholungen, um Bewegungsmuster automatisieren zu können.
- **Automatische Bewegungen** sind solche, die ohne bewusste Steuerung ablaufen, z. B. die pharyngeale Phase des Schluckens: Hat der Bolus die Mundhöhle verlassen, wird durch die Triggerung des Schluckreflexes das automatische Bewegungsmuster *pharyngealer Schluck* abgerufen. Ein Kind mit einer Bewegungsstörung kann Schwierigkeiten mit der Initiierung (Automatismus wird nicht ausgelöst) oder dem Ablauf der pharyngealen Phase (dyskoordinierte Automatik) haben.
- **Bewegungsmuster** sind eine Kombination aus willkürlichen, automatisierten und automatischen Bewegungen. Beim Schlucken wird je nach Konsistenz und Nahrung der Bolus willkürlich in den Mund genommen, automatisiert zu einem Bolus geformt und dann automatisch geschluckt.

13.4.3 Normale Bewegung und Schlucken

Für die Dysphagietherapie ist zu beachten, das normale Bewegungsmuster der am Schlucken beteiligten Strukturen eine ausreichende proximale Stabilität voraussetzen. Kopf und Hals werden hierbei als distale Körperteile betrachtet, die für selektive und gezielte Bewegungen einen normalen Haltungshintergrund benötigen. Um diesen bzw. einen normalen Haltungstonus zu erreichen, ist eine adäquate Unterstützungsfläche unerlässlich.

Folgende Aspekte der normalen Bewegung sind für den Dysphagietherapeuten bedeutsam:

- **Zielgerichtet:** Wenn wir Bewegungen einüben wollen, müssen diese Bewegungen auch einen nachvollziehbaren Sinn, eine Zielrichtung haben. Einem Erwachsenen mag man noch erklären können, warum er die Zunge herausstrecken und in bestimmte Richtungen bewegen soll (Ziel: Zungenmobilisierung). Um ein Kind zur gleichen Aktivität zu motivieren, muss man möglicherweise zunächst ein *spannendes Ziel* in Aussicht stellen, z. B. indem man Marmeladekleckse auf die Unterlippe gibt, die es ablecken darf.
- **Ökonomisch:** Bei Einschränkungen der Zungenbeweglichkeit kann der ökonomischste Weg zur Marmelade – um bei diesem Beispiel zu bleiben – darin bestehen, diese mit der Oberlippe von der Unterlippe abzulecken. ☺ Vorsicht, hier muss der Therapeut Regeln aufstellen!
- **Adaptiert:** Um adaptiert reagieren zu können, muss das Kind neben den motorischen Fertigkeiten auch die Situation einschätzen können, das heißt, es muss beim Suppe-Essen erkennen, das es flüssige Nahrung isst (Exkurs Präorale Phase in ➤ Kap. 6.1; ➤ Kap. 2.1.2), um entsprechend adaptiert reagieren zu können: also den Mund rasch zu schließen, bevor es zu anteriorem oder posteriorem Leaking kommt.

Wird eine normale Bewegung von einem körpereigenen oder externen Reiz ausgelöst (➤ Kap. 13.4.2), dann wird auch zur Initiierung der normalen orofazialen und pharyngealen Bewegungen ein entsprechender Reiz benötigt! Ein adäquater Reiz kann z. B. eine bestimmte Bolusgröße, -temperatur oder spezielle Geschmacksrichtung sein.

Beachte: Speichel allein gibt häufig nicht genügend Anreiz, um eine Schluckreaktion auszulösen.

Beispiel

Reize zur Initiierung normaler Schluckfunktionen

- Der externe Reiz „Brötchenduft einer Bäckerei" führt zu erhöhtem Speichelfluss, der als interner Reiz (Speichelmenge) erkannt wird und zur Schluckreaktion führt.
- Der externe Reiz durch Nahrung auf der Zunge stimuliert die Mundmotorik zur Bolusbildung und zum oralen Bolustransport. Durch interne Reize, wie beispielsweise die Bolusanalyse und die Stimulierung spezifischer Schleimhautareale, wird die pharyngeale Phase vorbereitet und initiiert

13.5 Therapieplanung und -zielsetzung

Bei der Planung der Dysphagietherapie ist es wichtig, die Pathophysiologie des jeweiligen Kindes genau zu kennen. Dafür bietet sich bildgebende Diagnostik an. Mit ihr lässt sich bestimmen, welche funktionelle Schwierigkeit das Kind hat:

- Deutet der Befund auf primäre Probleme in der oralen Phase hin, so greifen viele Behandlungsmöglichkeiten und Therapieansätze (➤ Kap. 12, ➤ Kap. 15).
- Ergibt sich aus der Diagnostik jedoch eine primär pharyngeale Pathologie, wird vom Therapeuten sehr viel Flexibilität und Kreativität bei der Behandlung verlangt. Die Herausforderung besteht darin, dass insbesondere schwerbehinderte Kinder sich nicht immer – zum Teil gar nicht – dazu motivieren lassen, komplizierte Schluckmanöver durchzuführen: z. B. bei diagnostizierter eingeschränkter Larynxelevation ein Masako-Manöver zu erlernen oder bei verzögertem laryngealem Verschluss ein supraglottisches Schlucken (➤ Kap. 15.5.5 und ➤ Kap. 15.16.2).

Viele Therapieansätze aus der Erwachsenenbehandlung müssen genau analysiert und gegebenenfalls modifiziert werden, bevor sie bei Kindern anwendbar sind. Der pädiatrische Dysphagietherapeut kann sein dysphagiologisches Repertoire nicht einfach „abspulen". Das bedeutet aber keineswegs, dass man bei Kindern mit pharyngealer Pathologie nichts therapeutisch beeinflussen kann! Es gibt sehr wohl Therapieoptionen, es bedarf oft nur des einen oder anderen kreativen Umwegs auf dem Weg zum Therapieziel.

!

Therapieplanung bedeutet: Durch welche Übung oder welches therapeutische Spiel kann ich ein vorhandenes Funktionsdefizit indirekt positiv beeinflussen?

- Eine Verbesserung der oral-sensomotorischen Boluskontrolle erleichtert gezieltes und automatisiertes Schlucken.
- Je besser die Komponenten der oralen Phase harmonieren, desto koordinierter kann die pharyngeale Phase ablaufen.

Die Aussagen zur Therapieplanung leiten sich aus den Kapiteln über den physiologischen Ablauf der Schluckphasen (➤ Kap. 2) und deren gegenseitigen Beeinflussung, aus den Überlegungen zum Einfluss von Wahrnehmung und Aufmerksamkeit (➤ Kap. 13.3) sowie der Tonusverhältnisse (➤ Kap. 13.4) auf das Schlucken ab.

!

Aufbau einer Therapieeinheit:

→ optimierte Positionierung
→ situative und selektive Aufmerksamkeit
→ koordinierte orale Phase
→ gezielter oraler Bolustransport
→ „bewusste" Triggerung der pharyngealen Phase
→ reduzierte Aspirationsgefahr

Die orale Phase zu optimieren bedeutet zunächst, mit einer guten präoralen Phase zu starten. Dazu gehört die situative, selektive Aufmerksamkeit für das Geschehen Nahrungsaufnahme/Schlucken. Die präorale Phase bereitet die orale Phase vor: Der Speichelfluss beginnt, das Gehirn bereitet sich auf die Bewegungskoordination beim Schlucken vor und die orofaziale Muskulatur begibt sich in Bereitschaft. Die Hauptbestandteile der oralen Phase sind: Nahrungsaufnahme in den Mund, Bolusbildung und -transport rachenwärts. Bei koordiniertem Ablauf dieser Funktionen ist das Gehirn optimal auf die komplizierte Koordination der pharyngealen Phase vorbereitet. Bei gezielter Triggerung der pharyngealen Phase bestehen optimale Voraussetzungen, diese inklusive eines adäquaten Larynxverschlusses physiologisch abzuschließen. Eine optimierte pharyngeale Phase reduziert die Aspirationsgefahr erheblich.

13.6 Ablauf einer Therapieeinheit

Auf Vorgaben, welche Bestandteile der Therapie wie viel Zeit einnehmen sollten und welche Therapieverfahren wie aufeinanderfolgen, wird hier bewusst verzichtet! Vorgegebene Therapie- oder Zeitpläne werden der Individualität der Kinder nicht gerecht. Wie langjährige Erfahrungen gezeigt haben, variieren die Befunde und die Bedürfnisse der Kinder sehr stark:

- **Positionierung:** Bei einem Kind reicht es, kurz auf diese einzugehen, beim nächsten braucht es mehr Zeit und Geduld, bis eine akzeptable Positionierung erreicht ist.
- **Körperwahrnehmung** und **Tonusregulierung**: Es gibt Kinder, bei denen der Schlucktherapeut große Aufmerksamkeit auf diese häufig als „Vorbereitung“ eingestuften Maßnahmen verwenden muss, bevor eine orofaziale Behandlung beginnen kann.

Da Schlucktherapeuten die „orofazialen Funktionen“ nicht isoliert betrachten dürfen, sondern das Kind als Ganzes sehen sollten, gibt es in der Therapie keine Aufteilung in „Vorbereitung“ und „eigentlicher Therapie“. In einer erfolgsorientierten Dysphagietherapie ist die Positionierung der orofazialen Behandlung gleichwertig gegenübergestellt!

!

Der ganzheitlich orientierte Schlucktherapeut berücksichtigt und behandelt das ganze Kind. Er legt lediglich den Therapieschwerpunkt auf die Schluckfunktionen.

13.6.1 Rahmenbedingungen der Therapie

Die Therapie kann 15–60 min oder sogar länger dauern, je nach Belastbarkeit des Kindes und Kapazität des Therapeuten. Dabei kann die Therapie als **Einzeltherapie** oder als **Tandemtherapie** z. B. eines Schluck- mit einem Ergo- oder Physiotherapeuten, durchgeführt werden. Vorteil der Tandemtherapie: Während sich ein Therapeut darauf konzentriert, die Haltung des Kindes zu unterstützen, kann sich sein Kollege ganz auf die Behandlung und Beurteilung der Schluckfunktionen konzentrieren. Bei einer Einzeltherapie, in der der Schlucktherapeut sich gleichzeitig um Körperaufrichtung und Schluckfunktionen kümmert, ist es von Vorteil, dass Reaktionen auf die Behandlung, etwa leichte Veränderung der Kopfhaltung, schneller registriert werden können, um dann die Therapie ggf. anpassen zu können.

Für den Erfolg der Therapie ist es erforderlich, sich vorab um folgende Grundvoraussetzungen zu bemühen:

- Informationen über das Wohlbefinden des Kindes einholen
- Tonusverhältnisse berücksichtigen
- optimale Wahrnehmungsbedingungen schaffen

Erst danach beginnen gezielte dysphagietherapeutische Maßnahmen.

13.6.2 Wohlbefinden des Kindes

Zu Beginn der Therapie sollte eine Beurteilung des aktuellen Wohlbefindens des Kindes stehen:

- Ist das Kind ausgeschlafen?
  Ein müdes Kind ist weniger aufnahmefähig.
- Wann hat es das letzte Mal gegessen oder getrunken?
  Hunger oder Durst lenken von der Therapie ab, wogegen ein Kind mit vollem Magen kaum einsehen wird, warum es in der Therapie schon wieder essen soll.
- Hat es möglicherweise Verdauungsprobleme, welche die Aufmerksamkeit beeinträchtigen?
- Hat es akute gesundheitliche Beschwerden, die zu Unwohlsein oder Schmerzen führen können?

- Wie ist ihm die letzte Therapie bekommen? Muss dieser Termin eventuell daraufhin adaptiert werden?
- Wurden die besprochenen Übungen zu Hause durchgeführt? Was haben sie gebracht? Warum wurde nicht geübt?

All diese Fragen wird man nicht wie einen Fragenkatalog bei der Begrüßung abfragen; nach einigen Therapieterminen wissen die meisten Eltern, was dem Therapeuten wichtig ist und was die Therapie beeinflussen kann, sie werden dann die entsprechenden Dinge von sich aus berichten.

13.6.3 Tonusverhältnisse des Kindes

Es folgt die Beurteilung und Beeinflussung der Tonusverhältnisse des Kindes. Dabei wird anhand der Kriterien der Lagerung (➤ Kap. 15.2) vorgegangen, um das Kind in eine gute Ausgangsposition für das Schlucken zu bringen. (Eine ausführliche Beschreibung der motorisch-funktionellen Therapie würde den Rahmen dieses Buches sprengen; wir beschränken uns hier auf die Hinweise zur Positionierung im Stuhl, vgl. ➤ Tab. 15.2; weiterführende Literatur z. B. Paeth-Rohlfs 1999; Davies 1986, 1995.) Eine stabile Rumpfpositionierung ist entscheidend für die Kopfhaltung und diese ihrerseits unerlässlich für gute Schluckfunktionen (➤ Kap. 13.4.3). Eine aufgerichtete Körperhaltung unterstützt außerdem die Aufmerksamkeit und Wachheit des Kindes.

13.6.4 Wahrnehmung

Eine therapeutische Möglichkeit besteht darin, dem Kind zunächst durch gezielte Impulse seine Position und Umwelt zu verdeutlichen, um dann bestimmte Therapieschritte zu führen. Je nach Ausmaß der Wahrnehmungsbeeinträchtigung kann es sehr wichtig sein, dem Kind die Informationsquellen (Körperposition zu Unterlage) über seine Beziehung zur Umwelt in regelmäßigen Abständen durch erneute Impulsgebung wiederholt zu verdeutlichen. Die Wahrnehmung sowohl der Umwelt als auch der räumlichen Position des eigenen Körpers und seiner Gliedmaßen ist für die Effektivität der Therapie bedeutsam (➤ Kap. 13.3).

Beispiel

Wahrnehmung

Toni wird zu Therapiebeginn auf einen Stuhl mit Armlehnen gesetzt, unter die Füße wird ein kleiner Hocker gestellt, um den Abstand zum Boden zu überbrücken. Damit Toni seine Unterstützungsfläche sicher spürt, erhält er zunächst Impulse an der Hüfte-Sitzfläche (dorsalkaudal) und anschließend über die Knie zu den Füßen-Fußunterlage (kaudal). Die Arme liegen auf dem vor ihm stehenden Tisch. Wo die Arme bzw. Hände die Tischfläche berühren, bekommt er ebenfalls leichte Impulse Arm/Hand-Tischfläche (kaudal).

Die Therapie beinhaltet unter anderem das Essen einiger Löffel Joghurt. Toni wird bei dieser Tätigkeit therapeutisch geführt (Hand auf Hand), den Becher zu halten und den Löffel zum Mund zu führen; zwischendurch werden Impulse an Hüfte und Knie gegeben, um ein Fading-out der Wahrnehmung der Umwelt zu vermeiden.

13.6.5 Therapeutische Maßnahmen

Die gezielten Therapiemaßnahmen bauen auf den in ➤ Kapitel 13.6.2 bis ➤ Kapitel 13.6.4 genannten Grundlagenaspekten auf. Indikationen und Möglichkeiten der Schlucktherapie bei Kindern werden in ➤ Kapitel 12 und 15 ausführlich beschrieben.

LITERATUR

Arvedson JC, Brodsky L. Pediatric swallowing and feeding: assessment and management. 2nd ed. Albany, NY: Singular/Thomson Learning, 2002.

Ayres AJ. Bausteine der kindlichen Entwicklung. Die Bedeutung der Integration der Sinne für die Entwicklung des Kindes. Berlin: Springer, 1992/2002.

Bader I. Kommunikation mit Menschen mit schweren Behinderungen. Vortrag beim Bundesverband Lebenshilfe für Menschen mit geistiger Behinderung e. V., 2005.

Bartolome G, Schröter-Morasch H. Schluckstörungen. Diagnostik und Rehabilitation. München: Elsevier, 2006.

Bienstein C, Fröhlich A. Basale Stimulation in der Pflege. Pflegerische Möglichkeiten zur Förderung von wahrnehmungsbeeinträchtigten Menschen. 9. Aufl. Düsseldorf: Selbstbestimmtes Leben, 1997

Castillo Morales C. Die orofaziale Regulationstherapie. 2. Aufl. München: Pflaum, 1998.

Davies PM. Hemiplegie. Ein umfassendes Behandlungskonzept für Patienten nach Schlaganfall und anderen Hirnschädigungen. 2. Aufl. Berlin: Springer, 2002.
Davies PM. Wieder Aufstehen. Frühbehandlung und Rehabilitation für Patienten mit schweren Hirnschädigungen. Berlin: Springer, 1995.
Flehmig I. Normale Entwicklung des Säuglings und ihre Abweichungen. Früherkennung und Frühbehandlung. 7. Aufl. Stuttgart: Thieme, 1996/2007.
Gonzales C. Mein Kind will nicht essen. La Leche Liga Deutschland, 2003.
Laage-Gaupp A, Ortiz N. Das Bobath-Konzept – Beiträge zur Verbesserung der Essenssituation in Maier NJ. Hrsg Leben pur – Ernährung. Düsseldorf: Selbstbestimmtes Leben, 2006.
Langmore SE. Endoscopic evaluation and treatment of swallowing disorders. Stuttgart: Thieme, 2001.
Logemann J. Evaluation and treatment od swallowing disorders. Austen, TX: Pro ed, 1998.
Morris SE, Klein MD. Mund- und Esstherapie bei Kindern. Entwicklung, Störungen und Behandlung orofazialer Fähigkeiten. 2. Aufl. München: Urban & Fischer, 2001.
Paeth-Rohlfs B. Erfahrungen mit dem Bobath-Konzept. Grundlagen – Behandlung – Fallbeispiele 2. Aufl. Stuttgart: Thieme, 1999/2005.
Pikler E. Lasst mir Zeit. Die selbständige Bewegungsentwicklung des Kindes bis zum freien Gehen. 4. Aufl. München: Pflaum, 2001/2009.
Prosiegel M. et al. Neurogene Dysphagien. In: Diener HC, Putzki N (Hrsg.): Leitlinien für Diagnostik und Therapie in der Neurologie. Stuttgart: Thieme, 2008.
Rosenbeck JC, Power M, Arvedson J, Lefton-Greif MA, Steel CM. Translation to treatment: the clinical implications of penetration/aspiration. ASHA 2006.
Schmidt RF, Schaible H-G. Neuro- und Sinnesphysiologie. 5. Aufl. Berlin: Springer, 2000/2006.
Seidel S, Stanschus S. (Hrsg.) Dysphagie – Diagnostik und Therapie. Idstein: Schulz-Kirchner, 2009.
Stanschus S. (Hrsg.) Methoden in der Klinischen Dysphagiologie. Idstein: Schulz-Kirchner, 2003.
Stanschus S. (Hrsg.) Rehabilitation von Dysphagien. Idstein: Schulz-Kirchner, 2006.
Stanschus S. (Hrsg.) Studien in der Klinischen Dysphagiologie. Idstein: Schulz-Kirchner, 2009.
Wolf LS, Glass RP. Feeding and swallowing disorders in infancy. Assessment and management. San Antonio, TX: Therapy Skill Builders, 1992.

KAPITEL

14

Sophie Frey

Die Rolle der Eltern

!

Die Eltern sind der Schlüssel zu den Kindern. Ohne das Einverständnis der Eltern dürfen Therapeuten und Ärzte nicht behandeln und nur in Kooperation mit den Eltern kann die Behandlung zum Erfolg führen.

Dieses Kapitel beschreibt den **Umgang der Therapeuten mit den Eltern** und beinhaltet dabei die **Anleitung der Eltern** zu einem fördernden Umgang mit ihren Kindern im Sinne des Therapieziels. Die Grundlagen für erfolgreiche Elternarbeit werden besprochen, ohne dabei in den Bereich der Interaktionsbehandlungen oder Traumatherapien abzudriften, die in die Hände qualifizierter Psychologen gehören. Elternarbeit hat zum Ziel, den Eltern störungsspezifische Kompetenzen zu vermitteln, sodass sie die Einschränkungen ihres Kindes besser verstehen und mit diesen besser umgehen. Den Eltern wird ein Angebot gemacht, das sie in die Lage versetzt, die Besonderheit ihres Kindes zu akzeptieren und ihr Kind im Alltag so weit wie möglich sinnvoll zu unterstützen.

14.1 Überlegungen zur Elternarbeit

Die allgemeinen Auffassungen der Therapeuten über die Rolle der Eltern in der Therapie variieren sehr stark: Manche Ansätze sehen die Eltern in der Funktion von Ko-Therapeuten, andere verbannen sie aus der Therapie. Für Kinder mit Schluckstörungen machen beide Extreme keinen Sinn. Den Eltern kommt auch weiterhin primär ihre Elternfunktion zu und nicht die der „Heim-Therapeuten" – wenngleich sie bestimmte therapeutische Ratschläge in ihren Alltag integrieren können. Eltern aber ganz aus der Therapie auszuschließen, käme einer Abschottung gleich und würde das Vertrauen der Eltern in die Therapie nicht fördern (➤ Kap. 14.3.2). Eltern können die Schluckfunktionen ihres Kindes durch bestimmte Maßnahmen im Alltag durchaus fördern. Das heißt aber nicht, dass sie eine Therapiestunde mit ihrem Kind durchführen müssen.

Beispiel

Therapeutische Maßnahmen der Eltern im Alltag

- *Kind mit eingeschränkter oraler Wahrnehmung:* Anleitung der Eltern zur oralen Stimulation vor der oralen Nahrungsgabe; optimalerweise vor jeder Mahlzeit, funktioniert es nur bei einer Mahlzeit am Tag, ist das besser als gar nicht zu stimulieren.
- *Kind mit eingeschränkter Rumpf- und Kopfkontrolle:* Anleitung der Eltern zur Lagerung ihres Kindes im Sitzen, im Rollstuhl oder auf dem Schoß, um den Kopf so zu unterstützen, dass das Kind gegebenenfalls spontan schlucken kann.

Das Therapiekonzept wird zunächst gemeinsam mit den Eltern besprochen. Es beinhaltet in erster Linie eine Zielsetzung für die Therapiestunden. Darüber hinaus sollte es unterstützende Maßnahmen für die Familie im Alltag bereit halten und kann ferner weiterführend – wenn es für Kind und Eltern sinnvoll erscheint – kleine „Heimübungsprogramme" beinhalten.

Wichtig ist es immer, **klare Absprachen** zu treffen. Diese müssen eingehalten und Abweichungen müssen gemeinsam erörtert werden. Die Bedürfnisse der Eltern hinsichtlich Umfang und Detailliertheit von Erklärungen können sehr unterschiedlich sein. Um Missverständnisse zu vermeiden, ist es zunächst ratsam, in den Therapiestunden für größtmögliche **Transparenz** zu sorgen. Das bedeutet auch, dass die Eltern ihrerseits dem Therapeuten gegenüber offen sind und ihnen beispielsweise wichtige Veränderungen und den Verlauf von Heimübungen ehrlich schildern. Nur so kann der Therapeut problematische Übungen adaptieren.

Transparenz in der Therapie bedeutet hingegen nicht, den Eltern permanent jeden Schritt und jede Handlung zu erklären oder gar zu diskutieren! Das würde die Arbeit mit dem Kind massiv behindern.

Beispiel

Transparenz in der Therapie

Therapieinhalte und -ziele der aktuellen Therapiestunde werden vorher kurz besprochen. Die Anwesenheit der Eltern in der Therapie (➤ Kap. 14.3.2) bietet den Eltern die Möglichkeit zu sehen, was geschieht und wie ihr Kind reagiert. Eltern können bei zu häufigen Zwischenfragen mit Hinweis auf die Verzögerung des Therapieverlaufs auf das Ende der Stunde verwiesen werden. Eine kurze anschließende Rückmeldung an die Eltern schafft weitere Transparenz.

Wünsche und Vorstellungen der Eltern müssen respektiert und in die Therapieplanung integriert werden. Die Erwartungen der Eltern sollten formuliert werden, sodass der Therapeut einerseits darüber im Bilde ist und andererseits die Möglichkeit hat, sie – bei Bedarf – zu korrigieren. Eltern fordern häufig eine prognostische Aussage ein. Leider gibt es aber keine wissenschaftlich untermauerten Prognosen für kindliche Schluckstörungen, zwar können erfahrene Kollegen aus ihrer Erfahrung heraus berichten, dennoch ist unbedingt zu vermeiden, falsche Hoffnungen zu wecken.

!

Prinzipien der Elternarbeit

- Arbeit gemeinsam mit den Eltern, „im Tandem"
- Eltern emotional begleiten, ihren Zustand respektieren und ihnen Lösungen aufzeigen
- Erklärungen einfach formulieren, dass die Eltern verstehen, worüber sie zu entscheiden haben
- klar sagen, wo Wissensgrenzen sind
- klarmachen, dass prognostische Aussagen sehr schwierig sind
- zu viel Informationen auf einmal können Eltern überfordern – Folgetermine vereinbaren

14.2 Situation der Eltern

Auch für Eltern gilt, dass man sie „dort abholen sollte, wo sie gerade sind". Eltern können an sehr unterschiedlichen Ausgangspunkten stehen, auf die man möglichst Rücksicht nehmen sollte. Es gibt Eltern, die

- im Alltag (z. B. durch Geschwisterkinder) so belastet sind, dass schon die Einhaltung der regelmäßigen Therapiestunde sie maximal fordert
- die Behinderung ihres Kindes noch nicht verarbeitet haben und unter starken Schuldgefühlen leiden
- intellektuell einfach strukturiert sind und mit komplizierten Erklärungen nichts anfangen können
- aufgrund negativer Vorerfahrungen sehr kritisch oder sogar ängstlich gegenüber den Therapeuten ihres Kindes reagieren
- sprachliche Schwierigkeiten haben, den Therapeuten zu verstehen: Dieser Aspekt darf besonders bei Menschen mit Migrationshintergrund nicht unterschätzt werden; die Alltagskommunikation mag einwandfrei sein, fachspezifische Terminologie in einer „Fremdsprache" zu verstehen, ist aber noch einmal schwieriger
- selbst eigene gesundheitliche Beeinträchtigungen haben, durch die sie nicht in der Lage sind, regelmäßige Übungen mit ihren Kindern durchzuführen
- abweisend auf Erklärungen der Therapeuten reagieren

Eltern sind unbestritten die wichtigste Bezugsperson für ihre Kinder und bringen die größte natürliche Kompetenz und Autorität im Umgang mit ihnen mit. Aufgabe des Therapeuten ist es lediglich, die spezifische Kompetenz der Eltern im Problembereich ihres Kindes zu erweitern.

14.3 Elternarbeit im Verlauf

Im Folgenden werden die Phasen der Elternanleitung beschrieben. Welche Informationen und Beratungen brauchen die Eltern zu welchem Zeitpunkt? Und welche Rolle und Aufgabe haben sie? Wann ist welche Art von Anleitung angebracht?

Elternanleitung im Verlauf

- Elternanleitung in der Diagnostikphase
  - Intervall- oder Dauertherapie
- Elternanleitung in der Therapiephase
  - Therapieziel
  - Anwesenheit der Eltern
  - Heimübungen
- Behandlungsabschluss/Wiedervorstellung
- Behandlungsabbruch

14.3.1 Elternarbeit in der Diagnostikphase

Die Diagnostikphase dient der Feststellung der medizinischen Diagnose und ihrer Ausprägung, die sich aus den Symptomschilderungen der Eltern ableitet. Bei der hier betroffenen Patientengruppe geht es zunächst um die Differenzierung zwischen Ess- und Schluckstörungen und gegebenenfalls ösophagealen Problemen. Bei der Feststellung einer oropharyngealen Dysphagie ist die Notwendigkeit einer weiterführenden Diagnostik mit den Eltern zu besprechen, ferner sind die Untersuchungsmethoden mit den Eltern zu erörtern. Darüber hinaus muss den Eltern aufgezeigt werden, welche therapeutischen Möglichkeiten ohne weiterführende Diagnostik bestehen und welche Vorteile die Diagnostik bringen könnte.

! Ziel der Elternarbeit ist in der Diagnostikphase, die Eltern in die Lage zu versetzen, ihre Entscheidungen selbst zu treffen.

Trotzdem kann es Situationen geben, in denen es aus fachlicher Sicht unumgänglich erscheint, eine solche Diagnostik durchzuführen. Haben sie diese Brisanz hinreichend verstanden, werden Eltern in der Regel der Empfehlung der Therapeuten und Ärzte folgen.

Da es verschiedene Gründe gibt, warum sich einer ersten Diagnostikphase nicht immer eine Therapie anschießen kann, ist es außerdem wichtig, mit den Eltern ausführlich über die Fähigkeiten und Probleme ihres Kindes bei der Nahrungsaufnahme zu sprechen. So können Eltern ihr Verständnis für die Schwierigkeiten ihres Kindes erweitern und lernen, wie sie es spezifisch fördern und Dinge vermeiden, die einen negativen Einfluss auf die Ess- und Schluckfunktionen haben – bis hin zur Vermeidung erneuter Aspirationsereignisse. Dabei geht es darum, den Eltern zunächst kompensatorische Strategien an die Hand zu geben und aufzuzeigen, welche rehabilitativen Möglichkeiten es gibt. Hierzu gehört auch, mit den Eltern zu überlegen, ob eine Intervall- oder eine Dauerbehandlung sinnvoll ist.

Intervall- oder Dauertherapie?

Eine **Intervalltherapie** kann 1–4 Wochen Intensivtherapie mit 5–10 Terminen wöchentlich bedeuten, an die sich eine Phase des Transfers des Erlernten in den Alltag anschließt.

Zu einem effizienten und dauerhaften Transfer von Therapiezielen in den Alltag des Kindes nach intensiver Intervalltherapie müssen Eltern und Kind angeleitet werden und regelmäßige Wiedervorstellungstermine vereinbart werden. Die Durchführung einer solchen Intensivtherapie erfordert beträchtliche zeitliche Ressourcen der Eltern, um mit ihrem Kind im vorgesehenen Zeitraum zur Therapie kommen zu können, was nicht immer einfach ist. Alternativ gibt es das Angebot einer 2- bis 3-wöchigen stationären Intensivtherapie mit 1–2 Therapien pro Tag, an die sich ebenfalls regelmäßige Wiedervorstellungen anschließen.

Eine **Dauertherapie** umfasst in der Regel maximal 2–3 Termine wöchentlich und erstreckt sich über einen Zeitraum von mehreren Monaten.

Der oben genannte Zeitraum einer Dauertherapie wird nicht selten durch das Budget des Kinderarztes beschränkt. Bei dieser regelmäßigen Therapiefrequenz können Kind und Eltern immer wieder angeleitet und dauerhafte Impulse gegeben werden. Wie die Erfahrung allerdings zeigt, läuft in einigen Fällen die Therapie zunächst sehr schleppend an: So führen die größeren Abstände zwischen den Terminen zu einer verlängerten Zeit der Vertrauensbildung zwischen Kind und Therapeut. Kommen dann noch krankheitsbedingte Ausfälle dazu, entstehen schnell große zeitliche Lücken im Therapieprozess, die nur schwer aufzuholen sind.

14.3.2 Elternarbeit in der Therapiephase

Wird durch die Diagnostik die Notwendigkeit zur Einschränkung der oralen Ernährung festgestellt, ist es unabdingbar, die Eltern darüber ausführlich aufzuklären. Für Eltern kann es sehr hilfreich sein, die Aufnahmen aus der bildgebenden Untersuchung in Ruhe und mit Erklärungen anzusehen. Da es sich beim Schlucken um einen sehr komplexen Vorgang handelt, brauchen manche Eltern eine Wiederholung der Erläuterungen, um die Gesamtheit der Störung zu begreifen. Dies liegt in den meisten Fällen nicht an mangelnder Aufmerksamkeit oder Motivation. Der Grund ist vielmehr die notwendige **Verarbeitung der Nachricht**, dass Einschränkungen bei der Ernährung ihres Kindes in Kauf genommen werden müssen. Dies stellt oft eine große emotionale Belastung dar.

Viele Fragen treten nach Kenntnisnahme der Diagnose erst beim Nachdenken auf. Diese werden am besten aufgeschrieben, um in der nächsten Therapiestunde besprochen zu werden. Das häufig von den Eltern zurate gezogene Internet mag die ein oder andere Antwort zwar parat haben, bietet aber wenig spezifisch auf dysphagische Kinder bezogene Antworten und schon gar nicht abgestimmt auf die individuelle Problematik und Familiensituation des betroffenen Kindes. Je häufiger man Eltern dazu ermutigt, zur komplexen Schluckstörung Fragen zu stellen, desto eher sind sie in der Lage, sich spezifisches Wissen anzueignen, ihr Kind besser zu verstehen und den Therapieprozess konstruktiv zu begleiten.

Je nach Befund der bildgebenden Diagnostik müssen mit den Eltern **klare Vereinbarungen zur weiteren oralen Ernährung** getroffen werden. Um einen Kompromiss zwischen funktioneller Beeinträchtigung und Erhaltung der Lebensqualität durch Oralisierung zu finden, ist eine **Risikoabwägung** erforderlich. Das heißt, man nimmt je nach Kooperationsfähigkeit der Familie ein gewisses Aspirationsrisiko (nicht zu verwechseln mit tatsächlicher Aspiration) in Kauf, um die Lebensqualität des Kindes und der Familie zu erhalten. Dies ist dann immer mit sehr engen Verlaufskontrollen und notwendigen Rückmeldungen verbunden. Nur bei enger und ehrlicher Zusammenarbeit aller Beteiligten lassen sich „kleinste" Hinweise, wie Husten bei der Nahrungsaufnahme, Temperaturanstieg oder Auskunft über Schluckfrequenz sammeln und auswerten.

Dieses Vorgehen ermöglicht neben der Erhaltung der Lebensqualität ein Maximum an Schluckübung und eine Reduktion der Frequenz für erneute bildgebende Diagnostik im Rahmen von Verlaufskontrollen. Es ist je nach Risiko nur in Rücksprache mit dem Kinderarzt, nach intensiver Aufklärung der Eltern und auf der Basis von Vertrauen zwischen den Beteiligten möglich. Nur so kann eine effektive und fördernde Therapie erfolgreich sein! Die Therapie bewegt sich häufig auf einem schmalen Grad zwischen Aspirationsgefahr und Maßnahmen, die das Schlucken effektiv fördern, diese sind stets mit dem Kinderarzt und den Eltern abzustimmen.

Vereinbarung eines Therapiezieles

Unabhängig von der Häufigkeit der Therapie muss mit den Eltern das Therapieziel besprochen werden und im Anschluss an jede Therapiestunde ein kurzes Rückmeldungsgespräch stattfinden. Therapieziel wird in den wenigsten Fällen (da es sich um multimorbide Kinder handelt) ein vollkommener physiologischer Schluckakt sein. Realistischer sind Vorgaben, bestimmte Aspekte des Schluckens oder der Nahrungsaufnahme zu verbessern, die so gewählt werden, dass sie erreichbar sind und damit zu Erfolgserlebnissen und nicht zu Frustrationen bei Eltern, Kind und Therapeuten führen.

Beispiel

Therapieziele

- Reduzierung der orofazialen Hypersensibilität, bis das Kind einen Löffel auf der Zunge toleriert
- Verbesserung des Mundschlusses, um Nahrungsverlust beim Essen zu vermeiden
- Erhöhen der spontanen Schluckfrequenz (ohne Nahrung), um Speichelsabbern zu verhindern
- Verbesserung der Mund- und Zungenmotorik, um die orale Boluskontrolle zu optimieren
- Erarbeiten einer Lagerung zur Verbesserung der Kopfkontrolle, um dadurch Aspirationen zu vermeiden

Die Therapie kann kompensatorische und rehabilitative Aspekte beinhalten, die der Therapeuten mit dem Kind durchführt. Die Anleitung der Eltern im Umgang mit der Schluckstörung ihres Kindes gehört ebenfalls zur Therapie: etwa Lagerung/Positionierung des Kindes zum Essen oder zum anschließenden Ausruhen, spezielle Hilfestellungen beim Essenanreichen, Hinweise zur Zubereitung der benötigten Konsistenz des Essens, Unterstützung beim Schlucken oder eine Strategie zur Notfallprävention.

Anwesenheit der Eltern bei der Therapie

Auf die Frage, ob Eltern prinzipiell bei der Therapie dabei sein sollten oder nicht, gibt es keine klare Antwort. Folgende Aspekte sind jedoch zu bedenken:

- Die Anwesenheit der Eltern vermittelt dem Kind **Sicherheit** („Mama macht auch mit"); beide werden schneller Vertrauen zum Therapeuten fassen (➤ Kap. 13.1, Abschnitt „Arbeiten mit besonderen Kindern"), wenn sie wechselseitig merken, dass sie in der Therapie entspannt sind.
- Die Anwesenheit der Eltern schafft **Transparenz**: Die Eltern sehen, was mit ihrem Kind geschieht und wie es reagiert.
- Durch die Anwesenheit der Eltern kann der Therapeut sich **Rückmeldungen** von den Eltern holen, wenn er bei der Interpretation bestimmter Verhaltensweisen des Kindes unsicher ist.
- Eine **Integration der Eltern** in die Therapie ist bei Bedarf möglich, sie verstehen Zusammenhänge leichter.
- **Elternanleitung** zu „Hilfestellungen im Alltag" oder „Heimübungen" lassen sich in den Therapieverlauf integrieren.

Dennoch gibt es Situationen oder Eltern-Kind-Konstellationen, bei denen es angebracht ist, mit dem Kind allein zu arbeiten, z. B. wenn das Kind sich bei jeder Anforderung des Therapeuten zur Mutter dreht, der Therapeut aber den Eindruck hat, es könne sich ausreichend von der Mutter lösen. In diesem Fall sollte man dies klar ansprechen. Meist merken Eltern selbst, dass ihr Kind ohne ihre Anwesenheit besser kooperieren würde.

Manchen Eltern fällt es schwer, ihr Kind allein zu lassen. In diesen Fällen ist es meist auch für die Kinder schwieriger, sich von der Mutter (oder dem Vater) zu lösen. Die Eltern lassen sich dann meist auf ein stufenweises Lösen vom Kind ein: Beispielsweise sitzt die Mutter am Anfang noch mit auf der Therapiematte, später auf einem Stuhl mit Blickkontakt zum Kind, danach abgewandt hinter dem Kind in Türnähe mit einem Buch und ohne Blickkontakt und schlussendlich vor der (bei Bedarf zunächst noch geöffneten) Tür.

Heimübungen

Heimübungen sollten mit den Eltern in der Therapie ausführlich besprochen werden, zunächst vom Therapeuten am Kind und dann an den Eltern demonstriert werden. Die Eltern spüren je nach Übung also selbst, wie sich eine Behandlung anfühlt (wie die Therapeuten in den Fortbildungen), um diese besser einschätzen zu können. Es erfordert ein wenig Feingefühl des Therapeuten, die Eltern anschließend die Übung mit ihrem Kind vor seinen Augen ausführen zu lassen; doch nur so kann der Therapeut eventuelle Abweichungen korrigieren.

! Heimübungen dürfen keinesfalls zur Qual oder zum Muss werden.

Ein Machtspiel bei Heimübungen, würde zu einem negativen Kreislauf führen, in dem die Mutter den Druck hat, die „Hausaufgaben zur Förderung ihres Kindes" ausführen zu müssen, und das Kind sich eventuell mit allen Mitteln wehrt und eine Antipathie gegen jegliche Therapieformen entwickelt. Weigert das Kind sich, mit den Eltern zu üben, kann es hilfreich sein, in einem gemeinsamen Gespräch mit Eltern, Kind und Therapeut klare Regeln für das Üben zu vereinbaren und ein **Übungsprotokoll (s.u.)** einzuführen, auf dem das Kind nach jeder Übung – gemeinsam mit den Eltern – ein Kreuz oder einen Stempel macht. Problematisch ist es, wenn Eltern das Kind für die Übungen belohnen wollen. Das könnte schnell ausufern, wenn das Kind immer mehr Belohnungen einfordert. Kleine Übungen zum Schlucken sollten deshalb wie das Zähneputzen zum Alltag gehören.

Beispiel

Heimübungsprotokoll

Datum der Vereinbarung:	
Name des Kindes:	
Beschreibung der Übung:	*intraorale Stimulation*
Übungszeitpunkt	*vor dem Frühstück (F) und dem Abendessen (A)*
Häufigkeit der Durchführung:	*täglich*
Dokumentation:	*jeweiliges Kästchen ankreuzen oder mit Stempel markieren*

Woche 1	Mo – F	Di – F	Mi – F	Do – F	Fr – F	Sa – F	So – F
	Mo – A	Di – A	Mi – A	Do – A	Fr – A	Sa – A	So – A
Woche 2	Mo – F	Di – F	Mi – F	Do – F	Fr – F	Sa – F	So – F
	Mo – A	Di – A	Mi – A	Do – A	Fr – A	Sa – A	So – A
…	…						

14.3.3 Behandlungsabschluss/ Wiedervorstellung

Eine Behandlung gilt als abgeschlossen, wenn das vereinbarte Therapieziel erreicht ist. Da aber in den meisten Fällen eine Beeinträchtigung der Schluckfunktionen auf anderen Ebenen bestehen bleibt, ist es ratsam, mit den Eltern einen Wiedervorstellungstermin mit großem Zeitintervall zu vereinbaren, je nach Situation der Familie nach 12 oder 18 Monaten. Bei Bedarf ist eine frühere Wiedervorstellung möglich. Es hat sich bewährt, diese Termine, auch wenn sie weit in der Zukunft liegen, dennoch gleich festzulegen und sie im Therapiebericht festzuhalten; dadurch entsteht eine Verbindlichkeit, den Termin wahrzunehmen oder bei Bedarf nach Absprache nochmals zu verschieben.

14.3.4 Behandlungsabbruch

In wenigen Fällen mag es erforderlich sein, die Behandlung abzubrechen. Jeder Therapeut arbeitet auf Verordnung eines Arztes, hat aber dabei eine eigene Durchführungsverantwortung gegenüber seinen Patienten. Bei der Behandlung schluckgestörter Kinder mit in der Regel bestehender Aspirationsgefahr muss der Therapeut sich auf die Einhaltung von Vereinbarungen mit den Eltern verlassen können. Ist unklar, ob sich die Eltern an Vereinbarung halten, muss er diese Vermutung schnell offen ansprechen und klären, um eventuelle gesundheitliche Risiken von dem Kind abzuwenden. Zeigen sich die Eltern auch nach mehrmaligen Gesprächen uneinsichtig, steht es dem Therapeuten zu, die Behandlung wegen mangelnder Kooperation der Erziehungsberechtigten abzubrechen.

Lässt sich nach ausführlichen Klärungsgesprächen kein für beide Seiten akzeptabler Kompromiss finden, ist es häufig sinnvoll, die Behandlung zu beenden. Ein Beispiel hierfür wäre, wenn die therapeutischen Maßnahmen ohne bildgebende Diagnostik ausgeschöpft sind und eine effektive Behandlung ohne weitere Erkenntnisse nicht möglich ist, die Eltern sich trotz ausführlicher Gespräche aber nicht zu einer FEES oder VFSS entschließen können.

!

Bei einer Bewegungseinschränkung mit Frakturverdacht kommt niemand auf die Idee zu mobilisieren, bevor die Diagnose gestellt ist. Ebenso darf man bei einer Dysphagie mit Aspirationsverdacht nicht versuchen, ohne klare Diagnose zu oralisieren (= mobilisieren)!

LITERATUR

Castillo Morales R. Die orofaziale Regulationstherapie. 2. Aufl. München: Pflaum, 1998.

Fox AV. Kindliche Aussprachestörungen. Idstein: Schulz-Kirchner, 2007.

Gonzales C. Mein Kind will nicht essen. Minden: LaLecheLiga Deutschland e. V., 2006.

Morris SE, Klein MD. Mund- und Esstherapie bei Kindern. Entwicklung, Störungen und Behandlung orofazialer Fähigkeiten. 2. Aufl. München: Urban & Fischer, 2001

Schneider P, Lüdemann D. Beteiligung der Eltern an der Therapie von Kindern mit Kommunikationsstörungen. In: Böhme G. (Hrsg.) Sprach-, Sprech-, Stimm- und Schluckstörungen. Bd. 2. München: Elsevier, 2006. S. 38–47.

KAPITEL

15 PÄDY – therapeutische Maßnahmen

Sophie Frey

Die therapeutischen Maßnahmen der PÄDY (PÄdiatrischen DYsphagietherapie) basieren auf den

- Voraussetzungen zum Dysphagiemanagement in der Pädiatrie (➤ Kap. 9)
- Überlegungen zur Rolle der Eltern (➤ Kap. 14)
- Grundlagen der PÄDY (➤ Kap. 13)

All diese Aspekte sind zu beachten, bevor man therapeutische Maßnahmen anwendet.

!

Therapieziel: Verbesserung und Unterstützung der oralen sensomotorischen Boluskontrolle, um gezielt und automatisiert schlucken zu können. Eine Optimierung der oralen Phase kann die pharyngeale Koordination verbessern.
Therapieschritte (➤ Kap. 13.5):

- Positionierung des Kindes
- Kopfhaltung
- Aufmerksamkeit/Wahrnehmung
- Mundmotorik (Zungen- und Lippenfunktionen)
- Sensorik und Geschmack

15.1 Übersicht therapeutischer Maßnahmen

Die in diesem Kapitel vorgestellten therapeutischen Maßnahmen stellen eine Auswahl von Vorschlägen zur gezielten Behandlung bestimmter Pathologien dar. Für einige gibt es eindeutige wissenschaftliche Nachweise, die allerdings auf Studien mit erwachsenen Probanden beruhen. Für den pädiatrisch tätigen Dysphagietherapeut ist die Annahme naheliegend, dass eine ähnliche Wirksamkeit auch bei Kindern zutrifft. Wendet man die Maßnahmen mit Bedacht an und beobachtet dabei die Kinder kritisch, dann sollte eine fundierte Behandlung gewährleistet sein. Andere Maßnahmen haben sich auf der Grundlage neurophysiologischer Zusammenhänge und aus der Therapieerfahrung etablierter Kindertherapeuten bewährt.

Bei den hier vorgestellten Maßnahmen wird nicht nur der Ablauf dargestellt, es wird auch der theoretische Hintergrund erläutert, die Wirkweise beschrieben und Möglichkeiten der kindgerechten Anwendung werden genannt. Es werden Maßnahmen geschildert, welche die Schluckstörung kompensieren helfen, und andere, die langfristig rehabilitativ wirken.

Die therapeutischen Maßnahmen zum Management neurogener Dysphagien lassen sich in 2 Gruppen einteilen:

- **Kompensationsmaßnahmen:** Sie sollen das Schlucken sicherer und aspirationsfreier machen, ohne die zugrunde liegende Pathophysiologie zu verändern. Sie umgehen die eigentliche Schluckstörung und ermöglichen rasch eine aspirationsfreie orale Ernährung. Bei Kompensationsmaßnahmen geht es nicht um Therapie oder Rehabilitation: Schlucken und Schmecken soll mit den bestehenden sensomotorischen Funktionen (Störungen/Schwierigkeiten) aspirationsfrei ermöglicht werden. Dieser Aspekt steht in der Pädiatrie aufgrund der meist langjährigen schweren Behinderungen häufig im Vordergrund der Beratung.
- **Rehabilitationsmaßnahmen:** Sie behandeln therapeutisch-funktionell die Ursache der Schluckstörung, haben also eine rehabilitative oder restituierende Wirkung. Sie sind wichtig, um aspirationsfreie orale Ernährung langfristig zu ermöglichen. Die Schluckfunktion wird dabei dauerhaft verbessert. Der Bereich der Rehabilitation wird in der PÄDY um die Aspekte der Anbahnung und Entwicklung ergänzt. Zum einen geht es darum, für das Schlucken notwendige, verloren gegangene sensomotorische Funktionen wiederzuerlangen. Zum anderen müssen Kinder im Rahmen ihrer all-

gemeinen Entwicklung bestimmte Fähigkeiten für adultes Essen erst erlernen. So muss ein Kleinkind Fähigkeiten wie Breilöffeln und Kauen lernen.

15.1.1 Kompensatorische Maßnahmen

Kompensatorische Techniken kommen vorübergehend zu Einsatz, z. B. bis ein Kind das normale Schlucken gelernt hat, oder dienen als Dauermaßnahmen, wenn eine Veränderung der Schluckfunktionen voraussichtlich über eine längeren Zeitraum nicht zu erwarten ist. Diese Maßnahmen haben eine große Bedeutung für die Kinder und ihre Familien, da sie nicht nur das Essen und Trinken ermöglichen, sondern auch Teilhabe an gemeinsamen Mahlzeiten. Essen und Trinken tragen erheblich zu Wohlbefinden und Lebensqualität bei.

!

Kompensatorische Maßnahmen

- Sie haben das Ziel, die orale Nahrungsaufnahme sicher und aspirationsfrei zu ermöglichen, ohne eine Veränderung der zugrunde liegende Schluckstörung anzustreben.
- Ihre Effektivität muss durch bildgebende Diagnostik überprüft werden.
- Um Einschränkungen bei der Auswahl von Nahrungsmitteln so gering und kurzfristig wie möglich zu halten, sind regelmäßige Verlaufskontrollen wichtig.

Die kompensatorischen Strategien umgehen die Pathologie, d. h. sie „überlisten" die Aspirationsursache, um orale Ernährung zu ermöglichen (siehe Beispiel unten). Eine **ausführliche bildgebende Diagnostik** ist hierbei unerlässlich, um einerseits die zu umgehende Pathophysiologie exakt zu diagnostizieren und andererseits die anvisierten Maßnahmen – unter Bildgebung – auf ihre Effektivität hin zu überprüfen. Dabei ist zu berücksichtigen: Die **Effektivität** bestimmter Schluckmanöver ist stark vom aktuellen Aufmerksamkeitsstatus des Kindes und der Korrektheit ihrer Ausführung abhängig. Nur so ist es bei Kindern mit sehr wechselhafter Vigilanz, Aufmerksamkeit oder Wachheit möglich, eine schwerwiegende Gesundheitsgefährdung auszuschließen. Dazu ist es erforderlich, dass die kompensatorischen Schluckmanöver immer auch an einen bestimmten Allgemeinzustand des Kindes gebunden werden. Vorteilhaft ist zudem, wenn nur eine kleine Zahl von Personen die „Schluckübungen" begleiten, um gleiche Beurteilungskriterien bezüglich Aufmerksamkeitsstatus, Schluckeffektivität usw. zu gewährleisten.

Beispiel

Kompensatorische Maßnahmen

Anna (5 Jahre) sitzt in einer angepassten Sitzschale, gezielte Kopfkontrolle ist ihr kurzfristig und nach verbaler Aufforderung möglich. Die FEES ergibt folgenden Befund:

- Bei der Gabe von Flüssigkeiten kommt es zum prädeglutitiven Leaking in die Sinus piriformes mit Überlauf in das Larynxvestibulum.
- Bei angedickter Flüssigkeiten -Nektarkonsistenz- kommt es ebenfalls zu prädeglutitivem Leaking in die Sinus piriformes, erst bei ca. ⅔-Füllung der Sinus erfolgte ein spontanes Abschlucken.
- Bei gekühlter Nektarkonsistenz erfolgt ein spontanes Schlucken, als der Bolus die Sinus erreicht.

Fazit: Tiefe Penetration mit massiver Aspirationsgefahr bei Flüssigkeiten, deutliche hypopharyngeale Residuen bei Nektarkonsistenz und leicht verzögerte Schlucktriggerung bei gekühlter Nektarkonsistenz.

Kompensatorische Maßnahme: Getränke zunächst nur als Nektarkonsistenz und leicht gekühlt anbieten (weitere kompensatorische sowie rehabilitative Maßnahmen wurden angesetzt, s. u.).

15.1.2 Rehabilitative Maßnahmen

In diesem Abschnitt werden rehabilitative Therapiemaßnahmen vorgestellt, die an der Ursache der Schluckstörung ansetzen, sowie Maßnahmen, welche die Anbahnung neuer Ess- und Schluckfunktionen unterstützen. Rehabilitative Maßnahmen verbessern Positionierung, Körperhaltung und Wahrnehmung sowie durch gezielte Übungen die orofazialen und pharyngealen Funktionen.

!

Schlucken kann man nur beim Schlucken lernen!

„Wer schlucken lernen will, muss schlucken!"
Diese an sich triviale Aussage resultiert aus den Erkenntnissen über normale Bewegungen und dem Bewusstsein, dass einzelne Bewegungskomponenten nicht isoliert zu betrachten sind, sondern stets im Kontext von Bewegungsmustern (➤ Kap. 13.4.2). Einzelne Komponenten lassen sich zwar zur Unterstützung von Bewegungsabläufen gezielt beüben, es ist jedoch wichtig, sie immer in den Zusammenhang eines gesamten Bewegungsablaufs zu integrieren. Das Gehirn speichert Bewegungen in Bewegungsmustern ab. Somit ist es wenig sinnvoll, isoliertes Zungeausstrecken zu üben. Effektiver ist es, einen Bewegungsablauf zu provozieren, der das Herausstrecken der Zunge beinhaltet und der im Verlauf variiert wird.

!

Rehabilitative Maßnahmen

- Es handelt sich um spezielle Techniken zur Wiederherstellung verloren gegangener Schluckfunktionen.
- Die Auswahl der Maßnahmen lässt sich erst nach eingehender klinischer und bildgebender Diagnostik treffen.
- Regelmäßige Therapieverlaufskontrollen sind sinnvoll.

Beispiel

Rehabilitative Maßnahmen

Anna (5 Jahre) wurde oben im „Beispiel-Kasten Kompensatorische Maßnahmen" vorgestellt.
Pathophysiologie (FEES-Diagnostik):

1. Insuffizienter glossovelarer Abschluss aufgrund reduzierter oraler Boluskontrolle (prädeglutitives Leaking)
2. Verzögerte Schlucktriggerung aufgrund einer oralen (und pharyngealen) Sensibilitätseinschränkung (Schlucktriggerung bei erhöhtem sensorischen Input deutlich besser)

Rehabilitative Maßnahme: Verbesserung der selbstständigen Kopfkontrolle in Zusammenarbeit mit Physio- und/oder Ergotherapeuten.

- zu 1.: Verbesserung der oralen Boluskontrolle mit Schwerpunkt Zungenkoordination
- zu 2.: Verbesserung der sensorischen Wahrnehmung, aber auch der gezielten selektiven Aufmerksamkeit bei Nahrungsaufnahme

15.2 Lagerung/Positionierung

Lagerung einer bewegungseingeschränkten Person bedeutet allgemein, sie so zu positionieren, dass sie einen für die angestrebte Tätigkeit optimalen Haltungstonus erlangen und beibehalten kann. Die Lagerung kann passiv herbeigeführt und unterstützt werden, eine bestimmte Position kann aber auch aktiv eingenommen werden. Dabei ist die Lagerung auf die Fähigkeiten und Bedürfnisse der zu lagernden Person genau abzustimmen. Grundsätzlich kann eine Lagerung in jeder Situation im Alltag geschehen.

Ziel der Lagerung ist, durch eine Anpassung an die unmittelbare Umgebung die Grundlage für einen normalen Haltungstonus zu schaffen. Dieser ist seinerseits Voraussetzung für physiologische und ökonomische Bewegungen und somit für das Schlucken!

!

In Bezug auf Essen und Trinken bedeutet Lagerung, das Kind in eine Position zu bringen, in der es den Kopf selbstständig oder mit Hilfestellung so halten kann, dass gezieltes Schlucken möglich ist.

Beispiel

Lagerung beginnt mit dem korrekten Hineinsetzen in den Rollstuhl. Zum Essen wird die Sitzschale aufrecht gestellt, die Arme können beispielsweise auf einen Rollstuhltisch aufgestützt werden, um die Rumpfaufrichtung zusätzlich zu erleichtern. Nach dem Essen lässt sich dann der Stuhl kippen und die Kopfstütze so einstellen, dass das Kind den Kopf ablegen und sich ausruhen kann.

15.2.1 Warum Lagerung?

Sitzen ist die Position zum Essen und Trinken. Liegen oder Halbliegen ist in der Regel nur für Säuglinge, die gestillt werden oder ein Fläschchen trinken, die Position der Wahl. Sind die motorischen oder neurologischen Voraussetzungen eines Kindes nicht optimal, kann es sehr schwierig sein, die Körperkontrolle und -koordination zu erlangen, um sich selbstständig aufzurichten. Dann muss man die **Kopfhal-**

15

tung durch Lagerung unterstützen. Ein Mensch, der nicht allein sitzen kann, muss folglich durch entsprechende Lagerung die Möglichkeit erhalten, sich aufzurichten.

EXKURS

Aufrichtung

Die Fähigkeit, sich gegen die Schwerkraft aufzurichten, beruht auf dem Haltungstonus, der auf die Muskulatur und den knöchernen Stützapparat mit seinen passiv stabilisierenden Anteilen wie Bändern, Gelenken und Kapseln zurückgreift. Die Koordination des Stützapparates und die erforderliche Muskelkraft entwickeln sich im Laufe der motorischen Entwicklung: Ein Säugling strebt danach, sich aufzurichten und seine Umwelt kennenzulernen. In kleinen Entwicklungsschritten, die dazu dienen, seine Kompetenzen zu verbessern – Kopfhalten, Drehen, Robben, Krabbeln, Hinsetzen usw. – lernt er, sich schließlich aufzurichten und wie die „Großen" zu bewegen. Jedes Kind versucht durch eigenständiges Üben von Bewegungen und vielen Wiederholungen seine Koordination und Körperkontrolle so weit zu optimieren, dass es sich schließlich aufrichten kann. Mancher ist schneller, andere brauchen mehr Zeit, bestimmte Entwicklungsstufen zu erreichen.

Einige für die **Kopfstabilität** zuständige Muskeln nehmen ihren Ursprung an knöchernen Bereichen des Rumpfes wie Schultergürtel, HWS und Brustkorb, andere haben ihren Ursprung in der Rumpfmuskulatur. Mit einem normalen Haltungstonus kann der Rumpf den an ihm entspringenden Muskeln Stabilität bieten. Nur so ist eine physiologische Kopfhaltung möglich. Und nur wenn diese vorhanden ist, bestehen auch die Voraussetzungen für die selektiven oralen Funktionen, die den Schluckvorgang gezielt ansteuern und ausführen.

! Stabilität ist die Voraussetzung für gutes Schlucken!

Physiologische oder selektive Kopfhaltung ermöglicht es, den Kopf frei zu halten und zu bewegen. Nur wenige verantwortliche Muskeln seien hier genannt:

- M. trapezius, M. sternocleidomastoideus und die prävertebrale Muskulatur stabilisieren den Kopf und ermöglichen die Neigung, Streckung und Drehung der Halswirbelsäule.

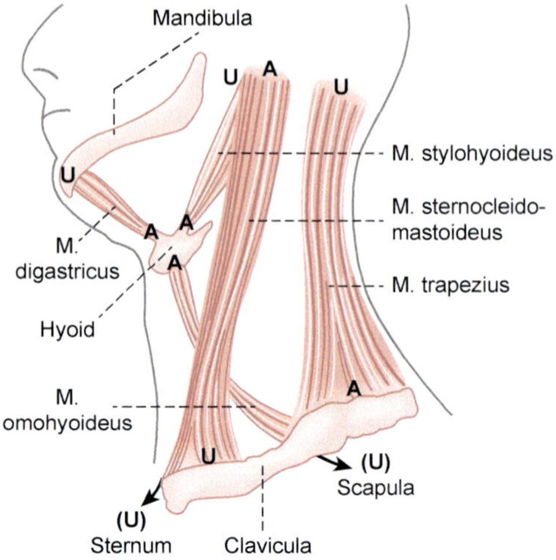

Abb. 15.1 Ursprung (U) und Ansatz (A) von Muskeln der Hals- und Kopfmuskulatur; M. trapezius, M. sternocleidomastoideus und die hier nicht dargestellte prävertebrale Halsmuskulatur stabilisieren den Kopf und ermöglichen Neigung, Streckung und Drehung der Halswirbelsäule

- Die infrahyoidale Muskulatur (z. B. M. omohyoideus) entspringt am Schultergürtel und zieht zum Hyoid.
- Die suprahyoidale Muskulatur (z. B. M. digastricus oder M. stylohyoideus) zieht von knöchernen Strukturen – Mandibula/Schädelbasis – zum Hyoid.

Das Hyoid ist ausschließlich muskulär verankert. Es benötigt Stabilität an den Ursprüngen der Muskeln, die es bewegen. ➤ Abb. 15.1 zeigt Ursprung und Ansatz von Hals- und Kopfmuskeln (vgl. ➤ Kap. 1).

Am Schädel und an der Halswirbelsäule entspringen folgende für das Schlucken wichtige Muskeln (➤ Kap. 1.2.7 bis ➤ Kap. 1.2.10):

- Zungenmuskulatur (z. B. M. styloglossus)
- Gaumensegelmuskulatur (z. B. M. tensor veli palatini und M. levator veli palatini)
- Kiefermuskulatur (z. B. M. masseter, M. temporalis)
- Pharynxkonstriktoren (z. B. M. constrictor pharyngis superior, medius und inferior)

! Nur wenn die für die Funktionsentfaltung der Muskeln wichtige Voraussetzung – Stabilität am Ursprungsort – gewährleistet ist, können die Muskeln koordiniert zu einem gesunden und aspirationsfreien Schluckablauf beitragen.

15.2.2 Kriterien für Lagerung

Die Art der Lagerung ist auf die angestrebte Aktivität ausgerichtet. Bei der Lagerung kann man unterscheiden:

- **Ruhelagerung** hat das Ziel, das Kind zur Ruhe kommen zu lassen und ihm damit eine Erholung von der vorangegangenen Anstrengung zu ermöglichen.
- **Aktivitätslagerung** zielt hingegen darauf, das Kind bei einer bestimmten Aktivität so zu unterstützen, dass es ausreichend Stabilität hat, um aktiv sein zu können. Dem Kind wird dabei gerade so viel Unterstützung gegeben, wie es benötigt, um einen adäquaten Haltungshintergrund (Haltungstonus) aufzubauen und zu halten. Dieser ist die Voraussetzung für selektive Funktionen , wie z. B. Mundöffnen, Kauen Schlucken.

Beispiel

- **Aktivitätslagerung:** Ein Kind mit Bewegungseinschränkung kann zum Essen so am Tisch positioniert werden, dass es die Familie beim Essen sieht und den Kopf aktiv halten kann.
- **Ruhelagerung:** Wird es zum Schlafen im Bett gelagert, ist die Zielsetzung Entspannung.

Tabelle 15.1 listet die Prinzipien der Lagerung auf.

Tab. 15.1 Prinzipien von Lagerung
Lagerung muss bequem sein
Lagerung sollte einfach und praktikabel sein
Lagerung soll stabilisieren, aber niemals fixieren
Lagerung soll den Kindern Stabilität geben, von der ausgehend sie aktiv sein können
Bei der Lagerung ist die Unterstützungsfläche an das Ziel der Lagerung anzupassen
Lagerung ist die Voraussetzung für einen normalen Haltungstonus
Lagerung ist die Voraussetzung für normale Bewegung, deren Grundlage einen normalen Haltungstonus umfasst
Lagerung zum Schlucken muss – als Voraussetzung für pharyngeale Aktivität – Rumpf- und Kopfstabilität optimieren
Lagerung zum Schlucken ist eine Aktivitätslagerung
Lagerung muss immer an das Umfeld adaptiert sein

!

Es erfordert manchmal viel Einfühlungsvermögen, Erfahrung und Kreativität, das Kind bei einer Lagerung nicht einzuengen und ihm dennoch genügend Unterstützung zu geben.

15.2.3 Möglichkeiten der Lagerung

Es gibt verschiedene Möglichkeiten, Kinder zu lagern: sitzend (➤ Abb. 15.2) im Rollstuhl oder im „normalen" Stuhl, im Hochstuhl oder auf dem Schoß der Eltern (Kleinkinder). Kinder können am Tisch sitzend oder vom Tisch abgewandt positioniert werden. Werden Eltern in die Lagerung mit

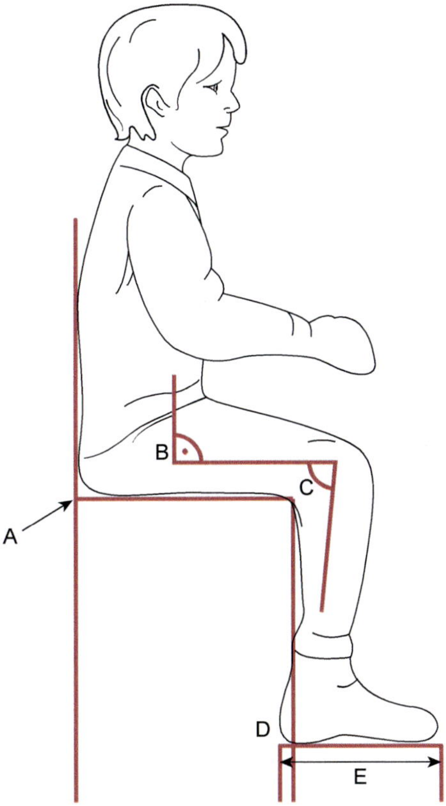

Abb. 15.2 Lagerung im Sitzen (➤ Tab. 15.2): Po-Position im Sitz ganz hinten (A), Oberschenkel und Rumpf bilden einen 90-Grad-Winkel (B), im Kniegelenk ist der Winkel ein wenig kleiner als 90 Grad (C), die Fersen stehen leicht hinter den Knien (D), die Unterstützungsfläche für die Füße ist so eingestellt, dass die o. g. Kriterien eingehalten werden können (E)

Tab. 15.2 Sitzposition betrachten und optimieren; alle Vorschläge zur Abhilfe sind individuell anzupassen, sodass die Kinder sich in der *neuen* Position wohlfühlen. Manche Kinder gewöhnen sich erst allmählich an veränderte Positionierungen.

Aspekt	Optimal	Fehlerquellen	Abhilfe
Position des Pos	Kind sitzt so, dass Po im Übergang Sitzfläche–Rückenlehne	bei rein visueller Inspektion wird die tatsächliche Position in der Sitzschale häufig nicht erkannt; manuell überprüfen: eigene Hand zwischen Sitzschale und Po bringen	je nach Größe des Kindes: • Po nach hinten schieben • Kind anheben und neu in Sitzschale setzen • Po mithilfe des Schinkengangs nach hinten bringen
Hüfte, Beine	Oberschenkel im 90-Grad-Winkel zur Hüfte	• ≥ 90 Grad: Tendenz zu Hypotonie, aber auch erhöhtes Risiko für Extensionsmuster • ≤ 90 Grad: beugedominant und evtl. schwierig, Rumpfaufrichtung zu halten	• verändert sich z. T. selbst durch Veränderung der Po-Position • Länge der Sitzfläche anpassen • Füße in richtige Position (s. u.) bringen • Schuhe und ggf. Fußschienen anziehen, um Stabilität im Fußgelenk zu gewährleisten • Fußstützen am Rollstuhl anpassen • Füße entsprechend unterlagern (mit Kiste, Telefonbüchern, Schaumstoffwürfeln, …)
Knie	≤ 90-Grad-Winkel, so dass Fersen unter oder leicht hinter Knie	geringe Beugung im Knie = Extensionstendenz	
Füße	Unterstützungsfläche für gesamten Fuß in einer Höhe, dass Kriterien (Hüfte, Beine, Knie) eingehalten werden	ungleichmäßige Unterstützung am Fuß = Spitzfußstellung und Extensionsmuster	

einbezogen, ist es wichtig, auch sie zu „lagern“ bzw. darauf zu achten, dass sie selbst eine Position einnehmen, die sie für die Dauer der Mahlzeit/Therapie bequem einhalten können. Gleiches gilt für den Therapeuten, der eine Lagerung unterstützt. (Es nützt keinem Kind, wenn sich Eltern oder Therapeut bei der Nahrungsgabe bzw. Unterstützung der Körperhaltung derart verbiegen, dass sie selbst anschließend physiotherapeutischer Behandlung bedürfen.) Ein „einfacher“ und praktikabler Lagerungsvorschlag wird bei Kind und Eltern die Kooperationsbereitschaft um ein Vielfaches erhöhen (➤ Tab. 15.1).

Da Lagerung immer bedeutet, jemanden zu stützen, ist es wichtig, darauf zu achten, dass vorhandene Unterstützungsflächen (➤ Abb. 13.2) genutzt werden. Konkret bedeutet das, dem Kind zu zeigen, wo seine Körpergrenzen sind, damit es sich selbst und seine unmittelbare Umgebung wahrnehmen und einordnen kann. Bei einem Kind in der Sitzschale heißt das zunächst, die Sitzposition genau zu betrachten, um dann die erforderlichen Unterstützungsmaßnahmen einzuleiten (➤ Tab. 15.2)

15.2.4 Lagerungsmaterial

Zur Lagerung eignet sich alles, was zur Anpassung der Unterstützungsfläche benutzt werden kann. Das können weiche oder feste Gegenstände sein, Dinge aus dem Haushalt oder speziell angefertigte Lagerungselemente wie Schaumstoffelemente in diversen Formen sein (➤ Abb. 15.3). Für welches Material man sich entscheidet, hängt davon ab, was das Kind braucht. Folgende Kriterien sollten bei der Auswahl Berücksichtigung finden:

- **Weiche Materialien** bieten geringen Widerstand und sind somit für Kinder, die mit der Körperwahrnehmung Schwierigkeiten haben, weniger geeignet (➤ Kap. 13.3). Sie können aber zum Lückenfüllen hilfreich sein, wenn ein geringer Widerstand erwünscht ist. Weiche Materialien eignen sich insbesondere auch zur Ruhelagerung, da bei ihrer Verwendung die Dekubitusgefahr geringer ist als bei festen Lagerungskissen.
- **Feste Materialien** bieten viel Widerstand und eignen sich somit gut zur Aktivitätslagerung. Sie können auch zur Ruhelagerung verwendet wer-

den – insbesondere bei Kindern mit ausgeprägtem muskulärem Hypertonus. Bei der Verwendung von festem Lagerungsmaterial ist unbedingt zu beachten, dass alle aufliegenden Körperteile – insbesondere die nicht oder sehr wenig bewegten – gefährdet sind, Druckstellen bis hin zum Dekubitus zu entwickeln. Wie schnell sich eine Druckstelle entwickelt, variiert individuell sehr stark. Keinesfalls sollte ein Kind länger als 20–30 min in einer Lagerung mit festem Lagerungsmaterial verbleiben, ohne dass nach Druckstellen geschaut wird.

- **Lagerungskissen** sind Kissen in verschiedenen Formen, die mit Körnern oder Kügelchen gefüllt sind, welche sich der Körperform anpassen; einige behalten sogar – einmal angepasst – ihre Form dauerhaft bei. Diese Lagerungselemente verbinden die weichen und nachgebenden Eigenschaften von Kissen mit einem gewissen Maß an Widerstand durch die Formfestigkeit des Kügelchenmaterials.

!

Lagerungsmaterialien

- Schaumstoffwürfel, -keile und -quader unterschiedlicher Festigkeit
- Stillkissen oder mit Stoffresten ausgestopfte Jogginghosen in allen Größen
- Kissen in allen Größen
- Handtücher – gerollt, gefaltet
- Holzkisten
- kleine Hocker oder Fußbänke
- Telefonbücher

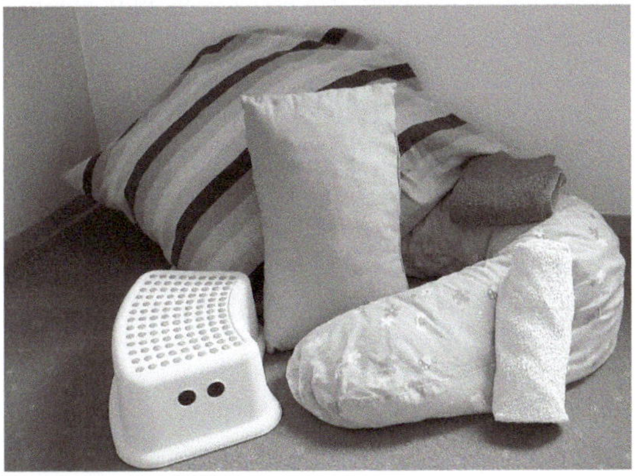

Abb. 15.3 Lagerungsmaterialien: Stillkissen, gerolltes Handtuch, kleiner Hocker, weiche/feste Kissen

15.2.5 Lagerung und Schlucken

Welche Auswirkungen kann die Lagerung auf das Schlucken haben? Adäquate Lagerung kann die Tonusregulierung unterstützen, Beißreaktionen vorbeugen, die Aspirationsgefahr reduzieren und die Aufmerksamkeit verbessern.

!

Rumpfstabilität und Schlucken

Rumpfstabilität ist die Grundlage für eine gezielte Kopfhaltung.
Kopfstabilität ist die Grundlage für:

- selektive Mundmotorik
- gezielte Boluskontrolle
- gezielte Larynxfunktionen

→ Dies sind alles Voraussetzungen für physiologisches, aspirationsfreies Schlucken! (➤ Kap. 13.4.3)

Tonusregulierung

Bei muskulärem Hyper- oder Hypotonus kann gezielte Lagerung eine Tonusregulierung fördern. Die Unterstützung kann erfolgen, indem vorhandene Flächen genutzt werden und dem Kind gezeigt wird, wo Körpergrenzen sind, z. B. durch Auspolstern von Lücken in einem Sitz, sodass die Unterstützungsfläche größer wird. In diesem Fall ist zu berücksichtigen, dass eine größere Unterstützungsfläche in der Regel eine Tonussenkung bewirkt, was nicht immer erwünscht ist. Die Tonusregulierung im Rumpf schafft eine bedeutende Voraussetzung für einen physiologischen Schluckablauf.

Beißreaktion vorbeugen

Wenn das Kind richtig im Stuhl sitzt, befindet sich der Po weit hinten im Sitz, die Arme stützen sich auf eine Armlehne oder einen Tisch und die Füße stehen so, dass Hüft-, Knie- und Fußgelenke leicht gebeugt sind. Dies verhindert nicht nur eine Spitzfußstellung, sondern wirkt auch präventiv als Schutz vor einer Beißreaktion.

Aspirationsgefahr reduzieren

Wird der Kopf leicht nach vorn geneigt und zeigt das Kinn in Richtung Brustbein, lässt sich ein prädeglutitiver Boluseintritt in den Pharynx und damit möglicherweise auch eine Aspiration verhindern. Der Bolus kann durch die Kopfinklination nicht mehr passiv nach hinten laufen, er muss aktiv geschluckt werden – Voraussetzung für einen physiologischen pharyngealen Schluck (➤ Kap. 15.6.1).

Aufmerksamkeit verbessern

Eine korrekte Aktivitätslagerung zur Nahrungsaufnahme kann die Aufmerksamkeitsleistung und Motivation für das Ereignis Essen und Trinken erhöhen (➤ Kap. 13.3.3).

15.3 Positionierung von Säuglingen und Kleinkindern

Grundsätzlich gelten für die Lagerung eines Säuglings und Kleinkinds die gleichen Überlegungen wie für ältere Kinder (➤ Kap. 15.2). Im Folgenden werden Möglichkeiten aufgezeigt, wie speziell Säuglinge und Kleinkinder positioniert werden können. Diese können je nach Kind und Gegebenheiten der Umgebung kreativ variiert werden.

EXKURS

Motorische Entwicklung

„Die Aufrichtung eines Kindes lässt sich mit einer Spirale vergleichen, die in einem Punkt beginnt und sich dann immer größer werdend nach oben schraubt. Bis zum Stand, der höchsten Aufrichtung gegen die Schwerkraft, durchläuft das Kind viele Positionen, in denen sich die statische Symmetrie der Haltung und die dynamische Asymmetrie der Bewegung immer wieder abwechseln." (Kienzle-Müller und Wilke-Kaltenbach 2008; ➤ Abb. 15.4)

Die Fähigkeit, sich koordiniert und gezielt zu bewegen, entwickelt das Neugeborene von der Rückenlage aus. Zunächst sind es noch asymmetrische Massenbewegungen. Das Neugeborene lernt zunächst, eine stabile symmetrische Rückenlage zu halten. Sobald es sich sicher fühlt, probiert es weitere Bewegungen aus und begibt sich in „neue Asymmetrien". So verläuft die Bewegungsentwicklung immer im Wechsel von statischer Symmetrie, die durch den Bewegungsdrang zu asymmetrischen neuen Bewegungserfahrungen führt. Das Kind durchläuft dabei viele Etappen, bis es schließlich ausreichend Rumpfstabilität entwickelt hat, dass die Hände den stützenden Boden verlassen können und es sich aufrichten kann. Erst ein ausreichender Haltungstonus (➤ Kap. 13.4) des Rumpfes versetzt das Kind also in die Lage, die oberen Extremitäten in aufrechter Position frei zu bewegen, also die Hände im Stand frei zu benutzen, und zu laufen.

!

Neugeborene und Säuglinge bis etwa zum 3. Lebensmonat haben noch keine selbstständige Kopfkontrolle!
Bei jedem Hochnehmen, Tragen oder Halten muss darauf Rücksicht genommen und der Kopf gezielt unterstützt werden.

15.3.1 Lagerung zum Füttern und zur Therapie

Lagerung auf dem Boden im O-Sitz

Der Therapeut sitzt gut angelehnt auf dem Boden, seine Beine bilden ein O. Das Kind liegt mit dem Kopf auf den Füßen des Therapeuten. In dieser Position lässt sich der Kopf des Kindes gut stabilisieren. Gleichzeitig ist das Kind in seiner stabilen Rückenlage frei, seinen Kopf zu drehen. Diese Position ist auch für den Therapeuten günstig, da seine Hände frei sind. Das Kind kann den Therapeuten aus dieser Lage gut beobachten (➤ Abb. 15.5).

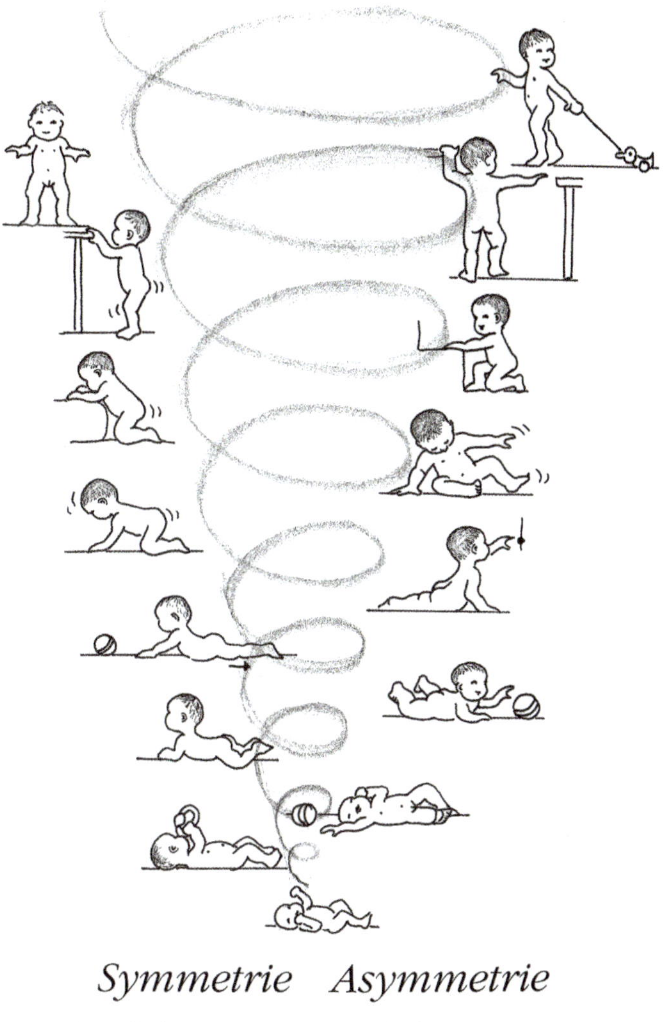

Abb. 15.4 Entwicklungsspirale des Kindes (von Anita Laage-Gaupp, 2007)

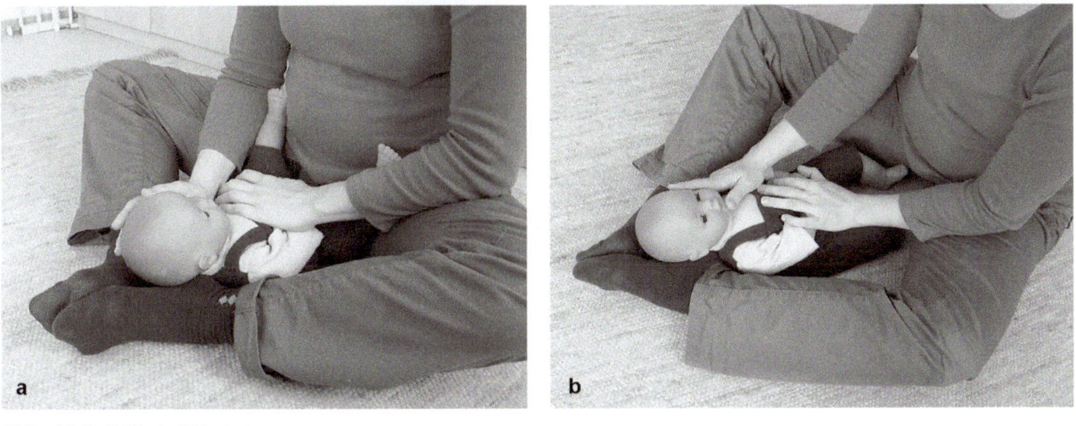

Abb. 15.5 O-Sitz in 2 Variationen

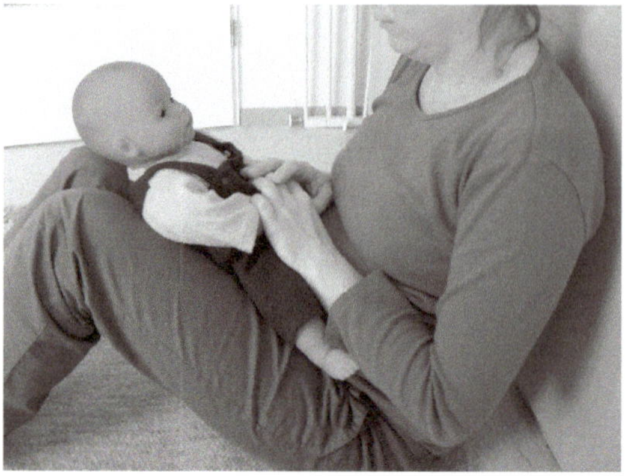

Abb. 15.6 Lagerung auf den Knien, auf dem Boden sitzend

Lagerung auf den Knien

Dazu sitzt der Therapeut auf dem Boden und hat seine geschlossenen Beine aufgestellt, was die Lagerung des Kindes auf den Oberschenkeln ermöglicht (➤ Abb. 15.6). Eine ähnliche Position kann eingenommen werden, wenn man auf einem Stuhl sitzt und einen entsprechend hohen Hocker unter die Füße stellt (➤ Abb. 15.7). Dabei ist darauf zu achten, dass das Kind nicht herunter fallen kann, etwa indem man die Beinchen am Oberkörper des Therapeuten hochlegt. In dieser Position kann sich das Kind nicht durch plötzliche Strampelbewegungen der Beine am Oberkörper des Therapeuten abstoßen und von den Knien rutschen.

Die Lagerungsposition auf den Knien lässt ebenfalls beide Hände des Therapeuten frei bei symmetrischem Blickkontakt zum Kind. Indem der Therapeut die Oberkörperlage des Kindes durch die Höhe seiner Beine variiert, kann er das Kind in dieser Position füttern.

Lagerung sitzend-seitlich

Der sitzend-seitlich gelagerte Säugling wird beim Füttern auf dem Arm gehalten – ähnlich der Positionierung beim Stillen. Die Höhe der Oberkörperposition lässt sich dabei leicht variieren, um sie den Schluckfunktionen besser anzupassen (➤ Abb. 15.8).

Sitzt der Therapeut auf einem Stuhl, sitzt das Kleinkind seitlich auf dem Schoß des Therapeuten. Sitzt er auf dem Boden, kann das Kind zwischen den Beinen des Therapeuten sitzen, sodass dieser dessen

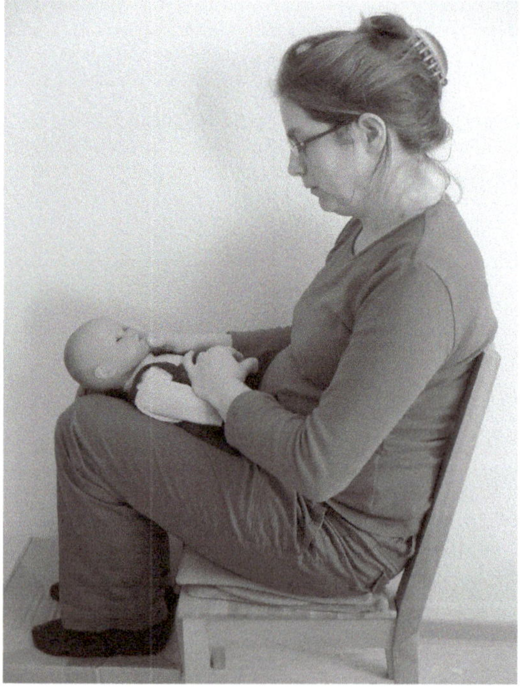

Abb. 15.7 Lagerung auf den Knien, auf einem Stuhl sitzend

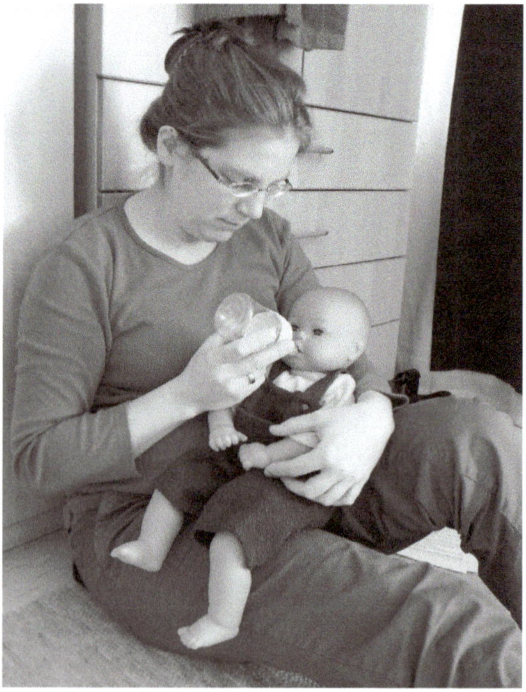

Abb. 15.8 Sitzend-seitliche Lagerung; Säugling auf dem Arm

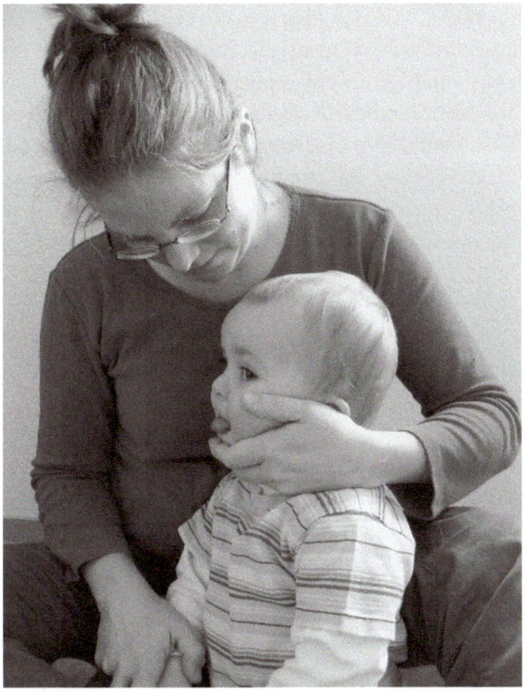

Abb. 15.9 Sitzend-seitliche Lagerung; Kleinkind, auf dem Boden sitzend

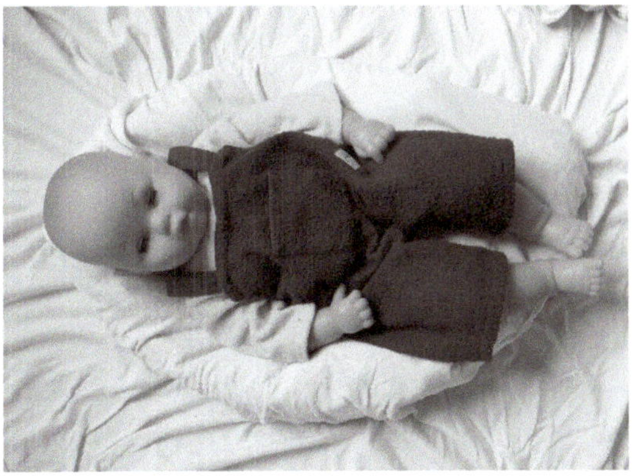

Abb. 15.10 Rückenlage im Nest

Rumpf mit einem Bein stabilisieren, mit dem Arm der gleichen Seite um die Schultern greifen und damit Kopf bzw. Kiefer stabilisieren kann; gleichzeitig sind mit der freien Hand therapeutische Maßnahmen wie intraorale Stimulation oder Füttern möglich (➤ Abb. 15.9).

15.3.2 Lagerung zum Ausruhen

Rückenlagerung im Nest

Säuglinge fühlen sich mit viel von ihnen gespürter Begrenzung ihres Körpers besonders wohl und geborgen. Deshalb bietet es sich an, ihnen zum Ausruhen in Rückenlage aus einem Handtuch und einem Bettlaken ein einfaches Nest zu bauen. Dazu wird ein Badetuch der Länge nach zusammengerollt und als Nest auf das Bettchen gelegt. Darüber kommt ein Betttuch, in welches das Neugeborene hineingelegt wird (➤ Abb. 15.10). Auch Kleinkinder mit Entwicklungsverzögerung fühlen sich noch lange in einem solchen Nest geborgen.

!

Nach dem Trinken: Seitenlage

Soll das Kind nach dem Trinken hingelegt werden, ist unbedingt darauf zu achten, dass es zunächst gut aufgestoßen hat. Viele Kinder schlucken Luft beim Trinken, was zum Aufstoßen der Luft führt, die dabei meist gemischt mit Nahrung ausgespuckt wird. Liegt das Baby dann auf dem Rücken, kann es passieren, dass es sich an diesem Refluxat verschluckt. Dies kommt vor, weil es noch nicht in der Lage ist, den Kopf schnell genug zu drehen. Daher ist es ratsam das Kind direkt nach dem Trinken, zunächst noch zu tragen oder in Seitenlage abzulegen.

Seitenlagerung

In der Seitenlage muss das Kind von hinten durch ein kleines Mondkissen oder ein gerolltes Handtuch unterstützt werden, da Neugeborene die Seitenlage noch nicht allein halten können (➤ Abb. 15.11). Wird die Seitenlage nicht richtig unterstützt, kann sie negative Auswirkungen auf die Entwicklung der Hüfte und die Körpersymmetrie haben. Es ist daher sehr wichtig, das Kind gut im Rücken zu stützen und abwechselnd auf der rechten und linken Seite zu lagern.

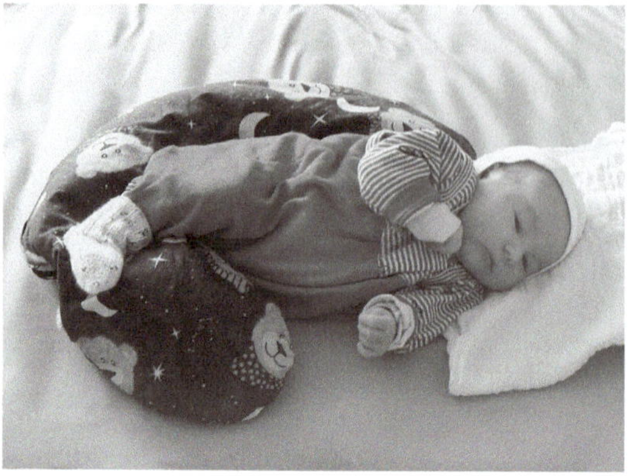

Abb. 15.11 Seitenlagerung eines Säuglings

15.4 Nahrungsadaptation

Bei eingeschränkten Schluckfunktionen ist es erforderlich, Speisen und Getränke so zuzubereiten, dass sie auf die Schluckfähigkeiten des Kindes abgestimmt sind. Nahrungsadaptation kann trotz Beeinträchtigung der Schluckfunktionen aspirationsfreie orale Nahrungsaufnahme ermöglichen. Um sich zu vergewissern, dass diese Maßnahmen effektiv sind, bedarf es bildgebender Diagnostik!

15.4.1 Konsistenzanpassung

Nahrungsmittel haben unterschiedliche Konsistenzen und Viskositäten. Vereinfachend wird meist eine grobe Einteilung in *flüssig – Brei – fest* gewählt, gelegentlich noch mit eingebauten Zwischenstufen: *flüssig – Sirup – honigartig – Brei – fester Brei – fest.* Eine solche Kategorisierung ist hilfreich, um auf individuelle Schluckfähigkeiten einzugehen und den Kindern größtmögliche Oralisierung zu ermöglichen. Die Schwierigkeit besteht dabei darin, dass es an einheitlichen Standards für die Viskosität etwa von Flüssigkeiten fehlt. Man kommt deshalb zu unterschiedlichen Konsistenzen, wenn man mehrere Personen bittet, eine „Sirupkonsistenz" herzustellen.

Je dünnflüssiger eine Konsistenz ist, desto schneller fließt sie überall hin, wenn sie nicht aktiv kontrolliert wird (orale Boluskontrolle). Je flüssiger eine Konsistenz, desto schneller fließt sie der Schwerkraft folgend z. B. in den Pharynx, bevor der Schluckreflex ausgelöst wurde. Oder sie läuft beim „anterioren Leaking" oder Sabbern vorn aus dem Mund wieder heraus, z. B. wenn das Kind den Kopf nach vorn hängen lässt. Umgekehrt erfordert eine höhere Viskosität dickflüssigerer Nahrung mehr Aktivität des Kindes, um sie durch den Mund in den Rachen und weiter zu transportieren. Klebrige oder sehr dicke Nahrungsmittel können bei eingeschränkter pharyngealer Kontraktion eher zu pharyngealen Residuen führen.

Bei Angaben einer bestimmten Konsistenz, die ein Kind schlucken kann, hat es sich bewährt, den Eltern genau zu erklären, warum diese und nicht jene Konsistenz für das Kind wichtig ist. Wenn Eltern verstehen, warum sie bestimmte Maßnahmen in Kauf nehmen müssen, werden sie eher bereit sein, diese korrekt umzusetzen. Ferner ist es innerhalb einer Klinik wichtig, unter bestimmten Konsistenzbezeichnungen gleiche Viskositäten zu verstehen.

Flüssigkeitskategorien

Wie die Erfahrung zeigt, ist die Einhaltung der korrekten Konsistenz sehr problematisch. Andickungsmittel werden von den Kostenträgern nicht immer übernommen und stellen dann für die Eltern eine erhebliche finanzielle Belastung dar. Nur wenige Mittel sind für Kleinkinder oder gar Säuglinge zugelassen. Kommerzielle Andickungsmittel haben – entgegen den Angaben der Hersteller – fast immer einen Eigengeschmack und eigen sich somit nur für Anwendungen in Getränken mit ausgeprägtem Eigengeschmack. Häufig verändern sie auch die Beschaffenheit eines Getränks: Milch beispielsweise bekommt eine sämige Konsistenz. Es lohnt sich, die verschiedenen Hersteller um Proben zu bitten und diese selbst zu testen.

Übung

Andicken von Getränken

Testen und probieren Sie zunächst selbst, was Sie dem Kind anbieten:

- Wie schnell wirkt das Andickungsmittel?
- Dickt es nach? Setzt es sich wieder ab?
- Hat das angedickte Getränk nach 2–3 Stunden noch die ursprüngliche Konsistenz?

- Wie ist der Geschmack? In Wasser? In Saft?
- Wie trinkt sich ein honigartiger Apfelsaft?
- Ist das Andickungsmittel alltagstauglich?

Trotz aller Kritik gibt es Kinder, die von Andickungsmitteln profitieren, etwa solche, die größten Wert auf „Flüssigkeiten" legen oder Kinder, für die aus dringenden medizinischen Gründen eine Flüssigkeitsversorgung via Sonde momentan nicht infrage kommt.

Durch die genaue Beschreibung der Konsistenzen lassen sich Flüssigkeitskategorien präziser darstellen. Das könnte eine Alternative zu den herkömmlichen (oben beschriebenen) Einteilungen sein.

!

Flüssigkeitskategorien

- **Flüssig:** wie Wasser, Tee, Saft
- **Nektarartig:** wie Nektar, viskoser als „flüssig", aber nicht so dick wie Honig; fließt leicht vom Löffel
- **Honigartig:** höhere Viskosität als Nektar, aber nicht so fest wie Brei oder Pudding, fließt gerade noch vom Löffel

In der Praxis hat es sich aufgrund der dargelegten Probleme mit Andickungsmitteln als sinnvoll erwiesen, bei Flüssigkeiten, so weit schluckpathologisch möglich, auf die ursprüngliche oder natürliche Konsistenz eines Getränks zurückzugreifen. Bei Schwierigkeiten mit den Schluckfunktionen sollte man eher auf Maßnahmen wie Adaptation der Bolusgröße oder der Kopfhaltung ausweichen.

!

Bei Getränken lieber auf das Andicken verzichten. Stattdessen Bolusgröße, Gesamtmenge und Schlucktechnik an die Schluckpathologie adaptieren.

Nahrungskategorien

Bei Nahrungsmitteln wirken die gängigen Konsistenzeinteilungen Breikost und feste Kost zunächst ganz plausibel, bei näherer Betrachtung kann man auch hier Fragen aufwerfen.

Zunächst zur Breikonsistenz: Joghurt ist dünner als Quark – beides zählt zu „Brei", Grießbrei ist oft dünnflüssiger als Pudding oder Kartoffelbrei, püriertes Fleisch kann sehr krümelig sein, Rührei ist – ähnlich wie Pudding – schon fast fest. Aber auch bei fester Nahrung muss man sich Gedanken darüber machen, dass es krümelige Nahrungsmittel gibt, die sich schwerer als andere zu einem Bolus formen lassen.

Beispiele: Ein knackiges Brötchen kann weiche und krümelige Bestandteile haben, ein homogenes Mischbrot isst sich leichter als ein krümeliges Vollkornbrot; beim Reichen von Soße zu den Speisen kann das Aufeinandertreffen verschiedener Konsistenzen zu einer zusätzlichen Herausforderung bei der Boluskontrolle werden. Auch hier hat sich eine konkretere Beschreibung der Konsistenzen bewährt, aus der allgemeinen Dysphagiologie sind Einteilungen in verschiedene „Schlucktypen", die derartige Beschreibungen beinhalten, bekannt.

!

Nahrungskategorien

- **Breikost:** Speisen in Form eines feinen und homogenen Breis; keine faserigen oder krümeligen Nahrungsbestandteile
- **Weiche Kost:** Nahrung, die sich mit Zunge oder Gabel leicht zerdrücken lässt; keine grobfaserigen oder krümeligen Nahrungsmittel
- **Halbweiche/-feste Kost:** Nahrung, die sich leicht kauen und zu einem Bolus formen lässt; keine krümeligen oder zähen Nahrungsmittel
- **Feste Kost:** alle festen Nahrungsmittel

➢ Tabelle 15.3 zeigt Beschreibungen, Indikationen und Eigenschaften von Flüssigkeits- und Nahrungsmittelkategorien auf einen Blick.

15.4.2 Sensorische Nahrungswahrnehmung

Bei Kindern mit sensorischen Wahrnehmungsdefiziten oder verzögerter Schluckreflextriggerung aufgrund sensorischer Defizite kann ein verstärkter sensorischer Reiz den Schluckvorgang verbessern. Extreme Reize wie **Temperaturunterschiede** (warm/kalt), **Saures oder Scharfes** können dazu führen, dass die im Mund befindliche Nahrung besser spürbar ist. Die Folge kann eine zielgenauere orale Phase und eine optimierte pharyngeale

Tab. 15.3 Flüssigkeits- und Nahrungsmittelkategorien: Beschreibungen, Indikationen und Eigenschaften. Die Indikationsstellung ist nur nach vorheriger ausführlicher klinischer *und* bildgebender Diagnostik möglich, wie auch aus den Indikationskriterien leicht zu ersehen ist.

Konsistenz	Beschreibung	Eigenschaften	Indikation
flüssig	wie Wasser, Tee, Saft		• keine Einschränkung der Schluckfunktionen
nektarartig	Flüssigkeit wie Nektar	• höhere Viskosität als „normale" Flüssigkeiten, aber nicht so dick wie Honig, langsamere Fließeigenschaften als flüssige Konsistenz • veränderter sensorischer Input im Vergleich zum Ausgangsprodukt ohne Andickung	• leichte Einschränkung bei oraler Boluskontrolle • leicht verzögerte Schluckreflexauslösung • Aspirationsgefahr bei Flüssigkeiten
honigartig	Flüssigkeit mit Honigkonsistenz	• höhere Viskosität als Nektar, aber nicht so fest wie Brei • langsamere Fließeigenschaften als Nektarkonsistenz • höhere Anforderung an den oralen Bolustransport im Vergleich zur Nektarkonsistenz • veränderter sensorischer Input im Vergleich zum Ausgangsprodukt ohne Andickung	• Einschränkung bei der oralen Boluskontrolle • verzögerte Schluckreflexauslösung • Aspirationsgefahr bei Flüssigkeiten und Nektarkonsistenz
Breikost	• Speisen, die sich zu feinem, homogenem Brei verarbeiten lassen • keine faserigen oder krümeligen Nahrungsmittel • Vorsicht: meist reduzierter sensorischer Input	• lässt sich leicht zu Bolus formen und hält diese Kohäsion • kein Kauen erforderlich • „rutscht leicht runter"	• erste Essversuche mit Breikost • noch nicht entwickelte orale Boluskontrolle • massiv eingeschränkte orale Boluskontrolle • Schwierigkeiten bei der Bolusbildung • Kauen nicht möglich • eingeschränkter oraler Bolustransport • eingeschränkter laryngealer Verschluss • reduzierte pharyngeale Kontraktion • eingeschränkte Öffnung des oÖS
weiche Kost	• Nahrung, die sich mit der Zunge zerdrücken lässt • keine grobfaserigen oder krümeligen Nahrungsmittel	• leicht zerkleinerbare und kontrollierbare Nahrung • lässt sich leicht zu Bolus formen • kein richtiges Kauen erforderlich (kann auch „gemampft" werden)	• noch nicht vollständig entwickelte orale Boluskontrolle • eingeschränkte orale Boluskontrolle • Kauen noch schwierig • leicht eingeschränkter oraler Bolustransport • geringe pharyngeale Einschränkungen
halbfeste bis feste Kost	• Nahrung, die sich leicht kauen und zu Bolus formen lässt • keine krümeligen oder zähen Nahrungsmittel	←	• leichte Einschränkung der oralen Boluskontrolle • Kauen mit leichten Einschränkungen

oÖS = oberer Ösophagussphinkter

Schluckphase sein. Ein größerer sensorischer Input kann die Schluckreflextriggerung beschleunigen. Allerdings handelt es sich dabei in der Regel, nicht um eine anhaltende Veränderung der Triggerschwelle. Bei Säuglingen und Kleinkindern ist mit extremeren Geschmacksreizen – aufgrund ihrer Empfindsamkeit und geringen Erfahrung mit Geschmacksvariationen – sehr vorsichtig vorzugehen; im Zweifelsfall ist ein Kinderarzt oder Kindergastroenterologe zu befragen.

Benötigt das Kind viel Input, kann auch eine **große Bolusmenge** im Mund die Schluckreflextriggerung erleichtern.

Darüber hinaus spielt auch die **Beschaffenheit** von Speisen eine Rolle für die sensorische Wahrnehmung. So bietet beispielsweise ein glatter Pudding weniger Input als ein leicht körniger und klebriger Reisbrei.

Verschiedene Löffel die zum Füttern/Essen verwendet werden, können sich ebenfalls auf die orale Wahrnehmung auswirken (➤ Kap. 17.5).

Schließlich ist auch der Einfluss, den die präorale Phase als vorbereitende Phase für den weiteren Schluckakt hat (vgl. Exkurs Präorale Phase, ➤ Kap. 6.1), nicht zu vernachlässigen.

!

Unterstützung orosensorischer Wahrnehmung

- Temperaturunterschiede – warm/kalt
- extreme Geschmacksrichtungen – sauer/scharf
- große Bolusgröße
- Beschaffenheit der Nahrung
- verschiedene Löffel
- allgemeine Wahrnehmung

15.4.3 Nahrungsmenge

Unterschiedliche Bolusgrößen stellen unterschiedliche Anforderungen an die Schluckfunktionen. Die **Portionsgröße** lässt sich beispielsweise so variieren, dass Kinder, die rasch ermüden und dadurch Gefahr laufen zu aspirieren, mehrmals am Tag kleinere Portionen zu essen bekommen. Beim Trinken kann rasches Ermüden dazu führen, dass das Kind aufgrund der Vielzahl von „kleinen Portionen", die es essen und trinken soll, immer wieder Spiele oder andere Tätigkeiten unterbrechen muss. Sollten die häufigen Mahlzeiten das Kind zu sehr belasten oder nutritive bzw. hydrative Unterversorgung drohen, kann eine Sondenanlage indiziert sein.

Auch die **Bolusgröße** kann variiert werden, z. B. durch große oder kleine Löffel bei Breikost. Getränke können dosiert und kontrolliert von einem Löffel, aus einem kleinen Medizinbecher oder aus einer Miniflasche (➤ Kap. 17.2) gegeben werden (➤ Abb. 15.12). Bei einem freien Becherschluck oder bei Benutzung einer normalen Babyflasche lässt sich die Bolusmenge hingegen nicht kontrollieren, allerdings kann hierbei zwischen Einzel- oder Serienschlucken unterschieden werden. Eine kontrollierte Bolusgröße ist dann sinnvoll, wenn Kinder große Schwierigkeiten mit der pharyngealen Reinigung haben, es zu massiven Residuen mit Überlauf in das Larynxvestibulum kommt und dadurch eine Aspirationsgefahr besteht (➤ Tab. 15.4). In solchen Fällen kann man über dosierte Nahrungsgaben und eventuelle Aufforderungen zur willkürlichen Reinigung ein kontrolliertes Schlucktraining mit kalkulierbarem Aspirationsrisiko planen.

Bei kontrollierten Bolusgrößen ist zu bedenken: Die Einnahme von „Flüssigkeit vom Löffel" entspricht schlucktechnisch nicht dem natürlichen und normalen Trinken. **Löffeltrinken** ist aufgrund seiner Umständlichkeit auch nicht für eine ausschließliche Flüssigkeitsversorgung geeignet. Es ist lediglich eine Möglichkeit, den Umgang mit einer neuen Konsistenz – unter kontrollierten Bedingungen – zu üben.

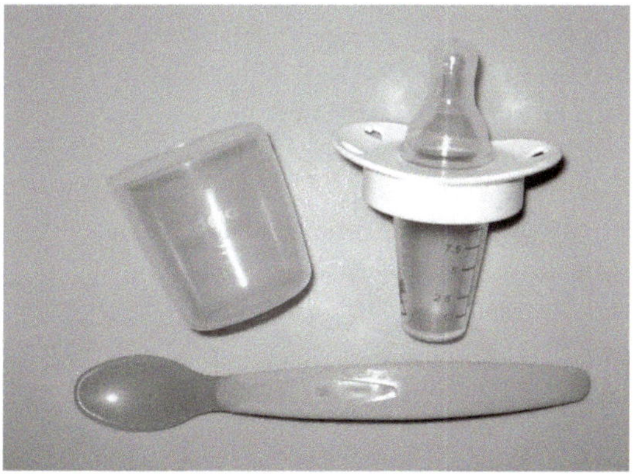

Abb. 15.12 Bolusgrößenbegrenzende Hilfsmittel: Medela-Becher, Miniflasche, kleiner flacher Löffel

Tab. 15.4 Nahrungsmenge: Varianten – Indikation

Nahrungsvariationen	Indikation
Portionsgröße	Rasche Ermüdung
kontrollierte Bolusgröße: • große/kleine Löffel • Medizinbecher • Miniflasche • Löffel-/Becherschluck • Einzel-/Serienschluck	• reduzierte pharyngeale Reinigung • hypopharyngeale Residuen
freie Bolusgröße: • großer Löffel • Becherschluck • Serienschluck	• bei geringer Pathologie • Übergang für Alltag üben

Beispiel

Alfredo (8 Jahre)

Das Kind mit seiner ausgeprägten ICP hat eine schwere Schluckstörung mit Einschränkungen in der oralen und pharyngealen Phase, Aspiration bei Flüssigkeiten und deutlichen Residuen bei Breikonsistenz. Auf Aufforderung konnte Alfredo effektiv Nachschlucken. (Nicht nur die Konsistenz, bei der er aspirierte, auch die Effektivität der Reinigung waren ausschließlich im Verlauf bildgebender Diagnostik erkennbar.) Er wurde per Sonde ernährt und auf Wunsch wurde ein Oralisierungsprozedere erstellt.
Nach entsprechender Positionierung und Vorbereitung auf das Essen wurden ihm einige Teelöffel Brei angeboten. Nach jedem Löffel wurde nicht nur darauf geachtet, dass er schluckte, Alfredo wurde zusätzlich aufgefordert nachzuschlucken, um den Rachen von eventuellen Residuen zu reinigen. Je nach Tagesform, Konzentration und Kooperation erhielt er bis zu 5 Löffel seiner Lieblingsspeise. Dieses tägliche Training führten seine Eltern unter Anleitung durch. Bei einer Verlaufskontrolle war eine deutliche Verbesserung der pharyngealen Funktionen feststellbar, sodass man die täglichen oralen Nahrungsgaben ausdehnen konnte.

15.5 Schlucktechniken

Es gibt verschiedene Möglichkeiten, das Schlucken selbst zu verändern, um dadurch einen positiven Einfluss auf einen gestörten Schluckakt zu nehmen. Schluckmanöver sollen durch eine spezielle Art zu schlucken das Aspirationsrisiko minimieren. Dabei können sie erst nach Überprüfung ihrer Effektivität – mittels bildgebender Diagnostik – sicher angewendet werden.

Voraussetzung für die jeweilige Strategie ist, dass das Kind ein Mindestmaß an Kooperation und Mitarbeit aufbringen kann. Da zum Schlucken in jedem Fall eine gewisse Aufmerksamkeit und Konzentration (➤ Kap. 13.3) erforderlich ist, kann man mit den meisten Kindern einige der folgenden Schluckmanöver einüben.

15.5.1 Schluckfrequenz

!

Physiologischer Weise wird der Mundraum größtenteils während der oralen Phase durch die Bolusbildung und -austreibung gereinigt, der Pharynx wird unter anderem durch die muskulären Kontraktionen von kranial nach kaudal von Residuen befreit. Weiterhin werden durch physiologisches spontanes Nachschlucken Mund und Rachen sauber gehalten.

Eine bewusst erhöhte Schluckfrequenz, kann zur verbesserten Reinigung von Mund und Rachen beitragen. Ferner kann durch willkürliches oder spontanes Nachschlucken das Abschlucken von oralen und pharyngealen Residuen unterstützt werden. Diese stellen postdeglutitiv eine große Aspirationsgefahr dar. Sie können sich jederzeit lösen und in den offenen Atemweg gelangen, was dann eine Aspiration mit entsprechenden Komplikationen nach sich zieht. Diese Gefahr der Residuenaspiration wird häufig unterschätzt (vgl. Beispiel Alfredo oben).

Bei diesen Maßnahmen ist es wichtig, dem Kind gegenüber konsequent zu sein: Dem Kind muss bei Bedarf deutlich gemacht werden, dass es erst weitergeht (mehr Nahrung bekommt), wenn es noch einmal geschluckt hat. Besonders wirksam ist diese Ankündigung, wenn es um den Lieblingspudding geht. Insbesondere bei Kindern mit sehr kritischen Schluckfunktionen und kurzer Aufmerksamkeitsspanne liegt es dabei in der Hand des Therapeuten, vorausschauend einzuschätzen, wann das Kind ermüdet und der Aufforderung, das Manöver zu wiederholen, nicht mehr nachkommen kann. Fällt es dem Kind mit Bolusresten im Mund schwer, ein weiteres Mal zu schlucken, kann es hilfreich sein, das Schlucken durch Fazilitation zu unterstützen (➤ Kap. 15.19).

15.5.2 Husten als Reinigungstechnik

!

- Husten ist eine physiologische Reinigungstechnik, um pharyngeale Residuen zu entfernen (➤ Kap. 6.3.6).
- Husten erfolgt normalerweise spontan mit anschließendem Nachschluck, um das hochgehustete Material abzutransportieren.

Bei ausgeprägten Resten im Rachen lässt sich das Husten auch willkürlich herbeiführen. Diese Maßnahme ist allerdings nur sinnvoll, wenn klar ist, dass der willkürliche Husten effektiv ist! Auch hier gilt: Die Effektivität des Hustens ist nur durch bildgebende Diagnostik nachweisbar.

15.5.3 Kräftiges Schlucken

!

Die physiologische Zungenbewegung nach dorsal befördert den Bolus mit Schwung in den Rachen. Dort wird er durch eine muskuläre Kontraktionswelle weitertransportiert.

Durch bewusst kräftiges Schlucken wird der Druck, der schon beim oralen Transport auf den Bolus wirkt und sich im Pharynx fortsetzt, erhöht. Dabei wird der physiologische glossovelare und glossopharyngeale Kontakt verstärkt. Willkürliches kräftiges Schlucken steigert den oralen und pharyngealen Druck, sodass es „zu einer temporären Verbesserung der pharyngealen Schluckeffizienz kommt" (Steel and Huckabee 2007). Die auftretenden Kräfte bewirken eine schnellere Boluspassage durch den Rachen; auch die Reinigung ist deutlich besser.

Kinder können aufgefordert werden, kräftig zu schlucken („Schluck mal feste!"), um die Effizienz einzelner Schlucke zu verbessern. Auch bei diesem Manöver muss die Wirksamkeit durch bildgebende Diagnostik überprüft werden. Insbesondere bei Kindern mit sehr kritischen Schluckfunktionen und nur kurzer Aufmerksamkeitsspanne obliegt es dem Therapeuten einzuschätzen, wann das Kind ermüdet und der Aufforderung, das Manöver zu wiederholen, nicht mehr nachkommen kann.

15.5.4 Mendelsohn-Manöver

Beim Mendelsohn-Manöver wird die Dauer der Kehlkopfanhebung bewusst verlängert. Die willkürliche Anhebung des hyolaryngealen Komplexes kann die Öffnung des oberen Ösophagussphinkters verbessern und die Kehlkopfelevation verlängern. Das Mendelsohn-Manöver lässt sich mit und ohne Bolus durchführen. Es gilt als rehabilitatives Verfahren und kann langfristig zu einer Verbesserung der Larynxelevation und der oÖS-Öffnung führen.

Wie aus der Beschreibung und den Hinweisen zur Ausführung (➤ Tab. 15.5) hervorgeht, stellt das Mendelsohn-Manöver sehr hohe kognitive Anforderungen an die Patienten. Da diese Voraussetzung beim überwiegenden Teil der multimorbiden dysphagischen Kinder nicht vorliegt, wird das Manöver hier vollständigkeitshalber zwar erwähnt, für Details aber auf die allgemeine dysphagische Literatur verwiesen (z. B. Gröne 2009, Bartolome und Schröter-Morasch 2006).

15.5.5 Supraglottisches Schlucken

Durch das supraglottische Schlucken und supersupraglottische Schlucken werden die Atemwege aktiv verschlossen, und zwar vor dem Schlucken! Bewusstes Atemanhalten beim Schlucken führt den Stimmbandschluss aktiv herbei und verstärkt ihn. Supraglottisches Schlucken kann prädeglutitive Aspiration aufgrund verzögerten Stimmbandschlusses verhindern (➤ Tab. 15.5).

Das Kind wird aufgefordert einzuatmen, zu schlucken und sofort zu husten, bevor es weiteratmet. Optimalerweise wird nach dem Husten erneut geschluckt und erst dann wieder geatmet.

Tab. 15.5 Schlucktechniken

Manöver	Anleitung	Indikation
erhöhte Schluckfrequenz	Willkürlich nachschlucken „schluck noch mal"	• orale Residuen • pharyngeale Residuen • Aspirationsgefahr durch Residuen
Husten	„husten und schlucken"	pharyngeale Residuen
kräftiges Schlucken	„kräftig schlucken/feste schlucken"	• pharyngeale Residuen • reduzierte Pharynxkontraktion • eingeschränkter oraler Bolustransport
Mendelsohn-Manöver	• „spüre an deinem Kehlkopf, was passiert, wenn du schluckst" • „versuche das Schlucken zu stoppen, wenn der Kehlkopf ganz oben ist"	• eingeschränkte Larynxelevation • eingeschränkte oÖS-Öffnung aufgrund reduzierter Larynxelevation
supraglottisches Schlucken	• einatmen • Luft anhalten • schlucken • husten • (schlucken) • atmen	• verzögerter Glottisschluss • eingeschränkter Glottisschluss
super-supraglottisches Schlucken	• einatmen • Luft anhalten und pressen • schlucken • husten • schlucken • atmen	prädeglutitiver Aspiration aufgrund von verzögertem Larynxverschluss

Beim supersupraglottischen Schlucken wird zusätzlich zum Atemanhalten leicht gepresst. Dabei schließen sich die Taschenfalten und die Aryknorpel nähern sich der Medialseite der Epiglottis an, sodass der Larynxverschluss schneller erfolgen kann. Diese Technik verstärkt alle vorgenannten Effekte.

Um sicherzustellen, dass hochgradig aspirationsgefährdete Kinder von diesen Schlucktechniken tatsächlich profitieren, muss bildgebende Schluckdiagnostik ihre Effektivität bestätigen.

Wie die Beschreibung erkennen lässt, stellt supraglottisches Schlucken sehr hohe kognitive Anforderungen an die Kinder. Daher ist im Einzelfall gut zu überlegen, ob es tatsächlich hilfreich sein kann.

15.6 Haltungsveränderungen

Haltungsveränderungen beziehen sich:

- auf die Körperhaltung (➤ Kap. 15.2); sie ist die Grundlage des physiologischen Schluckens und
- auf die Kopfhaltung

Wichtige Kriterien zur Körperhaltung sind ausführlich in ➤ Kapitel 15.2 beschrieben worden, daher ergänzen die folgenden Abschnitte die Aspekte der Kopfhaltung und die Frage, wie diese das Schlucken beeinflussen können.

Übung

Einfluss der Kopfhaltung auf das Schlucken

Nehmen Sie ein Glas Wasser und einen trockenen Keks und setzen Sie sich auf einen Stuhl:

- Neigen das Kinn in Richtung Brust, probieren Sie zunächst verschiedene Winkel aus und schlucken Sie nacheinander je einen „Bolus": Speichel – Wasser – Keks.
- Kehren Sie mit dem Kopf in die Normalposition zurück und vergleichen Sie, wie sich das Schlucken verändert.

- Legen Sie den Kopf in den Nacken, probieren Sie zunächst verschiedene Winkel aus, und schlucken Sie nacheinander je einen „Bolus“: Speichel – Wasser – Keks.
- Kehren Sie mit dem Kopf wieder in die Normalposition zurück und vergleichen Sie, wie sich das Schlucken verändert.
- Drehen Sie den Kopf zur Seite und schlucken Sie nacheinander je einen „Bolus“: Speichel – Wasser – Keks.
- Kehren Sie mit dem Kopf in die Normalposition zurück und vergleichen Sie, wie sich das Schlucken verändert.

!

Rumpfstabilität ist die Grundlage für eine gezielte Kopfhaltung.
Kopfstabilität ist Voraussetzung für:
- selektive Mundmotorik
- gezielte Boluskontrolle
- gezielte Larynxfunktion

→ Alles zusammen sind Voraussetzungen für physiologisches, aspirationsfreies Schlucken!

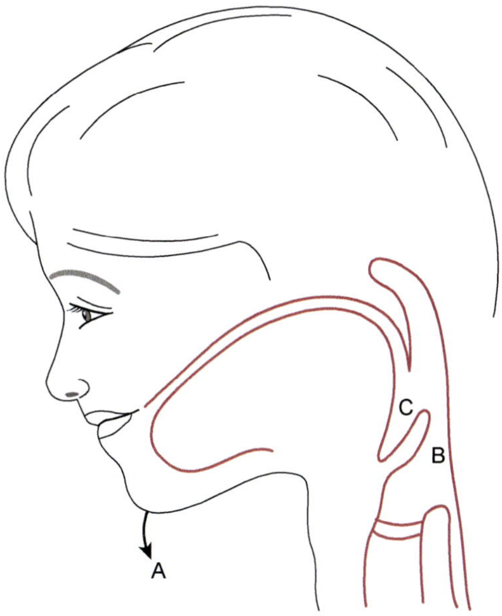

Abb. 15.13 Strukturelle Veränderungen beim Kopf-runter-Manöver: Das Kinn wird in Richtung Brust genommen (A), die Epiglottis nähert sich der Pharynxrückwand (B) wodurch sich der Vallecularraum erweitert (C)

➤ Tabelle 15.6, ➤ Kap. 15.6.4 gibt einen Überblick über die schluckrelevanten Haltungsveränderungen.

15.6.1 Kopf runter

Neigt man den Kopf beim Essen nach vorn unten (Kopfanteflexion, „chin-tuck“; ➤ Abb. 15.13), so verhindert dies, dass der Bolus unkontrolliert in den Pharynx eintritt: Durch die Gesetze der Schwerkraft kann der Bolus nicht nach hinten fließen, bevor der pharyngeale Schluck getriggert worden ist. Anatomisch kommt es zu einer Annäherung von Zungenbasis und Epiglottis an die Pharynxrückwand, sodass sich der Vallecularraum erweitert. Außerdem verkleinert sich der Larynxeingang, wodurch die Atemwege besser gegenüber Aspiration geschützt werden.

Kinder lassen sich leicht dazu auffordern, den Kopf nach vorn zu nehmen und ihren Teller genau anzuschauen. Wählt man einen Teller mit Motiv unter dem Essen, sehen die Kinder lange interessiert nach unten. Sie sind dann motiviert, den Teller – mit dem Blick auf diesen – zu leeren, um das Tellerbild vollständig zu erkennen.

Sollte es sehr schwierig sein, dass Kind anzuregen, die Kopfneigung beizubehalten, kann man auch ein kleines Buch vor den Teller legen. Dabei ist zu beachten, dass Spielen und Essen Tätigkeiten sind, die eigentlich voneinander zu trennen sind. Dennoch erfordern besondere Umstände manchmal kreative – auch regelumgehende – Lösungen. Wichtig ist dabei, sich selbst, den Kindern und den Eltern klarzumachen, dass es sich um eine Ausnahmesituation handelt. Außerdem sollte man das „Unterhaltungsprogramm“ keinesfalls täglich steigern, um das Kind bei Laune zu halten.

Bei Flüssigkeiten kann **Strohhalmtrinken** hilfreich sein, um die Kopfhaltung beizubehalten. Dabei ist zu beachten, dass der Strohhalm wiederum eine Bolusplatzierung weit hinten im Mund bewirken kann. Für Unterwegs können spezielle Trinkflaschen hilfreich sein, die sich der Strohhalmtechnik bedienen und das Kind nur an das Getränk kommen lassen, wenn es den Kopf unten hat.

Bei diesem Haltungsmuster ist zu beachten, dass eine zu starke Kopfanteflexion das Schlucken behindert: Sind die ventralen Halsstrukturen zu sehr eingeengt, ist die Kehlkopfbeweglichkeit nur noch bedingt möglich.

15

15.6.2 Kopf hoch/zurück

Das Kinn bzw. den Kopf anzuheben ist eine unphysiologische und hoch aspirationsgefährdende Haltung. Wird der Kopf in den Nacken gelegt, gelangen Nahrung und Flüssigkeiten sehr schnell – der Schwerkraft folgend – in den Rachen. Zusätzlich wird die Kehlkopfbeweglichkeit durch die Überdehnung der vorderen Halsmuskeln stark eingeschränkt. Auch die Zungenbeweglichkeit, ein wichtiger Bestandteil der oralen Boluskontrolle, wird dabei erschwert.

Diese Technik kann hilfreich für Kinder sein, die zwar eine intakte pharyngeale Phase, aber große Schwierigkeiten beim oralen Bolustransport haben. Sie können bei adäquatem Larynxverschluss den fehlenden Bolustransport durch Zuhilfenahme der Schwerkraft ausgleichen. Doch Vorsicht: Wegen der hohen Aspirationsgefahr ist die Effektivität dieses Manövers unbedingt durch bildgebende Diagnostik zu überprüfen!

Cave: Eigenwillige Schlucktechnik:
Viele Eltern und Betreuer mehrfach behinderter Kinder wenden dieses Manöver der nach hinten geneigter Schluckhaltung an. Die Begründung lautet meist, in dieser Position (Kopf nach hinten, meist in halbliegender Ausgangsposition) bleibe Essen und Trinken am ehesten im Mund. Es sind häufig Kinder mit ausgeprägten mundmotorischen Problemen, welche die orale Boluskontrolle und den Mundschluss betreffen. Bildgebende Diagnostik ist bei diesen Kindern selten erfolgt. In solchen Fällen ist es wichtig, sich eine komplette Mahlzeit, wie sie zu Hause abläuft, anzuschauen, um die Schluckfunktionen einschätzen zu können. Zusätzlich sollte eine bildgebende Schluckdiagnostik erwogen und nach indirekten Aspirationszeichen gefragt werden.

Auch wenn diese nach hinten geneigte Körper- und Kopfhaltung jeglicher Schluckphysiologie widerspricht, gibt es eine kleine Gruppe von Kindern, die sich im Laufe der Jahre daran adaptiert haben. Sie schaffen es, sich dank dieser unphysiologischen Position aspirationsfrei zu ernähren, sodass ihre Gesundheit keinen Schaden nimmt. Dies aus medizinischer und psychosozialer Sicht kompetent zu beurteilen obliegt dem interdisziplinären Team.

15.6.3 Kopfdrehung

Der Kopf wird bei dieser Schlucktechnik zur Seite gedreht. Dies bewirkt eine Verkleinerung – bis hin zum Verschluss – der Rachenseite, zu der gedreht wird. Der Bolus fliest dann nur über die „geöffnete Seite“. Damit lässt sich eine einseitige Lähmung der hypopharyngealen Strukturen oder eine Glottisparese kompensieren.

Bei Kindern kann diese Kopfdrehung unterstützt werden, indem man dem Kind auf der gewünschten Seite „etwas Spannendes“ zum Anschauen zeigt, z. B. kann man das Kind neben ein Fenster setzen und es hinausschauen lassen.

15.6.4 Kopfseitenneigung

Wird der Kopf seitlich gekippt, läuft der Bolus in Richtung dieser Seite. Die Kipptechnik eignet sich für Kinder mit einseitiger Lähmung orofazialer Strukturen, z. B. Fazialisparese. Da die Ausführung auch im-

Tab. 15.6 Haltungsverändernde Schluckmanöver

Manöver	Ausführung	Indikation
Kopf runter	• „Kinn zur Brust nehmen“ • „Schau mal genau auf deinen Teller vor dir“ • notfalls: interessantes Buch vor den Teller legen	• verzögerte Schluckreflextriggerung • prädeglutitives Leaking • reduzierte Zungenbasisretraktion
Kopf hoch/zurück	• Kopf nach hinten nehmen • Kopf an Kopfstütze anlehnen	• nur bei adäquatem Larynxverschluss • große Schwierigkeiten beim oralen Bolustransport
Kopfdrehung	Kopf zur Seite drehen	• einseitige hypopharyngeale Parese • einseitige Glottisparese
Kopfseitenneigung	• Ohr zur Schulter • Kopf auf die Seite legen	einseitige orofaziale Parese

mer ein gewisses Maß an Kopfneigung nach vorn erfordert, bietet sich das Trinken mit Strohhalm an.

15.7 Tonusregulierung der Muskulatur

Zur Tonusregulierung sind die Grundlagen der PÄDY (➤ Kap. 13) sowie der Lagerung (➤ Kap. 15.2) unbedingt zu beachten.

Muskuläre Tonusregulierung bedeutet, die Muskelspannung dort zu reduzieren, wo sie zu hoch ist, und dort zu erhöhen, wo eine muskuläre Hypotonie vorherrscht, jeweils mit dem Ziel, physiologische Bewegungen zu ermöglichen. Mittlerweile ist bekannt, dass weder eine reine Detonisierung noch eine isolierte Tonisierung langfristig erfolgreich ist. Der Grund: Muskeln sind nie isoliert tätig und Bewegungen laufen immer in Bewegungsmustern ab (➤ Kap. 13.4.2). Auch ist die jeder Tonisierung zugrunde liegende Ursache zu bedenken.

Beispiel

Muskuläre Dystonie

- Es gibt schwere progrediente neuromuskuläre Erkrankungen, die zu einer nicht mehr behandelbaren muskulären Hypotonie führen.
- Eine muskuläre Hypotonie aufgrund mangelnder taktil-sensorischer Wahrnehmung lässt sich durch entsprechenden Input (Stimulation) beeinflussen.
- Starke muskuläre Hypertonien sind unter Berücksichtigung ihrer Ursache häufig behandelbar. Pathologische Hypertonien entstehen oft, wenn versucht wird, kompensatorisch Stabilität zu erhalten, die physiologisch fehlt. Würde man diese Kompensationsstabilität wegnehmen, ohne einen tonusregulierenden Ausgleich zu schaffen, wäre der Körper gezwungen, eine neue Kompensationsstrategie zu entwickeln.

Die Tonusregulierung kann als „Vorbereitung" betrachtet werden, auf welche dann die physiologische Bewegung folgt. Die Tonusregulierung soll dem Kind nach Reduzierung oder Auflösung der Kompensation ermöglichen, normale Bewegungsmuster zu erlernen. Bei der Tonusregulierung gilt es stets

- das Zusammenspiel verschiedener Muskelgruppen zu berücksichtigen und
- abzuklären, welche *Funktion* ein pathologisch veränderter Muskeltonus hat.

Eine schon lange bestehende Dystonie wird sich nur langsam regulieren lassen, dieses pathologische Muster ist schließlich bereits lange abgespeichert.

!

Aspekte der Tonusregulierung

- Wie ist das physiologische Zusammenspiel der Muskelgruppen?
- Welche „Funktion" hat die Hyper-/Hypotonie?
- Positionierung: entspannt im Sitzen/Liegen
- Behandlung von distal nach proximal: Hand/Fuß → Arm/Bein → Gesicht
- Auf die Tonusregulierung muss immer eine physiologische Bewegungsanbahnung folgen.
- Techniken: Berührung/Dehnung/Vibration

15.7.1 Techniken zur Tonusregulierung

Bei allen Techniken zur muskulären Tonusregulierung ist es wichtig, das Kind zu beobachten, und die weitere Therapie an die Reaktionen des Kindes anzupassen. Außerdem sind die **Grenzen des Kindes** unbedingt zu **respektieren**. Gesicht und Mund gehören nicht nur bei Erwachsenen zur Intimsphäre: Auch jedes Kind hat das Recht, Berührungen im Gesicht abzulehnen. Die Erfahrung zeigt jedoch: Respektiert man die Ängste und Grenzen der Kinder und arbeitet sich von Füßen oder Händen langsam und behutsam in Richtung Kopf/Gesicht vor, fassen die sie Vertrauen. Eine weitere Möglichkeit besteht darin, über das Spiel mit einer Handpuppe Zugang zum Kind zu finden. Anstelle des unmittelbaren Kontakts mit den eigenen Händen kann man mit Bällen (Tennis-, Igelball etc.) arbeiten: Die Bälle können mit unterschiedlichem Druck und wechselnder Geschwindigkeit über den Körper gerollt werden (➤ Kap. 13.1 und ➤ Kap. 13.2).

EXKURS

Muskelfunktion

Jeder Muskel hat jeweils einen Ursprung und einen Ansatzpunkt. Diese Punkte liegen an Knochen, Gelenken, Bändern oder auch innerhalb anderer Muskeln. Ursprung und Ansatz geben dabei den Verlauf und die Zugrichtung der Muskeln vor. In der Regel arbeitet der Muskel vom Ursprung zum Ansatz. Der Ursprung ist proximal und entspringt einer stabilen Basis. Ohne diese Stabilität am Ursprung kann der Muskel keine Bewegung initiieren. Durch Kontraktion der Muskelfasern kommt es dann zur Bewegung (➤ Abb. 15.14).

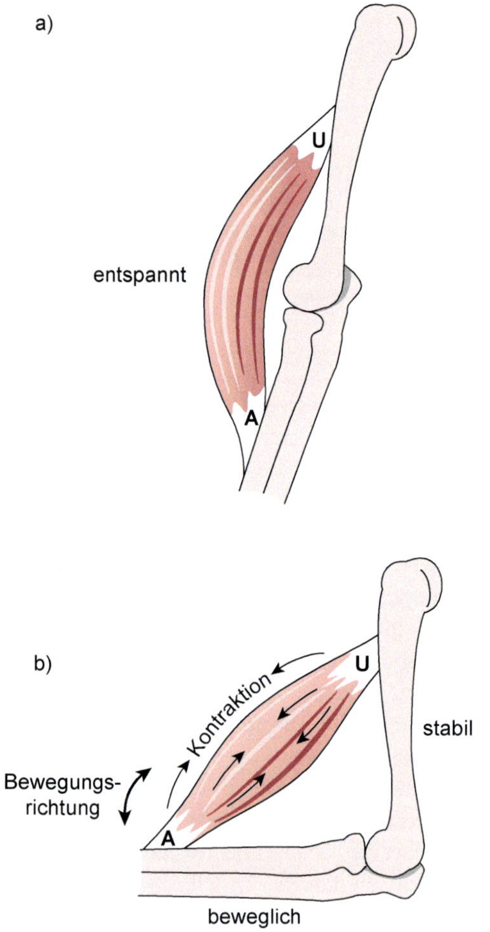

Abb. 15.14 Muskelfunktion. Entspannter Muskel mit proximalem Ursprung (U) an einem stabilen Anteil des Stützapparates und Ansatz (A) an einem beweglichen Körperteil (a); Kontraktion (Verkürzung der Muskelfasern) bewegt die mobile Extremität (b).

Berührungen

Jemanden gezielt anzufassen kann einerseits der Normalisierung von Berührungsempfinden und andererseits der motorischen Aktivierung dienen. Berührungen sollen immer eindeutig und den Bedürfnissen des Kindes angepasst sein. Kurze Berührungen wirken tonussteigernd, länger anhaltende eher tonussenkend. Flächige Berührungen (mit der ganzen Handfläche) sind tonussenkend, während spitze Berührungen (mit den Fingerkuppen) tonussteigernd wirken.

Dehnung

Die Dehnung eines Muskels vom Ansatz in Richtung Ursprung kann sowohl eine tonussteigernde als auch tonussenkende Wirkung haben:

- Eine lang anhaltende Dehnung, die vorsichtig aufgelöst wird, kann eine Tonussenkung bewirken, z. B. bei Dehnung der seitlichen Halsmuskulatur.
- Kurze Dehnungen der Muskelfasern – , wie z. B. beim Tapping, leichtem Druck oder schnellem Ausstreichen – bewirken eine Tonuserhöhung.
- Eine rasche Dehnung von Muskelfasern zieht eine spontane Kontraktion der Fasern nach sich: Die manuelle Dehnung der Augenbrauen wird z. B. mit einem Zusammenziehen der Brauen beantwortet.

Manchmal bedarf es mehrerer Dehnungen, bis sich eine physiologische Antwort zeigt.

Vibration

Vibrationen können auch als intermittierender Druck betrachtet werden. Sie können stimulieren, aktivieren und beruhigen – je nach Frequenz und Dauer der Anwendung. Dabei wird durch den intermittierenden Reiz eine Anpassung der Rezeptoren an den Reiz selbst verhindert. Eine gleichmäßige, lang anhaltende Vibration vermindert die Muskelspannung, eine unregelmäßige Vibration mit variablen Pausen hingegen steigert den Tonus.

Der Therapeut übt Vibrationen mit den Händen bzw. Fingern aus oder unter Zuhilfenahme von Vib-

Tab. 15.7 Techniken der manuellen Tonusregulierung

Technik	Beschreibung	Tonus ↑	Tonus ↓
Berührung	kurz	×	
	anhaltend		×
	spitz (Fingerspitzen)	×	
	flächig		×
Dehnung	anhaltend und vorsichtig gelöst		×
	kurze Dehnung/ schnelles Ausstreichen	×	
Vibration	gleichmäßig		×
	unregelmäßig	×	
	lang anhaltend		×
	variable Pausen	×	

rationsgeräten. Die manuelle Vibration ist ein zentraler Bestandteil der Therapie im Castillo-Morales-Konzept (➤ Kap. 16.3; Castillo Morales 1998). Vibrationsgeräte werden im Rehabedarf zahlreich angeboten. Häufig werden auch einfach elektrische Zahnbürsten empfohlen. Bei der Verwendung von Vibrationsgeräten ist die Intensität des Vibrationsreizes vor Anwendung unbedingt zu testen und auf die Reaktion des Kindes zu achten.

➤ Tabelle 15.7 fasst die Techniken der manuellen Tonusregulierung zusammen.

Ausgangsposition

Bei der Tonusregulierung der fazialen Muskulatur sollte sich das ältere Kind in einer entspannten Ausgangsposition befinden – auf der Matte in Rückenlage liegend oder sitzend im Rollstuhl. Der Therapeut positioniert sich so, dass er das Kind sieht und ihm in die Augen schauen kann. Für Säuglinge und Kleinkinder können die in ➤ Kapitel 15.3 beschriebenen Positionen gewählt werden. Bei größeren Kindern, die nicht mehr auf dem Schoß positioniert werden können, bietet sich eine stabile Position liegend auf der Matte an. Dabei sitzt der Therapeut am Kopf des Kindes und hat diesen auf einem Kissen oder seinen Unterschenkeln gebettet (➤ Abb. 15.15). Sitzt das Kind im Rollstuhl, kann sich der

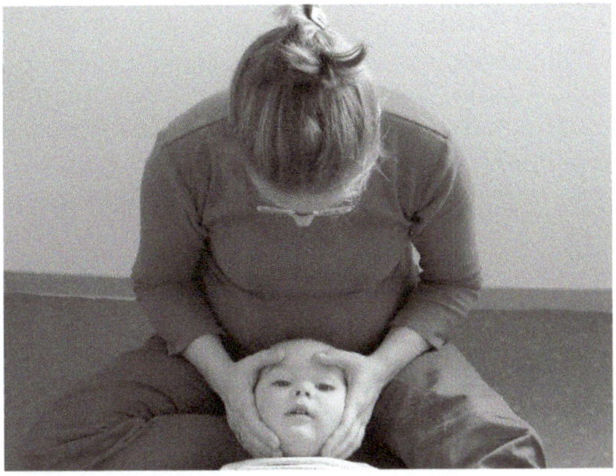

Abb. 15.15 Positionierung zur Tonusregulierung der fazialen Muskulatur; Therapeut sitzt am Kopf des Kindes.

Therapeut davor positionieren. Der Rollstuhl sollte zum Anlehnen eine Kopfstütze aufweisen.

15.8 Fazilitation von Bewegungen

Die Fazilitation gezielter Bewegungen folgt idealerweise unmittelbar auf die Tonusregulierung bzw. sie wird in die Tonusregulierung integriert. Es wäre beispielsweise wenig sinnvoll, sich längere Zeit mit der Tonusregulierung der gesamten mimischen Muskulatur zu beschäftigen und im Anschluss eine Übungsbewegung nach der anderen abzufordern. Im Therapieverlauf sollten sich diese beiden Maßnahmen abwechseln, sodass auf jede Tonusregulierung eine physiologische Bewegung folgen kann. Die Anbahnung von Bewegungen sollte unter Berücksichtigung folgender Grundsätze stattfinden:

- **Wiederholung:** Durch regelmäßige Wiederholung bewusster Bewegungen können diese präziser ausgeführt und automatisiert werden (➤ Kap. 13.4).
- **Bewegungsmuster:** Bewegungen werden im Gehirn in Bewegungsmustern abgespeichert – nicht als isolierte Bewegungen.
- **Wahrnehmung:** Nur wenn wir spüren, was wir tun, kann unser Gehirn adäquat darauf reagieren und Bewegungsmuster verarbeiten.

- **Eigenaktivität:** Bewegungen selbst auszuführen fördert ihre Wahrnehmung und aktive Speicherung.

Bewegungen werden willkürlich oder unwillkürlich gesteuert. Letzteres ist insbesondere für Kinder mit starken kognitiven Einschränkungen hilfreich.

Willkürliche Bewegungsinitiierung

Eine Bewegung lässt sich durch verbale Aufforderung oder Vormachen initiieren. Das Kind beobachtet zunächst, was der Therapeut macht. Danach fordert man es auf, eine bestimmte Bewegung nachzumachen, und das Kind führt diese dann bewusst aus. Da Kinder aber nicht immer Lust haben, das zu tun, was Erwachsene einfordern, kann man kleine orofaziale Motivationsanreize anbieten, z. B.:

- Marmeladenklecks auf die Lippen des Kindes → Lippen ablecken
- Löffel mit Marmelade zum Ablecken vor den Mund des Kindes halten → Zunge rausstrecken
- Stofftier über dem Kopf des Kindes präsentieren → Kopf anheben aus der Rückenlage, um das Plüschtier mit der Nase zu berühren

Unwillkürliche Bewegungsinitiierung

Unwillkürliche Bewegungen sind jene Bewegungen, die wir unbewusst ausführen. Sie lassen sich auf zweierlei Weisen fazilitieren:

- Durch eine „**rasche Dehnung von Muskelfasern**, die eine spontane Kontraktion dieser Fasern bewirken" (➤ Kap. 15.7) dies wird auch „Fazilitation" genannt. Fazilitation bedeutet hier das Erleichtern unwillkürlicher Bewegungen durch spezifische Impulse oder Hilfestellungen. Dabei die erfolgt Aktivierung immer vom Muskelansatz in Richtung Ursprung.
- Durch **Stimulation motorischen Punkte**: Castillo Morales beschreibt sie als „Reaktionszonen, über die mit taktiler und propriozeptiver Stimulation bestimmte motorische Antworten eines Muskels bzw. einer Muskelkette auszulösen sind" (Castillo Morales 1998); unter anderem für das Gesicht (➤ Abb. 15.16) gibt das Castillo Morales®-Konzept Stimulationsart und -richtung genau an und erläutert mögliche Reaktionen.

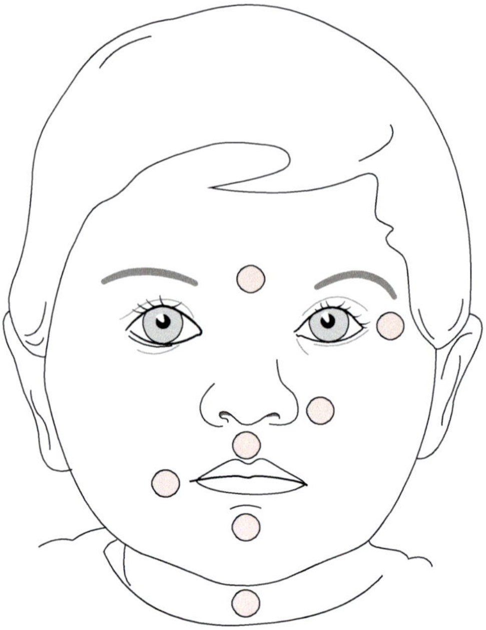

Abb. 15.16 Motorische Punkte im Gesicht nach Castillo Morales (1998)

!

Fazilitation von Bewegungen

- bedeutet, Bewegungen durch spezifische Impulse oder Hilfestellungen zu erleichtern und anzubahnen
- erfordert gute Kenntnis der zu behandelnden Muskulatur, ihres Ursprungs und Ansatzes sowie ihrer Funktionsweise
- betrifft willkürliche und unwillkürliche Bewegungen

15.9 Kieferstabilisierung

Die sog. Kieferkontrolle dient der:

- Kieferstabilisierung
- Unterstützung des Mundschlusses
- indirekten Stabilisierung der Kopfhaltung
- Unterstützung der Zungenmotorik
- Ertastung von Larynxbewegungen

Bei der manuellen Kieferstabilisierung von vorn (➤ Abb. 15.17 bis ➤ Abb. 15.19) muss der Therapeut darauf achten, dass das Kind seinen Kopf nicht überstreckt. Er nimmt dazu eine Position ein, in der

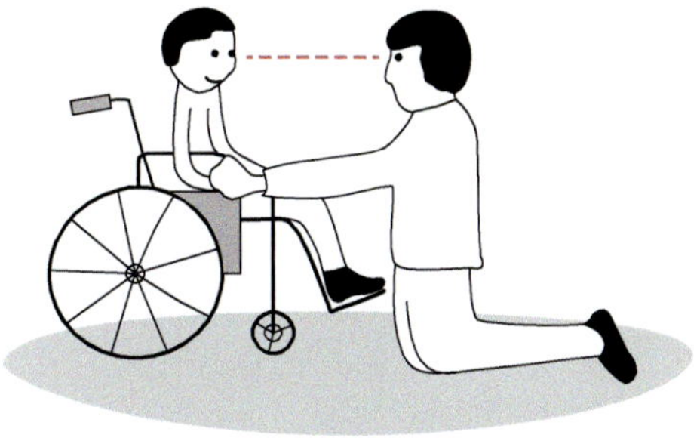

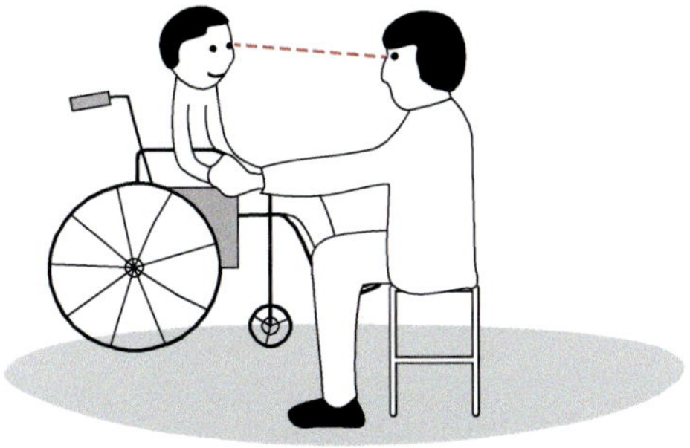

Abb. 15.17 Kniende oder sitzende Position des Therapeuten bei der Kieferstabilisierung von vorn mit dem Ziel, auf gleicher oder niedrigerer Augenhöhe mit dem Kind zu sein

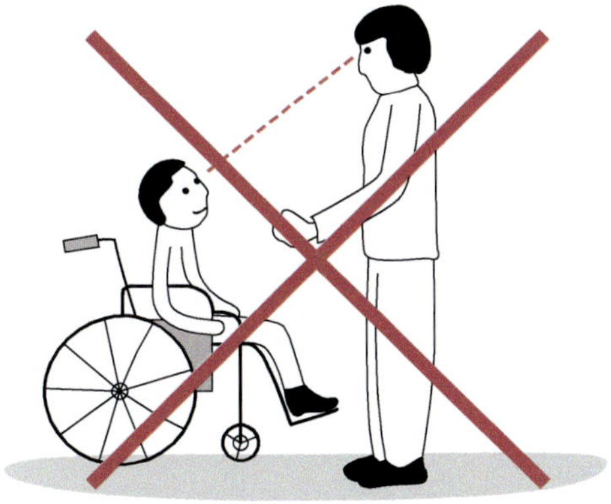

Abb. 15.18 Stehende Position des Therapeuten bei der Kieferstabilisierung von vorn; der Therapeut provoziert so eine Nackenflexion, die eine negative Ausgangsposition für das Schlucken darstellt.

er auf gleicher oder niedrigerer Augenhöhe ist. Dadurch schaut das Kind leicht nach unten, um das Gesicht des Therapeuten zu sehen, und sein Kopf ist automatisch nach vorn geneigt, das Kind wird nicht genötigt zum Therapeuten aufzuschauen. Zur Kieferstabilisierung gibt es dabei folgende Varianten:

- **Variante 1 und 2** (➤ Abb. 15.19a+b; die Wahl hängt davon ab, wie viel Unterstützung das Kind benötigt und toleriert):
  - *Daumen und Zeigefinger* sind gespreizt und liegen flächig rechts und links auf dem Kieferkamm, die Daumenkuppe liegt bei Variante 2 am Kinn. Die Finger stabilisieren so die Kopfhaltung und die Kieferkontrolle, außerdem wird so die Lippenfunktion und der Mundschluss unterstützt.
  - Der *Mittelfinger* liegt angewinkelt unterm Kinn und unterstützt so den Kiefer durch einen Impuls nach kranial. Durch Ertasten der Weichteile kann die Zungenbeweglichkeit beurteilt und fazilitiert werden. Die Zunge lässt sich dabei zusätzlich stabilisieren und beim oralen Bolustransport nach dorsal unterstützen.
  - *Ringfinger und kleiner Finger* liegen auf dem Larynx und palpieren dessen Bewegungen oder werden frei gehalten, um das Kind nicht zu sehr einzuengen.
- **Variante 3:** Der Therapeut befindet sich neben oder hinter dem Kind (➤ Abb. 15.19c). Die Funktionen der einzelnen Finger sind mit denen der Varianten 1 + 2 identisch.
  - Der *Daumen* liegt dann seitlich am Kiefer an,
  - der *Zeigefinger* legt sich um das Kinn und
  - der *Mittelfinger* liegt unter dem Kinn.
- **Selbstständige Kieferkontrolle:** Das Kind kann selbstständig sein Kinn auf seine Hand stützen, um den Mundschluss zu unterstützen; Daumen und Zeigefinger sind gespreizt.

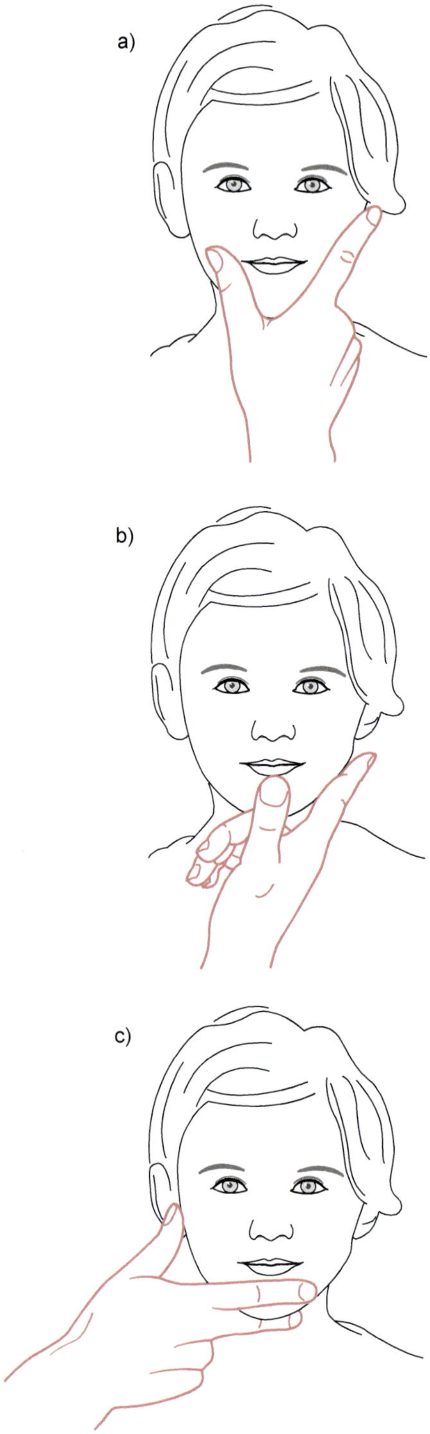

Abb. 15.19 Drei Varianten der Kieferstabilisierung: Kieferstabilisierung von vorn (a und b), von der Seite oder von hinten (c)

Übung

Kieferkontrolle

Probieren Sie die Varianten der Kieferkontrolle an einer Person aus und spüren Sie in der passiven Rolle des Probanden auch selbst, wie sie sich anfühlen. Führen Sie die Griffe jeweils einmal mit den Fingerspitzen und anschließend mit flächig aufliegenden Fingern aus:

- Was fühlt sich besser an?
- Achten Sie auf Präzision bei der Ausführung: Wie fühlt es sich an, wenn die Finger nicht auf dem Kieferkamm, sondern auf Höhe der Zahnleisten aufliegen?
- Mit welchem Griff gelingt es Ihnen leichter/besser, den Mundschluss zu fazilitieren?
- Versuchen Sie die Zungenmotorik zu fazilitieren!
- Spüren Sie den Kehlkopf gut?

15.10 Kehlkopfpalpation

Bei gezielter Positionierung der Finger am Kehlkopf des Kindes spürt der Therapeut, ob und wie der Kehlkopf sich bewegt. „Beim Abschlucken hebt sich der Kehlkopf normalerweise über den Mittelfinger nach oben." (Prosiegel und Weber 2010) Der Mittelfinger liegt dabei auf dem Schildknorpel und der Ringfinger auf dem Ringknorpel (➤ Abb. 15.20a). Bartolome und Schröter-Morasch (2006) beschreiben einen 5-Finger-Schluckkontrollgriff (➤ Abb. 15.20b) mit Zeigefinger am Mundboden (Zungenbewegungen), Mittelfinger am Hyoid (Hyoidbewegungen), Ringfinger am Schildknorpel und kleinem Finger am Ringknorpel (beide Larynxelevation).

Durch die Kehlkopfpalpation lässt sich erkennen,

- ob überhaupt eine Larynxbewegung erfolgt,
- ob die Kehlkopfbewegung eher schnell oder langsam erfolgt,
- wann die Kehlkopfbewegung im Vergleich zur oralen Phase einsetzt.

Die gewonnenen Informationen dienen nur als grobe Orientierung.

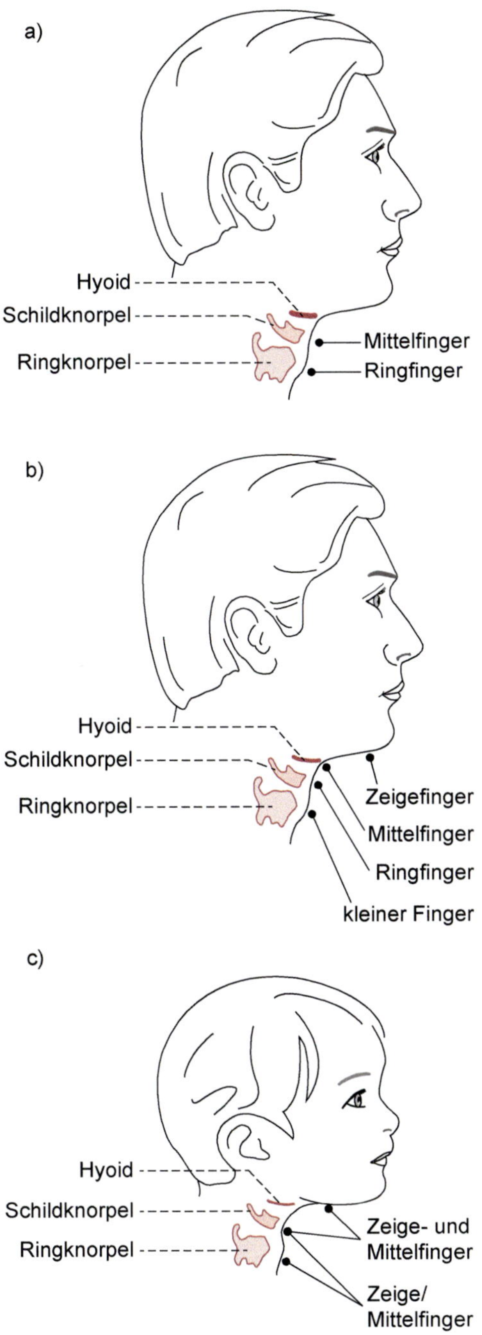

Abb. 15.20 Kehlkopfpalpation nach Prosiegel und Weber (a), Bartolome und Schröter-Morasch (b) und beim Kleinkind (c)

!

Zeitgerechte Schlucktriggerung oder ein adäquater Larynxverschluss lassen sich durch eine Kehlkopfpalpation nicht beurteilen! Um die Qualität der Kehlkopfbewegungen beurteilen zu können, bedarf es einer bildgebenden Diagnostik.

Um die Kehlkopfbewegungen bei Säuglingen und Kleinkindern (➤ Abb. 15.20c) zu spüren, ist es notwendig, sich auf 1–3 Finger zu beschränken. Diese werden dann sinnvollerweise – wie oben beschrieben – auf Schild- und Ringknorpel oder Schildknorpel und Mundboden platziert. Außerdem zeigt die Praxis, dass viele Kinder sehr empfindlich und abwehrend darauf reagieren, wenn ihnen jemand beim Schlucken an den Hals fasst. Auch hier ist dem Kind vorher anzukündigen, dass man „mal fühlen will, was beim Schlucken passiert". Oder man lässt das Kind zunächst selbst fühlen, wie sich sein Kehlkopf bewegt.

Bei Säuglingen ist es kaum möglich, den Larynx beim Schlucken zu tasten, weil dieser weit oben im Hals liegt (➤ Kap. 1.2.11) und das Baby beim Schlucken den Kopf natürlicherweise nach unten hält. Die Larynxbewegungen eines Säuglings sind aufgrund der anatomischen Gegebenheiten zudem nur sehr gering ausgeprägt. Gelingt es, 1 oder 2 Finger am Hals zu platzieren, sind viele Säuglinge dadurch so irritiert, dass sie sofort aufhören zu trinken.☺

Übung

Kehlkopfbewegung

Palpieren Sie bei mehreren gesunden Freiwilligen die Kehlkopfbewegungen: Gibt es Unterschiede zwischen:

- Männern und Frauen?
- Kindern und Erwachsenen?
- kurzen und langen Hälsen?
- kräftigen und schlanken Menschen?

15.11 Desensibilisierung

Eine Desensibilisierung ist erforderlich, wenn Kinder abwehrend auf taktile Reize reagieren. Es gibt 2 manchmal nur schwer unterscheidbare Arten von Abwehr:

- Die Abwehr aus Angst vor der Situation und dem, was da kommt
- Die taktile Abwehr aufgrund einer sensorischen Integrationsstörung.

15.11.1 Angst vor Berührungen

15

Gegenüber einem Kind, das Berührungen aus Angst ablehnt, muss zunächst ein stabiles Vertrauensverhältnis aufgebaut werden. Der Therapeut sollte durch Gespräche mit dem Kind und seinen Eltern zunächst versuchen herauszufinden, seit wann diese Angst besteht und ob es Auslöser dafür gibt.
Ursachen/Auslöser können sein:

- Frühkindliche Traumatisierung aufgrund lebensrettender intensivmedizinischer Behandlung in der frühen Kindheit. Manche Kinder empfinden häufige Manipulationen im Gesicht und Mund (z. B. Absaugen, Intubationen) als sehr invasiv und grenzüberschreitend.
- Therapeutische Traumatisierung durch übereifrige Therapeuten. Manchmal nehmen übereifrige Therapeuten leider zu wenig Rücksicht auf die Empfindungen der Kinder und überschreiten dann zu schnell deren Intimsphäre. Meist aus dem Druck heraus, rasch Therapieerfolge vorzuweisen zu müssen.
- Elternbedingte Traumatisierung durch zu intensives falschverstandenes mundmotorisches Heimtraining. Aus Hilflosigkeit und Angst, zu wenig für ihr Kind zu unternehmen, setzen Eltern bei mundmotorischen Heimübungen sich und ihr Kind unter Druck und wollen Erfolge erzwingen.

In all diesen Fällen liegt es am Therapeuten, ein gutes Vertrauensverhältnis zum Kind und seinen Eltern aufzubauen (➤ Kap. 13 und ➤ Kap. 14). Die Grundlagen der PÄDY zu berücksichtigen heißt, vorsichtig mit dem Kind zu arbeiten: Man lässt es z. B. zunächst eine Spielsituation selbst aussuchen und intensiviert erst in dieser den Kontakt.

!

Vertrauensbildende Maßnahmen

- Dem Kind jede therapeutische Aktion vorher verständlich erklären.
- Einsatz einer Handpuppe als „Vermittler" zwischen Kind und Therapeut.
- Therapiemaßnahmen an der Mutter vormachen.
- Die Mutter nach Anleitung therapeutische Interventionen durchführen lassen.
- Hände der Mutter bei therapeutischen Techniken führen.
- Dem Kind erlauben, alle Interventionen am Therapeuten nachzumachen.
- Berührungen von distal nach proximal nur soweit das Kind sie akzeptiert.
- Berührungen statt direkt mit der eigenen Hand eher indirekt mit Ball, Pinsel, Handpuppe etc.

15.11.2 Taktile Abwehr

Bei der taktilen Abwehr aufgrund einer sensorischen Integrationsstörung hat das Kind bei jeglicher Berührung massive Missempfindungen. Kinder mit einer sensorischen Integrationsstörung können Tastimpulse weniger gut in ihre Wahrnehmung integrieren: „Das berührungsabwehrende Kind hat eine zu starke Abwehraktivität auf alle Arten von Berührung und nicht genügend den Berührungsreiz beurteilende Verarbeitungsprozesse." (Ayres 1992) Das Gesicht und der Mund sind besonders reizempfindlich, da dort viele Sensoren lokalisiert sind.

Beim Verdacht auf eine sensorische Integrationsstörung ist unbedingt ein Fachmann zurate zu ziehen – viele Ergotherapeuten haben eine Zusatzqualifikation im Bereich der sensorischen Integrationstherapie. Gemeinsam kann man überlegen, ob und wann eine Schlucktherapie in diesem Fall indiziert ist. Manchmal ist es sinnvoll, zunächst die sensorische Integration zu fördern und die Schlucktherapie erst später aufzunehmen.

!

Hinweise auf sensorische Integrationsstörung

- Berührungsabwehr, insbesondere im Gesicht, aber auch an Armen und Beinen
- Kind vermeidet selbst vorsichtige, einfühlsame Berührungen; Ausnahme: enge Bezugspersonen
- extreme Probleme beim Anziehen: Empfindlichkeit gegenüber Textilien
- Kind trägt, auch wenn es warm ist, gern lange Kleidung, um sich vor unvorhergesehenen Berührungen an Armen und Beinen zu schützen
- Kind meidet Sand, Fingerfarbe, Kleister, Barfußlaufen etc.

15.12 „Zugfahren"

Die intraorale Stimulation – in der PÄDY „Zugfahren" genannt – verbessert die sensorische und taktile Wahrnehmung im Mund. Sie wirkt aktivierend auf die orofaziale Muskulatur und führt zu spontanem Speichelschlucken. Darüber hinaus bietet sie dem Kind Geschmackserlebnisse. Sie erzeugt eine positive Wirkung auf die Durchblutung der Mundschleimhaut, wodurch der Speichelfluss angeregt wird. Das Ausstreichen des Zahnfleischs mit einer Baumwollkompresse dient zugleich der Mundpflege.

Voraussetzung für die intraorale Stimulation ist eine optimierte Positionierung des Kindes sowie Aufmerksamkeit und Wahrnehmungsoffenheit (➤ Kap. 13.3.1 bis ➤ Kap. 13.3.2) für die Therapie. Bei der Positionierung muss besonders auf eine beißreflexhemmende Haltung (➤ Kap. 15.20.1) geachtet werden. Der Therapeut sollte eine Hand am Kopf (➤ Kap. 15.9) des Kindes haben, um dem Kind durch den Körperkontakt Sicherheit zu vermitteln; bei Bedarf kann gleichzeitig die Kopfhaltung unterstützt werden. Der Therapeut nimmt eine Position ein, bei der das Kind ihm auf gleicher oder niedrigerer Augenhöhe gegenübersitzt (➤ Abb. 15.18). Dies gewährleistet Blickkontakt mit dem Kind, ohne dass es zum Therapeuten aufschauen muss. Sitzt der Therapeut etwas niedriger, wird das Kind den Kopf leicht nach unten neigen, um dem Therapeuten ins Gesicht sehen zu können.

Die intraorale Stimulation erfolgt durch leicht streichenden Druck mit einem Finger von vorn nach hinten, am äußeren Zahnfleisch entlang und nicht auf den Zähnen. Man kann anstelle von Druck auch mit manueller Vibration – von den Fingern ausgehend – arbeiten. Da die Vibration eine intensivere Stimulation bedeutet, ist hier besonders auf die Reaktionen des Kindes zu achten.

Der Therapeut zieht für diese Stimulation immer Handschuhe an. Der Zeigefinger oder kleine Finger wird in eine Baumwollkompresse gewickelt (➤ Abb. 15.21b 1–4), deren Ende zwischen den anderen Fingern gehalten werden kann. Er wird in Wasser oder Saft getaucht. Nach Berührungen des Kindes im Schulter-/Kopfbereich und an den Wangen wird der Finger nach vorheriger Ankündigung außen an die Lippen gelegt. Im nächsten Schritt wird die Oberlippe vorsichtig angehoben und der Finger auf das Zahnfleisch des Oberkiefers gelegt. Wenn das Kind dies gut toleriert, kann man die Stimulation an dieser Stelle mit frisch eingetauchtem Finger wiederholen.

Der Therapeut kann jetzt am Zahndamm des weiterhin entspannten Kindes entlang „Zugfahren". Dabei wandert der Finger über das Zahnfleisch ein Stück vor und zurück, begleitet von einem „Sch-sch-sch"-Geräusch. Abgeschlossen wird der 1. Quadrant (➤ Abb. 15.21a) mit dem Ausruf: „üüühhh-anhalten!", begleitet von einmaligem Ausstreichen der Wangeninnenseite und Rausziehen des Fingers. Jetzt lässt der Therapeut dem Kind eine kleine Pause zum Nachspüren und zum eventuellen Abschlucken. Dann geht es weiter im Kreis im Mund herum, bis der „Zug" alle 4 Kieferquadranten (➤ Abb. 15.21a) passiert hat.

!

Der Zug fährt durch den Mund …

1. Bequeme Positionierung?
2. Ist das Kind aufmerksam? Braucht es eine Unterstützung seiner Wahrnehmung?
3. Berührungen von distal nach proximal.

Mit Kieferkontrollgriff:

1. Berührung an der Lippe außen
2. Berührung des Zahnfleischs unter der Oberlippe
3. Je Quadrant:
   - „Sch-sch-sch"-Geräusch (Stimulation am Zahndamm lateral ventral-dorsal)
   - Ausruf „üüühhh anhalten!" mit Ausstreichen der Wangen
   - kurze Pause (Nachspüren und Schlucken)

Permanent: Reaktionen des Kindes beobachten
Material: Handschuhe, Wasser/Saft, Baumwollkompresse

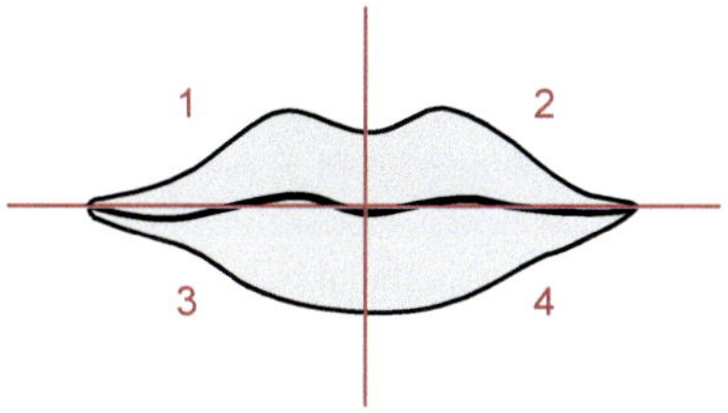

Abb. 15.21a Zugfahren: Der Mund wird in 4 Quadranten geteilt, die der Zug nacheinander befährt

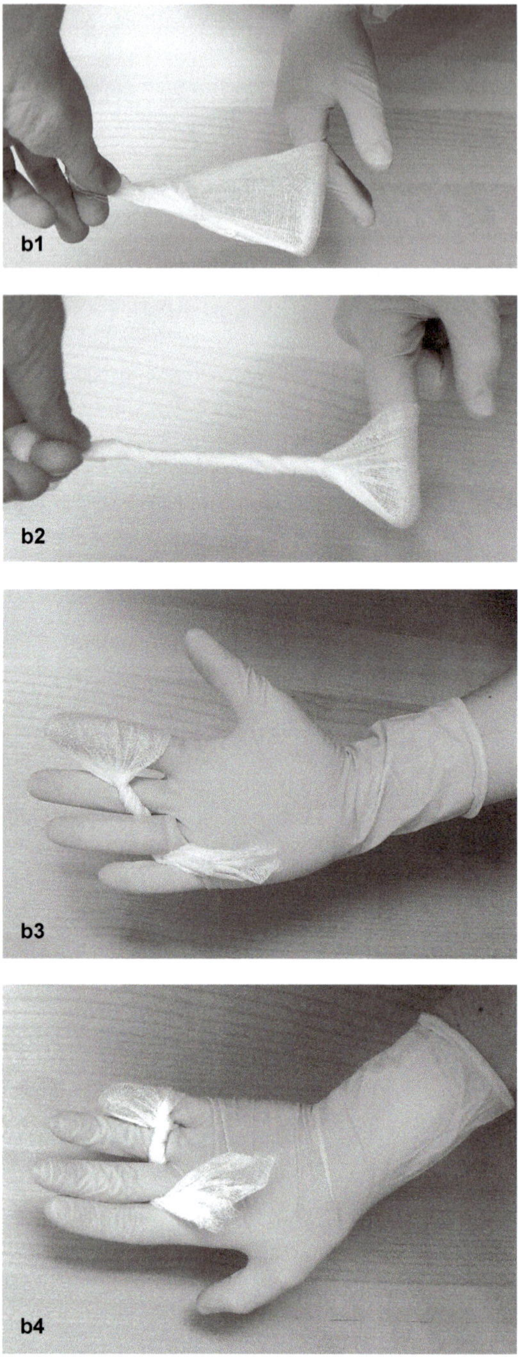

Abb. 15.21b Schrittweise Vorbereitung des Therapeuten; Bilder b1-b4

Die intraorale Stimulation bietet sich nach orofazialer Tonusregulierung an sowie als Vorbereitung für die orale Nahrungsaufnahme:

- Bei der Tonusregulierung arbeitet der Therapeut schon im Gesicht. Er bereitet das Gesicht taktil-sensorisch vor, sodass eine Stimulation und Aktivierung des orofazialen Bereichs eine sinnvolle Ergänzung darstellt.
- Die intraorale Stimulation ist eine perfekte Vorbereitung z. B. für die orale Nahrungsaufnahme, da die gesamte Aufmerksamkeit des Kindes in diesem Moment auf den Mund und die Schluckfunktionen gerichtet ist. Nun sind die Voraussetzungen zum Schlucken ideal.

Bei der intraoralen Stimulation ist es besonders wichtig, behutsam vorzugehen und die Grenzen des Kindes zu respektieren. Geht man sehr langsam vor, zeigt dies dem Kind, dass der Therapeut vorsichtig ist. Die orale Stimulation wird – insbesondere in der Anfangsphase einer Therapie – nicht immer die komplette Schrittfolge 1–7 (siehe Kasten) umfassen. Denn manche Kinder lehnen die „intraorale" Stimulation zunächst ab: Sie drehen ihren Kopf weg oder pressen die Lippen fest zusammen.

Die Erfahrung zeigt: Werden Abwehrreaktionen respektiert und insbesondere die Schritte 5 und 6 angekündigt und dann auch eingehalten, „darf" der Therapeut die Stimulation in der nächsten oder übernächsten Therapieeinheit komplettieren. Keinesfalls darf man eine Abwehrreaktion des Kindes übergehen! Manche Kinder lassen sich durch Geschmacksreize – Eintauchen des Fingers in Saft – überzeugen, die Übung auszuprobieren: „Ich zeige dir mal etwas, probier mal diesen Saft." Es kann dann angezeigt sein, den Finger zunächst nur auf den Lippen ruhen zu lassen, und erst später, wenn sich diese entspannt haben, an den Zahndamm zu gehen, usw.

EXKURS

Geruchs- und geschmacksneutrale Handschuhe

Riechen Sie unbedingt an Ihren Handschuhen und testen Sie, wie sie schmecken, bevor Sie in den Mund eines Kindes eindringen. Es gibt geschmacksneutrale Handschuhe im Fachhandel. Solche mit starkem Eigengeschmack sind für jegliche Arbeit im Mund vollkommen ungeeignet. Schließen Sie aus, dass ein Kind aufgrund „stinkender" oder unangenehm schmeckender Handschuhe die Therapie ablehnt.

Übung

Orale Stimulation

Nehmen Sie sich Handschuhe, eine Baumwollkompresse und Wasser bzw. Saft:
Testen Sie zunächst die Handschuhe geruchlich und geschmacklich. Üben Sie das Umwickeln des Zeigefingers und des kleinen Fingers. Probieren Sie die orale Stimulation an freiwilligen Erwachsenen aus, die Ihnen Rückmeldung geben:

- Achten Sie auf ihre Körperpositionierung.
- Wie halten sie den Kopf des Probanden?
- In welcher Geschwindigkeit ist die Stimulation angenehm?
- Wie viel Druck ist angenehm?
- Wie fühlt sich die Vibration an?

15.13 Zaubersäckchen

Zaubersäckchen (➤ Abb. 15.22a+b) werden in der Erwachsenentherapie meist Kausäckchen genannt: In Baumwollkompressen werden Gummibärchen, Obststückchen oder Gemüseecken eingewickelt, um diese dann als aspirationsgeschützten Bolus anzubieten.

Zaubersäckchen bieten hochgradig aspirationsgefährdeten Kindern die Möglichkeit, eine große Bandbreite an normalen Nahrungsmitteln zu probieren und zu erfahren. Die Kinder haben einen (nahezu) normalen und sicheren Bolus im Mund und können damit ihre Mundmotorik trainieren. Zaubersäckchen stellen folgende Anforderungen an das Kind:

- Der Mundschluss (Kiefer- und Lippenbewegungen) verhindert, dass das Zaubersäckchen nicht aus dem Mund fällt.
- Die orale Boluskontrolle (Zungen-, Kiefer- und Wangenmuskulatur) ist erforderlich, um den Bolus zu zerkauen, zu schmecken und zu analysieren.
- Spontanes Speichelschlucken ist erforderlich, um den durch die orale Aktivität entstandenen Speichel zu schlucken.

Kausäckchen können mit allem gefüllt werden, was den Kindern schmeckt. Berücksichtigt werden müssen jedoch die Eigenschaften des jeweiligen Nahrungsmittels. Nahrung, die viel Saft abgibt, kann dies kontinuierlich tun (z. B. Apfelstücke) oder plötzlich (z. B. Trauben). Das Vorkommen von Saft und Zaubersäckchen im Mund bedeutet für das Kind, 2 Konsistenzen zeitgleich verarbeiten zu müssen. Gummibärchen oder Dauerwurststücke geben hingegen keine Flüssigkeit ab, während rohe Karotten zu hart sind, sodass sich Kleinstteile durch das Gewebe der Baumwollkompresse drücken können. Es ist ratsam, die Dinge, die dem Kind gegeben werden, vorher selbst auszuprobieren. In jedem Fall muss die Nahrung im Zaubersäckchen an die Schluckfunktionen des Kindes angepasst werden.

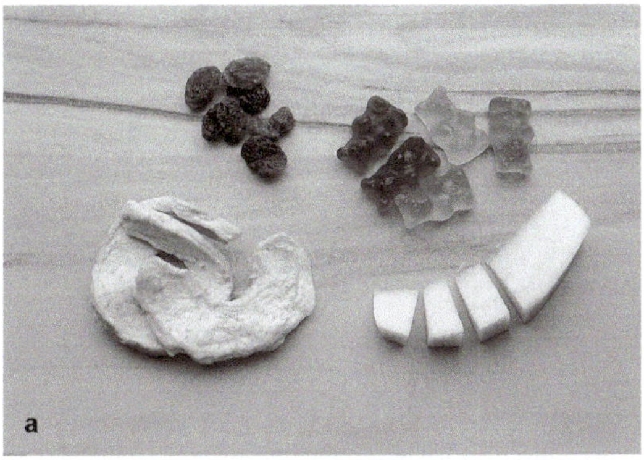

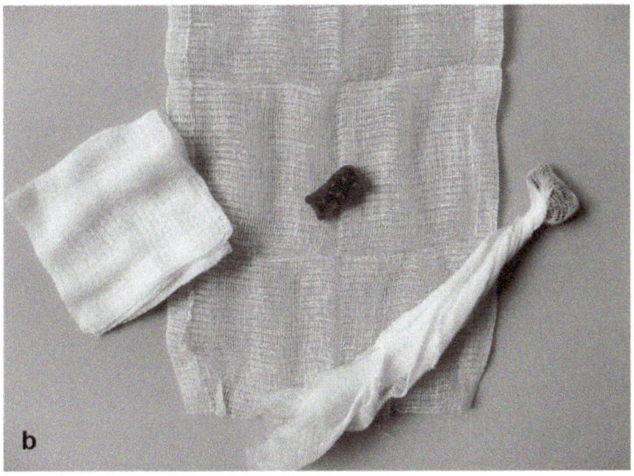

Abb. 15.22 a +b Zaubersäckchen: Geeignete Nahrungsmittel wie getrocknete Apfelstücke, Rosinen, Gummibärchen, frische Apfelstücke (a); man legt ein Gummibärchen auf eine auseinandergefaltete Baumwollkompresse und „verzaubert" es, indem man es beim Einwickeln in der Gaze verschwinden lässt (b)

!

Eigenschaften von Zaubersäckchen

- Ein normaler Bolus kann bei minimierter Aspirationsgefahr gekaut werden.
- Ermöglicht normale Geschmackserfahrungen.
- Gewährleistet intraorale, taktil-sensorische Erfahrungen.
- Orale Boluskontrolle wird trainiert.
- Provoziert nach oraler Bolusmanipulation spontane Schluckfunktionen.
- Erfordert selbstständigen, persistierenden Mundschluss.
- Beübt die Speichelkontrolle (Abschlucken und Sabbern).
- Verbessert die Zungenkoordination.
- Bahnt das Kauen an.

15.13.1 Vorbereitung Zaubersäckchen

Material: Baumwollkompresse, Handschuhe, Glas Wasser und kleine Stücke Nahrung.

Voraussetzungen sind die optimierte Positionierung des Kindes und eine der Therapie zugewandte Aufmerksamkeit und Wahrnehmung des Kindes (➤ Kap. 13.3). Bei der Positionierung muss auf eine beißreflexhemmende Haltung (➤ Kap. 15.20.1) besonders geachtet werden. Der Therapeut sollte eine Hand am Kopf des Kindes haben (➤ Kap. 15.9), um dem Kind durch diesen Körperkontakt Sicherheit zu geben; bei Bedarf kann so auch die Kopfhaltung unterstützt werden. Der Therapeut nimmt eine Position ein, bei der das Kind ihm auf gleicher oder höherer Augenhöhe gegenübersitzt; dadurch ist das Kind nicht genötigt, zum Therapeuten aufzuschauen.

15.13.2 Durchführung Zaubersäckchen

Die Baumwollkompresse wird auseinandergefaltet, die Nahrung wird zunächst in die Mitte gelegt und dann eingedreht, sodass ein geschlossenes und gefülltes Säckchen entsteht. Dabei kann bei Bedarf die Kompresse auch doppelt genommen werden. Durch das „Verzaubern" des zu kauenden Gummibärchens vor den Augen des Kindes in die Kompresse entsteht das „Zaubersäckchen". Es ist hilfreich, das Kind bei der Zubereitung zuschauen oder gleich ein eigenes Zaubersäckchen packen zu lassen. Bevor das Zaubersäckchen in den Mund kommt, wird die Baumwolle in Wasser oder Saft angefeuchtet; dadurch kommt der Geschmack schneller durch. Bei kauschwachen Kindern kann man zur Steigerung der Motivation z. B. ein Apfelstück im Säckchen schon vorher leicht zerdrücken und dieses in Apfelsaft tauchen. Nachdem die Kinder das Zaubersäckchen im Mund mit der Zunge ertastet haben, fangen sie spontan an, zu lutschen und zu kauen, was dann anschließend spontan zu schlucken führt. Der Therapeut sollte jetzt die Schluckfrequenz im Auge behalten, um das Schlucken gegebenenfalls unterstützen zu können.

15.13.3 Variationen Zaubersäckchen

Zaubersäckchenklau: Die Ankündigung, dem Kind ein wohlschmeckendes Zaubersäckchen wieder aus dem Mund ziehen zu wollen, kann die Motivation zum Mundschluss verstärken.

Wettkauen: „Wer ist am schnellsten mit dem Kauen fertig?" Dies animiert Kinder zu effektiverem und schnelleren Kauen.

Gruppenkauen: Lustig für Kinder ist es, wenn nicht nur der Therapeut, sondern auch alle anderen Anwesenden – auch die beobachtenden Eltern – vom Therapeuten aufgefordert werden, Zaubersäckchen zu kauen.

!

Ablauf Zaubersäckchen

- optimierte Sitzposition
- angepasste Wahrnehmung
- Nahrung in die Baumwollkompresse zaubern

Cave: Nahrung an die Schluckfunktionen anpassen

- Zaubersäckchen mit Wasser/Saft befeuchten
- Zaubersäckchen in den Mund geben/nehmen:
  - Nahrung (vorab) zerdrücken?
  - Reaktionen beobachten
  - Schluckfrequenz berücksichtigen

Variationen:

- Kind auch zaubern lassen
- Zaubersäckchenklau
- Wettkauen
- Gruppenkauen mit den Eltern

Heimaufgabe: Nachtisch-Zaubersäckchen für die ganze Familie

Zaubersäckchen eignen sich als Folgetherapie beispielsweise einer orofazialen Tonusregulierung oder einer intraoralen Stimulation. Nach der Tonusregulierung und/oder der intraoralen Stimulation, bei denen der Therapeut das Gesicht taktil-sensorisch vorbereitet hat, kann eine weitere Aktivierung durch Zaubersäckchen sinnvoll sein. Diese wäre dann ihrerseits eine perfekte Vorbereitung für die orale Nahrungsaufnahme, da die gesamte Aufmerksamkeit des Kindes in diesem Moment auf den Mund und die Schluckfunktionen gerichtet ist und somit die Voraussetzungen für das Schlucken perfekt erfüllt sind.

Als Heimaufgabe eigenen sich die Zaubersäckchen besonders gut, weil es eine überschaubare, in den Alltag integrierbare Aufgabe ist; z. B. als Nachtisch für die gesamte Familie nach dem Mittagessen: Jeder darf ein Gummibärchen im Zaubersack essen. Damit kann das schluckgestörte Kind beginnen, wieder gemeinsam mit der Familie zu essen.

15.14 Zungenbeweglichkeit

Die Zunge besteht aus einer Vielzahl kleiner und größerer Muskeln, die ganz unterschiedliche Verankerungen haben. Sie lässt sich nur zum Teil herausstrecken, der restliche Zungenbereich bildet den Zungengrund, der teilweise von außen tastbar ist. Der hintere Teil der Zunge geht in die Valleculae über. Während der oralen Phase nähern sich Zungenrücken und Velum zum veloglossaren Abschluss an. Dabei ist die Zungenkraft für den Bolustransport in den Pharynx entscheidend. Anschließend erfolgt der glossopharyngeale Verschluss durch Annäherung von Zunge und Rachenwand.

Die Zunge kann sich in 3 Ebenen – auf und ab, seitlich und vor und zurück – bewegen und zur oralen Boluskontrolle werden diese Bewegungsebenen miteinander kombiniert. Für die selektive Zungenbeweglichkeit ist eine stabile Kopfposition die entscheidende Voraussetzung (➤ Kap. 1.2.8, ➤ Kap. 2.1.2) Die Zungenbeweglichkeit des Säuglings wird in ➤ Kapitel 15.18 besprochen.

!

Für gute Zungenbeweglichkeit muss eine optimierte Positionierung und eine therapiezugewandte Aufmerksamkeit und Wahrnehmung des Kindes (➤ Kap. 13.3) gewährleistet sein.

Der Therapeut nimmt während der Therapie eine niedrige Position ein, in der das Kind bequem Blickkontakt zu ihm halten kann, ohne zu ihm aufzuschauen. Bei Bedarf kann der Kopf bzw. der Kiefer des Kindes durch den Kieferkontrollgriff (➤ Kap. 15.9) stabilisiert werden. Dabei lässt sich die Zungenaktivität ertasten und die Schluckfrequenz beobachten.

15.14.1 Hypotone Zunge

Zur Aktivierung der Zunge bei hypotoner Muskulatur ist entscheidend, dass der Zungenmuskulatur ausreichend stabile Ansatzpunkte zur Verfügung stehen (vgl. ➤ Kap. 15.2.1 und ➤ Abb. 15.1). Darüber hinaus kann man Folgendes anwenden, um die Zungenfunktionen zu aktivieren:

- Geschmack auf die Lippe geben, um einen Anreiz zu bieten, die Zunge zu bewegen. Mit einem Watteträger kann beispielsweise eine kleine Mengen Nusscreme auf die Lippe gebracht werden. Das Bewegungsmuster gleicht dann dem natürlichen Lippenablecken bei Nahrungsresten.
- Geschmacksstoffe (wie Nusscreme oder Marmelade) mit leichtem Druck direkt auf die im Mund liegende Zunge auftragen, beispielsweise mit einem Watteträger und unter Berücksichtigung beißreflexhemmender Aspekte (➤ Kap. 15.20.1). Der Druck geht dabei in Richtung kaudal oder dorsal-kaudal, um durch eine Stimulation/Dehnung in eine Richtung eine tonisierte Reaktion der Zungenmuskulatur in die physiologische Richtung zu erzielen. Dabei sollten die Reaktionen der Zunge genau beobachtet werden; manchmal zeigen sich zunächst nur minimale Reaktionen wie eine Tonisierung der Zunge ohne Bewegungsausmaß.
- Kältereize , wie z. B. in Eiswasser getauchte Watteträger auf der Zunge: Bei ausgeprägter Hypotonie kann der Therapeut mit dem kalten Watteträger über die Zungenränder streichen, um den

Reiz zu intensivieren. Auch rasche Streichungen wirken tonussteigernd. Dabei ist unbedingt zu beachten, dass Kälte sehr individuell wahrgenommen wird, die Zungenränder sehr empfindlich sind und die Streichungen somit als unangenehm empfunden werden können. Anschließend sollte ein normales Bewegungsmuster aktiviert werden, z. B. durch Abschlucken oder Zaubersäckchen (➤ Kap. 15.13).
- Die Zaubersäckchen haben besondere Bedeutung für die Zungenaktivität (➤ Kap. 15.13).
- Der „textured spoon" kann ebenfalls zur Aktivierung der Zungenmuskulatur hilfreich sein, die besondere Struktur stimuliert die Zungenaktivität beim Essen (➤ Kap. 17.5).

15.14.2 Hypertone Zunge

Zungenbeweglichkeit bei hypertoner Zunge kann nur dann ermöglicht werden, wenn es dem Therapeuten gelingt, die Tonusverhältnisse von Grund auf zu regulieren. Dies geschieht in der Annahme, dass die hypertone Zunge eine Kompensationsstrategie darstellt (➤ Kap. 15.7). Zunächst wird die Sitzposition und Kopfhaltung genau betrachtet, um dann dem Kind eine Möglichkeit aufzuzeigen, wie es sich alternativ stabilisieren kann. Dabei kann eine gezielte Lagerung, z. B. mit Kissen oder Schaumstoffelementen, hilfreich sein (➤ Kap. 15.2). In optimierter Position und unter Berücksichtigung beißreflexhemmender Aspekte (➤ Kap. 15.20.1) können dann folgende Ideen ausprobiert werden:
- Berührungen mit einem weichen Löffel anstelle des eigenen Fingers durchführen, insbesondere wenn man sich nicht ganz sicher ist, dass es trotz der optimalen Positionierung nicht zum Beißreflex kommt. Wird der Löffel mit der konkaven Seite nach unten auf die Zunge gelegt, kann er sich gut der Zunge anpassen. Dazu bieten sich sehr weiche Löffel wie der Flexi-Löffel® (➤ Kap. 17.5) an, die stabil genug sind, dass sie bei akzidentellem Zubeißen nicht zersplittern.
- Tonusregulierung durch Berühren der Zunge mit einem Finger; dabei wird leichter Druck nach vorn-unten ausgeübt. Die Fingerkuppe liegt auf der Zunge zunächst an der Spitze, später maximal in der Zungenmitte, um eine Schreck- oder Würgereaktion zu vermeiden. Zur Tonussenkung sind langsame, ruhige Bewegungen wichtig.
- Tonusregulierung auf der Zunge durch Vibration mit einem Finger von der Mitte nach vorn: anhaltende, langsame Vibrationen wirken tonussenkend.

15.14.3 Zungenstoß/Zungenprotrusion

Der Zungenstoß bei älteren Kindern ist Teil eines prolongiert erhaltenen ersten Saugmusters des Säuglings. Dabei schiebt sich die Zunge in einer kraftvollen Vorwärtsbewegung über die Zähne hinaus bis zu den Lippen und Nahrung und Speichel werden aus dem Mund befördert. Häufig handelt es sich um ein arrhythmisches intermittierendes Bewegungsmuster, das bei Aufregung verstärkt wird. Für ein solches Bewegungsmuster gibt es verschiedene mögliche Ursachen, unter anderem:
- mangelnde orale Wahrnehmung, bei der die Kinder über die Zungenaktivität nach Stimulation suchen
- pathologische orofaziale Tonusverhältnisse mit fehlendem Mundschluss und somit fehlenden oralen Grenzen
- verlegte Nasenatmung, welche die Kinder über einen längeren Zeitraum zwingt, den Mund zum Atmen offenzuhalten, woraus dann auch eine fehlende orale Begrenzung resultiert
- eingeschränkte Zungenbeweglichkeit, die Kinder dadurch kompensieren, dass sie die Nahrung auf der Zunge mit den Schneidezähnen nach hinten transportieren/schieben

Die erforderlichen Behandlungsansätze – Maßnahmen zur Verbesserung der intraoralen Wahrnehmung sowie Übungen zur Förderung der Mundmotorik (Mundschlusses und Zungenkoordination) – leiten sich von der jeweiligen Ursache ab. (➤ Kap. 15.17.2 und ➤ Kap. 15.17.3).

15.14.4 Zungenlateralisation

Zungenlateralisation heißt nicht nur die Zunge nach rechts und links zu bewegen, sondern diese Bewegungen mit den anderen Bewegungsdimensionen – auf/ab und vor/zurück – zu kombinieren und daraus rotatorische Bewegungsmuster zu entwickeln. Voraussetzung für die Rotation in Kiefergelenk und Zunge, ist die Fähigkeit zur grobmotorischen Rumpfrotation. Ein Kind mit eingeschränkter Rumpfkontrolle und reduzierter Kopfkontrolle wird es also sehr schwer haben, laterale orofaziale Bewegungen zu erlernen.

Bei der Diagnostik lateraler Kieferbewegungen bzw. des Kauvorgangs ist sehr genau auf die Rotation zu achten. Häufig zeigen Kinder mit Einschränkungen der Rumpfkontrolle ein „Mampfmuster" aus Auf- und Abbewegungen des Kiefers, aber kein vollständiges Kauen.

EXKURS

Grobmotorische Entwicklung

Bei sich normal entwickelnden Kleinkindern entwickelt sich die Fähigkeit zu kauen, also den Bolus lateral zu bewegen, parallel zur grobmotorischen Entwicklung der Rumpfrotation (➤ Kap. 2.3):
Drehen → Krabbeln → Laufen
Saugen → Breilöffeln → Kauen

Beim Ziel, die Zungenlateralisation zu verbessern, kann es sehr hilfreich sein, einen Bobath- oder Physiotherapeuten zurate zu ziehen, um grobmotorische Aspekte zu besprechen. Darüber hinaus können bei – eventuell durch Lagerung – gewährleisteter Rumpfstabilität als unabdingbarer Therapievoraussetzung, die folgenden Ansätze probiert werden:

- Geschmacksreize mit einem Watteträger lateral platzieren, zunächst auf dem Lippenrot, später weiter außen
- Die Wange mit einem Finger berühren und das Kind erhält die Aufgabe, mit der Zunge von innen dagegen zu stoßen, um den Finger wegzuschieben
- Zaubersäckchen (➤ Kap. 15.13), diese müssen um sie richtig zu zerkauen, im Mund lateral bewegt werden
- Zaubersäckchen lateral platzieren, zunächst auf der Zunge, später in der Wangentasche
- Nur bei intakten Schluckfunktionen (!): knackige Dinge zum Kauen geben, bewusst zwischen die lateralen Zahnleisten oder in die Wangentasche legen, z. B. kleine Stücke Knusperbrot, Reiswaffeln, Getreideknusperbällchen oder Cornflakes.

➤ Tabelle 15.8 fasst die therapeutischen Optionen zur Förderung der Zungenbeweglichkeit zusammen.

Tab. 15.8 Therapeutische Optionen zur Förderung der Zungenbeweglichkeit; Therapievoraussetzung ist immer eine stabile Positionierung des Kindes

Symptom	Behandlungsvorschlag
hypotone Zungenmuskulatur	• Geschmack auf die Lippe • Geschmack + taktile Stimulation der Zunge nach kaudal oder dorsal-kaudal • Kälte auf/an die Zunge • Zaubersäckchen • „textured spoon"
hypertone Zungenmuskulatur	• weicher Löffel auf die Zunge • Tonusregulierung mit Finger auf Zungenkörper • Vibration, manuell
Zungenstoß	• intraorale Wahrnehmung verbessern • Förderung des Mundschlusses • Verbesserung der Zungenkoordination • intraorale Stimulation • Zaubersäckchen • mundmotorische Übungen
Zungenlateralisation	• Überlegungen zur Grobmotorik • Geschmacksreize lateral geben • Finger wegschieben • Zaubersäckchen • Kauübungen

15.15 Thermale Stimulation

Am bekanntesten und vielfach untersucht ist die thermale Stimulation der Gaumenbögen. Die Gaumenbögen werden mit einem in Eiswasser getauchten kleinen Larynxspiegel oder Wattestäbchen bestrichen (➤ Abb. 15.23), jede Seite 3- bis 5-mal. Je nach Autor werden unterschiedliche Frequenzen der Stimulation und Häufigkeiten der Anwendung empfohlen. Die Stimulation der Gaumenbögen kann entscheidenden Einfluss auf die Schluckreflextriggerung haben. So ist für Schlaganfallpatienten nachgewiesen, dass diese Stimulation die Schwelle für die Schluckreflextriggerung senken kann, wenn auch nicht langfristig. Dennoch kann man sich diese Erkenntnis zunutze machen: Patienten mit sensorisch bedingter verzögerter Schluckreflextriggerung können von einer thermalen Stimulation vor der Nahrungsgabe profitieren, weil damit der Schluckreflex schneller ausgelöst werden kann. Dies kann beispielsweise beim therapeutischen Esstraining und bei der Anbahnung des pharyngealen Schluckens sehr hilfreich sein.

Beispiel

Toni hat eine stark verlängerte orale Transportphase. Das Mädchen ist aufgrund von prädeglutitivem Leaking stark aspirationsgefährdet. Durch thermale Stimulation kann es den pharyngealen Schluck schneller auslösen. Diese Therapie findet als Schlucktraining mit vorheriger präoraler und oraler Vorbereitung statt.

Die thermale Stimulation ist auch bei jeder anderen Muskelgruppe zur Aktivierung hypotoner Strukturen anwendbar. Dabei streicht man die betreffenden Fasern mit eindeutiger Richtung und deutlichem Druck ab. Es eignen sich in kaltes bis eiskaltes Wasser getauchte oder eingefrorene Wattestäbchen oder dickere Watteträger. Man macht in der Regel 3 Streichungen in die gleiche Richtung und beobachtet nach einer Pause die Reaktionen des Kindes:

- Erfolgt die erwünschte Reaktion, ist sie durch Wiederholung reproduzierbar?
- Falls die erwartete Reaktion ausblieb: Lässt sie sich durch kältere Temperatur oder höheren Druck auslösen?

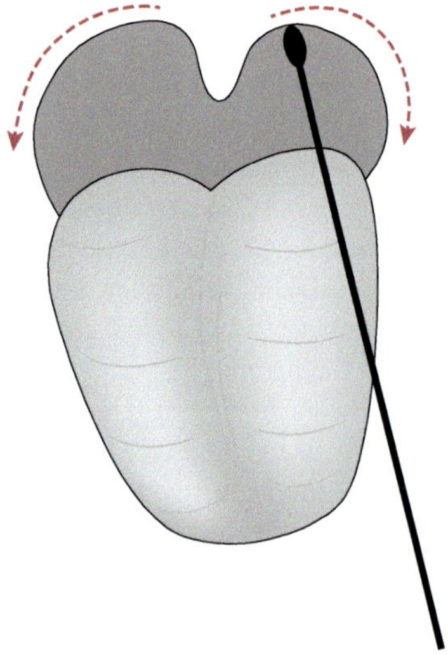

Abb. 15.23 Thermale Stimulation an den Gaumenbögen mit einem in Eiswasser getauchten Watteträger

Die Wirkung von Eisstimulation im Mund, aber auch die Motivation der Kinder zur Durchführung der Eisstimulation kann durch Kombination mit beliebten Geschmacksreizen, wie z. B. Cola, Saftschorle etc., deutlich erhöht werden. Ist die Aspirationsgefahr sehr groß und braucht das Kind dennoch unbedingt einen Geschmacksreiz, so bietet es sich an, das in kalte Flüssigkeit getauchte Wattestäbchen vor Applikation auszudrücken.

!

CAVE! „Eisstäbchen" im Mund

- Kann das Kind mit dem Schmelzwasser umgehen? Eisstäbchen schmelzen von alleine durch die Körperwärme im Mund.
- Eisstäbchen können im Mund abbrechen.
- Watteträger/-stäbchen können abbrechen oder zerbissen werden: → Beißprävention (➤ Kap. 15.20.1).

15.16 Pharynxfunktionen

Die Funktionen des Pharynx und der pharyngealen Phase sind beeinflussbar. Zur Kräftigung der Rachenmuskulatur haben sich insbesondere das Shaker- oder Kopfhebemanöver, auch „Zehenschau" genannt, und das Masako-Manöver („Zungenklau") bewährt.

15.16.1 Zehenschau

Durch das **Shaker-Manöver**/Zehenschau kann die Kehlkopfelevation und die Öffnung des oberen Ösophagussphinkters (oÖS) verbessert werden (Bartolome und Schröter-Morasch 2006). Das gemeinsame Auftreten beider Effekte erklärt sich biomechanisch: Der oÖS wird beim Schlucken aufgezogen. Zunächst kommt es zur Relaxation der Sphinktermuskulatur, daraufhin folgt die Kehlkopfelevation. Durch die muskuläre Verbindung zwischen oÖS und Larynx wird der relaxierte Sphinkter bei Kehlkopfelevation geöffnet. Logemann et al. (2009) konnten nachweisen, dass die Aspirationshäufigkeit nach Shaker-Therapie deutlich abnahm.

Das Shaker-Manöver ist mindestens 3-mal täglich in Rückenlage durchzuführen und umfasst:

- 3-mal Kopf 1 min anheben und 1 min ablegen
- 30-mal in rascher Folge Kopf heben und ablegen

Das Anheben des Kopfes soll so weit erfolgen, dass das Kind die Zehen sehen kann, ohne die Schultern von der Unterlage abzuheben.

Variante für Kleinkinder: „Zehenschau"

Der Therapeut sitzt am Kopf des Kindes und übt zunächst das Kopfanheben mit dem Kind. Gleichzeitig werden die Schultern auf der Unterlage festgehalten, um dem Kind ein Gefühl für die Bewegung zu geben. An den Füßen kann man ein interessantes Bild platzieren und das Kind fragen, was es sieht. Weiß es, wie es den Kopf zu bewegen hat, kann der Therapeut sich an die Füße begeben und mit dem Kind zusammen die Zehen zählen: „Zehenschau". Beliebt ist auch das Zählen durch eine Handpuppe direkt an den Füßen.

Tab. 15.9 Pharynxfunktionen

Manöver	Ausführung	Wirkung
Zehenschau	auf dem Rücken liegend: • Kopf heben und ablegen • Bild am Fußende anschauen • Zehen zählen	verbesserte Larynxelevation verlängerte Öffnung des oÖS reduzierte Aspirationshäufigkeit
Zungenklau	• Zunge mit Schneidezähnen fixieren oder • Zunge mit Gaze festhalten • schlucken	Kräftigung der Pharynxmuskulatur
Gurgel-/Gähnübung	• Gurgeln/Gähnen andeuten • Zunge in zurückgezogener Position halten	Kräftigung der Pharynxmuskulatur
supersupraglottisches Schlucken	➤ Kap. 15.5.5	
Mendelsohn-Manöver	➤ Kap. 15.5.4	

15.16.2 Zungenklau

Das **Masako-Manöver** trainiert die Kraft der Pharynxrückwand und verbessert dadurch den Druckaufbau in der pharyngealen Phase. Die Zunge wird bei diesem Manöver anterior fixiert, sodass der glossopharyngeale Abschluss nur mit erhöhter Aktivität der Pharynxmuskulatur möglich ist.

Bei diesem Manöver soll geschluckt werden und gleichzeitig die Zunge vorn mit den Zähnen festgehalten werden. Die Zunge wird so weit herausgestreckt, dass sie mit den Scheidezähnen festgehalten werden kann, dann wird geschluckt. Die Zunge wird dabei soweit wie möglich vorgestreckt.

Für Kinder kann es eine Hilfe sein, Zungenklau zu spielen: Die Zunge wird rausgestreckt, das Kind selbst oder der Therapeut hält die Zungenspitze mit Hilfe einer Gazekompresse fest und das Kind soll nun schlucken.

15.16.3 Weitere Möglichkeiten

Durch **Gurgel- oder Gähnübungen** konnten Logemann et al. (2009) eine Kräftigung der Rachenmuskulatur erzielen: Gurgeln oder Gähnen wird angedeutet und die Zunge in der zurückgezogenen Position gehalten, währendem bis fünf gezählt wird. Diese Übungen werden etwa 5 min lang wiederholt und bis zu 10-mal pro Tag ausgeführt.

Auch durch supersupraglottisches Schlucken (➤ Kap. 15.5.5) und das Mendelsohn-Manöver (➤ Kap. 15.5.4) können Verbesserungen der pharyngealen Funktionen erzielt werden (Logemann et al. 2009).

➤ Tabelle 15.9 fasst die therapeutischen Optionen zur Förderung der Pharynxfunktionen zusammen.

15.17 Salivation

Viele Kinder mit neurologischer Beeinträchtigung leiden unter Speichelfluss. Dabei muss zwischen Sialorrhö und Hypersalivation unterschieden werden:

15

!

- **Sialorrhö** beschreibt das unwillkürliche Abfließen von Speichel aus dem Mund: „Sabbern" oder „anteriores (Speichel-)Leaking". Sie tritt unabhängig von der Speichelmenge auf, meist aufgrund einer reduzierten Schluckfrequenz. Sie kann aber auch durch mangelnde intraorale Wahrnehmung oder eingeschränkte motorische Funktionen im orofazialen Bereich bedingt sein.
- Liegt der Sialorrhö eine erhöhte Speichelproduktion zugrunde, spricht man von **Hypersalivation** (➤ Kap. 6.3.10).

Da die Ursache der Sialorrhö eine herabgesetzte Schluckfrequenz aufgrund reduzierter intraoraler Wahrnehmung und/oder einer Einschränkung der Mundmotorik ist, muss das Ziel der Therapie sein, auf diese Aspekte ein zu wirken! Dies wird in den folgenden Abschnitten detailliert getan:

15.17.1 Herabgesetzte Schluckfrequenz

Wenn Kinder beim Essen und auf Aufforderung zwar schlucken können, allerdings zwischendurch immer wieder vergessen, ihren Speichel zu schlucken, kann es notwendig sein, das spontane, unbewusste Schlucken wieder zu automatisieren (➤ Kap. 13.4.2). Die willkürlichen Bewegungen können durch mehrfache Wiederholungen automatisiert werden. Somit nimmt das gesunde Kind den Speichel im Mund wahr und schluckt ihn automatisiert hinunter. Ein Kind mit neurologischer Beeinträchtigung oder Unreife kann entweder wegen sensorischer Defizite den Speichel nicht wahrnehmen oder ihm kann das Bolusgefühl beim Schlucken von Speichel fehlen!

Ansätze, um ein Gefühl für das Speichelschlucken zu entwickeln und um diesen Vorgang langfristig zu automatisieren, könnten sein:

- **Schluckballspiel:** Ein Ball wird zwischen Therapeuten und Kind hin- und hergeworfen; bevor man ihn Ball weiterwerfen darf, muss man schlucken. Die Eltern können in das Spiel integriert werden, und es obliegt dem Kind zu „prüfen", ob sie richtig schlucken.
  - Variation 1: im Wechsel mit Zungeausstrecken
  - Variation 2: Veränderung der Positionierung: sitzend, stehend, kniend
- **Schlucken bei einem bestimmten Signal:** Man wählt im Alltag ein häufiges Signal aus, auf das hin geschluckt werden soll:
  - Für Stadtkinder, die regelmäßig Bus oder Bahn benutzen: Auf der Fahrt wird bei jeder Haltestelle geschluckt. Diese Übung kann – ohne dass die Umgebung es bemerkt – schon bald vom Kind selbstständig durchgeführt werden.
  - Erinnerung durch einen Klingelton: Man kann einen Wecker (mit Weckwiederholung) oder ein Handy so programmieren, dass er oder es täglich 2- bis 3-mal und für einen Zeitraum von 10–20 min im Abstand von jeweils 2–3 min einen Erinnerungston erzeugt, nach dem geschluckt wird. Die Zeitintervalle sind so zu wählen, dass das Kind den Spaß an der Übung nicht verliert und dennoch häufig genug übt.
  - Beim Buchanschauen oder -vorlesen schluckt das Kind mit jedem Umblättern.

Bei all diesen Übungsvorschlägen ist zu beachten, dass wir nur begrenzt Speichel im Mund haben: Nach 3–5 Schlucken ist dieser aus dem Mund abtransportiert und muss erst nachproduziert werden. Ohne Speichel können auch Gesunde kaum mehr ein Schlucken willkürlich provozieren. Den Kindern sollte bei den oben genannten Übungen deshalb zwischendurch die Gelegenheit zum Trinken gegeben werden.

Übung

Schlucken ohne Speichel?

Probieren Sie selbst, wie oft sie nacheinander schlucken können, bis Ihnen die „Spucke wegbleibt".

Hinweise zur Schluckfazilitation finden sich in ➤ Kapitel 15.19.

15.17.2 Reduzierte intraorale Wahrnehmung

Die intraorale Wahrnehmung kann durch intraorale Stimulation, thermale Stimulation und z. B. Zaubersäckchen gefördert werden. Auch Kauübungen mit knackenden Nahrungsmitteln unterschiedlicher Beschaffenheit können förderlich sein: Cornflakes, Reiswaffeln, Knusperbrot oder Knallbrause:

- Knallbrause (Knalleffekt, wenn sie mit Speichel in Verbindung kommt): aktiviert die Mundmotorik durch ihre ausgeprägte oralsensorische Stimulation durch die „Knalleffekte".
- Knallschokolade (Schokolade mit eingearbeiteter Knallbrause) hat den gleichen Effekt wie die Knallbrause, schmeckt manchen Kindern jedoch besser. Man kann auch selbst eine Mischung aus Knallbrause und Nusscreme herstellen.

15.17.3 Einschränkung der Mundmotorik

Bei eingeschränkter Mundmotorik kann es dem Kind sehr schwer fallen, eine ausreichend hohe Schluckfrequenz aufrechtzuerhalten, die erforderlich wäre, um eine Sialorrhö zu verhindern. Meist haben diese Kinder Schwierigkeiten mit dem Mundschluss, z. B. aufgrund hypotoner Lippenmuskulatur, oder es liegt eine Einschränkung der Zungenbeweglichkeit vor. Beide Aspekte gehen in der Regel mit eingeschränkter Kopfkontrolle einher. In diesem Fall bietet sich eine Behandlung der Pathophysiologie an:

- Die Kopfkontrolle kann zunächst durch eine adäquate Lagerung (➤ Kap. 15.2) und eine gute Wahrnehmung (➤ Kap. 13.3) unterstützt werden. Ferner können im Rahmen der Therapie die Griffe zur Kieferstabilisierung (➤ Kap. 15.9) angewandt werden.
- Lippenmuskulatur und Zungenfunktion können durch orofaziale Tonusregulierung (➤ Kap. 15.7) mit anschließender Bewegungsanbahnung (➤ Kap. 15.8) aktiviert werden.
- Gezielte Übungen zur Unterstützung der Zungenfunktionen finden sich in ➤ Kapitel 15.14.

15.18 Saugstimulation

Die Saugstimulation dient der Anbahnung und Unterstützung von Saugaktivitäten bei Säuglingen. Sie ist erforderlich, wenn ein Säugling keine oder wenig Anzeichen zu saugen zeigt. Dabei sollte sie nur in dem Alter bzw. Entwicklungsalter erfolgen, in dem ein Säugling physiologisch auf das Saugen angewiesen ist.

Unter Berücksichtigung der Überlegungen zur Positionierung eines Säuglings (➤ Kap. 15.3.1) kann man das Kind so positionieren, dass sein Oberkörper leicht aufgerichtet ist, es sich wohlfühlt und der Therapeut bequem sitzt. Auch hier wird aus hygienischen Erwägungen heraus immer mit Handschuhen – mindestens aber einem Fingerling – gearbeitet!

Bei Früh- oder Neugeborenen kann man zunächst beobachten, wie sich die Kinder verhalten, wenn man die Wangen berührt (ist der Rooting-Reflex auslösbar?), über die Lippen streicht und schließlich mit angefeuchtetem Finger an den Mund geht. Erfolgt keine Abwehrreaktion, kann man den (angefeuchteten) Zeige- oder kleinen Finger auf die Zunge legen und beobachten: Normalerweise folgt eine Saugreaktion (➤ Kap. 2.1.1). Erfolgt diese nicht, können folgende Stimulationen erwogen werden:

- Saugstimulation durch leichten Druck eines Fingers von oben auf die vordere Zunge kombiniert mit dezentem Zug nach vorn
- Saugstimulation durch manuelle Vibration auf der Zunge nach kaudal-ventral
- Saugstimulation mit Unterstützung der Wangenmuskulatur und der Kieferstabilität: Die Wangenmuskulatur braucht ausreichend Stabilität, damit der für das Saugen erforderliche Unterdruck im Mund aufgebaut werden kann (➤ Abb. 15.26). Die Fingerpositionen sind dabei: Daumen und Mittelfinger an den Wangen, Ringfinger unter dem Kinn, Zeigefinger auf der Zunge. Die Wangenstabilität kann durch diese Maßnahmen unterstützt werden:
  - Auflegen der Finger auf die Wangen
  - Auflegen der Finger auf die Wangen mit Vibration nach medial zur Tonuserhöhung
  - Auflegen der Finger mit leicht streichenden Bewegungen nach vorn entlang der Wangen

Wenn das Kind Saugbewegungen zeigt und es der Allgemeinzustand des Kindes zulässt, kann die gewählte Methode der Saugstimulation mit Nahrungsgabe folgendermaßen kombiniert werden, um dem Kind zu zeigen, wofür sich das Saugen lohnt. Nutritive Saugstimulation:

- Finger in Säuglingsmilch eintauchen und erneut zum Saugen anbieten
- Saugstimulation mit dem Finger wie gehabt weiterführen und dem Kind mit der anderen Hand unter Zuhilfenahme eines *Fingerfeeders* Nahrung

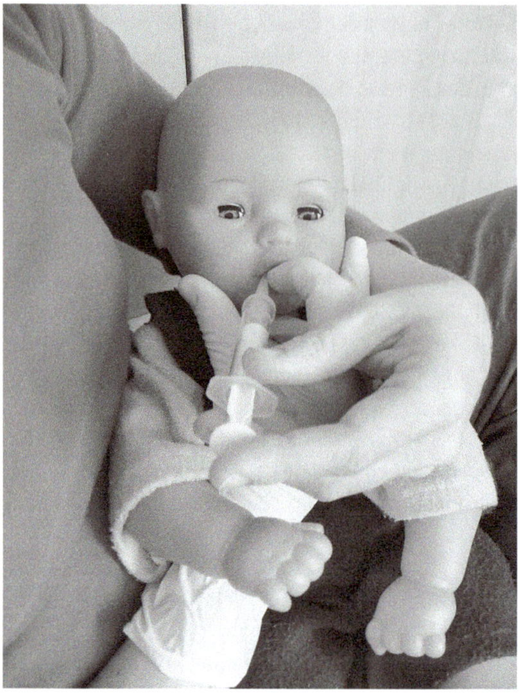

Abb. 15.24 Anwendung des Fingerfeeders beim Säugling in Kombination mit einer Saugstimulation

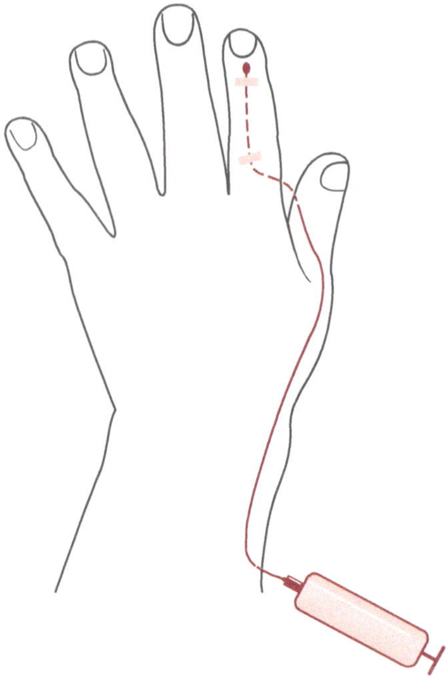

Abb. 15.25 Befestigung der Sonde am Finger, sodass sie die Saugstimulation nicht behindert

geben. Der Fingerfeeder ist eine weiche Silikonspitze für eine Spritze und wird am Therapeutenfinger entlang in den Mund geführt. Damit kann dem Kind bei Saugaktivität am Finger zeitgleich milliliterweise Nahrung auf die Zunge verabreicht werden (➤ Abb. 15.24).

- Saugstimulation mit *Sonde* am Finger: Alternativ zum Fingerfeeder kann man sich eine Sonde unter den Finger kleben, an deren Ende sich eine mit Nahrung gefüllte Spritze befindet. Sobald und solange das Kind Saugbewegungen zeigt, verabreicht man dem Kind über die Sonde Nahrung auf die Zunge (➤ Abb. 15.25 + ➤ Abb. 15.26).

15.19 Schluckfazilitation

Das Schlucken kann durch Aktivierung der Larynxbeweglichkeit unterstützt werden. Beim Schlucken lösen die Zungenbewegungen, die den Bolus in den Rachen katapultieren, die pharyngeale Phase aus

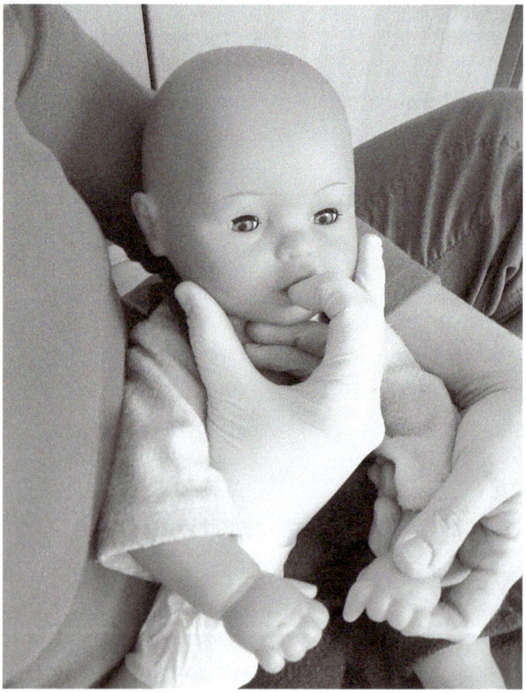

Abb. 15.26 Fingerposition bei der Saugstimulation, dargestellt an einer Puppe

und der gesamte Kehlkopf macht dann beim Schlucken eine Aufwärts-vorwärts-Bewegung. Die Zungen- und Kehlkopfbewegungen können zum Teil manuell unterstützt werden:

- **Zungenbewegungen** (vgl. Kieferstabilisierung, ➤ Kap. 15.9): Durch leichtes Streichen am Mundboden von ventral nach dorsal kann der orale Bolustransport der Zunge unterstützt werden. Bei einer Betonung von kranialem Druck unmittelbar hinter der Kieferspange kann die Zungenspitzenelevation animiert werden.
- **Kehlkopfelevation:** Daumen und Zeigefinger werden lateral mit deutlichem Griff an den Kehlkopf gelegt, allerdings nur so fest, wie unbedingt nötig (sehr sensibles Organ!). Zeigt das Kind selbst bereits Bewegungsimpulse, können diese unterstützt werden, um eine eventuelle Larynxelevation zu vollenden. Dabei wird die Elevation unterstützt und die Retraktion begleitet.

Des Weiteren kann das spontane Schlucken durch folgende Ansätze gefördert werden:

- Zaubersäckchen (➤ Kap. 15.13): Durch Aktivierung der oralen Phase und resultierende Speichelbildung schlucken die Kinder automatisch.
- Zugfahren (➤ Kap. 15.12): Intraorale Stimulation aktiviert die Mundmotorik und damit das spontane Schlucken.
- Einsatz von Knallbrause bzw. Knallschokolade (➤ Kap. 15.17.2).

15.20 „Notfallmaßnahmen"

15.20.1 Beißreflex-Vorbeugung

Es gibt 2 Arten von Beißreflexen: Das phasische Beißen (➤ Kap. 2.2.1) im Säuglingsalter ist vom hier vorgestellten tonischen Beißen unbedingt zu unterscheiden.

Der **tonische Beißreflex** kann durch folgende Aspekte ausgelöst bzw. verstärkt werden:

- ungünstigen Haltungshintergrund
- Hypersensibilität des Mundes
- willkürliches Zusammenpressen des Kiefers, um etwas vom Mund fernzuhalten

Dieser Reflex bewirkt einen plötzlichen festen Kieferverschluss, verursacht durch Berührung des Zahndammes, der Zähne oder wenn ein Löffel oder etwas anderes plötzlich in den Mund kommt.

Ein echter tonischer Biss ist schwer zu lösen. Der Versuch, den Auslöser aus dem Mund herauszuziehen, verstärkt den Reflex. Tritt er beim Füttern auf, irritiert er das Kind meist so stark, dass der gesamte Fütterrhythmus obsolet ist und das Kind beruhigt werden muss. Das Erleben mehrere solcher negativer Erfahrungen kann beim Kind zu einer Verweigerung führen, um die oralen Reize zu vermeiden (mit entsprechenden Folgekomplikationen).

Tonisches Beißen lässt sich nahezu gänzlich vermeiden, wenn man präventiv vorgeht. Dazu werden die zugrunde liegenden Ursachen genau betrachtet:

Ungünstiger Haltungshintergrund

Eine ungünstige Haltung beeinflusst die Kopfhaltung und die Kieferstabilität. Das Kind versucht dann kompensatorisch über einen festen Kieferschluss Stabilität zu gewinnen. Dies trifft auch für Kinder mit muskulärer Hypertonie zu, deren Kopf in einer (gegebenenfalls nur leichten) nach hinten überstreckten Haltung fixiert ist. Bei diesen Kindern ist der tonische Beißreflex leicht auslösbar: Wenn sie „erschrecken", schließen sie als Abwehrreaktion reflexartig ihren Mund. Eine solche Schreckreaktion zeigen sie z. B. bei unerwarteten Berührungen, lauten Geräuschen oder „plötzlichen Reizen" im Mund.

Die Optimierung der Körperhaltung (➤ Kap. 15.2) und die Unterstützung der Kopf- und Kieferstabilität helfen, tonische Beißreflexe zu verhindern. Eine stabile Kopfhaltung und Kieferkontrolle sind insbesondere beim Essen, Zähneputzen und bei der intraoralen Therapie von Bedeutung.

Hypersensibilität des Mundes

Ein Kind mit taktil-sensorischer Hypersensibilität im orofazialen Bereich kann bei Stimulation der Zähne oder des Zahndammes einen tonischen Beißreflex zeigen. Zur Prävention werden die Maßnahmen zur Desensibilisierung (➤ Kap. 15.11) und zur Wahrnehmung (➤ Kap. 13.3) angewendet. Ein Kind, das sich in der Therapie sicher und ernst genommen fühlt, wird sich entspannt auf diese einlassen und wird nicht mit einem pathologischen Reflex reagieren. Dazu gilt es die Geschwindigkeit der Therapie an die des Kindes individuell anzupassen, seine Grenzen zu respektieren und seine Kommunikationssignale zu erkennen.

Willkürliches Zusammenpressen des Kiefers

Ein Kind, das willkürlich den Mund verschließt, tut dies als Schutzreaktion, um negative intraorale Erfahrungen zu vermeiden. Verschießt es den Kiefer bewusst sehr fest und über längere Zeit, kann dies in einen tonischen Beißreflex übergehen (Morris und Klein 2001). Dann ist es erforderlich, dem Kind die Angst zu nehmen: Ihm sollte zunächst die Möglichkeit gegeben werden, extraoral angenehme Erfahrungen zu machen, um seine Bereitschaft zu fördern, etwas in den Mund zu nehmen oder zu lassen.

!

Beißreflexprävention

- optimierter Haltungshintergrund
- ruhige Therapieatmosphäre
- Stabilisierung der Kopfhaltung und Kieferkontrolle
- gute Voraussetzungen für die Körperwahrnehmung schaffen
- Anpassen der Therapiegeschwindigkeit an die des Kindes
- Grenzen des Kindes respektieren
- Kommunikationssignale des Kindes erkennen
- dem Kind die Angst nehmen

15.20.2 Beißreflex lösen

Ist es dennoch zum Beißreflex gekommen, sind folgende Regeln und Maßnahmen hilfreich:

- Ruhe bewahren!
- Nicht ziehen! Der Versuch, die Hand oder der Gegenstand herauszuziehen, verstärkt den Beißreflex!
- Kopfhaltung? Rumpf des Kindes leicht nach vorn beugen und seinen Kopf in eine nach unten gerichtete Position bringen.
- Druck von lateral nach medial auf die Kiefergelenke ausüben.
- Im Extremfall:
  - ins Gesicht pusten
  - Wasser ins Gesicht spritzen
- Notfalls: kurz Nase zuhalten.

15.20.3 Husten unterstützen

Hat das Kind sich massiv verschluckt oder zeigt es offensichtlich einen zu schwachen, ineffizienten Hustenstoß, dann ist es erforderlich, sein Husten (➤ Kap. 2.2.1) zu unterstützen.

Erscheint der Hustenstoß nicht kräftig genug, kann man die Atemmuskulatur unterstützen, indem man den **Rumpf lateral stabilisiert**: Man legt dazu seine Hände beidseitig auf die unteren Rippen und unterstützt die Kontraktion des Brustkorbes beim Husten. Dadurch können die Kinder kräftiger husten.

Hat sich das Kind massiv verschluckt, gibt man einmalig beim Husten (im Rhythmus des Kindes) mit der flachen Hand einen **deutlichen, aber weichen und gezielten Schlag zwischen die Schulterblätter**. Die Stärke muss dem Alter des Kindes angemessen sein. Es ist wenig hilfreich, wiederholt leicht auf den Rücken zu klopfen: Durch leichtes Pochen fällt eventuell aspiriertes Material nur tiefer in die Atemwege! Hingegen kann sich Aspiriertes durch einen einmaligen Schlag beim Husten lösen und mit der Wucht des Hustens gleich expektoriert (ausgestoßen) werden.

LITERATUR

Arvedson JC, Brodsky L. Pediatric swallowing and feeding: assessment and management. 2nd ed. Albany, NY: Singular/Thomson Learning, 2002.

Ayres AJ. Bausteine der kindlichen Entwicklung. Die Bedeutung der Integration der Sinne für die Entwicklung des Kindes. 2. Aufl. Berlin: Springer, 1992 (4. Aufl. 2002).

Bader I. Kommunikation mit Menschen mit schweren Behinderungen. Vortrag beim Bundesverband Lebenshilfe für Menschen mit geistiger Behinderung e. V., 2005.

Bartolome G, Schröter-Morasch H. Schluckstörungen. Diagnostik und Rehabilitation. München: Elsevier, 2006.

Benkert B. Das besondere Stillbuch für Frühgeborene und kranke Babys. Berlin: Ravensburger Ratgeber im Urania Verlag, 2001

Bienstein C, Fröhlich A. Basale Stimulation in der Pflege. Pflegerische Möglichkeiten zur Förderung von wahrnehmungsbeeinträchtigten Menschen. 10. Aufl. Düsseldorf: Selbstbestimmtes Leben, 1997.

Castillo Morales R. Die orofaziale Regulationstherapie. 2. Aufl. München: Pflaum, 1998.
Davies PM. Hemiplegie. Ein umfassendes Behandlungskonzept für Patienten nach Schlaganfall und anderen Hirnschädigungen. 2. Aufl. Berlin: Springer, 2002.
Davies PM. Wieder Aufstehen. Frühbehandlung und Rehabilitation für Patienten mit schweren Hirnschädigungen. Berlin: Springer, 1995.
Flehmig I. Normale Entwicklung des Säuglings und ihre Abweichungen. Früherkennung und Frühbehandlung. 5. Aufl. Stuttgart: Thieme, 1996 (7. Aufl. 2007).
Gonzales C. Mein Kind will nicht essen. La Leche Liga Deutschland, 2003.
Gröne B. Schlucken und Schluckstörungen. München: Elsevier, 2009.
Hoffmann-Keining A. Das Castillo Morales-Konzept – orofaziale Regulationstherapie. In: Maier NJ (Hrsg.) Leben pur – Ernährung. Düsseldorf: Selbstbestimmtes Leben, 2006.
Hofmayer A, Burek A, Stanschus S. ICF in der Dysphagietherapie. In: Grötzbach H, Iven C (Hrsg.) ICF in der Sprachtherapie. Umsetzung und Anwendung in der logopädischen Praxis. Idstein: Schulz-Kirchner, 2009.
Kienzle-Müller B, Wilke-Kaltenbach G. Babys in Bewegung – Spielerisch zum ersten Schritt. München: Elsevier 2008.
Laage-Gaupp A, Ortiz N. Das Bobath-Konzept – Beiträge zur Verbesserung der Essenssituation. In: Maier NJ (Hrsg.) Leben pur – Ernährung. Düsseldorf: Selbstbestimmtes Leben, 2006.
Langmore SE. Endoscopic evaluation and treatment of swallowing disorders. Stuttgart: Thieme, 2001.
Leonard R, Kendall K. Dysphagia assessment and treatment planning. A team approach. San Diego: Plural 2008.
Logemann J; Rademaker A, Pauloski BR, Kelly A, Stangl-McBreen C, Antinoja J, Grande B, Farquharson J, Kern M, Easterling C, Shaker R. A randomized study comparing the shaker exercise with traditional therapy: a preliminary study. Dysphagia 2009; 24(4): 403–411.
Logemann J. Evaluation and treatment of swallowing disorders. Austen, TX: Pro ed, 1998.
Morris SE, Klein MD. Mund- und Esstherapie bei Kindern. Entwicklung, Störungen und Behandlung orofazialer Fähigkeiten. 2. Aufl. München: Urban & Fischer, 2001.
Nusser-Müller-Busch R (Hrsg.) Die Therapie des Facio-Oralen Trakts. Berlin: Springer, 2007 (3. Aufl. 2011).
Paeth-Rohlfs B. Erfahrungen mit dem Bobath-Konzept. Grundlagen – Behandlung – Fallbeispiele. Stuttgart: Thieme, 1999 (3. Aufl. 2010).
Pikler E. Lasst mir Zeit. Die selbständige Bewegungsentwicklung des Kindes bis zum freien Gehen. 3. Aufl. München: Pflaum, 2001 (4. Aufl. 2009).
Prosiegel M. et al. Neurogene Dysphagien. In: Diener HC, Putzki N (Hrsg.): Leitlinien für Diagnostik und Therapie in der Neurologie. Stuttgart: Thieme, 2008.
Rosenbeck JC, Power M, Arvedson J, Lefton-Greif MA, Steel CM. Translation to treatment: the clinical implications of penetration/aspiration. ASHA 2006.
Schmidt RF, Birbaumer N. Neuro- und Sinnesphysiologie. 4. Aufl. Berlin: Springer, 2000 (5. Aufl. 2006).
Seidel S, Stanschus S (Hrsg.) Dysphagie – Diagnostik und Therapie. Idstein: Schulz-Kirchner, 2009.
Stanschus S (Hrsg.) Methoden in der Klinischen Dysphagiologie. Idstein: Schulz-Kirchner, 2003.
Stanschus S (Hrsg.) Rehabilitation von Dysphagien. Idstein: Schulz-Kirchner, 2006.
Stanschus S (Hrsg.) Studien in der Klinischen Dysphagiologie. Idstein: Schulz-Kirchner, 2009.
Steel CM, Huckabee ML. Orolingual pressure influences on pharyngeal pressure timing. Dysphagia 2007; 22: 30–36.
WHO. Deutsches Institut für Medizinische Dokumentation und Information (DIMDI) (www.dimdi.de) Internationale Klassifikation der Funktionsfähigkeit, Behinderung und Gesundheit 2005.
Wolf LS, Glass RP. Feeding and swallowing disorders in infancy. Assessment and management. San Antonio, TX: Therapy Skill Builders, 1992.

KAPITEL

16 Therapiekonzepte

Zusammengestellt von: Sophie Frey

Viele unterschiedliche Therapiekonzepte widmen sich der Behandlung von Kindern mit Ess- und Schluckstörungen. Bei einigen Konzepten ist die Behandlung von Ess- und Schluckstörungen der Hauptbestandteil, bei anderen ein Teilaspekt. Um eine Ess- oder Schluckstörung zu behandeln, werden motorische und sensorische sowie anamnestische und soziale Aspekte berücksichtigt.

Die gesellschaftliche, soziale und emotionale Bedeutung von Essen und Trinken, aber auch vom „Ernährenkönnen" wird bei näherer Beschäftigung mit dem Thema schnell deutlich. Atmen, Trinken, Ausscheiden, Schreien und Schlafen gehören zu den ersten Aktivitäten des Säuglings. Das eigene Kind selbst ernähren zu können ist nicht zuletzt auch Fürsorge und Liebe, die Eltern ihrem Kind entgegenbringen wollen. Wenn es bei der oralen Ernährung Schwierigkeiten gibt, führt dies sehr schnell zu gravierenden Problemen und großer Hilflosigkeit. Betroffene Eltern und Professionelle fragen sich dann:

- Wo bekommen wir Hilfe?
- Wer behandelt überhaupt Schluckstörungen?
- Wer ist kompetent?
- Welche Weiterbildung ist erforderlich?
- Welches Konzept eignet sich für welche Kinder und welche Berufsgruppe?

Therapeuten aus unterschiedlichen Gesundheitsberufen

Es gibt einschlägige Seminare rund um das Thema, es gibt aber auch (wie oben erwähnt) innerhalb der etablierten Konzepte, Behandlungsmodelle für Kinder mit Ess- und Schluckstörungen. Ob man ein Seminar über „Dysphagiemanagement", „Mund- und Esstherapie" oder „Frühkindliche Fütterstörungen" besucht, hängt vom eigenen Patientenklientel, Arbeitsumfeld und von den eigenen Interessen ab.

Häufig sind es Therapeuten mit **sprachtherapeutischer Ausbildung**, die Dysphagien behandeln, bzw. an die der Behandlungsauftrag herangetragen wird. Oft genug sehen sich aber auch **Ergo- oder Physiotherapeuten** mit einer Ess- und Schluckproblematik konfrontiert bzw. Psychologen werden bei Fütterstörungen zu Rate gezogen. Entscheidend ist *nicht*, welche Grundausbildung ein Therapeut hat, sondern vielmehr ob er sich mit dem speziellen Fachgebiet der Dysphagiologie intensiv auseinandersetzt und Erfahrung darin hat. Überdies gibt es **Kinderärzte**, die sich aus eigenem Interesse und Mangel an fachkundigen Therapeuten in den Bereich der Dysphagietherapie eingearbeitet haben.

In diesem Kapitel werden die etablierten Therapiekonzepte vorgestellt. Therapeuten, die vor der Wahl stehen, sich für eine Zusatzqualifikation zu entscheiden – was oft einen hohen zeitlichen und finanziellen Aufwand bedeutet – finden hier eine erste Entscheidungshilfe. Kliniker, die für ihre Patienten die passende Therapieform suchen, finden Erklärungen zu den verschiedenen Konzepten.

Fundierung und Vielfalt der diversen Therapiekonzepte

! Ein Therapiekonzept kann immer nur so gut sein wie der ausführende Therapeut. Indem er dieses flexibel an das jeweilige Kind anpasst, schafft er die Grundvoraussetzung für eine erfolgreiche Behandlung.

Jedes Konzept ist flexibel auf das jeweilige Kind anzuwenden – deshalb sind es „Konzepte" und keine „Kochbücher". Ein Therapiekonzept bietet dem anwendenden Therapeuten eine theoretische Basis, um mit dem Wissen über neurophysiologische Zusammenhänge bestimmte Bewegungsmuster gezielt zu beeinflussen. Die Übertragung dieser Strategien auf jedes einzelne Kind mit seinen speziellen Fähigkeiten und Problemen ist eine große Herausforderung und obliegt der Kreativität eines jedes Therapeuten.

Alle Konzepte sind ganzheitlich und basieren auf neurophysiologischen Grundlagen. Trotz aller Vielfalt des Kursangebots merkt man schnell, dass es doch immer um ein und dieselbe Spezies geht: den *Homo sapiens* mit neurologischer Erkrankung. Das bedeutet keinesfalls, alle Konzepte seien gleich, auch wenn es zahlreiche Überschneidungen und Ähnlichkeiten gibt. So heißen beispielsweise wichtige therapierelevante Körperregionen bei einem Konzept „Informationszonen", beim nächsten „Schlüsselpunkte" und bei anderen „Triggerpunkte". Gemeinsame Grundlage und Ausgangspunkt aller Konzepte ist die Neurophysiologie, also die normalen neurologischen Funktionen des menschlichen Körpers. Die abgeleiteten Erklärungsmodelle unterscheiden sich dagegen in manchen Punkten und charakterisieren die einzelnen Konzepte.

Eine Vielfalt von Therapiekonzepten und Behandlungsmöglichkeiten zu haben ist wichtig, da nicht nur jedes Kind ein Individuum ist, sondern auch jede neurologische Beeinträchtigung und ihre Auswirkung beim einzelnen Kind einmalig sind. Nicht jedes Konzept passt zu jedem Therapeuten und zu jedem Kind.

!

Ein Therapeut muss authentisch hinter seinem Behandlungsansatz stehen, sonst kann das Kind nicht davon profitieren.

Für dieses Kapitel haben Vertreter zahlreicher Fachgesellschaften der verschiedenen im deutschsprachigen Gebiet etablierten pädiatrischen Therapiekonzepte auf Einladung einen Kurzbeitrag verfasst, um das jeweils eigene Konzept im Kontext der anderen vorzustellen. Die Beiträge sind in alphabetischer Reihenfolge wiedergegeben:

- Basale Stimulation zur Förderung von Essen, Trinken und Schlucken (➤ Kap. 16.1)
- Therapeutische Unterstützung des Schluckvorgangs nach dem Bobath-Konzept (➤ Kap. 16.2)
- Anwendung des Castillo Morales®-Konzepts bei kindlichen Schluckstörungen (➤ Kap. 16.3)
- F.O.T.T. – Therapie des Fazio-Oralen Trakts nach Coombes (➤ Kap. 16.4)
- Myofunktionelle Therapie (➤ Kap. 16.5)
- NMK – Neuromotorische Kontrolle nach Brondo (➤ Kap. 16.6)
- Osteopathie und pädiatrisches Dysphagiemanagement (➤ Kap. 16.7)
- Pädiatrische Dysphagiebehandlung nach dem Pörnbacher-Konzept (➤ Kap. 16.8)
- Vojta-Therapie als ganzheitlicher Ansatz bei Schluckstörungen (➤ Kap. 16.9)

16.1 Basale Stimulation zur Förderung von Essen, Trinken und Schlucken

Annette Damag

16.1.1 Historischer Hintergrund

Basale Stimulation wurde als Förderkonzept für Kinder und Jugendliche mit schwerster Behinderung im Rahmen eines Schulversuchs ab 1975 im Reha-Zentrum Westpfalz entwickelt. Der Schulversuch wurde als erster Schulversuch für Fördermöglichkeiten von Schülern mit schwersten Behinderungen in der Bundesrepublik Deutschland vom Land Rheinland-Pfalz eingerichtet und über 8 Jahre wissenschaftlich vom Institut für Sonderpädagogik der Universität Mainz begleitet. Leiter des Schulversuchs war der Sonderschullehrer Andreas Fröhlich. Mit ihm zusammen arbeitete ein interdisziplinäres Team von Sonder- und Sozialpädagogen, Erzieherinnen, Krankenschwestern, Ergo- und Physiotherapeuten.

Mitte der 1980er Jahre wurde die Pädagogin und Krankenschwester Christel Bienstein auf das Konzept aufmerksam. Zusammen übertrugen Fröhlich und Bienstein das Konzept Basale Stimulation auch auf den klinischen Alltag von Menschen mit schweren Erkrankungen. Heute begleitet die Basale Stimulation Menschen mit schwersten Behinderungen und Erkrankungen häufig über ihr gesamtes Leben, von der Frühförderung bis zur Sterbebegleitung.

16.1.2 Kern des Konzepts

!

Basale Stimulation ist ein Lern- und Förderkonzept für Kinder mit schwerster Behinderung oder Erkrankung, verbunden mit den Zielen:
- Kommunikation und Interaktion aufbauen
- Lernen und Bildung ermöglichen
- Lebensqualität verbessern

- *Basal* (lat.: die Basis bildend): sich der einfachsten, elementaren Möglichkeiten bedienen, um ein Kind zu erreichen und mit ihm in Kontakt zu treten; zurückgreifen auf die Basis, das Fundament menschlichen Handelns
- *Stimulation* (Anregung, Ermunterung): dem Kind mit schwerer Behinderung positive Angebote machen, die es ermuntern, mit anderen Personen und der Umwelt in Kontakt zu treten (Fröhlich und Heidingsfelder 1977, S. 133).

Dabei bezieht das Konzept die Biographie und den individuellen Alltag eines schwerstbehinderten Kindes in die Förderung mit ein und versucht dem Kind über die Alltagsgestaltung Lernen und Kommunikation zu ermöglichen. Wie bereits zu Beginn des Schulversuchs deutlich wurde, haben die meisten betroffenen Kinder Probleme beim Essen, Trinken und Schlucken. Basale Stimulation hat sich deshalb auch immer mit konkreten Möglichkeiten zur Förderung von Essen, Trinken und Schlucken beschäftigt und entsprechende Förderideen und -materialien entwickelt (Begemann, Fröhlich und Penner 1979; Fröhlich und Haupt 1983). Die basale Stimulation ist eines der ältesten Förder- und Therapiekonzepte in Deutschland, das sich mit Fragen der Ess-, Trink- und Schluckproblematik wissenschaftlich auseinandersetzt.

16.1.3 Förderung von Essen, Trinken und Schlucken

In der Entwicklung eines Kindes ist der Mund eines der wichtigsten Wahrnehmungsorgane. Während seines gesamten Lebens sammelt ein Mensch allein durch die Mund- und Zahnpflege sowie durch Essen und Trinken täglich viele verschiedene Wahrnehmungseindrücke. Speziell bietet das Konzept Ideen zur Förderung in den Bereichen (Bienstein und Fröhlich 1991; Fröhlich 1998; Nydahl und Bartoszek 2000):

- Annäherung an den Mundbereich
- Desensibilisierung bzw. Sensibilisierung des Mundbereichs
- Mund- und Zahnpflege
- Gemeinsames Kochen
- Angebote zum Riechen
- Angebote zum Schmecken
- Trinken (Flüssigkeitsversorgung)
- Dokumentation für den Bereich Essen und Trinken
- Anregungen des Mundbereichs (orale Wahrnehmungserfahrungen)
- Förderung der Saugaktivität
- Förderung des Kauens
- Geschmacksbegleitung bei Ernährung über Sonde
- Positionierung für das Essen und Trinken
- Vorschläge für Materialien
- Hinweise zur Aspirationsgefahr

Bei allen Lernangeboten im Bereich der Förderung des Essens, Trinkens und Schluckens und der oralen und olfaktorischen Wahrnehmung (sowie in allen anderen Förderbereichen) folgt das Konzept der Leitidee, dass die Angebote für das Kind mit schwerster Behinderung oder Erkrankung positiv sein müssen. Sobald Abwehrreaktionen erfolgen, werden die Angebote verändert oder eingestellt. Im Mittelpunkt der Förderangebote steht dabei immer das Ziel, einem Kind mit schwerster Behinderung zu ermöglichen, dass es lernt, mit seiner Umwelt und Mitwelt kommuniziert und damit letztlich seine Lebensqualität verbessert. Dazu schreibt Fröhlich (1998, S. 126): „Es geht nicht (…) um eine defektorientierte Korrektur der Ess- und Trinkmotorik, sondern um eine Unterstützung der jeweils vorhandenen Grundfähigkeiten, Nahrung aufzunehmen bzw. Erfahrungen im Gesichts- und Mundbereich zu machen."

LITERATUR

Begemann E, Fröhlich AD, Penner H. Förderung von schwerstbehinderten Kindern in der Primarstufe – Zwischenbericht. Mainz: Von Hase & Koehler, 1979.

Bienstein C, Fröhlich AD. Basale Stimulation in der Pflege. Pflegerische Möglichkeiten zur Förderung von wahrnehmungsbeeinträchtigten Menschen. Düsseldorf: Selbstbestimmtes Leben, 1991.

16

Damag A, Zschokke-Jensen B. Basale Stimulation als Konzept zur Förderung des Essens, Trinkens und Schluckens. In: Maier NJ (Hrsg.): Leben pur – Ernährung für Menschen mit schweren und mehrfachen Behinderungen. Düsseldorf: Selbstbestimmtes Leben, 2006, S. 160–169.
Damag A. Möglichkeiten der (heil-)pädagogischen Förderung des Essens, Trinkens und Schluckens von Menschen mit schweren neurologischen Erkrankungen im Koma und in den frühen Komaremissionsphasen. Frankfurt a. M.: Lang, 2007.
Fröhlich AD, Heidingsfelder M. Wahrnehmungsstörungen und Wahrnehmungstraining bei Körperbehinderten. Rheinstetten, 1977.
Fröhlich AD, Haupt U. Förderdiagnostik mit schwerstbehinderten Kindern. Eine praktische Anleitung zur pädagogisch-therapeutischen Einschätzung. Dortmund: Modernes Lernen, 1983.
Fröhlich A. Basale Stimulation – Das Konzept. Düsseldorf: Selbstbestimmtes Leben, 1998.
Nydahl P, Bartoszek G. Basale Stimulation: Neue Wege in der Pflege Schwerstkranker. 5. Aufl. München, Jena: Elsevier, Urban & Fischer, 2008.

16.2 Therapeutische Unterstützung des Schluckvorgangs nach dem Bobath-Konzept

Ulrike Brandner

Das Bobath-Konzept widmet dem Essen und Trinken großen Raum. Sich ernähren zu können ist ein lebenswichtiges Element des Menschen. Eltern und Kinder von Beginn an zu unterstützen beim Stillen, bei der Flaschennahrung, beim Umstellen auf Breikost und beim Entdecken fester Nahrung ist ein Teil des Konzepts. Für die Kinder heißt dies:

- die Vielfältigkeit der Nahrungsmittel kennenzulernen
- Gefallen am eigenen Tun zu finden
- mitzuhelfen bei der Zubereitung
- Essen mit den Händen in den Mund zu geben
- Essen und Trinken als freudige Tätigkeit zu entdecken.

Der Schluckvorgang ist nie isoliert zu betrachten, sondern er ist als Funktionseinheit in das Essen und Trinken eingebettet.

Für Kinder mit Tonusregulationsproblemen in Form von spastischen Paresen, dyskinetischen Syndromen oder für Kinder mit Ataxie sind das **Interesse** und die **Freude am Essen** wichtige Motivation, um funktionelle Schwierigkeiten meistern zu können. Intraorale Dysregulationen der Wahrnehmungsqualitäten erschweren es den betroffenen Kindern, Nahrungsmittel und Getränke zu spüren, einzuordnen, zu verarbeiten und zu schlucken. Hier bietet das Bobath-Konzept individuelle Möglichkeiten, den Essvorgang, das Trinken und das Schlucken zu unterstützen:

- Nahrung insgesamt als „eine Konsistenz" reichen
- Nahrung weder zu trocken noch zu flüssig zubereiten
- verschiedene Löffel- und Gabeltypen können Zungenlage und -tonus regulieren
- die Positionierung der Nahrung beeinflusst den ungestörten Schluckvorgang
- Auswahl von Saugern, Schnullern und Trinkgefäßen gemäß den sensomotorischen Gegebenheiten der Muskulatur und vor allem den intraoralen Wahrnehmungsmöglichkeiten (die Wahrnehmungsfähigkeit mittels intraoraler Rezeptoren kann herabgesetzt, irritiert oder gesteigert sein)

Der Übungsanteil liegt in der **Kontinuität des elterlichen Alltags**. Die Kinder nehmen die meisten Mahlzeiten zu Hause ein, deshalb ist die Anleitung von Eltern und manchmal auch der Großeltern ein wichtiger Therapieinhalt. Die Eltern gewinnen damit ihre natürliche Sicherheit und diese überträgt sich auf die „Mahl-Zeit" des Kindes. Der „Übungseffekt" ist somit hergestellt. Gemeinsame Mahlzeiten, angepasste Pausen zwischen den Mahlzeiten, dosiertes Naschen, die Menge der Flüssigkeit, der Nahrung im Mund – dies sind beispielhafte Inhalte der Elterngespräche.

Die **Atem- und Schluckkoordination** zu verbessern ist ein weiteres Ziel im Bobath-Konzept. Dazu bedarf es des genauen Vergleichs aller verfügbarer Untersuchungsverfahren und der quantitativer und qualitativer Entwicklungsbeurteilung, damit für das Kind und seine Familie optimale Gestaltungsmöglichkeiten zur Dissoziation von Atmen, Saugen, Nahrungsverarbeitung, Trinken und damit für den Schluckablauf gefunden werden können.

Eine weitere Aufgabe für Eltern und Therapeuten besteht darin, die regulären **orofazialen Reaktionen** des Kindes **in aktive Bewegungsabläufe** zu **überführen**. Beispielsweise ist die Saugreaktion nach der Geburt eine koordinierte Einheit von Atmung, Saugen und Schlucken. Mit zunehmender Reifung und Erfahrung im orofazialen Komplex verändert sich die Saugreaktion in einzelne aktive Bewegungsabläufe.

Sensomotorisches Lernen von **Haltungsbewahrung**, Nutzen der Aufrichtemechanismen der Nackenmuskulatur und des Rumpfes, das **Finden der Mittellinie** sind die Basis für den Schluckvorgang. Erst die Stabilität der Nackenmuskulatur und des Rumpfes in der Mittellinie ermöglicht den vielen am Schluckvorgang beteiligten Muskeln, sich koordiniert zu bewegen. Die Haltungsbewahrung kommt später dem Verarbeiten fester Nahrung zugute. Stabilität der Füße auf einer sicheren Unterlage eröffnet die Möglichkeit, die Aufrichtemechanismen zu nutzen. Für dieses motorische Lernen ist eine intensive interdisziplinäre Zusammenarbeit mit Physio- und Ergotherapie nötig. Das Wechselspiel von „stabiler und mobiler Seite" ermöglicht dem Kind Aktivität und Ruhe für Aufmerksamkeit und sensomotorisches Lernen. Dies fördert das sensomotorische Gedächtnis.

Häufig bleibt bei älteren Kindern mit sensomotorischen Dysregulationen der frühkindliche **Schluckablauf** erhalten. Dies birgt die Gefahr der Aspiration und verhindert den lateral-diagonalen und rotatorischen Bewegungsablauf des Kauens.

Verschiedene Wahrnehmungsinformationen veranlassen Velum und Epiglottis sowie Muskeln der Rachenhinterwand in koordiniertem Zusammenspiel dazu, Flüssigkeit zu leiten, den Nahrungsbolus zu formen und zum Ösophagussphinkter zu begleiten. Hier bieten das Einbeziehen der Hände des Kindes eine Informationsquelle z.B. für die Menge, Konsistenz und Temperatur der Nahrung. Stimulationszonen am M. orbicularis oris und an der Mundbodenmuskulatur helfen dem Kind, seine Lippen zu schließen und die Zunge nach dorsal zu bewegen. Kieferstabilisation und Aufrichtung der Nackenmuskulatur unterstützen die Haltungsbewahrung und eröffnen Velum, Epiglottis und Pharynxmuskulatur die Möglichkeit, den Schluckablauf zu koordinieren. Gleichmäßige Rhythmen für Atmung, Aktivität/Entspannung, Stabilität und Pausen gewährleisten einen ungestörten Schluckablauf.

Bewegungshandeln, das Einbeziehen in die Essensvorbereitungen und das Essen mit den Händen unterstützen den regulären Schluckablauf und ermöglichen dem Kind, sein eigenes Tempo zu finden.

Ein weiterer Bereich des Bobath-Konzepts widmet sich der **Sondenkost**. Die Notwendigkeit einer Sonde wird von individuellen Faktoren bestimmt; die Entscheidung zur Sondenernährung oder zu deren Änderung erfordert stets ein abgestimmtes Team von Ärzten, Psychologen und Therapeuten, die die mitentscheidenden Eltern unterstützen. Die Anpassung der Nahrung richtet sich nach den Möglichkeiten, zusätzliche orale Ernährung anzubieten, dem Schweregrad der Dysphagie, der benötigten Trinkmenge und den individuellen Bedürfnissen des Kindes.

Die Kommunikation mit allen bei den Mahlzeiten anwesenden Personen, die Motivation, das Erlernte zu wiederholen, Freude am Ausprobieren verschiedener Nahrungsmittel, gegenseitiger Respekt auch und gerade wenn das Kind „nicht mehr mag" sowie Kreativität für individuelle, manchmal ungewöhnliche Lernwege des Kindes sind weitere Aspekte des Bobath-Konzepts. Sie ermöglichen dem Kind, Freude am Essen zu haben oder zu entwickeln, und damit seinen individuellen Weg für einen ungestörten Schluckablauf zu finden.

16.3 Anwendung des Castillo Morales®-Konzepts bei kindlichen Schluckstörungen

Angela Hoffmann-Keining, Christiane Türk

In den 1970er Jahren entwickelte der argentinische Rehabilitationsarzt Dr. Rodolfo Castillo Morales für Kinder mit muskulärer Hypotonie das nach ihm benannte ganzheitlich orientierte Konzept zur Förderung der Entwicklung von Kommunikation, Sensomotorik und Wahrnehmung sowie zur Verbesserung beeinträchtigter orofazialer Funktionen, z.B. des Schluckens. Die Indikationen haben sich im Laufe der Jahre erweitert. So lassen sich Elemente des Konzepts auch erfolgreich bei anderen Störungsbildern, wie z.B. neuromuskulären Erkrankungen und Zerebralparese anwenden.

Anthropologische Studien von Castillo Morales in Südamerika und seine Erfahrungen im Zusammenleben mit Ureinwohnern haben großen Einfluss auf das Konzept und den zwischenmenschlichen Umgang. Das Vertrauen in die Fähigkeiten des Kindes und Respekt vor dem Gegenüber sind grundlegende Elemente der Therapie, um eine gute Kommunikation und vertrauensvolle Beziehung aufzubauen und zu erhalten. Die elterliche Kompetenz gilt es zu erkennen und zu stärken, denn nur gemeinsam lassen sich optimale Fortschritte bei der Förderung der Kinder und der Verbesserung ihrer Lebensqualität erzielen.

!

Schlucken als überlebenswichtiger Bewegungsvorgang wird im Castillo Morales®-Konzept immer in Zusammenhang mit der gesamten Sensomotorik und der Wahrnehmungsentwicklung gesehen.

Die Rolle distaler Impulse beim vor- und nachgeburtlichen Schlucken

Das reif geborene Kind kommt bereits mit Schluckerfahrungen auf die Welt. Erste diesbezügliche Versuche sind schon ab der 11. SSW sichtbar (➤ Kap. 4.7.1, Abschnitt „Fetales Schlucken"). Ganzkörperliche Bewegungen begleiten das Schlucken, die durch das Einstemmen der Füße, auch als **distale Impulse** bezeichnet, eingeleitet werden. Symmetrische oder asymmetrische distale Impulse aktivieren die geraden und diagonalen Muskelketten, beeinflussen den Muskeltonus und funktionelle Prozesse. Wenn sich das Kind intrauterin mit den Füßchen an der Uteruswand abstößt, kann es zu einer Streckung des gesamten Körpers kommen, der Kopf wird leicht rekliniert. Der Mund öffnet sich und Fruchtwasser tritt in die Mundhöhle ein. Durch einen weiteren distalen Impuls des Hinterhaupts an der dehnbaren Uteruswand gehen der Kopf und nachfolgend der Körper in die Flexion. Der Unterkiefer schließt sich und das Kind schluckt.

Auch nach der Geburt beeinflussen distale Impulse die Haltungs- und Bewegungsqualität des Körpers und wirken auf den orofazialen Komplex ein.

!

Der Castillo Morales®-Therapeut hat in seiner Arbeit immer den gesamten Körper im Blick und unterstützt die orofazialen Funktionen durch vielfältige therapeutische Maßnahmen zur Tonusregulierung, Stimulierung und Aktivierung.

Eine **aufrechte aktive Körperhaltung** beeinflusst die Position des Kopfes, die Lage der am Schlucken beteiligten Strukturen wie Unterkiefer, Zunge und Zungenbein sowie den Tonus von Zungenbein-, Zungen- und Gaumensegel-Muskulatur.

Schlucken wird nicht nur von den anatomischen Voraussetzungen, den motorischen Fähigkeiten und der Körperhaltung beeinflusst, sondern auch von der **Aufmerksamkeit, der Freude, Lust und Motivation** am „sozialen Ereignis Essen" und von den **Kommunikationsmöglichkeiten**. Vegetative Funktionen , wie z. B. Hungergefühl und Speichelproduktion, intakte Wahrnehmungsleistungen und ein entsprechendes Nahrungsangebot können ebenfalls auf den Schluckvorgang einwirken.

Orientierung an den 5 Schluckphasen

Das Castillo Morales®-Konzept orientiert sich an der **Einteilung des Schluckvorgangs** in 5 Phasen:

1. präorale Phase
2. orale Vorbereitungsphase (Kauen)
3. orale Transportphase
4. pharyngeale Phase
5. ösophageale Phase

Therapeutisch lassen sich die ersten 3 Phasen beeinflussen. Voraussetzung ist eine funktionelle Diagnostik, welche die Haltung, die orofazialen Funktionen in Bezug zur Körper- und Kopfhaltung, die Wahrnehmungsleistungen, die Situation beim Essen und Trinken, die Kommunikation, Interaktion und Motivation sowie soziokulturelle Aspekte beobachtet und analysiert. Aus diesen Beobachtungen leitet sich das weitere therapeutische Vorgehen ab, bei dessen Planung die Ziele und Wünsche des Kindes und seiner Bezugspersonen unbedingt zu berücksichtigen sind.

!

In der Behandlung der kindlichen Schluckstörungen wird im Castillo Morales®-Konzept auf die **Integration der Wahrnehmungsleistungen** großen Wert gelegt.

Wichtig in der **präoralen Phase** ist die Einstimmung auf das Essen über alle Sinneskanäle. Optisch schön präsentierte Speisen und angenehme Gerüche regen Appetit und Magensaftsekretion an und beeinflussen positiv die Produktion und Konsistenz von Speichel. Eine wichtige Rolle spielt der situative Kontext: Wann, mit wem, in welcher Situation wird gegessen? Das Kind soll an der Zubereitung der Speisen teilhaben, dabei Geräusche und Gerüche wahrnehmen können und die Möglichkeit haben, Nahrungsmittel in ihrer Ursprünglichkeit zu begreifen.

In der **oralen Vorbereitungsphase** wird die Nahrung zerkleinert, mit Speichel vermischt und der Speisebolus auf der Zunge platziert. Die Bolusbeförderung von der Zungenmitte über die Hinterzunge in den Oropharynx erfolgt während der **oralen Transportphase**, die mit dem Einsetzen der Schluckreaktion beendet ist. Beide Phasen erfordern differenzierte Zungen-, Lippen- und Kieferbewegungen, einen adäquaten Muskeltonus in Wangen und Mundboden sowie eine physiologische Aktivierung des Gaumensegels.

Therapeutische Techniken

Mithilfe der therapeutischen Techniken **Berühren, Streichen, Dehnen, Druck** und **Vibration** werden die schluckrelevanten Strukturen und Bewegungsabläufe im Sinne eines Bottom-up-Prozesses vor dem Einnehmen der Mahlzeit stimuliert und aktiviert. Wichtigste Technik im Castillo Morales®-Konzept ist die manuelle **Vibration** durch den Therapeuten, über die der Tonus sich je nach Art der Durchführung steigern oder reduzieren lässt.

Um das Kauen in der oralen Vorbereitungsphase anzubahnen oder zu verbessern, ist eine den Bedürfnissen des Kindes angepasste (gegebenenfalls asymmetrische) tonusregulierende Ausgangsposition erforderlich. Die **Rotation des Rumpfes** begünstigt eine adäquate Vorspannung der für Kauen und Schlucken wichtigen Muskelketten sowie die Unterkiefer- und Zungenlateralisation. Diese kann zusätzlich über eine Stimulation an der Linea obliqua externa der Mandibula aktiviert werden.

Das Gaumensegel und die oberen und unteren Zungenbeinmuskeln, die eine wesentliche Rolle bei der Stabilisierung des Zungenbeins während des Schluckens spielen, werden durch vom Therapeuten geführte **Reklinations- und Flexionsbewegungen des Kopfes** gedehnt. Die Zunge gelangt in eine gute Ausgangsposition und schafft damit bestmögliche Voraussetzungen für physiologische Bewegungsabläufe in der oralen Transportphase.

In enger Zusammenarbeit mit den Eltern wird das therapeutische Vorgehen handlungsorientiert (Top-down-Ansatz) in den Alltag des Kindes integriert.

Ziel ist, die **größtmögliche Selbstständigkeit** des Kindes beim Essen mithilfe einer optimalen Sitzposition und angepassten Essutensilien zu erreichen. Um die sozialen und kommunikativen Prozesse beim Essen nicht zusätzlich zu stören, sondern die Motivation, Lust und Freude daran zu erhöhen, gilt im Castillo Morales®-Konzept der Grundsatz:

!

> Während des Essens so wenig therapeutische Maßnahmen wie möglich und so viel wie nötig!

16.4 F.O.T.T.® – Therapie des Facio-Oralen Trakts

Barbara Elferich

„Facial Oral Tract Therapy" (kurz: F.O.T.T.) wurde von der Sprachtherapeutin und Bobath-Tutorin Kay Coombes in den 1970iger Jahren in England entwickelt.

✓

> F.O.T.T. ist ein interdisziplinäres, alltagsorientiertes und -begleitendes 24-Stunden-Konzept basierend auf dem Bobath-Konzept und mit dem Ziel, die Alltagskompetenz des Kindes und den Umgang aller Beteiligten mit dem behinderten Kind zu verbessern.
> Die Therapieform bietet eine ICF-konforme, strukturierte und problemorientierte Herangehensweise in der Befundung und Behandlung neurogener Störungen des mimischen Ausdrucks, oraler Bewegungen, des Schluckens, der Atmung, der Stimme und des Sprechens.

Diese **fazio-oralen Funktionsstörungen** können in Ausprägung und Variationsbreite sehr variieren und sind unter anderem bei einer Zerebralparese, nach Schlaganfall und Schädel-Hirn-Trauma, bei Muskelerkrankungen und progredient verlaufenden ZNS-Erkrankungen zu finden. Komplexe und bleibende Behinderungen zeigen sich gerade und zunehmend in der Gruppe der schwer und mehrfach Behinderten und bei Menschen, die schwere Hirnverletzungen überleben: Nicht nur Essen und Trinken sind dann beeinträchtigt, sondern oft auch die verbale und nonverbale Kommunikation, orale Reinigungsbewegungen und Schutzmechanismen. Viele schwerwiegende **Symptome** wie fehlender Mundschluss, permanenter Speichelfluss, pathologische Bewegungsmuster beim Beißen, Kauen und Schlucken treten auf, Verschluckszenarien und rezidivierende Aspirationspneumonien können die Folge sein.

Oft muss eine enterale Ernährungsform, meist eine PEG-Versorgung (perkutane endoskopische Gastrostomie), gewählt werden und/oder eine Trachealkanüle muss zur Atemunterstützung und/oder zum Schutz der Lunge vor eindringendem Aspirat eingesetzt werden. Viele dieser Kinder und auch erwachsene Betroffene bleiben dauerhaft auf Hilfe angewiesen und haben unter Umständen eine eingeschränkte Lebenserwartung.

16.4.1 Problemanalyse

Erwachsenen, die eine Hirnschädigung erleiden, haben vorher gelernt, ohne Probleme zu essen und zu trinken sowie sich zu verständigen. Im Gegensatz dazu haben Kinder z. B. mit einer Zerebralparese diese Erfahrungen nie gemacht und diese Lernprozesse nie durchlaufen. Sie können nicht auf das zugehörige Körper- und Handlungswissen zurückgreifen. Zumeist zeigen sie einen abnormen Muskeltonus und abnorme Bewegungsmuster. Die resultierenden sensomotorischen Defizite können die fazio-orale Entwicklung, die Nahrungsaufnahme, das Sprechen, Mimik und Gestik erheblich beeinträchtigen. Eine Vielzahl von Problemkreisen ist die Folge:

- **Aspirationen** sind Symptome der zugrunde liegenden Störung; mögliche Ursachen für den mangelnden Schutz der Atemwege sind Störungen in Haltung und Bewegung, Koordinationsstörungen der Bewegungen von Lippen, Zunge und Kiefer, Atmung und Schlucken, mangelhafte Körperausrichtung von Kopf, Schultergürtel und Rumpf.
- **Deprivation** durch fehlendes Explorieren des Gesichts mit den Händen; Folge kann eine **Hyperreagibilität** (Überempfindlichkeit) im Gesicht und besonders im Mundbereich sein.
- **Eingeschränkte Zungen- und Kaubewegungen** – und daraus resultierende diätetische Restriktionen – können „phasisches Beißen" und Beißreaktionen verstärken, die wiederum die Nahrungsaufnahme und Mundpflege erschweren. Selbst zahnärztliche Routineuntersuchungen sind erschwert und oft nur in Allgemeinanästhesie durchführbar.
- Selbstständig zu essen erlernen die betroffenen Kinder entweder sehr spät oder gar nicht. Sie können das Essen nicht mit den eigenen Fingern anfassen und zum Mund transportieren. Hyperreagibilität, z. B. typische abwehrende oder ausweichende Bewegungen bei Berührung an Händen, Gesicht und Mund, und oft eine **generalisierte Tonuszunahme** erschweren das Anreichen der Nahrung und sind Grund für meist unzureichende Mundpflege.
- **Deformitäten an Rumpf und Extremitäten** sind häufige Folgeerscheinungen persistierender pathologischer Bewegungsmuster. Fazio-orale Bewegungsstörungen ziehen auch **Gaumendeformitäten** und **Kieferfehlstellungen** nach sich. Häufige Infekte der oberen Atemwege sind oft Symptome einer kompensatorischen Mundatmung.
- **Assoziierte Folgeerkrankungen** sind Verdauungsstörungen, Reflux, Obstipation, Zahnfleischentzündungen, Karies und durch aspirierte Keime der Mundflora, Nahrung oder Refluxmaterial bedingte Pneumonien.
- Störungen beim Essen und Trinken in jeglicher Altersgruppe lösen bei den Familien und Betreuern in großem Maße Angst und Verzweiflung aus. Die **soziale Interaktion** zwischen Eltern und Kind ist oft schwer belastet und kann zu sozialer Isolation führen. In der Regel ist eine einzige Bezugsperson voll und ganz damit beschäftigt, das behinderte Kind mit seiner Tagesration an Nahrung zu versorgen. Häufig dauern die Mahlzeiten sehr lange und selbst dann reicht die Flüssigkeits-, Energie- und Nährstoffzufuhr innerhalb einer Mahlzeit oftmals nicht aus und ist symptomatisch sehr schwankend, insbesondere bei reduziertem Allgemeinzustand durch Infekte oder epileptische Anfallssituationen.
- Gedeih- und Entwicklungsstörungen, reduzierte Ausdauer und Aufmerksamkeit sind die typischen Folgen einer **Fehl- und Mangelernährung**.

16.4.2 Prämissen, Sichtweise und Vorgehen

- Die fazio-oralen Funktionen Atmen, Speichelschlucken, Nahrungsaufnahme, Sprechen, orale Reinigungsbewegungen etc. wechseln sich permanent und koordiniert ab. Daran ist der ganze Körper beteiligt.
- Zentrale Störungen betreffen oftmals alle diese Bereiche, das heißt, eine Dysphagie tritt selten isoliert auf.
- Grundlage des Vorgehens ist die Kenntnis physiologischer Bewegungen und der darauf aufbauenden fazio-oralen Aktivitäts- und Handlungssequenzen sowie die genaue Analyse der auftretenden Pathologien. Die gesamtkörperlichen Störungsbilder werden im Zusammenhang mit der bestehenden Erkrankung und den daraus resultierenden Problemen im Alltag betrachtet.
- Grundlage ist auch das Wissen, wie wir in der Kindheit und unser ganzes Leben lang lernen.

16.4.3 Therapeutischer Ansatz

Je nach Entwicklungsphase und Schwere seines Krankheitsbildes soll das Kind in der Therapie grundlegende, alltagsrelevante Fähigkeiten erlernen oder reaktivieren. Insbesondere bei schwer betroffenen Kindern sind eventuell Präventionsziele zu formulieren, um Komplikationen (Pneumonien, Schmerzen etc.) zu verhindern und zumindest den Status quo zu halten.

In der Therapie werden Alltagssituationen ausgewählt, um das Situationsverständnis und die Neugier zum Experimentieren und Entwickeln einer Strategie zu begünstigen. Weitgehend normales und sicheres Bewegungsverhalten soll hierdurch erarbeitet, gelernt werden. Dabei kommen **Methoden** wie die Fazilitation („Hands-on") und das Elizitieren (Hervorlocken) von Bewegungen durch geeignete Umgebungsgestaltung (z. B. Sitzhaltung durch Sitzkonturgestaltung für Kopf- und Rumpfaufrichtung mit Tisch) oder spezifischen Hilfsmittel zum Einsatz. Das Erspüren bzw. „Feedback" zur Position des Körpers im Raum und der Bewegungen soll helfen, aspirationsbegünstigende Kopfhaltungen und nicht hilfreiche Lernerfahrungen zu verhindern.

Das F.O.T.T.-Handling normalisiert den Muskeltonus, begünstigt die neuronale Impulsweiterleitung (z. B. durch gezielte Mobilisation der fazio-oralen Strukturen als Vorbereitung oder in den funktionellen Bewegungsablauf integriert) und steigert schrittweise die Toleranz gegenüber Berührung in Gesicht und Mund. Im Unterschied zu anderen Therapieansätzen gibt es im F.O.T.T.-Konzept keine standardisierten Übungen, sondern im Alltag entstehen individuell zu gestaltende therapeutische Aktivitäten und Interventionen, die die Voraussetzungen für sicheres, sensomotorisches und soziales Lernen herstellen.

16.4.4 Anleitung der Betreuer im Alltagskontext des Kindes

Füttern und Nähren des eigenen Kindes ist ein fundamentaler Teil der Elternkompetenz. Ein Ziel der Therapie ist, die Eltern durch spezifische Schulung weiterer kompetenter Betreuer des Kindes hier zu entlasten. Eltern und Betreuer werden geschult, die Kinder zur Mundhygiene und zur Nahrungsaufnahme individuell zu positionieren und für die Ruhe- und Nachtphasen zu lagern. Dazu gehören Selbsterfahrung, Anleitung und supervidiertes praktisches Vollziehen der alltäglichen Verrichtungen des Kindes, wie therapeutisch strukturiert den Mund säubern oder Speichel entfernen, Mundpflege, Einsatz individueller Hilfsmittel und Maßnahmen zur Refluxprophylaxe. Vermittelt werden spezifische therapeutische Maßnahmen zum Abbau der Hyperreagibilität und zum Umgang mit Beißreaktionen oder Kieferöffnungsstörungen sowie stabilisierende Griffe des Kiefers beim Schlucken.

Besonderen Wert gelegt wird auf den praktischen Kompetenzerwerb der Bezugspersonen beim Unterstützen des Hustens, bei der Reinigung der oberen Atemwege und in Notfällen, z. B. bei Obstruktionen der Atemwege. Vor einer Routineuntersuchung beim Zahnarzt oder anderen apparativen Untersuchungen zur Diagnostik der Schlucksequenz (z. B. endoskopisch oder radiologisch) gehört der Abbau von Hyperreagibilität zu den wesentlichen therapeutischen Maßnahmen. Solche Untersuchungen gestalten sich schwierig. Sie erfordern die Mitarbeit der Eltern/Betreuer und der Untersucher.

> **!** Beim Bemühen, die Ernährung des Kindes zu sichern, ist im Rahmen des F.O.T.T.-Konzepts weder die Nahrungsaufnahme noch die Mundpflege unter Zwang zulässig.

Essen geben und Zähne putzen gegen den Widerstand des Kindes sind Zeichen von Verzweiflung der Eltern/Betreuer und kontraproduktiv für das Erlernen von normaler Bewegung und Verhalten. Dieses Vorgehen hat Würgen oder Erbrechen zur Folge, die sich nur schwer abbauen lassen. Zudem ist die Situation Mundpflege und Nahrungsaufnahme nach Zwangsmaßnahmen für das Kind nur schwer als positive Erfahrung neu zu erlernen.

16.4.5 Die Bedeutsamkeit der präoralen Phase

> **!** Jede Phase der Schlucksequenz wird durch die vorangegangene Phase beeinflusst und eingeleitet.

Das Kind ist so am Tisch zu positionieren, dass es das Essen sehen, riechen und die Nahrung spontan oder mit unterstützten oder geführten Arm- und Handbewegungen gegebenenfalls selbst zubereiten oder anfassen und/oder die Tasse selbst halten kann. In der präoralen Phase der Schlucksequenz finden Bewegungen und Aktivitäten statt, die die Bereitschaft zur Nahrungsaufnahme erhöhen. Dazu gehört normalerweise antizipatorische Speichelbildung beim Anblick und Riechen von Nahrung oder einem Getränk, sobald die Nahrung erblickt und selbstständig zum Mund geführt wird. Diese **präorale Vorbereitung** wirkt sich auf die nachfolgende orale Phase aus, in der die Speise geformt, mit Speichel angereichert und weiter in den Rachen transportiert wird.

Koordinationsstörungen der oralen Phase beeinflussen den Zeitpunkt und die Koordination der Bewegungsabläufe der pharyngealen Phase, auch wenn die Schluckreaktion an sich intakt erscheint. Haltungsveränderungen und Veränderungen der Atmung sind als Einflussfaktoren beim Beobachten und Einschätzen des pharyngealen Schluckens zu berücksichtigen. Nur in der optimal unterstützten Sitz- und Umfeldgestaltung kann das Kind verlässliche Wege zur Verbesserung seiner Bewegungserfahrung erleben, die für eine sichere Nahrungsaufnahme notwendig sind. Mit diesem hilfreich gestalteten Feedback des Körpers – gekennzeichnet durch ein stabil gehaltenes Becken mit fest stehenden Füßen – ist die Körperausrichtung von Rumpf und Kopf mit langem Nacken möglich. Ein höhenangepasster Tisch bringt zusätzlich die Ellenbogen nach vorne und kann bei Gewichtsübernahme durch die Unterarme die Schultergürtelstabilität elizitieren. Dies unterstützt seinerseits die physiologische Kopfkontrolle und stabilisiert den Unterkiefer für ein sicheres Schlucken. Blickkontakt zwischen Kind und Betreuer auf Augenhöhe ist wichtig, um die Kopfposition positiv zu beeinflussen.

Gesicht, Mund und Hände sind reich an sensorischen Rezeptoren und bieten ein großes Potenzial und hohen Nutzen für die präorale Phase. Gerade diese alltäglichen Situationen der Nahrungsaufnahme und Mundhygiene eröffnen wiederkehrend reichlich Gelegenheit zum sensomotorischen, emotionalen und kognitiven Lernen.

16.4.6 Weiterbildungsmöglichkeiten

Angebote für Therapeuten und Pflegepersonal aus Neurologie/Geriatrie/Pädiatrie:

- 5-tägige Grundkurse (G/F.O.T.T.)
- 2-tägige Einführungsseminare (E/F.O.T.T.-Erwachsene/Kinder)
- themenspezifische Aufbaukurse zum Thema Gesicht, Trachealkanüle, Mundhygiene (A/F.O.T.T.)

LITERATUR

Coombes K. F.O.T.T. in action. ARCOS Handout, 2008.

Coombes K, Ham R. Food for thought: Ensuring appropriate provision for children with profound communication difficulties. J Engl Speaking Board Int 2007.

Coombes K. Von der Ernährungssonde zum Essen am Tisch. In: Lipp B, Schlaegel W (Hrsg.): Wege von Anfang an. Frührehabilitation schwerst hirngeschädigter Patienten. Villingen-Schwenningen: Neckar-Verlag, 1996.

Coombes K. Voice in people with cerebral palsy. In: Fawcus M (ed.): Voice disorders and their management. 2nd ed. London: Chapman & Hall, 1991.

Coombes K. In: Yule W, Rutter M (eds.): Language development and disorders: London: Mac Keith, 1987.

Coombes K, Thomas A, Bax M et al. The health and social needs of physically handicapped young adults: Are they being met by the statutory services? London: Spastics International Medical Publications and Blackwell Scientific, 1985.
Nusser-Müller-Busch, R. Die Therapie des Facio-Oralen Trakts. Springer Verlag 2011.

INTERNET
Association for the Rehabilitation of Communication and Oral Skills (ARCOS): www.arcos.org.uk
FOrmaTT GmbH: www.formatt.org

16.5 Myofunktionelle Therapie

Anita M. Kittel, Nina T. Förster

Das Therapiekonzept „Myofunktionelle Therapie nach A. Kittel“ und dessen diagnostisches Vorgehen wurden in den letzten Jahren in Zusammenarbeit mit Nina Förster (geb. Kittel), überarbeitet und erweitert. Darum und weil wir neben der Myofunktionellen Therapie beide auch mit (kindlichen) Patienten mit Dysphagien arbeiten, haben wir uns für eine gemeinsame Darstellung des Konzepts entschieden.

16.5.1 Abgrenzung Myofunktionelle Störung – Dysphagie

Bei der Myofunktionellen Therapie geht es trotz des gleichen Ziels „physiologisches Schlucken“ nicht um Dysphagien im klassischen Sinne.

√

Eine **Myofunktionelle Störung** ist eine Schluckfehlfunktion in der oralen Phase, deren Ursache in einem gestörten orofazialen Muskelgleichgewicht liegt.
Trotz eingeschränkter Zungenelevation und dadurch bedingter reduzierter Zungenbein- und Kehlkopfhebung kommt es nur in Ausnahmefällen zu Störungen in der pharyngealen Phase (z. B. Missempfindungen im Kehlkopfbereich, Räusperzwang, Dysphonien, nicht phoniatrisch nachweisbare Schluckbeschwerden).

!

Im Rahmen der Myofunktionellen Therapie geht es um die Beeinflussung der oralen Funktionen Wahrnehmung, Bewegungsfähigkeit und Koordination sowie um den Ausgleich des orofazialen Tonus. Dieser hängt ganz entscheidend vom ganzkörperlichen Tonus bzw. der Ganzkörperhaltung ab.
Am Ende der Therapie soll beim Essen und Trinken der orale Ablauf des Schluckens gaumenwärts ohne Kompensationsmechanismen in Bezug auf die Unterdruckbildung funktionieren.

Myofunktionelle Störungen sind teilweise „Ess- und Trinkstörungen“ mit fehlendem rotierendem Kauen bei geschlossenem Mund, geräuschvollem Trinken und Essen, z.T. einseitigem, vorrangig weichem und häufig süßem Essen.

Teile der Therapie decken sich mit Inhalten der Dysphagietherapie oder Mund- und Esstherapie bei Saug-, Fütter- und Essstörungen im Säuglings- und Kleinkindalter. Immer wenn die orale Phase beeinträchtigt ist, sind mundmotorische Übungen sowie indirekte orofaziale Übungen wie Tapping, Vibration, Druck, Zug mit Eis, Gaze, Wattestäbchen oder Spatel sinnvoll.

16.5.2 Symptome einer Myofunktionellen Störung

Hauptsymptome

- Addentales oder interdentales Bewegungsmuster der Zunge beim Schluckvorgang
- pathologische Zungenruhelage (addental, interdental oder am Mundboden)

Weitere mögliche Symptome

- eingeschränkte Zungen- und Lippenmotorik
- herabgesetzte Zungen- und Lippenspannung
- groß und uneinheitlich wirkende Zunge
- offene Lippenruhehaltung mit Mundatmung
- gegebenenfalls Kompensation der mimischen Muskulatur beim Schlucken
- verkürzte Oberlippenmuskulatur
- hyperaktiver M. mentalis
- verdickte, gerötete und teilweise nasse Unterlippe
- Speichel in den Mundwinkeln
- verkürztes Zungenbändchen
- häufig schmaler Kiefer
- oft hoher Gaumen

16

- wenig ausgeprägte mimische Muskulatur
- ganzkörperliche Tonus- und Haltungsprobleme
- Sigmatismus und Schetismus addentalis, -interdentalis, -lateralis
- allgemeine Addentalität oder Interdentalität der Laute /n/, /d/, /t/, /l/
- „verwaschene" Aussprache

16.5.3 Ursachen Myofunktioneller Störungen

- Minimale zerebrale Dystonien in Verbindung mit einer sensorischen Integrationsstörung
- Syndrome mit orofazialer Dystonie, z. B. Down-Syndrom
- Lutschgewohnheiten, z. B. zu lange und intensive Schnullerbenutzung
- behinderte Nasenatmung durch vergrößerte Gaumen- und/oder Rachenmandeln
- Allergien
- Nahrungsmittel-Unverträglichkeiten
- mangelhaftes oder fehlendes Schnäuzen
- ständige Infekte
- ungünstige Säuglingsernährung
- Flaschensauger mit zu kleinem Durchmesser des Lippenschildes
- zu lange und zu intensive Flaschenernährung
- zu starker Milchfluss
- regelmäßiges Trinken aus der Schnabeltasse
- zu kurzes oder zu weit vorne angewachsenes Zungenbändchen
- wenig Kauanregung
- Zahn- und Kieferfehlstellungen
- fehlende oder mangelhafte Anpassung der Zunge an kieferorthopädische Geräte in Ruhe und beim Schlucken
- ungesunder Stress („mit hängender Zunge", Pressen/Knirschen)
- reduzierter Ganzkörpertonus, Haltungsprobleme

16.5.4 Mögliche Folgen unbehandelter Myofunktioneller Störungen

- Bleibende Artikulationsprobleme oder/und verwaschene Aussprache
- Kiefer-/Zahnfehlstellungen: z. B. stark vorstehende Frontzähne, Kreuzbiss, offener Biss etc.
- Kiefergelenkprobleme
- Parodontopathie aufgrund von Pressen oder Reiben der Zunge am Zahnfleisch
- Rezidive nach Kieferoperationen wegen Progenie oder offenem Biss

16.5.5 Prävention

- Intensive Elternberatung und gegebenenfalls Therapie im Säuglingsalter bei zu erwartenden orofazialen Dystonien im Rahmen verschiedener genetischer Syndrome
- statomotorische Entwicklungsstufen im Säuglingsalter eigenständig entfalten lassen: frühes Sitzen, Stehen und Gehen vermeiden; eine gute Grobmotorik ist grundlegend für die Feinmotorik der Hände und die „Feinstmotorik" von Zunge, Lippen und mimischer Muskulatur
- 4–6 Monate voll stillen oder – falls nicht möglich – Flaschensauger mit breiter Lippenauflage verwenden (z. B. NUK First Choice, Tommee Tippee, Playtex, Mollis, Nuby „Natural touch")
- ab 4–6 Monate mit Beikost beginnen; rechtzeitig auf festere Kost umsteigen
- ab 6 Monate Bechertrinken trainieren; bis ca. 12 Monate abstillen bzw. Fläschchen abgewöhnen
- bei Daumenlutschen Schnuller antrainieren und im Alter zwischen 1,5–2,5 Jahren wieder abgewöhnen
- Ursachen von Mundatmung möglichst beseitigen
- Reizüberflutung und Überforderung vermeiden

16.5.6 Therapie einer Myofunktionellen Störung

!

Die **logopädische Therapie** zielt auf die korrekte Zungenruhelage, den Lippenschluss, die Eutonisierung der orofazialen Muskulatur sowie das richtige Schlucken. Die korrekte Ruhelage bedeutet, dass sich die Zunge am Gaumen ab dem Alveolarrand anschmiegt. Diese Zungenhaltung und der lockere Lippenschluss stellen eine wichtige Grundlage des physiologischen Schluckmusters dar.

- Je nach Schweregrad und Therapiemotivation sind insgesamt ca. 30 Behandlungen (1-mal wöchentlich) erforderlich: Zungen- und Lippenruhelageübungen, Zungen- und Lippenmuskelübungen, Ansaugübungen der Zunge an den Gaumen, Schluckübungen sowie Körperübungen.
- Bei Säuglingen und Kleinkinder greifen viele indirekte Maßnahmen: intra- und extraorale Stimulationen, Vibration, thermale Reize, Haltungsaufbau, Hand-, Fuß- und Gesichtsmodulation; ab ca. 1,5–2 Jahren sind bereits Pustespiele und aktive mundmotorische Übungen möglich.
- Bei Schulkindern ab 7–8 Jahren sowie bei Jugendlichen und Erwachsenen hat sich die Arbeit anhand der **Übungsblocks nach A. M. Kittel und N. T. Förster** als zeitsparende, strukturierte und effektive Arbeitsmethode erwiesen.
- Die Anwesenheit der Eltern und die Elternberatung stellen in dieser Behandlungsform einen wesentlichen Teil der Therapie dar. Es hat sich als sinnvoll herausgestellt, dass die Eltern bei der Therapie stets anwesend sind und ca. 3–4 Einzelberatungsstunden innerhalb der Gesamttherapiezeit erhalten.
- Die Therapiefortschritte sind stets per Digitalfotos zu dokumentieren, das Schlucken mittels Kurzvideo; dies ermöglicht Vergleiche über die Zeit.
- Nach der Intensivphase im wöchentlichen Therapierhythmus schließt sich gemäß dem Konzept nach A. Kittel eine Intervallbehandlung mit 4–6 Terminen im Abstand von ca. 3 Monaten an. Die Betreuung der Patienten über eine lange Zeitspanne ist notwendig, um das „neue" Schluckmuster wirklich zu automatisieren.

LITERATUR

Kittel AM. Ratgeber Myofunktionelle Störungen. 3. Aufl. Idstein: Schulz-Kirchner, 2008.

Kittel AM. Myofunktionelle Therapie. 9. Aufl. Idstein: Schulz-Kirchner, 2009.

Kittel AM, Förster NT. Übungsblocks für Myofunktionelle Therapie. Zungenübungen – Lippenübungen – Ansaugübungen – Schluckübungen – Ruhelageübungen. 7. Aufl. Idstein: Schulz-Kirchner, 2010.

16.6 NMK – Neuromotorische Kontrolle nach Brondo

Juan J. Brondo

16.6.1 Definitionen und Grundlagen

Das Konzept der Neuromotorischen Kontrolle (NMK) wurde speziell zur Neurohabilitation (Neurohabilitation bezieht sich auf den Ersterwerb bestimmter Fähigkeiten, im Gegensatz zur Neurorehabilitation, bei der es um das Wiedererlangen verloren gegangener Funktionen geht) von Patienten mit **sensomotorischer Störung und Dysfunktion des zervikokranioorofazialen Systems** (CCOFS) entwickelt. Es befasst sich intensiv mit der neurologischen Dysphagie des Säuglings. NMK ist ein ständig aktualisiertes, ganzheitliches und integrierendes Konzept, das auf den Grundlagen der biomechanischen und neuromechanischen Entwicklung einerseits und auf den neusten Erkenntnissen der Neurophysiologie andererseits fußt.

> Die **Dysphagie des Säuglings** ist eine Beeinträchtigung der Synchronisation des gesamten Saug-Schluck-Atem-Vorgangs (SSAV).

Die Anteile des SSAV hängen direkt wechselseitig voneinander ab: Sie nutzen dieselben muskulären Synergien in verschiedenen Kombinationen sowie dieselben motorischen und sensorischen Nervenbahnen. So kommt es sowohl bei physiologischem als auch bei pathologischem Ablauf zu gegenseitiger Beeinflussung. Dieser überlebenswichtige Mechanismus ist zwingend bereits beim Neugeborenen in entsprechender Koordination vorhanden und verantwortlich für Nahrungs- und Flüssigkeitsaufnahme, Atmung, erste Interaktionen mit der Umwelt, Mutter-Kind-Bindung und emotionale Selbstregulierung.

Die **Synchronisation des SSAV** ist ein komplexer neurophysiologischer Vorgang, abhängig vom Stand der sensomotorischen Entwicklung und der sensorischen Integration. Der SSAV besteht aus einem rhythmisch koordinierten neuromotorischen Muster, das willkürlich und unwillkürlich ausgelöst werden und ablaufen kann. Aus diesem Grund sollte man bei der neurologischen Dysphagie die Therapie mit der Arbeit an der sensomotorischen Integration beginnen.

Unterschiedliche Ursachen der Dysphagie bei infantiler Zerebralparese (ICP) können die Synchronisation des SSAV stören. Darauf folgt oft eine Kette weiterer negativer Symptome und Auffälligkeiten, die durch den frühen neurohabilitativen Einsatz unterbrochen und/oder reguliert werden müssen.

Generalisierte SSAV-Störungen

- Störungen von Muskeltonus, unwillkürliche Bewegungen und Haltungsinstabilität
- sensorische Probleme und Verhaltensprobleme

Störungen selektiver Anteile des SSAV

- Asymmetrische tonische Halsreaktion (ATNR), symmetrische tonische Halsreaktion (STNR)
- assoziierte Reaktionen mit Beißreaktion, oraler Extensionsreaktion
- Sensibilitätsstörungen
- Speichelinkontinenz
- unwillkürliche Zungenbewegungen
- gestörte Dissoziation von Zungen- und Mandibularbewegungen
- eingeschränkte Larynxelevation
- verminderter/fehlender Schluckreflex
- reduzierte pharyngeale Peristaltik
- Spasmen des oberen Ösophagussphinkters
- reduzierte ösophageale Peristaltik
- gastroösophagealer Reflux

Eine SSAV-Störung belastet die Situation der Nahrungsaufnahme, die natürlicherweise emotional-affektiv positiv prägend für die Mutter-Kind-Beziehung ist, negativ und kann beide frustrieren. Bei der Mutter vermag dies Ohnmacht und große Sorge hervorzurufen, die grundlegenden Bedürfnisse ihres Kindes nicht befriedigen zu können. Hier entsteht ein Teufelskreis, der nur sehr schwer zu durchbrechen ist.

Wie der Autor gemeinsam mit Fachkollegen aus Neurohabilitationsteams diverser argentinischer Krankenhäuser feststellte, wies ein Großteil von Kindern mit Essstörungen, bei denen später die Diagnose Dysphagie gestellt wurde, Störungen des Saug-Schluck-Atem-Vorgangs auf, die auf diesen Circulus vitiosus zurückzuführen waren.

16.6.2 Therapieziele

Die Therapeuten der verschiedenen Berufsgruppen im Neurohabilitationsteam haben ein gemeinsames Behandlungsziel. Sie wollen dem Kind die tonisch-posturalen Voraussetzungen geben, um

- den Muskeltonus zu regulieren und die primären tonischen Reaktionen zu inhibieren, die negative Auswirkungen auf das CCOFS haben,
- das Alignment vom Kopf auf den Körper zu fazilitieren,
- die wichtigsten muskulären Synergien des SSAV zu aktivieren, die unter anderem auch für die Kopfkontrolle verantwortlich sind,
- die wichtigsten Grundlagen für die sensomotorische Entwicklung legen.

Bei einem Neugeborenen oder einem jungen Säugling mit beeinträchtigtem SSAV muss ein funktioneller klinischer Befund erstellt und dieser um die Beobachtung des Schluckvorgangs ergänzt werden, um die adäquaten therapeutischen Strategien auszuwählen.

16.6.3 Therapieinhalte

Folgendermaßen könnte eine therapeutische Sequenz im Rahmen der Neurohabilitation aussehen:

- Am Anfang steht die positive Beeinflussung der Mutter-Kind-Beziehung.
- Ist das Vertrauen des Kindes erreicht, entscheiden Eltern und Therapeuten gemeinsam, auf welchem Weg das Therapieziel am besten zu erreichen ist.
- Das Fazilitieren der „motorischen Ruhe“, ein Begriff des französischen Neurologen Grenier, haben wir gemeinsam mit Castillo Morales in Varianten angewandt. Damit gelingt es, den Muskeltonus zu regulieren, Ganzkörper- und generalisierte Bewegungen zu kontrollieren sowie die Auslösung tonischer Nacken- und Labyrinthreaktionen zu blockieren. Wir erarbeiten das Fixieren des Blickes und später das Folgen eines Ge-

genstands mit den Augen sowie das Erreichen der Mittellinie mit den Händen, um dann Greifen zu ermöglichen.
- Auslösen der Suchreaktion: Die verschiedenen Bestandteile der Antwort liefern Hinweise, wie die Hirnnerven Trigeminus, Fazialis und Akzessorius und Hypoglossus arbeiten.
- Bei manuellen Techniken wie Druck, Vibration, Streichen und Dehnen setzen wir viele mechanische Stimuli. Nicht immer kann das Kind diese gut tolerieren. Wichtig ist herauszufinden, welche Art Reize es am besten akzeptiert.
- Altersabhängig wählen wir die Art und Weise der Tonusregulation der Muskulatur der Schulterblätter und des Halses.
- Dann erfolgt vorsichtige Mundbodenmobilisierung und anschließend anhaltende Vibration, um den Muskeltonus zu reduzieren. Hierdurch erweitern wir das Bewegungsausmaß des Pharynx bei gleichzeitiger Tonusregulation der Zungenwurzel.
- Zeigt das Kind noch eine Beißreaktion und/oder eine orale Streckreaktion, müssen wir die Kokontraktion zwischen Kieferhebern und -senkern regulieren.
- Die Tonisierung des Buccinatormechanismus ist notwendig, um die Wangen straff zu halten und den Lippenschluss aufrechtzuerhalten.
- Regulierung der oralen Sensorik durch unterschiedliche Stimulierung der Lippen außen und innen, der Wangeninnenseite, Gaumen und Zunge.
- Fazilitation der Elevation und Retraktion der Zunge isoliert und rhythmisch für den Saug-Schluck-Vorgang.
- Leichte HWS-Traktion halten, um das Kollabieren der weichen Strukturen des orofazialen Komplexes zu vermeiden und den Schluckvorgang zu fazilitieren. Hierzu Stimulierung der motorischen Zone des Mundbodens (Castillo Morales) und/oder Aktivierung des M. thyrohyoideus bilateral mit oder ohne Lateralbewegung des Larynx (Brondo).
- Gleichzeitige Aktivierung der Mm. suprahyoidei des Mundbodens, des Buccinatormechanismus und der Zungenbewegung nach distal/lateral, um den Saugvorgang und im Anschluss den Schluckvorgang zu fazilitieren.
- Als Hilfsmittel benutzen wir gezielt ausgewählte, angepasste Materialien zur Erleichterung der Nahrungsaufnahme.
- Die Häufigkeit der täglichen Anwendung ist direkt davon abhängig, wie viel CCOFS-Behandlung das Kind verträgt; Idealfall: 3- bis 4-mal täglich etwa 15–30 Minuten.
- Bei der Arbeit mit Frühgeborenen oder sehr jungen Säuglingen ist es wichtig, auf Anzeichen von Stress zu achten, die auf eine Destabilisierung des autonomen Nervensystems hinweisen könnten.

!

Unabhängig von der Therapieform gilt es, das Kind stets in seinem familiären Kontext zu sehen, um schließlich mit einer ganzheitlichen Betrachtungsweise die emotional-affektive Bindung zu unterstützen und hiermit zur Wiederherstellung der Funktionen der Nahrungsaufnahme beizutragen.

16.7 Osteopathie und pädiatrisches Dysphagiemanagement

Edgar Hinkelthein

✓

Die **Osteopathie** ist ein medizinisches System, das den Patienten in seiner Gesamtheit erfasst, mittels manueller Techniken Krankheitsursachen aufdeckt und die Wiederherstellung von Integrität und Ordnung des Gesamtorganismus und seiner Selbstheilungskräfte zum Ziel hat.

Osteopathen stellen **Fehlfunktionen der Gelenk- und Gewebemobilität** im Körper fest und korrigieren sie. Sie suchen vor allem mechanische Störungen in den folgenden Systemen:
- parietales System: Bewegungsapparat
- viszerales System: Organe
- kraniosakrales System: Bewegung der Schädelknochen sowie Meningen
- fasziales System: verbindet und trennt sämtliche Gewebe des Körpers mit-/voneinander

Aus osteopathischer Sicht resultiert Gesundheit, wenn sich die unterschiedlichen Strukturen des Körpers in optimalem Zustand befinden und auf allen

Ebenen harmonisch zusammenwirken, wenn also Homöostase besteht.

Der Osteopath stellt nach seinem mechanischen Befund Relationen der einzelnen Fehlfunktionen fest und versucht, diese so ursächlich wie möglich zu korrigieren. In der Osteopathie wird gern der Begriff der **Ursache-Folge-Kette** (UFK) verwendet, bei dem eine mechanische Ursache bestimmt Symptome bedingt. Zur Therapie wird nun die Ursache angegangen, anstatt bei einer symptomatischen Behandlung zu verbleiben.

Die erwähnten 4 Systeme greifen wie die Zahnräder einer Uhr ineinander, sodass Störungen in einem System Symptome in einem oder mehreren anderen Systemen auslösen können. Deswegen muss ein Osteopath immer alle Systeme in ihrer funktionalen Integrität überprüfen.

Zum **Dysphagiemanagement** gehört deswegen die Beurteilung *aller* Körperfunktionen.

Häufigste Problemfelder

Konkrete Fallbeispiele finden sich z. B. in Hinkelthein und Zalpour (2006).

Störungen im parietalen System. Sie können über artikuläre Probleme (Blockaden oder Restriktionen) oder über veränderte Haltung (beeinflusster Muskeltonus und veränderte Faszienspannung) eine innervatorische Funktionsstörung der am Schluckakt beteiligten Muskeln auslösen. Besonderes Augenmerk liegt dabei auf dem oberen Thorax (Apertura thoracica superior), der Halswirbelsäule und dem Gesichtsschädel. Verantwortlich für Funktionsstörungen in dieser Region können aber insbesondere auch Probleme des Beckens oder der oberen und unteren Extremitäten sein, sodass das gesamte parietale System überprüft werden muss. Sämtliche Einflüsse auf den **kraniozervikalen Übergang** (Okziput/Atlas/Axis = Kopfgelenke) können über einen neurologischen Reiz die Innervation der Vagusäste beeinflussen. Bei der Dysphagie liegt der Schwerpunkt dabei auf dem N. laryngeus recurrens.

Störungen im viszeralen System. Sie können sowohl über entzündlich bedingte Verklebungen der Organfaszien entstehen als auch durch eine eingeschränkte Beweglichkeit des Zwerchfells (Diaphragma abdominalis). Beides resultiert in einer herabgesetzten Mobilität der inneren Organe, die in einer veränderten vegetativen Innervation (sympathisch und parasympathisch) gipfelt. Bis auf die Beckenorgane und das linke Kolon (distal des Cannon-Böhm-Punktes) erfolgt die parasympathische Innervation über den **N. vagus** (N. X). Dieser innerviert als Nerv des 4. und 6. Kiemenbogens den Schlund ebenso wie den Ösophagus. So können Dysfunktionen fast aller inneren Organe eine Dysphagie auslösen, die durch die fortgesetzte Irritation nicht lokal zu beherrschen ist, sondern am ursächlichen Organ behandelt werden muss. Als Beispiel sei etwa eine fixierte Niere, z. B. nach einem Schleudertrauma („whiplash injury"), genannt: Diese kann über die Vagusafferenz eine Dysphagie auslösen sowie über eine nervale Verbindung (über den Nucleus ambiguus) zum N. accessorius den Tonus des M. trapezius und des M. sternocleidomastoideus erhöhen.

Störungen im kraniosakralen System. Sie können eine Dysphagie über artikuläre Probleme (Temporomandibulargelenk), über muskuläre Einflüsse (Kiefer-/Schlund-/Zungengrund-/Ösophagus-Muskulatur) und über neurologische Einflüsse (Hirnnerven, vor allem Vagus [X] und dessen Ast, den N. laryngeus recurrens) auslösen. Deswegen sind Probleme im kraniosakralen System sorgfältig zu untersuchen und gegebenenfalls zu korrigieren. Dysfunktionen im kraniosakralen System lassen sich untergliedern in Probleme
- des membranösen Systems (Meningen)
- der Verbindung der Schädelknochen (Suturae)
- der Schädelknochen (intraossäre Störungen)
- des Kauapparates (stomatognathes System).

Fehlfunktionen in diesen Bereichen äußern sich unter anderem in einem veränderten Liquorfluss und verändern die Innervation der am Schluckakt beteiligten Muskeln.

Störungen im faszialen System. Sie beeinflussen sowohl den Muskeltonus als auch die Ver- und Entsorgung des Gewebes, weil alle Nerven und Gefäße innerhalb der Faszien verlaufen. Deswegen erzeugen fasziale Verspannungen Probleme im Versorgungsgebiet der betroffenen Gefäße bzw. Nerven. Neben Haltungsfehlern kommen emotionale Belastungen und Stress als mögliche Ursachen ebenso in Betracht wie stattgefundene chirurgische Eingriffe und entzündliche Prozesse, deren Narben eine bleibende Irritation darstellen können. Besonderes Augenmerk bei Dysphagiepatienten liegt innerhalb des faszialen Systems auf den 3 Halsfaszien, für die neben lokalen Ursachen Probleme am Kiefergelenk, am Schultergürtel sowie der Halsorgane ursächlich sein können.

LITERATUR
Hinkelthein E, Zalpour C. Diagnose- und Therapiekonzepte in der Osteopathie. Berlin: Springer, 2006.

16.8 Pädiatrische Dysphagiebehandlung nach dem Pörnbacher-Konzept

Traudl Pörnbacher

Dieses Kapitel stellt ein integratives, neuro-/entwicklungsphysiologisches Behandlungskonzept unter dem Blickwinkel der Dysphagiebehandlung vor.

Eine Saug-, Kau-, Trink- und Schluckinsuffizienz erfordert immer zuerst eine fachärztliche diagnostische Zuordnung sowie einen fachübergreifenden Austausch – insbesondere unter Einbeziehung eines Neuropädiaters –, um alle potenziellen Faktoren, die die Symptombildung im Einzelfall beeinflussen können, zu verstehen und daraus den roten Faden für eine erfolgreiche Behandlungsplanung zu finden.

!

Schluckfunktionsstörungen sind prinzipiell in einer gesamtpersonbezogenen und zeitlichen Verknüpfung der orofazial-pharyngealen, sinnesphysiologischen und physiotherapeutischen Bewegungsaktivierung zu behandeln.
Die Indikation reicht vom Neugeborenen bis zu Kindern mit Bewegungsentwicklungsstörung, mit spezifischen genetischen Syndromen und mit Läsionen der Hirnnerven.

16.8.1 Therapiemanagement

Das Konzept lässt sich an dieser Stelle nur grob umreißen. Es beruht auf der Abrufbarkeit veranlagter zentral-autonomer Regulationsmechanismen. Diese werden im Entwicklungsgeschehen für physiologische Körperaufrichtung innerhalb der Streck- und Beuge-Entwicklungsphasen eines Kindes, im Zeitrahmen des 1. Lebensjahres in Funktion genommen. Somit steht die Leistungsentfaltung der reflektorisch-pharyngealen Schluckmechanik im Kontext der physiologischen Körperkontrolle und Bewegung. Eine somatische Dysfunktion kann beispielsweise die Biomechanik der Kopf-, Hals- und Kiefergelenke verändern und dadurch den Informationswechsel für die somatoviszerale Interaktion im Velopharyngealtrakt störend beeinflussen und die Schluckeffizienz reduzieren.

Zur Methodik der Dysphagiebehandlung im Pörnbacher-Konzept gehören:

- konzeptspezifische Lagerungselemente in Form eines Keillagerungselements und einer Rotationslagerung
- manuelle Stimulationstechniken zur Verstärkung der Lagerungswirkung und zur spezifischen orofazial-pharyngealen Therapie.

Konzeptspezifische Lagerungselemente

Die Anwendung konzeptspezifischer Lagerungselemente zur Aktivierung der Ganzheit des Haltungs- und Bewegungssystems berücksichtigt unter biokybernetischen Gesichtspunkten im Besonderen die **sensorische Schlüsselrolle der Nackenregion** als Basisregulativ für orofazial-pharyngeale Bewegungseinstellung.

Die therapeutische Wirkung durch die Lagerungsweise sichert die Kopfstellung und die Körperhaltung gegen die Schwerkrafteinwirkung, die sich auf allen Stufen des Nervensystems organisiert. Darin ordnet sich durch übergreifende neuromuskuläre Führung ein einheitliches pharyngeales Funktionssystem ein.

Mit einem **Keillagerungselement** kann man dem Kind in Bauchlage ein genetisch determiniertes, symmetrisches sensorisches Körper-Kontakt-Muster (KKM) anbieten. Dieses liefert den informationsverarbeitenden zentralnervösen Systemen jene Afferenzen, auf die es für die sensomotorische Steuerung von Haltungs- und Bewegungsleistungen inklusive physiologische Pharynxmotilität vorbereitet ist.

Das Kind wird frei, d.h. nicht angegurtet, so auf das Keillagerungselement gelegt, dass

16

- die Ellbogen unter Vordehnung der Antischwerkraft-Muskelgruppen auf leicht erhöhten Armlagerungsblöcken breit aufliegen und
- die Knie durch eine Abduktionsschienung für regulierende Becken-, Lendenwirbelsäulen- und Oberschenkellagerung ebenfalls breit aufliegen.

Dies führt zu einer Körperschwerpunktregulierung innerhalb einer sicheren, breiten Unterstützungsfläche. Lagerungstechnisch erwirkte und zusätzliche manuelle Stimulation lösen nun muskuläre Dehnungsreaktionen aus, die ein wechselndes Gleichgewicht zwischen streckenden und beugenden Muskelgruppen gegen die Schwerkrafteinwirkung bewirken. Dies ruft unter anderem innerhalb einer spontan erfolgten **ganzkörperlichen Durchstreckreaktion** eine koordinierte **symmetrische und seitenalternierende Stützreaktion** hervor.

Hierbei handelt es sich um das sichtbare Ergebnis zentralnervöser Steuerungsprozesse, an deren Anfang die Informationsaufnahme des sensorischen Systems steht. Diese entsprechen den Mustern für lineares Vorwärtsstreben in Bauchlage sowie das Umdrehen über die Seite, die immer mit Nackendehnungsreaktionen und in diesem Funktionszusammenhang mit einer **Hebung des Pharynxbereichs** einhergehen und bestimmte orofaziale Bewegungsabläufe für die Schluckeinleitung und die reflektorischen Mechanismen der pharyngealen Schluckphase auslösen.

!

Das Körperauflagemuster auf dem Keillagerungselement entspricht exakt dem eines Säuglings in physiologischer Bauchlage während der 1. Streckentwicklungsphase zwischen 6. Lebenswoche und 5. Lebensmonat. Es aktiviert und integriert alle sensomotorischen Leistungen im Geschehen der Streck- und Symmetrieentwicklung.

Rotationslagerung

!

Für die Aktivierung der Oberkörperaufrichtung, die während der idealen Entwicklung innerhalb der 2. Beugeentwicklungsphase zwischen 5. und 9. Lebensmonat erfolgt, kommt als orthopädisches Hilfsmittel ein **Rotationslagerungselement** zum Einsatz.

Das Funktionselement „Rotationslagerung" aktiviert bei Kindern mit Haltungsschwäche oder Aufrichtungsstörung das für eine lotrechte Oberkörperaufrichtung notwendige Zusammenspiel von Gelenk- und Muskelketten. Dafür kommt eine geringfügig negativ eingestellte, das heißt nach rückwärts gekippte, Auflagefläche für die Becken-Lendenwirbelsäulen-Oberschenkel-Positionierung zum Einsatz, wobei ein Bein seitlich abduziert gelagert wird. Der Beckenkontakt mit dem Unterlagenelement erfolgt so über eine einseitige Sitzbeinbelastung, die Streckreaktionen für eine lotrechte **Oberkörperaufrichtung** provoziert. Dadurch setzt eine rotatorisch geführte Aufrichtekraft mit gleichzeitigem Fortbewegungstrend ein.

Mit der Rotation der Körperachse entstehen unter optimierter Haltungskontrolle muskuläre Widerlagerungen für die Verbesserung der Statodynamik. Diese weist Aktivierungsmuster für selbstständiges komplexes und zielorientiertes Bewegungsverhalten auf, die beispielsweise die Entwicklung der Abstemmphase für das Krabbeln, das Aufstehen über den Halbkniestand oder das Laufen initiiert. Die Füße werden gemäß den Mustern dieser Entwicklungsphase nicht am Boden aufgestellt; sie sind frei und werden funktionell in der ganzen Beinkette dem Krabbelmuster entsprechend an die Koordination des Beckens angebunden.

Gemäß der Oberkörperstreckung zur Aufrichtung sind die sensomotorischen Fähigkeiten von eigenaktiver Nackenstreckung mit Kopfnutation und Gegennutation, Kopfseitwärtsneigung und Kopfdrehung im Kopfgelenkbereich möglich. Darin involviert, automatisiert sich durch Wiederholung unter Ko-Kontraktion und reziproken Verhältnissen ein Bewegungsrhythmus mit einem Rechts-links-Wechsel der **Pharynxhebung**. In diesen Aktivitäten vollziehen sich die der Selbstregulation unterworfenen Muster von einseitig betonten Triggermechanismen für Speichel- und Schluckgutführung. Diese Fähigkeiten zur funktionellen Adaption des oro- und velopharyngealen Funktionsbereichs dienen insbesondere der Befundung, Therapie und Rehabilitation bei zentralen und peripheren Paresen der Hirnnerven.

Verstärkung der Lagerungswirkung

Die therapeutische Aktivierung durch Lagerungswirkung lässt sich durch manuelle Stimulationstechniken in Bezug auf bestimmte Referenzpunkte für orofazial-pharyngeale Bewegungskoordination zusätzlich verstärken.

Beispiel: Die manuelle Stimulation durch spezifisch dosierte Druckabgabe und sanfter longitudinaler Traktion im subokzipitalen Bereich und/oder an den Lineae nuchalis (Querleisten am Os occipitale) initiiert und koordiniert:

- Kopfnutation (Nackenstreckung und Nickposition)
- Impulse auf die Kopf- und Kiefergelenkkapseln
- Dehnreflexe auf die Kopf-, Hals- und Kaumuskulatur sowie auf die komplexen Zusammenhänge für die Zungenbein-, Kehlkopf- und Rachenhebung

Dabei empfängt das ZNS Informationen einer spezifischen sensorischen Modalität, die der Aktivierung idealer biomechanischer Verhältnisse für die Schluckfunktion dienen. Das Kind erfährt im oropharyngealen Trakt eine Längsspannung, mit dem jeweils physiologischen Punctum fixum/Punctum mobile für die vektorielle muskuläre Ausrichtung der Bewegungsparameter für den Schluckablauf.

16.9 Vojta-Therapie als ganzheitlicher Ansatz bei Schluckstörungen

Heidi Orth

Die Vojta-Therapie hat ihren festen Platz in der modernen Physiotherapie. Entwickelt hat sie der tschechische Neurologe und Kinderneurologe Prof. Dr. Václav Vojta (1917–2000). Vojta emigrierte 1968 nach Deutschland und arbeitete in der Orthopädischen Universitätsklinik Köln sowie im Kinderzentrum München. Seit 1990 lehrte er wieder an der Karls-Universität in Prag.

Vojta entdeckte die Basis seiner Therapie, die **Reflexlokomotion** (Reflexfortbewegung), als er ein Behandlungskonzept für zerebralparetische Kinder entwickelte. Auf gezielte Reize in bestimmten Körperlagen reagierten diese Kinder mit immer wiederkehrenden Bewegungsmustern in Rumpf und Extremitäten. Die Kinder führten die aktivierten Bewegungen unbewusst aus, diese ließen sich zuverlässig wiederholen und enthielten Grundzüge einer Fortbewegung. Diese Aktivierung hatte verblüffende Auswirkungen: Die derart aktivierten zerebralparetischen Kinder konnten zuerst deutlicher sprechen. Bei regelmäßiger Anwendung verbesserte sich ihre Haltung und Handmotorik und die Kinder verschluckten sich beim Essen und Trinken weniger.

Diese aktivierbaren Bewegungsmuster waren bei den Kindern mit spastischer Zerebralparese in ihrer Spontanmotorik nicht vorhanden, ließen sich nun aber zunächst unvollständig, bei mehrfach wiederholter Auslösung immer umfangreicher und vollständiger aktivieren. Daraus schloss Vojta, bei der **infantilen Zerebralparese** könne es sich um funktionelle Blockaden der Bewegungsentwicklung handeln.

Die Vermutung, es handele sich um angeborene Bewegungsmuster, bestätigte sich durch Untersuchungen gesunder Neugeborener: Bei ihnen ließen sich die sensomotorischen Muster regelmäßig abgerufen. Diese Erkenntnisse lieferten die Grundlage einer systematischen, ganzheitlichen Behandlung von Säuglingen, Kindern und Erwachsenen sowie einer Frühdiagnostik von Haltungs- und Bewegungsstörungen im Säuglingsalter (Vojta und Peters 2007, Vojta 2008).

16.9.1 Reflexlokomotion

!

Bei der Reflexlokomotion unterscheidet man 2 Bewegungskomplexe:

- **Reflexkriechen** in der Bauchlage (➤ Kap. 16.9.4)
- **Reflexumdrehen** mit verschiedenen Phasen aus der Rücken- und Seitenlage (➤ Kap. 16.9.5)

Beide Bewegungskomplexe enthalten elementare sensomotorische Muster für die:

- unwillkürliche Steuerung des Gleichgewichts bei einer Bewegung
- Aufrichtung des Körpers gegen die Schwerkraft
- zielgerichteten Greif- und Schrittbewegungen der Extremitäten
- Koordination der Mundmotorik, des Schluckens, der Atmung.

Bei beiden Komplexen wird gezielt Druck auf bestimmte Körperregionen ausgeübt. Man kann davon ausgehen, dass die Aktivierung über Rezeptoren erfolgt, die die Stellung des Körpers im Raum regulieren (Stellungs- und Lagesinn). Diese propriozeptiven Empfindungen werden vorwiegend von Rezeptoren der Haut, der Muskulatur und von Gelenkrezeptoren vermittelt. Mit diesen Reizen werden altersunabhängig und unwillkürlich beide Bewegungskomplexe aktiviert.

Für die Aktivierung stehen 10 von Vojta beschriebene Körperregionen, sog. **Auslösungszonen**, zur Verfügung. Sie befinden sich am Rumpf und den Extremitäten. Maximale Antworten setzen voraus, dass die Extremitäten in den entsprechenden Körperlagen bestimmte Winkelstellungen einnehmen. Außerdem wird in Teilbereichen der Bewegung ein **Widerstand** entgegengesetzt und damit die Bewegung verlangsamt oder angehalten.

Dabei nimmt die Spannung der beteiligten Muskulatur zu, ohne dass die Fasern sich bei angehaltener Bewegung verkürzen (Isometrie). Dies hat zur Folge, dass sich die Impulsrate aus der Muskulatur erhöht (Kandel, Schwarz und Jessel 1996). Das aktivierte Lokomotionsmuster kann länger aufrechterhalten werden und auf diese Weise die Anpassungsvorgänge im ZNS verstärken. Durch den Widerstand im Teilbereich des Bewegungsmusters verstärkt sich außerdem die Muskelaktivität in weiter entfernten Körperbereichen, wie Rumpf, Kopf und Extremitäten.

!

Die **Widerstände am Kopf** sind von herausragender Bedeutung: Durch sie lässt sich die Aktivierung des gesamten Bewegungsmuster entscheidend beeinflussen. Für Mundmotorik und Schluckakt ist der gezielte Widerstand besonders wirkungsvoll.

Durch eine Vielzahl von Kombination der Auslösungszonen, durch Variation der Druck- und Zugrichtungen, der Widerstände und der Gelenkwinkel kann man die Lokomotionsmuster Reflexkriechen und Reflexumdrehen aktivieren und therapeutisch dem individuellen Krankheitsbild sowie dem Behandlungsziel anpassen.

16.9.2 Verbesserte sensomotorische Funktionen

Vojta-Therapie verbessert die Gleichgewichtsreaktion, die Orientierung im Raum, das Erkennen von Formen und Strukturen ausschließlich durch Betasten (Stereognosie). Bei Säuglingen setzt das Betasten von Gegenständen über den Mund (Hand-Mund-Koordination) ein oder nimmt zu. Bei der Nahrungsaufnahme nimmt der gezielte Einsatz der Zunge und der Lippen zu, Speichel und Nahrung laufen weniger oder nicht mehr aus dem Mund. Das Verschlucken wird weniger. Konzentrationsfähigkeit und Ausdauer nehmen zu. Säuglinge, Kinder und erwachsene Patienten werden ausgeglichener, zufriedener und emotional stabiler.

16.9.3 Schlucken als Teilmuster der Reflexlokomotion

Für die Fortbewegungsentwicklung wie Umdrehen, Krabbeln und freies Gehen ist die **Aufrichtung der Wirbelsäule** notwendig. Die Aufrichtung der Halswirbelsäule steht in direkter Wechselbeziehung zu den sensomotorischen Mustern bei der Nahrungsaufnahme: dem Kauen und Schlucken sowie der Sprechmotorik.

!

- Die sensomotorischen Teilmuster der Mundmotorik und des Schluckaktes korrespondieren mit der Aufrichtung der Wirbelsäule, insbesondere der Halswirbelsäule.
- Während der Aktivierung ist zu beobachten, dass Mundmotorik und Schlucken funktionell sehr eng mit dem Stützen der Arme verbunden sind.
- Ist diese Funktionseinheit aktiviert, wird sie in der Regel auch nach der Therapie eine gewisse Zeit aufrechterhalten.

Ein sich normal entwickelnder Säugling hat Zugriff auf die angelegten Bewegungsprogramme und kann bei entsprechender Reizinformation Bewegungsmuster für bestimmte Funktionen abrufen. Auf diese Weise trinkt ein gesundes Neugeborenes an der Brust, wobei der Such-, Saug- und Schluckreflex als adäquater Reiz die Voraussetzung bildet, um die Bewegungsmuster zur Nahrungsaufnahme zu aktivieren. Dieser komplexe Vorgang beansprucht den gesamten Körper des Säuglings.

Die Koordination der Atmung und des Schluckens, beispielsweise beim Trinken an der Brust, steht einem gesunden Neugeborenen schon zur Verfügung.

!

In der Vojta-Therapie gehört die Koordination der Atmung und des Schluckens zu den Bewegungsmustern des Reflexkriechens und Reflexumdrehens.

16.9.4 Reflexkriechen

Ausgangslage ist die Bauchlage, der Kopf liegt seitlich gedreht auf der Unterlage. Die Winkelstellungen der großen Gelenke werden vorgegeben. In dieser Position können eine Vielzahl von Reizinformationen gegeben werden, die nur auf diese Weise möglich sind. Die Ausgangslage ist asymmetrisch: Beide Körperseiten werden unterschiedlich eingestellt. Die Bewegung erfolgt überwiegend im Kreuzgang. Dabei stützen der Arm auf der dem Gesicht zugewandten Seite und das Bein auf der dem Gesicht abgewandten Seite den Körper ab und bewegen den Rumpf vorwärts. Die anderen beiden Extremitäten vollziehen Schrittbewegungen. Der einsetzenden Kopfdrehung setzt man gezielt einen angemessenen Widerstand entgegen. Dies verstärkt die Aktivierung der gesamten Körpermuskulatur und schafft die Voraussetzung für die Aufrichtung des Körpers.

16.9.5 Reflexumdrehen

Ausgangspositionen sind die Rücken- und Seitenlage. Aus diesen Körperlagen erfolgt die therapeutische Intervention bei vielfältiger Kombination der Auslösezonen, der Druck- und Zugrichtungen sowie der gezielt eingesetzten Widerstände. Während der Aktivierung kommt es zur fortwährenden Bewegung aus der Rücken- in die Seitenlage und später zum Krabbelgang, Aufstehen und Gehen. Ein normal entwickelter Säugling zeigt beim spontanen Umdrehen etwa im 6. Lebensmonat und im 8.–9. Monat Bewegungsmuster, die sich mit der Vojta-Therapie schon beim Neugeborenen aktivieren lassen.

Eine Besonderheit zeigt die **Aktivierung aus der Rückenlage**, 1. Phase genannt, denn das gesamte Bewegungsmuster ist aus nur einer Zone zu aktivieren. Die Ausgangslage ist asymmetrisch: Der Kopf ist zur Seite der Auslösung (Gesichtsseite) gedreht und dreht sich im Laufe der Aktivierung zur entgegengesetzten (Hinterhaupt-)Seite. Diese Bewegung wird durch gezielte Widerstände an dafür besonders sensiblen Regionen des Hinterhaupts, des Gesichts und des Mundbodens (Diaphragma oris) verlangsamt oder verhindert, um 1) die Aktivierung der Haltung und Bewegung im Körper und in den Extremitäten zu vervollständigen und vor allem um 2) die feinmotorischen Bewegungsmuster der Augen, des Mundes und des Rachens zu aktivieren. Die Bewegungsmuster stehen in direkter Wechselbeziehung zur Stellung der Halswirbelsäule und werden hier exemplarisch für die gesamte Reflexlokomotion beschrieben:

- Die Spannung der Muskulatur des Mundbodens reguliert sich, die Lage des Zungenbeins und des Kehlkopfes passt sich in ihrer Stellung an und bildet für die orofaziale und pharyngeale Muskulatur bessere Funktionsbedingungen.
- Eine vertiefte Atmung ist zu beobachten. Die häufig gepresste hohe Stimme wird tiefer, offener und modulierter. Dies setzt sich nach der Therapie in der Regel in einem umfangreicheren und vielfältigeren Lautieren fort.
- Die Augen stellen sich in eine horizontale Linie ein und bewegen sich in Richtung Hinterhauptseite.
- Die Zunge wird flach zwischen dem Unterkiefer ausgebreitet und bewegt sich leicht zur Hinterhauptseite. Der Mund schließt sich, die Lippen liegen aufeinander, die Kieferkämme bzw. Backenzähne kommen in leichten Kontakt; eine kleine Bewegung des Unterkiefers nach vorn und zu der dem Hinterhaupt zugewandten Seite ist zu tasten, die unter anderem für das Kauen gebraucht wird. In der Regel schluckt dann der Säugling und hört auf zu schreien.

16.9.6 Indikationen der Vojta-Therapie

- zentrale Koordinationsstörungen
- Bewegungsstörungen als Folge von Hirnschädigungen (Zerebralparese)
- erworbene zerebrale Syndrome
- Störungen der Atmungs-, Schluck- und Kaufunktion
- zerebrale Syndrome
- Querschnittsyndrome
- kongenitale und erworbene periphere Paresen
- Myopathien
- Erkrankungen und Funktionseinschränkungen des Bewegungsapparates und der Wirbelsäule (Skoliose, Kyphose)
- Hypotoniesyndrome
- motorische Retardierung
- multiple Sklerose

Bei **Schluckstörungen** bietet die Vojta-Therapie einen erfolgversprechenden Ansatz. Sie ist bei Säuglingen, Kleinkindern und Erwachsenen einsetzbar. Für bestmögliche Erfolge sollten die therapeutischen Möglichkeiten der Reflexlokomotion so früh wie möglich eingesetzt werden. Dies ist bereits beim Früh- und Neugeborenen möglich. Es gilt zu verhindern, dass Fehlfunktionen durch längeres Bestehen im Körperschema verankert werden. Beispielsweise zeigten Laryngoskopien bei langzeitbeatmeten Risikokindern mit Stimmbandparesen nach der Vojta-Therapie eine Normalisierung bzw. deutliche Verbesserung im Vergleich zu unbehandelten oder anders behandelten Kindern. Mit entscheidend war dabei offensichtlich ein sehr früher Behandlungsbeginn.

16.9.7 Kontraindikationen der Vojta-Therapie

- akute fieberhafte bzw. entzündliche Erkrankungen
- spezielle Erkrankungen , wie z. B. Glasknochenkrankheit
- bestimmte Herz-Muskel-Erkrankungen
- Akutphase nach Operationen (bis der Kreislauf stabil, die Narbe belastbar ist und keine Blutungsgefahr mehr besteht)
- zerebrale, epileptische Anfälle in der Phase der medikamentösen Einstellung
- metastasierende Tumoren und diagnostisch noch nicht vollständig abgeklärte Tumoren

16.9.8 Dosierung der Vojta-Therapie

Dauer und Intensität einer Therapieeinheit sind individuell anzupassen. Sie sind abhängig von Alter, Grunderkrankung, individueller Sensibilität und Belastbarkeit. Der Allgemeinzustand und die Tagesform sollten immer berücksichtigt werden. Dies gilt besonders für Frühgeborene. Eine Unterforderung sowie eine Überforderung sind zu vermeiden. In der Regel ergeben sich Behandlungszeiten von ca. 1–30 Minuten.

Die Häufigkeit der Anwendung richtet sich nach der Zielsetzung der Therapie. In der Regel werden Säuglinge 4-mal täglich behandelt – vorzugsweise vor den Mahlzeiten, um gerade bei Schluckstörungen die therapeutisch aktivierte Mund- und Schluckfunktion bei der Nahrungsaufnahme auszunutzen.

16.9.9 Mitarbeit der Eltern oder Bezugspersonen

Wie bei anderen physiotherapeutischen Therapien von Säuglingen und Kindern stellt auch die Vojta-Therapie hohe Anforderungen an Eltern und Bezugspersonen. Der langfristige Erfolg hängt maßgeblich von der Mitarbeit und positiven Einstellung zur Therapie ab. Die Kommunikation und der Austausch mit dem Therapeuten und den Eltern sind wichtig, um Schwierigkeiten rechtzeitig anzusprechen und Probleme zu lösen. Ferner ist darauf zu achten, dass das Schreien eines Säuglings als Rückmeldung entsprechend erkannt und zugeordnet wird. Der Austausch mit anderen Eltern, deren Kinder Vojta-Therapie erhalten, kann hilfreich sein.

16.9.10 Vojta-Therapie als Basistherapie für andere Therapien

Es ist ein wesentliches Ziel der Vojta-Therapie, Zugang zu angeborenen Bewegungsmustern zu erhalten, die funktionell blockiert sind. Vojta-Therapie schafft eine Basis, auf der z. B. Logopäden, Heilpädagogen und Ergotherapeuten aufbauen können.

LITERATUR

Böhme B, Futschik M. Verbesserte Lungenfunktion nach Vojta, Brustzonen – Reiz bei bronchopulmonaler Dysplasie. Monatsschr Kinderheilkd 1995, 143: 1.231–1.234.
Kandel ER, Schwarz JH, Jessel TM. Neurowissenschaften. Eine Einführung. Heidelberg: Spektrum Akademischer Verlag, 1996.
Orth H. Das Kind in der Vojta-Therapie. Ein Begleitbuch für die Praxis. München: Elsevier, 2005.
Orth H, Block R. Die Beeinflussung orofazialer Funktionen durch die Wirbelsäulenhaltung. Kinderarzt 1987; 18(9).
Vojta V, Peters A. Das Vojta-Prinzip. 3. Aufl. Heidelberg: Springer, 2007.
Vojta V. Die cerebrale Bewegungsstörung im Säuglingsalter, 8. Aufl. Stuttgart: Thieme, 2008.

KAPITEL

17 Hilfsmittel zum Füttern, Essen und Trinken

Sophie Frey

Hilfsmittel zum Füttern, Essen und Trinken können den Alltag Betroffener erleichtern. Heutzutage gibt es ein sehr großes Angebot von Hilfsmitteln zur Nahrungsaufnahme. Die hier aufgeführten Artikel sind Beispiele für viele weitere Produkte, die auf dem Markt erhältlich sind. Da ständig neue und trickreichere Artikel angeboten werden, um Kleinkindern das Essen beizubringen, kann dies nur ein Ausschnitt des Angebots sein. Die Eigenschaften der einzelnen Produkte werden vorgestellt und kritisch betrachtet.

!

- Es gibt nicht *den* Löffel für schluckgestörte Kinder oder *die* Flasche, mit der *jedes* Kind trinken lernt.
- Nicht das Hilfsmittel ist entscheidend, sondern vielmehr die Art und Weise, wie ein Kind gefüttert wird.

Viele Hilfsmittel unterstützen ganz gezielt bestimmte Funktionen. Manche tun dies besser als andere. Dennoch gibt es sehr viele Kinder, für die nicht das Hilfsmittel entscheidend ist, sondern vielmehr die Art und Weise, wie sie gefüttert werden. Es lohnt sich in jedem Fall, zunächst genau nachzufragen oder -zuschauen, was die Eltern im Schrank stehen haben, bevor man eine große Einkaufsliste erstellt. Für den Therapeuten mag es die einfachere Variante sein, bekannte Produkte für alle Kinder gleich zu verwenden, doch wird das den individuellen Bedürfnissen der Kinder gerecht? Und können sich die Eltern die erneute zusätzliche Ausgabe nicht ersparen? Auch wenn die Hersteller uns häufig vermitteln, ihr neues Produkt – und nur dieses – würde uns ernorm helfen …

17.1 Saugflaschen

Es gibt viele Saugflaschenvarianten (➤ Abb. 17.1): Abgesehen von den unterschiedlichen Größen gibt es **schmale** und **breitere** Formen. Die breiten Flaschen, auch Weithalsflaschen genannt, haben eine breitere Lippenauflagefläche als die schmalen. Der Durchmesser wirkt sich auf die Mundmotorik aus:

- Bei einem schmalen Sauger umschließen die Lippen den Sauger in einer O-Position und die Lippen sind stark tonisiert.
- Beim breiten Sauger der Weithalsflasche können sich die Lippen in einer C-Position an den Sauger legen und haben so eine der Stillposition deutlich ähnlichere Haltung.

Als Nächstes lassen sich die **Sauger** im Hinblick auf ihre verschiedenen Formen unterscheiden:

- Dabei ist die runde Variante (➤ Abb. 17.2c) eindeutig der weiblichen Brust (➤ Abb. 17.2a) ähnlicher als die kiefergerechte Form.
- Die kiefergerechte Form (➤ Abb. 17.2b) hat die Form, in die der Säugling die Brustwarze beim Trinken bringt. Diese Form hat allerdings auch Einbuchtungen, die verhindern sollen, dass der Sauger im Mund verrutscht oder gar beim Trinken herausrutscht. So macht die kiefergerechte Form dem Säugling das Saugen „einfacher", weil er weniger Haltearbeit aufbringen muss. Bei ihr

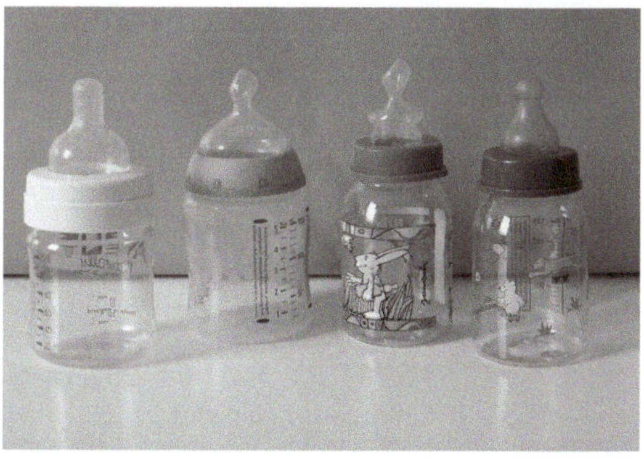

Abb. 17.1 Saugflaschen (von links nach rechts): Weithalsflasche mit rundem Sauger, Weithalsflasche mit kiefergerechtem Sauger, schmale Flasche mit kiefergerechtem Sauger und schmale Flasche mit rundem Sauger

schluckt der Säugling allerdings mehr Luft, da der Lippenabschluss am Sauger nicht optimal ist. Saugerflaschen funktionieren bis auf wenige Ausnahmen so, dass die Flüssigkeit zum Teil von allein herausläuft (testweise Flasche umdrehen!). Die Kinder müssen dann je nach Anzahl und Größe der Löcher mehr oder weniger stark saugen. An der Brust fließt die Milch dagegen nur, wenn die Kinder mit ihrem Mund einen Unterdruck aufbauen und sie die Brust – wenn die Brust nicht mehr prall voll ist – „melken". Die Kinder können beim Stillen eine Pause (z. B. zum Ausruhen) machen, ohne dass weitere Milch fliest.

Flaschensauger sind mit unterschiedlichen **Lochgrößen** und unterschiedlicher **Lochanzahl** erhältlich. Diese Eigenschaft trägt den unterschiedlichen Viskositäten von Säuglingsmilch Rechnung. Je mehr und je größere Löcher eine Flasche hat, desto schneller fließt die Milch heraus und desto weniger Eigenaktivität muss das Kind aufbringen. Für hypotone Kinder mit Trinkschwäche mag dies eine bedeutende Eigenschaft sein. Doch dabei wird die orofaziale Muskulatur kaum trainiert. Problematisch sind große Saugerlöcher, wenn sie einzig zum Zweck des schnelleren Fütterns verwendet werden.

Zwei Materialien dienen als Ausgangsbasis für Flaschensauger: Silikon und Latex:

- **Latex** ist das weichere Material, das von sehr empfindsamen Kindern besser akzeptiert wird. Bei Latex ist zu beachten, dass es zunächst einen erheblichen Eigengeschmack hat und allergieauslösend sein kann.
- **Silikon** ist weniger flexibel als Latex. Die stabilere Struktur ist von Vorteil für Kinder mit Wahrnehmungsdefiziten. Bei Silikonsaugern ist zu beachten, dass sie frei von Bisphenol A (BPA) sind. BPA ist eine hormonell wirksame Chemikalie und kann erhebliche negative gesundheitliche Auswirkungen haben.

„Kluge" Hersteller haben zusätzlich dafür gesorgt, dass es von einigen Saugertypen kleinere und größere Modelle gibt. Dabei lautet die Begründung, dass es Neugeborenen- und Säuglingssauger seien. Ähnliche Differenzierungen gibt es auch bei Beruhigungssaugern. Allerdings gilt es zu bedenken:

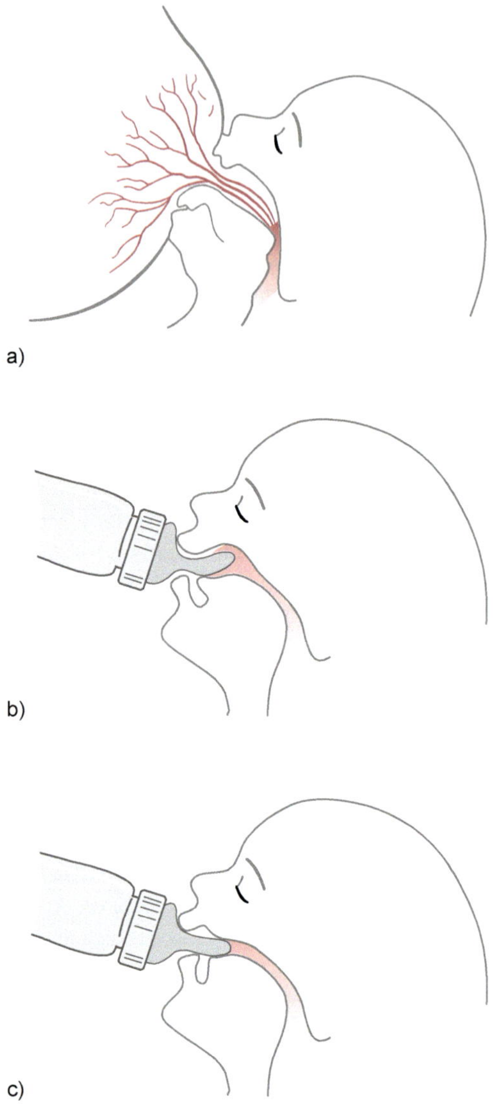

Abb. 17.2 Mundmotorik beim Trinken: beim Stillen (a), beim kiefergerechten Sauger (b) und beim runden Sauger (c)

- Die Brustwarze einer Frau verändert ihre Größe auch nicht, weil das zu stillende Kind wächst!
- Wenn der Schnuller im Mund eines wachsenden Säuglings/Kleinkindes immer „kleiner" wird, verliert das Kind irgendwann natürlicherweise von allein das Interesse daran.

17.2 Spezielle Saugflaschen

Der **Habermann-Sauger** (oder „Special-Needs-Sauger“, ➤ Abb. 17.3, ➤ Abb. 17.4) ist ein Spezialsauger für Kinder mit Gaumenspalte oder Trinkschwäche. Er wurde von Mandy Habermann, einer betroffenen Mutter, und der Fa. Medela® entwickelt. Er wird – ähnlich wie beim Trinken an der Brust – durch melkende Bewegungen der Zunge und des Unterkiefers geleert. Ein Einwegventil zwischen Sauger und Flasche verhindert, dass Milch in die Flasche zurückfließt. Dabei sorgt das Ventil unterhalb des Saugers dafür, dass permanent Milch in den Sauger nachläuft, solange das Kind trinkt. Sobald das Kind eine Pause macht, verschließt sich das Ventil, sodass ein Nachlaufen der Milch verhindert wird. Durch eine schlitzförmige Öffnung am Sauger kann die Fließgeschwindigkeit in 3 Stufen reguliert werden. Die lange Form des Saugers hilft Kindern mit Gaumenspalte, die unphysiologischen Druckverhältnisse zu

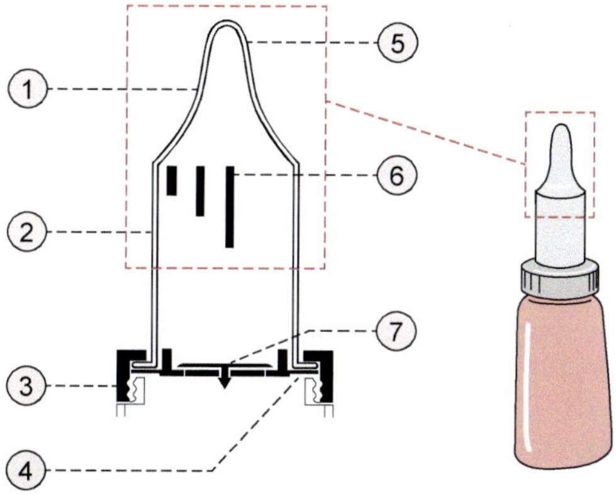

Abb. 17.3 Habermann-Sauger in Einzelteilen
1 Sauger aus Silikon
2 Milchreservoir
3 Kunststoffring
4 Kunststoffplättchen: Eine Luftkammer auf der Unterseite verhindert die Vakuumbildung und ermöglicht, dass Luft in die Flasche nachströmen kann, nicht aber in den Sauger.
5 Schlitzöffnung: ermöglicht eine individuelle Anpassung der Fließgeschwindigkeit der Nahrung
6 erhabene Markierungen: Zeigen die Position der Schlitzöffnung im Mund an und damit die Fließgeschwindigkeit; je länger der Strich, desto schneller der Nahrungsfluss.
7 Ventilmembran: ermöglicht den Nahrungsfluss aus der Flasche in den Sauger; verhindert aber, dass Nahrung in die Flasche zurückfließt

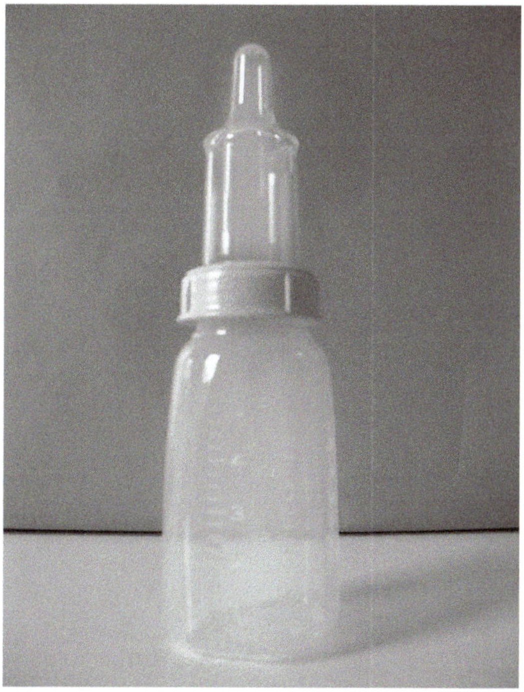

Abb. 17.4 Habermann-Sauger

kompensieren. Für frühgeborene Säuglinge ist auch ein Mini-Special-Needs-Sauger erhältlich.

!

Cave: Beim Special-Needs-Sauger ist Vorsicht geboten: Das Milchreservoir im Sauger sollte nicht dazu „missbraucht“ werden, durch Draufdrücken den Milchfluss zu beschleunigen. Dies erhöht die Aspirationsgefahr unnötig.

Löffelflaschen haben vorn anstelle des Saugers einen Löffel oder ein löffelähnliches Mundstück. Sie sind zum vorübergehenden Füttern saugschwacher Babies geeignet. Der Fütternde, kann füttern, ohne abzusetzen. Da das Füttern dennoch sehr aufwendig ist, ist diese Art der Nahrungsgabe als rein therapeutische Intervention – beispielsweise bei Schluckübungen – einzustufen und nicht als Dauerlösung zu empfehlen.

Der SoftCup-Spezial-Trinkbecher von Medela ist mit dem gleichen Ventilsystem wie der Habermann-Feeder ausgestattet und lässt eine sehr feine Dosierung zu (➤ Abb. 17.5). Ein weiteres Modell, den SoftFlex Infafeeder® vertreibt die Fa. Nuby (➤ Abb. 17.6). Diese Weithalsflasche hat vorn anstelle eines Saugers einen weichen Löffel; die Nahrung läuft

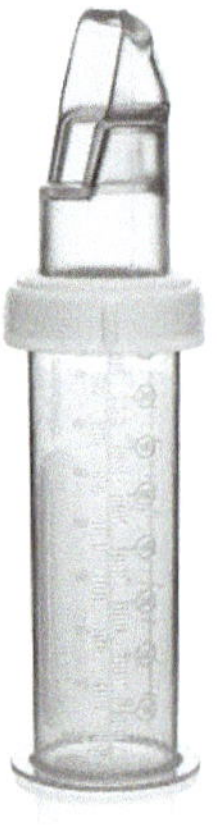

Abb. 17.5 SoftCup-Spezial-Trinkbecher

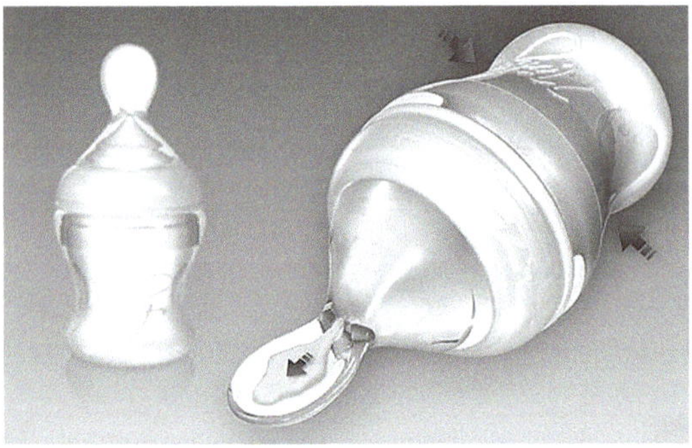

Abb. 17.6 SoftFlex Infafeeder®

durch ein kleines Loch am Stielansatz auf den Löffel. Auch dieses Produkt kann beim therapeutischen Schlucktraining saugschwacher Kinder hilfreich sein, die ansonsten mit einem Löffel Milch bekämen.

17.3 Trinklernflaschen

Auf die Saugerflasche folgt bei den meisten Kindern eine Trinklernflasche oder ein Becher, bevor sie man sie an offene Trinkgefäße wie Gläser oder Tassen gewöhnt. Meist hängt das mit dem Streben der Kleinkinder nach Selbstständigkeit beim Trinken zusammen. Jedoch sind ihre Koordination und Feinmotorik noch nicht weit genug entwickelt, als dass sie allein aus einem offenen Gefäß (Tasse oder Becher) trinken könnten. Sie müssen erst üben, einen Becher zum Mund hinzuführen, diesen zu kippen, wenn die Lippen erreicht sind, und dann dosiert anzuheben. Trinklernflaschen unterstützen Kinder dabei, diese Koordination schrittweise zu erlernen, und verhindern gleichzeitig, dass sie sich mit dem Getränk nass machen. Sie haben meist anstelle eines Saugers einen schnabelförmigen Aufsatz. Es gibt eine große Anzahl von Modellen in Drogerien und Babyfachmärkten (➤ Abb. 17.7).

!

Trinklernflaschen mit Schnabelaufsatz können die Zungenmotorik bei dauerhaftem und intensivem Gebrauch ungünstig beeinflussuen:

- Je kürzer der Schnabelaufsatz, desto besser.
- Je weiter der Schnabel in den Mund reicht, desto leichter fällt der Mundschluss, desto geringer das anteriore Leaking und desto weiter hinten im Mund wird die Flüssigkeit platziert, was die Aspirationsgefahr erhöhen kann.

Es gibt Trinklernflaschen mit weichen und festen Aufsätzen:

- **Weiche Aufsätze** sind für empfindsame Kinder sinnvoll, die bislang nur weiche Sauger oder die Mutterbrust im Mund gewohnt waren: Für sie wäre ein Aufsatz aus Hartplastik möglicherweise zunächst eine taktile Überforderung.
- **Feste Aufsätze** bieten dem Kind mehr Widerstand und werden deutlicher gespürt. Dieses Material ist auch unempfindlicher gegenüber den Kauübungen der Kinder.

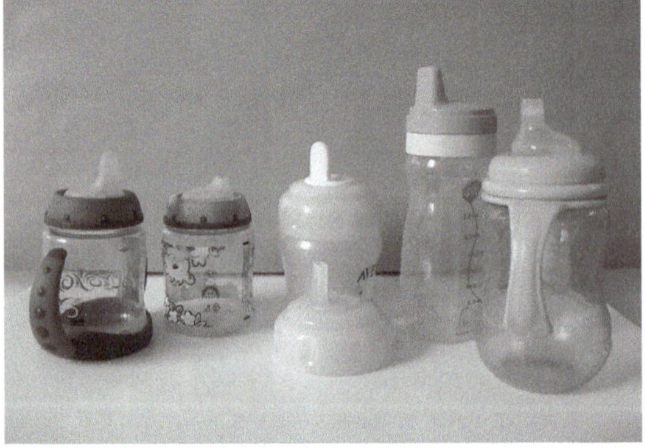

Abb. 17.7 Trinklernflaschen mit weichem und festem sowie längerem oder kürzerem Schnabelaufsatz, ganz links ein Modell mit breitem, standfestem Fuß und kindgerechten Griffen

Wegen des Auslaufschutzes besitzen viele Trinklernflaschen ein **Ventil**. Das bedeutet für die Mundmotorik, dass die Kinder zum Trinken aktiv saugen müssen. Für schwache Kinder kann dies zum Problem werden. Meist lässt sich das Ventil jedoch entfernen. Ohne Ventil ist die Fließgeschwindigkeit wesentlich schneller. Es ist sinnvoll, verschiedene Modell selbst auszuprobieren. Es gibt Trinklernflaschen, deren **Form** den Kindern das Greifen erleichtern soll, und Modelle **mit Griffen**. Varianten mit breitem Boden sind standfester und erleichtern das Abstellen. Solche mit gummiertem Fuß verrutschen weniger leicht.

Übung

Trinklernflaschen

Besorgen Sie sich Trinklernflaschen mit verschiedenen Eigenschaften, trinken Sie daraus und beobachten Sie, wie sich Ihr Trinkverhalten jeweils ändert:

- Welche Anforderungen stellt die einzelne Flasche an Ihre Schluckfunktionen?
- Was ist Ihnen angenehm oder unangenehm?

Trinklernflaschen mit Strohhalmtechnik erfordern, dass die Kinder den Kopf vorn unten lassen. Dies kommt einem „Kopf-runter"-Manöver zur prädeglutitiven Aspirationsvermeidung (➤ Kap. 15.6.1) gleich. Für Kinder mit intakten Schluckfunktionen und Problemen beim Führen von Getränken zum Mund gibt es einen Strohhalm mit Ventil, sodass Angesaugtes nicht wieder zurückfließt (z. B. „Pat-Saunders-Strohhalm", erhältlich bei der Fa. FOrmaTT: www.formatt.org).

17.4 Becher

Übung

Trinkbecher

Füllen Sie ein hohes Glas und eine flache Tasse mit dem gleichen Getränk und trinken Sie beide Gefäße leer:

- Wann und wie verändert sich Ihre Kopfhaltung?
- Wann verändert sich Ihre Mundmotorik?
- Verändert sich die Schluckfrequenz?

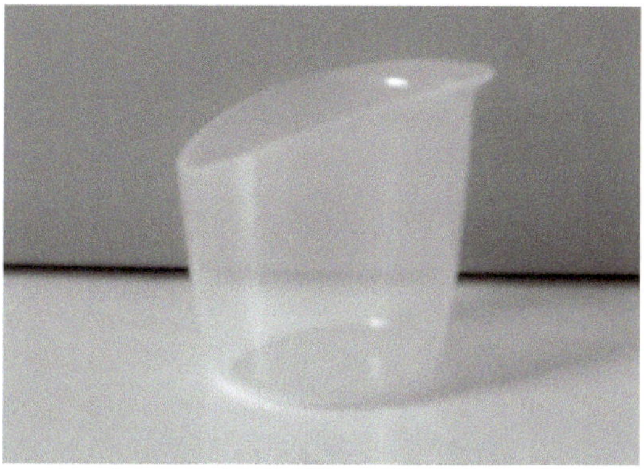

Abb. 17.8 Einweg-Trinkbecher von Medela

Trinken aus einem offenen Gefäß erfordert, den Becher zum Mund zu führen und ihn erst dann zu kippen, wenn die Lippen erreicht sind.

Für die Arbeit mit Kindern sind folgende Becher hilfreich:

Mit Medizinbechern oder **Minibechern** lassen sich kleine Mengen gut dosieren (➤ Abb. 17.8). Die Kinder können sie bei Bedarf auch selbst halten und haben dann das Gefühl, „einen ganzen Becher ausgetrunken zu haben". Für das Trinktraining saugschwacher Kinder ist der SoftCup-Spezial-Trinkbecher (➤ Kap. 17.2) geeignet. Eine preisgünstigere Alternative stellt der **Einweg-Trinkbecher** (ebenfalls von Medela) – oder einfach ein Medizinbecherchen – dar. Beide lassen sich durch die Flexibilität des Materials sehr gut dosieren.

Um ein hohes Glas oder einen hohen Becher zu leeren, müssen diese stark gekippt bzw. das Kinn muss angehoben werden, da die Nase im Weg ist. Kleinkinder oder Kinder mit Schluckstörungen können mit einer solchen Kipptrinktechnik überfordert sein, weil sie höhere Anforderungen an die orale Boluskontrolle stellt. Eine Alternative sind **flache Tassen** (➤ Abb. 17.9) und **Becher** mit einem großen Durchmesser im Verhältnis zur Höhe. Erhältlich sind auch spezielle angeschrägte Becher, die Kindern das Trinken erleichtern sollen. Zu Rehabilitationszwecken gibt es ferner **Becher mit Nasenaussparung**, die das Ankippen des Kopfes überflüssig machen.

Kay Coombes hat einen **Trinkbecher mit Aufsatz** (➤ Abb. 17.10) entwickelt, der auf alle krankenhausüblichen Plastikschnabelbecher passt und das dosierte Trinken erleichtert. Der Aufsatz ist flach gehalten und hat einen großen Durchmesser, sodass

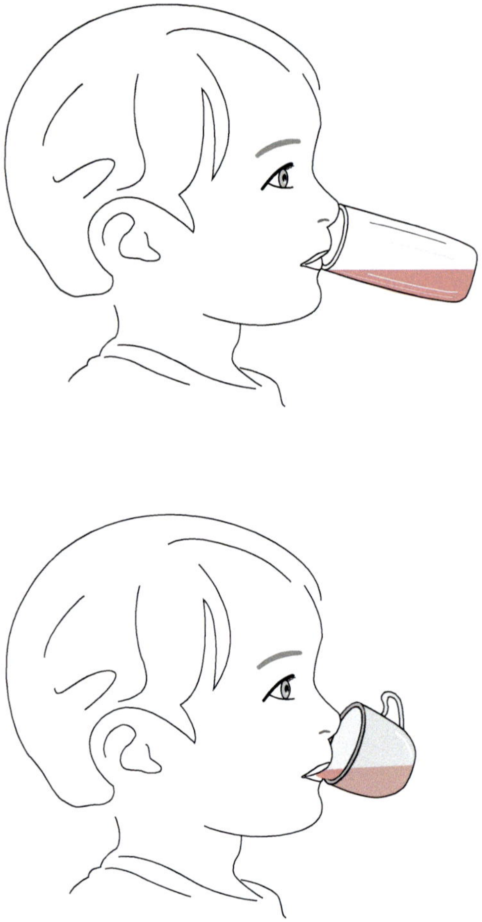

Abb. 17.9 Flache Tasse und hohes Glas

die Nase ist beim Trinken nicht im Weg ist. Er hat eine kleine Öffnung, durch die geringe Mengen Flüssigkeit in den Aufsatz laufen, die dann mit adultem Trinkmuster getrunken werden (erhältlich bei Fa. FOrmaTT: www.formatt.org).

17.5 Löffel

Nach der Saugflasche ist das Abnehmen von Nahrung oder Flüssigkeiten vom Löffel die nächste Stufe der Essensentwicklung. Die meisten Kinder kommen ca. ab dem 4.–6. Lebensmonat mit Breinahrung in Kontakt. Sensorisch bedeutet das für die Kinder, eine vollkommen neue Welt kennenzulernen: Sie werden behutsam an viele neue Geschmacksrichtungen und an Nahrung unterschiedlicher Beschaffenheit herangeführt. Bislang kannten sie nur die flüssige Milch, die fast allein in den Rachen geflossen ist; jetzt müssen sie sich mit (teilweise klebrigem) Brei auf der Zunge auseinandersetzen. Motorisch müssen sie lernen, den Mund zeitgerecht zu öffnen und zu schließen, die Nahrung vom Löffel abzunehmen, zu einem Bolus zu formen und nach hinten zu transportieren.

Im Handel gibt es für Kleinkinder und Säuglinge **kleinere Löffel** als die üblichen Teelöffel. Erhältlich

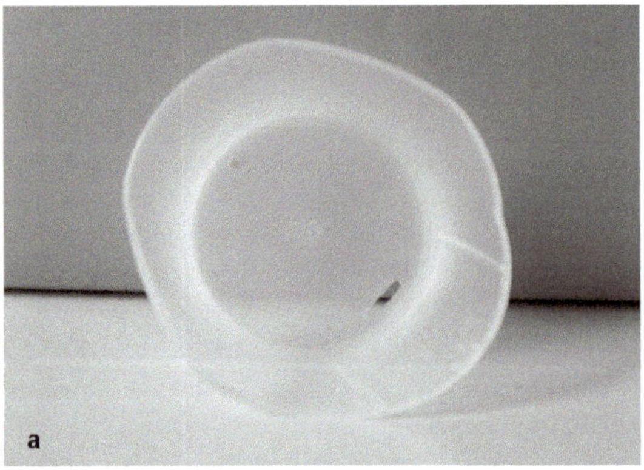

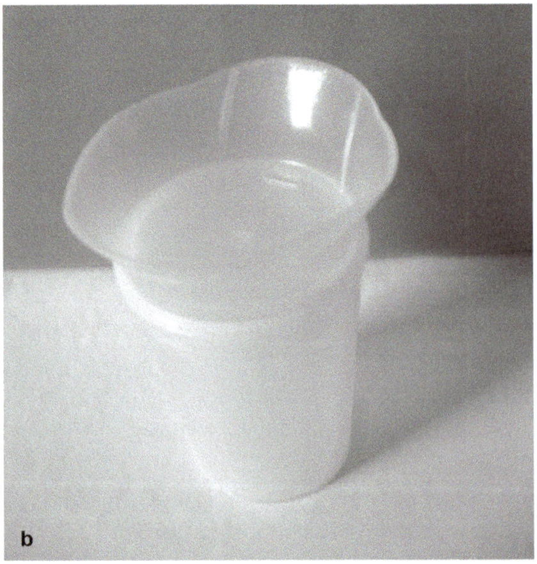

Abb. 17.10 Trinkbecher-Aufsatz (a), Trinkbecher mit Aufsatz (b)

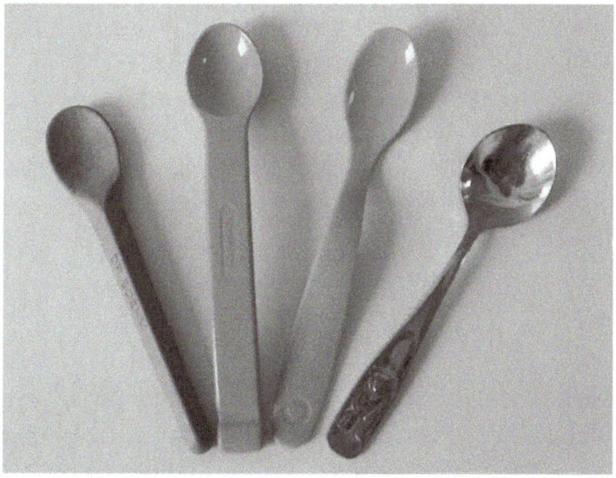

Abb. 17.11 Verschiedene Löffel (v. l. n. r): weicher Flexi®-Löffel; Hartplastiklöffel mit tiefer Schale, Hartplastiklöffel mit flacher Schale, Kinder-Chromaganlöffel

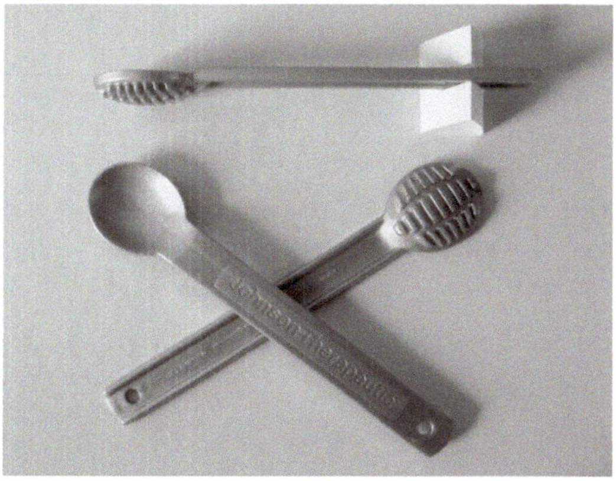

Abb. 17.12 „Textured Spoon"

sind Modelle aus Metall, Hartplastik und weicherem Material (➤ Abb. 17.11). Erstere werden schneller und deutlicher gespürt, können allerdings für empfindliche Kinder unangenehm sein. Sinnvoll können Löffel mit verschieden tiefen und großen Löffelschalen – je nach Viskosität der Nahrung – sein.

Für Kinder, die bereits selbst essen, kann ein etwas dickerer Griff hilfreich sein.

Der **Flexi®-Löffel** von Dr. Boehm (➤ Abb. 17.11) ist ein weicher Löffel der laut Hersteller beim Schlucken im Mund bleiben kann. Das weiche Material ist besonders für Kinder geeignet, die bisher nur die Mutterbrust oder Flaschensauger im Mund hatten bzw. die auf intraorale Reize sehr empfindlich reagieren. Der Flexi®-Löffel hat eine flache Schale, um ein Stopfen der Nahrung zu vermeiden. Er kann außer zum Füttern zur therapeutischen Stimulation z. B. der Zungenmotorik verwendet werden (➤ Kap. 15.14 und ➤ Kap. 15.18).

Spezielle Löffel mit therapeutischem Effekt sind z. B. der **„Textured Spoon"** von der Fa. Johnson Therapeutic (➤ Abb. 17.12). Entwickelt wurde er von einer Sprachtherapeutin für Kinder mit muskulärer Hypotonie und orofazial-sensorischem Defizit. Die strukturierte Unterseite des Löffels vermittelt zusätzliche Stimulation beim Füttern oder selbstständigen Essen. Gleichzeitig verhindert die flache Löffelschale zu große Bolusmengen. Dieser Löffel beeinflusst den spontanen Mundschluss und damit die gesamte orale Phase positiv. Er besteht aus festem Kunststoff und bietet einen intensiven Reiz auf Zunge und Unterlippe. Manche Kinder müssen langsam an die Benutzung gewöhnt werden, bevor sie die zusätzliche Stimulation bei einer ganzen Mahlzeit akzeptieren (US-Hersteller: www.johnsontherapeutic.com; Vertrieb in Deutschland: www.logobeda.de).

17.6 Weitere Hilfsmittel

17.6.1 Schnuller

Der sog. **Fütterschnuller** ist ein Schnuller mit eingearbeiteter Sonde, die beim Einsetzen von Saugbewegungen Nahrung verabreicht. Dazu wird an einem normalen Schnuller beispielsweise eine Nasensonde befestigt. Die Idee war, Kindern, die panisch auf die Flasche reagieren, aber einen Schnuller akzeptieren, eine weitere Möglichkeit der oralen Ernährung zu bieten. Folgendes ist bei Fütterschnullern allerdings zu bedenken:

- Das Saugmuster an einem Schnuller ist anders als jenes an Flasche oder Brust.
- Kinder, die panisch auf die Flasche reagieren, tun dies meist, weil sie sich aus irgendeinem Grund vor der Nahrung, die aus der Flasche herauskommt, fürchten. Die dem Abwehrverhalten zugrunde liegende Ursache muss zunächst gefunden werden!
- Kinder die in Ruhe am Schnuller saugen, tun dies meist vorrangig zur Beruhigung; wenn dieser

Schnuller nun plötzlich Nahrung abgibt, ist es kein „Beruhigungssauger“ mehr.

Unter Berücksichtigung dieser Aspekte kann es dennoch eine kleine Gruppe von Kindern geben, die mit einem Fütterschnuller das Trinken lernt. Es stellt sich nur die Frage, ob es dazu nicht nachhaltigere und „einfachere Methoden“ gibt (➤ Kap. 17.1 und ➤ Kap. 17.2).

!

Nicht das Medium, sondern die Art und Weise seiner Benutzung ist entscheidend für die Akzeptanz.

17.6.2 Griffverdickungen und gebogenes Besteck

Griffverdickungen und speziell gebogene Bestecke (➤ Abb. 17.13) ermöglichen Kindern – je nach motorischer Einschränkung – das selbstständige Essen. Dies ist nicht nur für das Selbstwertgefühl des Kindes bedeutend: Selbstständig essen zu können wirkt sich auch auf die präorale Phase und darauf aufbauend auf den gesamten Schluckablauf aus (Exkurs Präorale Phase, ➤ Kap. 6.1).

Griffverdickungen sind im Sanitäts- und Rehabedarf in vielen verschiedenen Ausführungen erhältlich. Verdickungen lassen sich aber aus einfachen Materialien auch selbst herstellen, Beispielsweise bunte Griffe aus Fimo®-Modelliermasse. Griffverdickungen sind gut für Kinder mit feinmotorischen Schwierigkeiten, die normales Besteck nicht halten können.

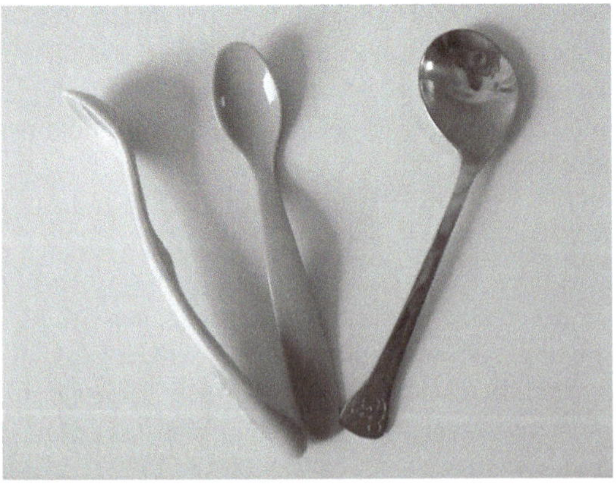

Abb. 17.13 Spezielle Löffel: Babylöffel mit verdicktem Griff; herkömmlicher Löffel; gebogener Löffel

Gebogene Bestecke sind hilfreich für Kinder mit Schwierigkeiten, den Löffel zum Mund zu führen. Diese Bestecke sind im Babyfachhandel und im Rehabedarf erhältlich.

17.6.3 Tellerranderhöhungen

Tellerranderhöhungen oder Teller mit erhöhtem Rand sind hilfreich für Kinder, die lernen zu essen oder dabei nur eine Hand zur Verfügung haben. Ein erhöhter Rand verhindert, dass Essen vom Teller fällt, wenn man es einhändig auf einen Löffel oder eine Gabel schieben möchte. Den gleichen Effekt hat eine Schüssel mit entsprechendem Durchmesser und Rand. Tellerranderhöhungen und Teller mit erhöhtem Rand sind im Babyfachhandel erhältlich.

17.6.4 Antirutschfolien

Unter das Geschirr gelegte Antirutschfolien verhindern dessen Verrutschen beim Essen. Dies kann für Kinder hilfreich sein, die erst wackelig und unkoordiniert selbstständig essen. Auch Kinder, die einhändig essen (lernen) müssen, weil beispielsweise die andere Hand gelähmt ist, profitieren von solchen Unterlagen. Sie sind im Rehabedarf erhältlich. Herkömmliche Tischsets aus Kunststoff haben ebenfalls rutschhemmende Eigenschaften. Alternativ behilft man sich mit einem angefeuchteten Lappen unter dem Teller.

Register